当代专科专病临床诊疗丛书

实用结石病临床手册

主　编　郑万善　杨　斌
　　　　许　斌　舒志军

中国中医药出版社
·北　京·

图书在版编目（CIP）数据

实用结石病临床手册/郑万善等主编．—北京：中国中医药出版社，2015.11
（当代专科专病临床诊疗丛书）
ISBN 978－7－5132－2106－1

Ⅰ.①实…　Ⅱ.①郑…　Ⅲ.①结石疾病－中西医结合－诊疗－手册
Ⅳ.①R692-62

中国版本图书馆CIP数据核字（2014）第221790号

中国中医药出版社出版
北京市朝阳区北三环东路28号易亨大厦16层
邮政编码　100013
传真　010 64405750
北京市泰锐印刷有限责任公司印刷
各地新华书店经销
*
开本 710×1000　1/16　印张 25.75　字数 429 千字
2015年11月第1版　2015年11月第1次印刷
书　号　ISBN 978－7－5132－2106－1
*
定价　68.00元
网址　www.cptcm.com

如有印装质量问题请与本社出版部调换

社长热线　010 64405720
购书热线　010 64065415　010 64065413
微信服务号　zgzyycbs
书店网址　csln.net/qksd/
官方微博　http://e.weibo.com/cptcm
淘宝天猫网址　http://zgzyycbs.tmall.com

《当代专科专病临床诊疗丛书》编委会

张喜云　　张彦秋　　陈大勇　　陈中良
陈丹丹　　陈志强　　陈廷生　　陈国胜
陈荣月　　武卫东　　范　宇　　卓　睿
罗　云　　罗　俊　　岳　进　　周　菲
周志伟　　周明萍　　庞　敏　　庞　鑫
庞国胜　　庞勇杰　　赵　旋　　赵　辉
赵　锋　　赵忠辉　　赵和平　　赵俊峰
赵海滨　　胡世平　　柳越冬　　段　萍
段砚方　　侯俊明　　侯婷婷　　娄　静
桂雄斌　　顾　健　　顾伟民　　徐学功
徐厚平　　徐鸿涛　　徐寒松　　徐黎明
高文军　　高怀林　　高祥福　　郭芫沅
唐春林　　黄春元　　黄建平　　曹生有
崔志勇　　阎喜英　　梁振平　　梁雪峰
董保真　　蒋建春　　蒋慕文　　韩素萍
程　志　　程福德　　童安荣　　童嘉龙
曾庆明　　谢　宁　　谢　刚　　谢正兰
谢兴文　　詹　强　　解德成　　翟玉民
熊冠宇　　颜景峰　　颜鹏飞　　戴晓霞

策划顾问　高　武

总 策 划　庞国明　　王国辰

注：①广东省中医院珠海医院；②广西融水苗族自治县中医医院。

《当代专科专病临床诊疗丛书》
参编单位
（按拼音排序）

主编单位

重庆市中医院
广东省中医院
黑龙江中医药大学
开封市中医院
陕西省中医医院
云南省中医医院
中国中医药研究促进会

副主编单位

安徽省六安市中医院
安徽省太和县中医院
安徽中医药大学第二附属医院
安阳职业技术学院医药卫生学院
北京北亚医院
北京市中西医结合医院
长春中医药大学第一附属医院
成都中医药大学附属医院
重庆市九龙坡区中医院
福建省第二人民医院
甘肃省中医院
广西中医药大学附属瑞康医院
桂林市中医院
贵州省毕节市中医院
贵阳中医学院第二附属医院
海南省三亚市中医院
海南省中医院
河北省沧州中西医结合医院
河南省温县中医院
河南省长垣县浦西医院
河南省中医药研究院
黑龙江省中医药科学院
湖北省襄阳市中医医院
湖南省湘潭市中医医院
吉林省白城中心医院
吉林省辽源市中医院
江西省南昌市洪都中医医院
开封市第五人民医院

开封市中医院
辽宁中医药大学附属第四医院
辽宁中医药大学附属医院
南阳市中心医院
内蒙古自治区中医医院
平顶山市第二人民医院
青海省藏医院
山东省青岛市海慈医疗集团
山东省曲阜市中医院
山西省中医药研究院
上海市中西医结合医院
深圳市中医院
四川省第二中医医院
四川省泸州医学院附属中医医院
四川省中医院
四川新绿色药业科技发展股份有限公司
天津市武清中医院
天水市中医医院
新疆昌吉州中医医院
银川市中医院
浙江省杭州市中医院
郑州市中医院
中国中医科学院广安门医院

编委单位

安徽省太和县中医院
安徽省铜陵市中医院
安阳职业技术学院医药卫生学院
北京市中西医结合医院
北京中医药大学第三医院
承德市中医院
重庆市九龙坡区中医院
定安县中医院
福建省龙岩市中医院
福建中医药大学附属第二人民医院
甘肃省定西市通渭县人民医院
甘肃省天水市中医医院
甘肃省武威市凉州区中医院
甘肃省中医药研究院
广东省第二中医院
广东省江门市中医院
广东省深圳妇幼保健院
广东省中山市中医院
广西南宁市中医院
广西中医药大学第一附属医院
广西中医药大学瑶医药学院
广州市中西医结合医院
广州中医药大学附属粤海医院
桂林市永福县中医院
桂林市中西医结合医院
桂林市中医院
贵阳中医学院第二附属医院
海口市第三人民医院
海口市人民医院
河北省沧州中西医结合医院
河北省磁县中医院
河南省长垣县卫生局
河南省长垣县中医院
河南省洛阳市第一中医院
河南省南阳市第二人民医院
河南省南阳市中医院
河南省平乐郭氏正骨正元堂
河南省睢县中医院
河南省武陟县中医院
河南省新野县中医院

河南省许昌市第三人民医院
河南省中西医结合医院
河南省中医院
河南省周口市中医院
吉林省白城中心医院
吉林省辽源市中医院
吉林省梅河口市中医院
吉林省中医药科学院
济宁市中医院
开封市高压阀门有限公司职工医院
开封市中医院
来宾市中医医院
辽宁中医药大学附属第二医院
辽宁中医药大学附属第三医院
辽宁中医药大学附属第四医院
辽宁中医药大学附属医院
临颍县中医院
融水苗族自治县中医医院
山东省菏泽市中医院
陕西省中医院
陕西中医药大学
上海中医药大学附属曙光医院
沈阳市骨科医院
深圳市宝安区中医院
深圳市福田区中医院
深圳市罗湖区中医院
深圳市中医院
四川省乐山市中医院
天津市武清区中医医院
文昌市中医院
西安市中医院
新疆自治区中医医院
肇庆市职业技术学院
郑州市中医院

《实用结石病临床手册》
编委会

主　编　郑万善　杨　斌　许　斌　舒志军

副主编　刁殿军　庞国胜　李富强　张保国

齐志南　孔丽丽　杨鸪祥　杜云波

编　委（按姓氏笔画排序）

王　娅　王国辉　孔宪遂　朱　涛

刘仕杰　刘宗敏　孙文清　李国建

李海霞　杨　磊　吴绍从　张景祖

陈丹丹　周国锐　侯婷婷　秦孟甲

前　言

进入21世纪以来，现代科学技术飞速发展。现代医学随着科学技术的发展而日新月异，中医学也因现代科学技术的创新显示出特有的生命力，中西医结合医学更加彰显了中国特有医学模式的精彩。诸多成果、经验、技术、新观点需要汇聚和推广。于是，《当代专科专病临床诊疗丛书》应运问世。

《丛书》集中体现了当今医疗、教学、科研、临床、管理专家的智慧，分为《实用肾病临床手册》《实用肿瘤病临床手册》《实用男科临床手册》等10个分册，是当代中医、西医、中西医结合界理论与实践相结合的结晶体，耀眼夺目，启人心智。

编著本《丛书》的宗旨是：立足临床，突出实用，中西合璧，指导实践，力推特色新疗法，助力科研教学。每分册按上、中、下三篇布章，均以开启思路、指导提升临床疗效为第一要义。上篇，主要阐述提高临床疗效的基本要素，包括诊断思路与方法、提高临床疗效的思路与方法、把握基本治则与用药规律等，是本《丛书》的点睛之笔。中篇为临床各论。着重阐述各病证诊治要领。对每个病证的概述之后，设临床诊断（辨病诊断、辨证诊断）、鉴别诊断、治疗（治疗思路提示、中医治疗、西医治疗、中西医结合治疗、中医专方选介）等栏目，从理论到技术，从疗法到药物，详尽载述，使读者采舍有据。下篇为诊疗参考，汇集了专科建设管理的基本思路，卫生和计划生育委员会常见病证中药新药临床研究指导原则，国家中医药管理局颁发的常见病证中医诊疗方案与临床路径，便于专科专病建设管理者和医疗、教学、研究者有规可循，借灯航行。

综观本《丛书》，它吸收了许多现代科技成果、中医药研究成果，内容丰富，内涵深邃；尤其具体临床诊疗方法备陈详尽，非常适合中医、西医、中西医临床专家及科研工作者参考使用。

目前，专科专病建设和临床诊疗尚在探索之中，希冀本《丛书》的出版能对专科专病建设管理者、临床专家和科研工作者有所裨益。由于编者水平所限，不当之处，在所难免，敬希广大读者提出宝贵意见，以便再版时修订提高。

编者

2015年10月

目　录

上篇　诊疗思路与方法

中篇　临床各论

下篇　诊疗参考

上 篇

诊疗思路与方法

- 提高结石病诊断水平的必备常识与方法
- 提高结石病临床疗效的思路与方法
- 把握结石病基本治则与用药规律

第一章　结石病临床诊断的基本思路与方法

第一节　诊断的必备常识

一、辨病诊断

（一）胆石症的辨病诊断

由于现代各种影像检查的快速发展，对于胆石症的诊断，根据多种影像检查结果，结合相应的临床症状、体征及实验室检查，可获得较明确的诊断。胆石症因其部位不同，病理变化及临床表现也不同，现分述如下。

1. 胆囊结石

其临床表现取决于结石的大小、部位及胆囊管有无阻塞和炎症等。无症状的隐性胆囊结石患者约占50%，故可以终身无症状而被忽略，行常规体检时方被发现。较大的胆囊结石有时可引起右上腹胀闷不适或慢性胆囊炎症状。较小的胆囊结石常于饱食或进食油腻后胆囊收缩或夜间平卧时堵塞胆囊管，引起胆绞痛和急性胆囊炎。小的结石可能通过胆囊管进入胆总管，形成继发性胆总管结石，也可通过胆总管排出胆道。结石可长期梗阻于胆囊管而不发生感染，仅形成胆囊积水，胆色素被吸收后积液呈白色，故又称为白胆汁，此时可触及无明显压痛、肿大的胆囊。若有急性感染造成胆囊积脓时，可出现右上腹急性腹膜炎症状及莫菲征阳性。B超对胆囊结石的诊断率高达95%，尤其对X线平片和X线胆囊造影不显影、碘过敏、急性重症病人更有价值。B超和内镜的发展，对胆囊结石的诊断有很大的促进作用。主要包括B超、口服胆囊造影、内镜逆行胆胰管造影、经皮经肝胆道造影、电子计算机断层扫描、核磁共振等方法。在X线平片检查中胆囊结石按其成分可分为阳性结石（含钙结石，占胆石的10%～20%）和阴性结石（胆固醇）。阳性结石在

X线平片显示胆囊区有致密阴影，阴性结石不显影，故临床上已不常用X线平片。胆囊X线造影在临床上应用较多，诊断价值较高，方法也较多，如下所述。

（1）顺行胆囊造影

①口服胆囊造影：此方法为Graham和Cole在1924年首先提倡应用，此法简便、安全易行且准确率高，故至今仍广泛应用。此法可使胆囊的显示率高达80%，并且可判断胆囊结石的有无及其形状、大小、数目，但可因造影剂掩盖结石而发生假阴性，或受肠气、粪便干扰而发生假阳性，因此，诊断胆囊结石的准确率仅有53.5%。口服胆囊造影判断胆囊炎的标准以胆囊收缩和显影功能的好坏来表示。若胆囊显示浅淡或不显影则谓收缩功能不好，若服脂餐后，胆囊体积较前缩小1/3以上即表示胆囊功能正常；反之，收缩不明显则提示有炎症存在。口服胆囊造影伴有梗阻性黄疸时，因造影剂与胆红素争夺载体蛋白，当血清胆红素高于3mg/dL时，口服胆囊造影常可失败，因此其适应证受到一定限制。

②静脉胆道造影：始于1953年，但因造影剂在胆囊内收缩时间较短，故胆囊显影较口服胆囊造影效果差，且易受到黄疸的限制，故在诊断胆囊结石时，宜用口服胆囊造影而不用此方法。

（2）逆行胆囊造影：此法原理是将造影剂直接注入胆道而行造影，不受黄疸限制。主要包括ERCP、PTC、PTCC等。①ERCP：1968年由Mc Cune首先应用，至今成功率为90%～99%，是检查胆胰器官有无损伤的重要方法。ERCP可同时显示胆囊和胆管，对全面诊断胆道疾病十分重要。然而在胆道梗阻时胆囊可不显影，也可因造影剂过浓掩盖结石而发生假阴性。ERCP不受黄疸限制，但技术复杂，目前尚未普及，如仅诊断为胆囊结石，当应首先选用B超或OCG（口服胆囊造影）；若伴有黄疸存在时，则可选用ERCP。②PTC：始于1973年，为经皮经肝胆道穿刺造影。对伴肝内胆管扩张者，穿刺成功率达80%～100%，不伴肝内胆管扩张者不宜选用。PTC诊断胆囊结石的准确率与ERCP相同。近年来又开展了B超引导下的经皮经胆囊穿刺造影术（PTCC），其胆囊显示率高。PTC和PTCC均属有损伤性的检查，且有一定的并发症（出血、胆漏、感染）甚或死亡（占0.02%），故单纯只为诊断胆囊结石，一般不选这两种方法。胆囊的CT和MRI检查，是近年来才流行的高新辅助检查技术。但CT检查费用昂贵，对胆囊结石的灵敏度不如B超，故一般不用此法检查胆囊结石。同理，MRI检查在诊断胆囊结石时也不常用。B

型超声（B－US）技术对诊断胆囊结石和胆囊炎均有重要的临床意义。B超的胆囊显示率为94.4%，而对5.6%不显示者更有临床意义，因为此时常提示胆囊充满结石或胆囊萎缩，故B超诊断胆囊结石的准确率高达95.4%～100%，且B超无损伤、无痛苦、安全易行并可多次重复进行，又不受黄疸限制，为前述各方法所不能及，是检查胆囊结石的理想方法。B超可以观察胆囊壁的厚度和胆囊收缩情况，还可以探查胆管系统和邻近器官，以助全面了解胆石症的概况。总之，基于上述种种方法的优缺点，若临床怀疑有胆囊结石、胆囊炎时应首选B超做检查。若欲观察胆囊的收缩功能、形状、大小，也可选用口服胆囊造影。若患者伴黄疸，又想了解胆囊管与胆总管解剖关系时可首选ERCP，无ERCP也可选PTC，对肝内胆管扩张者更适宜。因为CT及MRI对胆囊结石、胆囊炎的诊断准确率都不如B超，故不提倡选用CT和MRI。

2. 肝内胆管结石

最多见于肝左叶、肝右后叶胆管的分支中，但因病变部位的不同及是否合并肝外胆管结石而呈多种临床表现。当合并肝外胆管结石或汇合部结石及左、右肝管均有结石，引起胆道梗阻与急性炎症时，通常其症状类似肝外胆道梗阻性胆管炎，为上腹部和肝区疼痛、寒战高热、黄疸，即Charcot三联征。在梗阻较完全的情况下，可在前述症状的基础上，出现急性梗阻性化脓性胆管炎（AOSC）的Dargon与Reynold五联征，即毒血症和感染性休克的症状，如神昏谵语和血压下降，单纯肝内结石轻度急性感染的症状多不典型。如某一肝叶或肝段的胆管不全梗阻，可能仅有短暂的畏寒、发热、肝区胀满等轻微症状；在接近全梗阻的情况下，由于缓冲肝胆管内压力升高的胆管空间较小，败血症和肝脓肿更易在较短时间内发生，症状明显加重，如频发寒战和持续高热、肝区或上腹部疼痛，甚至很快发生神经系统症状及感染性休克，但黄疸不常出现。胆道梗阻时行肝功能检查多见血浆胆红素、碱性磷酸酶和GPT增高。不合并肝外胆道梗阻的肝内某一肝胆管梗阻，胆红素可在正常范围，但碱性磷酸酶仍可增高，血常规显示感染性血象的改变。反复发作或迁延性的病例，肝功可因此受到很大损害。根据急性期的临床表现和血化验，可做出胆道梗阻和感染的诊断，进一步检查可确定肝内结石的部位。在影像学检查中，B超应为首选，可对肝内结石做出定位诊断，但需格外注意左外叶、右后叶肝管结石伴肝脏萎缩、肝门转位和肝胆管汇合异常伴簇集状结石的诊断。PTC 可对肝内结石和肝管狭窄做出诊断，对肝门胆管汇合部有梗阻者有时需做双侧 PTC。ERCP 应慎用，因为插管时可带有大肠杆菌，会诱发化脓性肝胆管炎。CT 和 MRI 可发现肝门区大胆管内和肝段的簇集状结石、肝纤维化、肝萎缩及丧失功能的肝段叶。水中胆管造影时若配合良好，可获清晰的胆管树影像，对结石和狭窄可做出诊断，取石后再拍片复查，但费时较长。此外，水中 B 超对结石定位和复查有无残石的诊断较准确又方便。值得一提的是水中胆管镜检查可用于肝内胆管结石的定位诊断、术中取石和取石复查。胆管镜发现肝胆管蛔虫和取出蛔虫的功能是无可替代的。

3. 胆总管结石

胆总管结石常可导致胆管炎，并且互为因果。由于胆管梗阻和肝内胆管扩张，致胆汁引流不畅而出现局部和全身症状。非典型发作期症状不明显，常与胃溃疡、消化不良相混淆。典型发作期表现为腹痛、寒战发热、黄疸，即 Charcot 三联征。腹痛多数人表现为胆绞痛。病变在胆总管时，腹痛常局限于剑突下方，开始为胀、闷、痛，继而转为刀割样阵发性绞痛，触诊时剑突下方常有压痛，但因胆总管位置深，多无反跳痛和腹肌紧张。若比较左、右两侧腹直肌紧张度，尚可发现右侧腹直肌相对紧张。如肝区有叩击痛，则说明感染已波及肝内胆小管。约有 2/3 的病人继急性腹痛发作后出现寒战、高热、恶心、呕吐，是感染向上扩散后，细菌及内毒素通过肝的窦状隙进入血液循环的中毒反应。约有 2/3 的病人继绞痛和寒战后出现黄疸，一般发病后 12 ~ 24 小时黄疸明显。胆管梗阻和感染决定其临床表现。Charcot 三联征是结石阻塞胆管继发胆管炎的典型表现。病人呈急性病容，寒战、高热、恶心、呕吐、剑突下深压痛而无腹肌紧张，胆囊和肝脏可肿胀。梗阻严重时，粪便可呈淡黄色和（或）陶土样，尿呈茶色。血清胆红素升高，定性试验呈直接反应阳性，尿胆红素含量增高而尿胆原消失，这些均有助于梗塞性黄疸的诊断。B 超对胆总管结石的诊断具有肯定价值，并能显示肝内外胆管扩张的程度。PTC 片可显示结石负影的部位和数量及所在部位胆管的扩张和狭窄。有时需与 ERCP 同时使用，从而充分了解梗阻情况。上述检查基本可以明确诊断。

（二）尿石症的辨病诊断

1. 上尿路结石

（1）临床表现：肾和输尿管结石的主要表现是与活动有关的血尿和疼痛。

其程度与结石部位、大小、活动与否及有无并发症等因素有关。结石越小，症状越明显。肾盂内大结石及肾盏结石可无明显的临床症状，仅表现为活动后镜下血尿。若结石引起肾盏颈部梗阻或肾盂结石移动不大时，可致上腹或腰部钝痛。结石引起肾盂、输尿管连接处或输尿管完全梗阻时，出现肾绞痛。表现为疼痛剧烈难忍、呈阵发性、病人辗转不安、大汗、恶心、呕吐。疼痛部位及放射范围根据结石梗阻部位而有所不同。肾盂、输尿管连接处或上段输尿管梗阻时，疼痛位于腰部或上腹部，并沿输尿管放射至同侧睾丸或阴唇和大腿内侧。当输尿管中段梗阻时，疼痛放射至中下腹部右侧，极易与急性阑尾炎混淆。结石位于输尿管、膀胱壁段或输尿管口处，常伴有膀胱刺激征及尿道和阴茎头部放射痛。根据结石对黏膜损伤程度的不同，可表现为肉眼或镜下血尿，以后者更为常见。有时活动后镜下血尿是上尿路结石的唯一临床表现。

结石伴感染时，可有尿频、尿痛等症状。继发急性肾盂肾炎或肾积脓时，可有发热、畏寒、寒战等全身症状。

双侧上尿路结石引起双侧完全性梗阻或单独肾上尿路结石完全性梗阻时，可导致无尿。

有时感染症状为尿路结石的唯一表现，特别是儿童上尿道感染时更应注意。

（2）体征：与活动有关的血尿或疼痛，应首先考虑为上尿路结石，表现为典型的肾绞痛时可能性更大。

（3）实验室检查

①尿常规检查可有镜下血尿，伴感染时有脓尿。运动前后做尿常规检查，若运动后尿中红细胞多于运动前，就有诊断意义，有时可发现晶体尿。

②尿细菌培养。

③酌情测定血钙、磷、肌酐、碱性磷酸酶、尿酸和蛋白以及 24 小时尿的尿钙、尿酸、肌酐、草酸含量，了解代谢状态，应判明有无内分泌紊乱，是否存在高血钙、高血尿酸、低血磷、高尿钙、高尿酸等，必要时做钙负荷试验。

④肾功能测定。

（4）影像学检查

①泌尿系平片：95% 以上的结石能在平片中被发现。应做正侧位摄片，

以除外腹内其他钙化阴影，如胆囊结石、肠系膜淋巴结钙化、静脉结石等。侧位片上尿路结石位于椎体前缘之后，腹腔内钙化阴影位于椎体之前。输尿管插管平片双曝光斜位摄片亦有助于鉴别。结石过小或钙化程度不高、相对纯的尿酸结石及基质结石可不显示。

②排泄性尿路造影：可显示结石所致的肾结构和功能改变及有无引起结石的局部因素。透X线的尿酸结石可表现为充盈缺损，这对治疗方法的选择有帮助。

③B型超声检查：结石表现为特殊声影，能发现平片不能显示的小结石和透X线结石，亦能显示肾结构改变和肾积水等，可作为诊断和选择治疗方法的手段。

④CT：能发现平片不显示的结石。

⑤局部摄片：疑有甲状旁腺功能亢进时，应做手、肋骨、脊柱、骨盆和股骨头摄片。

（5）输尿管肾镜检查：当腹部平片未显示结石，排泄性尿路造影有充盈缺损而不能确定诊断时，做此检查能明确诊断并有助于进行治疗。

2. 膀胱结石

（1）临床表现：典型症状为排尿突然中断并感疼痛，放射至阴茎头部和远端尿道，伴排尿困难和膀胱刺激症状。膀胱结石的小儿患者常用手搓拉阴茎，经跑跳及改变姿势后，能缓解和继续排尿。膀胱结石因腹压增加常并发脱肛。前列腺增生患者继发膀胱结石时，排尿困难加重或伴感染症状。结石位于膀胱憩室内时，常无上述症状，表现为尿路感染。

（2）影像学检查

①X线检查：平片能显示大多数结石，较大结石可在透视下见到。

②B超检查：能显示结石声影，可同时发现前列腺增生症等。为无创伤性检查。

③膀胱镜检查：用上述方法不能确诊时可使用膀胱镜检查，能直接见到结石，有时可发现病因。

④直肠指诊：能扪及较大之结石。

3. 尿道结石

尿道结石绝大多数来自肾和膀胱。尿道狭窄、尿道憩室及有异物存在时，可在尿道内形成结石，半数以上的尿道结石位于前尿道。

临床表现：典型表现为尿潴留伴会阴部剧痛，亦可表现为排尿困难，点滴状排尿及尿痛。

诊断：下尿道结石可通过仔细扪诊而发现，直肠指诊能扪及后尿道结石。B 型超声和 X 线检查能确定诊断。

二、辨证诊断

（一）胆石症的辨证诊断

胆石症的辨证分型一般分为三型，即肝郁气滞型、湿热内蕴型、热毒燔炽型。各型之间又可相互转化和联系，如肝郁气滞型可发展成湿热内蕴型或热毒燔炽型；湿热内蕴型也可发展为热毒燔炽型；热毒燔炽型经积极抢救治疗，也可转化为肝郁气滞型。临床要根据主证和兼证、正邪的盛衰、体质的强弱及四季气候等四诊合参，详细辨证诊断。

1. 望诊

（1）望皮肤：皮肤颜色鲜黄，颜面、巩膜黄亮者，为湿热黄疸；面色晦暗，为瘀血，病在肝胆；若皮肤出现出血点、瘀斑，则为热毒燔炽，迫血妄行；皮肤皱褶，无弹性，则为久病体虚。

（2）望舌：肝郁气滞则舌苔薄白或薄黄；舌质紫暗，为血瘀；舌淡，苔白滑，则为脾胃阳虚之象；舌苔黄腻，则为湿热内蕴，热重者苔多黄燥；舌苔黄燥或黄黑，舌质红绛，则为热毒燔炽之象。

（3）望表情：表情痛苦，双手抱腹者，多为胆石症急性发作期。

2. 闻诊

胁肋疼痛难忍者，则有呻吟之声；热毒燔炽而神昏者，则有谵语、呼吸急促或声音低微；实证者，声高气粗；虚证者，少气声低；呼吸急促，口有臭味者，多为热毒燔炽型。

3. 问诊

（1）问寒热：恶寒发热或寒热往来者，则为急性发作期；高热不退，或身热不扬者，则为湿热内蕴型；若因火毒过盛、正邪相争、正不胜邪、正虚邪陷、阳气虚脱，则四肢厥冷。

（2）问饮食：食欲减退多为脾胃虚弱，但气滞、湿热、热毒均可引起；口苦、口黏不渴或渴不多饮，属湿热蕴结；口干但欲饮水不欲咽，为瘀血。

（3）问二便：大便秘结，干燥难解，多是实证、热证；大便黏滞不爽，多为湿热；小便黄赤混浊，为湿热；小便黄而少，为实热。

（4）问疼痛：季肋、右侧上腹疼痛，则病位在肝胆；右胁隐痛或胀痛，有时痛引背部及右肩，则为肝郁气滞；胸脘痞满、腹胁作痛者，则为湿热内蕴；若出现刺痛，痛有定处，则为血瘀。

（5）问治疗：胆石症病程较长，有些患者在非发作期无甚不适，故了解患者以往的治疗情况可以少走弯路，能更快地寻找有效方药。

4. 切诊

（1）脉诊：肝郁气滞，则脉弦；湿热内蕴，则脉象弦数或滑数；热毒燔炽，则脉弦数或细数；若火毒过盛，正虚邪陷，则见脉微欲绝之象。

（2）触诊：皮肤发热为实证、热证；热厥津脱，则四肢发凉；湿热内蕴或热毒燔炽，则腹痛拒按。

5. 辨证候

胆石症病人临床主要以痛、热、黄、吐为主症。临床要详加辨证。

（1）辨疼痛：因七情内伤而致轻度或短暂的右上腹绞痛，间歇期宛如常人，反复发作，伴有口苦、咽干或轻度黄疸者多为肝郁气滞，病情较轻；因忧虑愤怒或饮食不节而致突发性右上腹剧烈绞痛、拒按，并向右肩背放射，伴口苦、恶心、呕吐、高热、畏寒、黄疸、胁痛者为湿热蕴结，病情较重；右上腹绞痛加剧，拒按，向右肩背放射，伴有神昏、谵语、血压低者为邪毒内陷，病情危重。

（2）辨寒热：若湿蕴化热，郁于肝胆，则发热或寒热往来；若高热寒战，大声呻吟，辗转不安，舌红，苔黄，脉滑数者为阳盛高热湿阻，正邪相争之结果；若高热，畏寒，呕吐严重，神志不清或昏迷，皮肤晦黄，舌质红绛，舌黄燥，脉细数，为正气已衰，邪气炽盛。

（3）辨黄疸：仅巩膜及皮肤黏膜发黄者，病情较轻，为肝胆疏泄不利、胆汁排泄不畅、湿热熏蒸而致；若结石阻塞于胆道者，黄疸深重，多由肝失疏泄、胆道不利、胆汁妄行、湿热蕴结日久、泛溢肌肤而成，病情较重。颜面、巩膜、肌肤鲜黄者为热重于湿；黄色暗、不鲜亮者，为湿重于热。

（4）辨呕吐：恶心或呕吐轻、食欲不振或脘腹不适为肝胃不和，升降失常；恶心、呕吐、吐物为食物残渣、重则呕吐胆汁者为肝胆湿热中阻，胃失和降，病情较重；呕吐物有臭味，多为热毒炽盛。

6. 辨病邪主次

胆石症病在肝胆。肝喜条达，胆主通降，结石形成即是湿热蕴于肝胆，肝胆疏泻失常，胆汁郁滞日久，湿热煎熬而结成沙石，且阻滞胆道，不通则痛。因此，湿热之邪是导致本病的主要病邪。若右上腹绞痛或钝痛，反复发作，呈阵发性加剧，兼有口苦、咽干、嗳气、胸闷不舒等症，属肝胆气机不畅，邪轻病亦轻；若湿热过盛，毒热燔炽，右上腹疼痛加剧，拒按，右肩背放射性疼痛加重，还常伴有神昏、谵语、舌质红绛、苔黄、脉数等症，属正虚邪盛，病情危重。

7. 辨邪正盛衰

凡病程较短，症状重，气滞、血热、湿热、舌红苔黄等实证明显者，为邪气盛正不衰；若病程久远，出现气血虚弱、肝肾阴亏等虚象，为正气已衰；若病程偏长，右上腹持续绞痛或钝痛加剧，见皮肤湿冷、神昏、谵语、脉细数、苔黄燥等，为正气已衰邪气仍盛。

8. 辨证分型

传统分型，临床多分为肝郁气滞型、湿热蕴结型、热毒燔炽型三型。

（1）肝郁气滞型：右上腹绞痛或钝痛、胀痛，反复发作，呈阵发性加剧。每遇情绪波动时疼痛加剧。兼有口苦、咽干、胸闷、嗳气等。无寒热或巩膜黄染。舌质淡，舌尖微红，苔薄白或微黄，脉弦或弦数。

（2）湿热蕴结型：右上腹持续胀痛，阵发性绞痛加剧，胸胁胀满，口苦咽干，恶心呕吐，高热畏寒或寒热往来，身目发黄，尿赤如茶，大便秘结。舌质红，苔黄或厚腻，脉弦滑或弦数。

（3）热毒燔炽型：右上腹及胁肋持续性疼痛，或阵发性疼痛加剧，拒按，向右肩背放射性加重，口干口臭，高热不退，或出现身目俱黄，大便秘结，小便短赤，往往伴有神昏、谵语、血压低。舌质红绛，舌苔黄燥，脉细数。

但广大临床工作者一般习惯于将胆石症分为肝郁气滞型、湿热内蕴型、热毒炽盛型、瘀血内阻型四型。

肝郁气滞型多表现为右上腹隐痛或窜痛，痛引右肩，性情急躁易怒，每因情志变化而诱发，一般无寒热、黄疸等症。常伴有胃纳呆滞、嗳气、呃逆、头目眩晕（妇女或有乳房胀痛，月经不调）。舌质淡红，苔薄白，脉细或弦紧。

湿热内蕴型起病多急，脘胁疼痛拒按，呈持续性。常伴恶寒发热，或有黄疸，恶心，呕吐，口苦，咽干，厌油腻，肢体困倦，妇女带下恶臭。舌质红，苔黄腻，脉弦滑或弦数。

热毒炽盛型表现为脘胁痛剧，持续不解，痛不可近，或有高热，甚则昏迷。常伴有口燥咽干，烦躁不安，腹胀而满，厌恶油腻，尿赤便干。苔黄，有芒刺，脉弦数或沉细。

瘀血内阻型多表现为右上腹刺痛或酸痛，痛有定处，胁下有痞块。常伴有寒热往来，间或有黄疸、纳呆、倦怠。舌质青紫，舌边有瘀斑、瘀点，脉弦细而涩。

李虎臣等将胆石症分为湿热蕴结型、肝气郁结型、脓毒型、痰湿凝滞型、气阴两虚型五个类型，临床应根据具体情况，进行详细的辨证诊断。

（二）尿石症的辨证诊断

肾结石的主要症状为腰痛（或剧烈绞痛、尿血、尿混浊）。常因劳累过度、情志不畅等诱发。一般来说，初起或急性绞痛发作阶段多属实证，多因下焦湿热蕴结，沙石结聚；病程日久多转变为虚证，以脾肾亏虚为主，或变为虚实夹杂之证，以脾肾亏虚为主；急性发作以肾绞痛、血尿、尿急、尿频、尿痛为主症，属中医学“血淋”“砂淋”“石淋”的范畴，后期以腰部钝痛为主时，则属“腰痛”的范畴。

1. 望诊

（1）望小便：凡发病较急，尿色鲜红者多属热，病在膀胱；发病缓慢，尿色淡红，时有时无者多属气虚，病在脾；尿液混浊，呈脓性者，多为热毒蕴蒸，病在膀胱；尿液混浊而相对清淡者多为肾虚不固。

（2）望面色：面色红赤为湿热蕴蒸头面；两颧潮红属阴虚火旺；面色晄白属脾肾气虚或肾阳亏损。

（3）望舌：舌质红，苔黄腻见于湿热蕴结；舌红，少苔见于阴虚；舌质淡胖，边有齿痕见于脾肾气虚；舌质有瘀斑或瘀点为血瘀之象。

2. 闻诊

泌尿系统结石的闻诊，一般来说无明显的特点，只是在并发明显的尿路感染出现脓尿时，小便可嗅及腐臭味。

3. 问诊

（1）问寒热：症见发热、寒战，多属热毒蕴蒸；但热不寒，午后为甚或五心烦热者属肝肾阴虚。

（2）问头身：头晕耳鸣，面部烘热者属肝肾阴虚，肝阳上亢；形寒肢冷，畏风寒者属脾肾阳虚。

（3）问小便：小便频急，点滴不畅，便时疼痛灼热者属湿热下注；小便频急，不热不痛，但尿后空痛者，多属肾气虚衰。

（4）问治疗：泌尿系统结石患者大多病程较长，易于复发，故应详细了解过去的治疗情况，为进一步的诊治提供借鉴。

4. 脉诊、触诊

脉滑数为下焦湿热；脉细无力或沉迟无力为脾肾气（阳）虚；脉细数属阴虚火旺。

触诊：泌尿系统结石的触诊一般无明显异常，但当结石梗塞于输尿管或肾盂与输尿管连接部而发生肾盂积水时，可在腹部（多在肋下）触及包块。

5. 辨证分型

（1）气滞血瘀型：症见腰部隐痛、钝痛，舌正常，脉正常或弦紧；或溺时小便突然中断，疼痛剧烈，上连腰腹，沙石排出后疼痛即缓解；或腰、侧腰部疼痛如掣如绞，痛引少腹，频频发作，痛时面色苍白、冷汗、呕恶，伴尿血或尿色黄赤。舌质暗红或有瘀斑，脉弦紧或缓涩。

（2）湿热下注型：症见恶寒发热，腰痛，少腹急满，小便频数、短赤，溺时涩痛难忍，淋沥不爽。舌苔黄腻，脉弦滑或滑数。

（3）肾阴虚型：头昏，耳鸣，腰酸腿痛，小便淋漓或不爽，失眠多梦，时有低热，心悸，气短，五心烦热，盗汗，眼干或涩，腹胀便秘，纳差。舌质红，苔少，脉细数。

（4）肾阳虚型：腰腿酸重，精神不振，全身怯冷，四肢欠温或下半身常有冷感，尿频或小便不利，夜尿多，面色㿠白。舌质淡，苔白，脉沉细。

临床报道亦有将其分为五型者：

（1）下焦湿热型：多见于泌尿系统结石初起或急性发作期。症见小便频数，灼热刺痛，尿色黄赤，小便涩滞不畅，时有中断，可夹有沙石；或腰痛如绞，牵引少腹，连及外阴，可伴寒热，口苦，恶心，呕吐，舌苔黄腻，脉滑数。

（2）气滞血瘀型：症见小便涩滞，淋沥不畅，尿中有血块，少腹胀痛或刺痛，甚至腰腹部绞痛。舌质紫暗或有瘀点、瘀斑，脉沉弦或涩。

（3）脾肾气虚型：多由结石日久不愈，耗伤正气所致。症见小便不甚赤涩，淋沥不已，时作时止，遇劳即发，或尿中有细沙石排出，腰膝酸软，神疲乏力。舌质淡，脉细弱。

(4) 肝肾阴虚型：多由湿热之邪蕴郁日久，耗伤阴精所致。症见腰膝酸软，头晕，耳鸣，潮热盗汗，颧红唇赤，口干咽痛，小便淋漓不爽或有沙石排出。舌质红，少苔或无苔，脉沉细数。

(5) 肾阳亏损型：症见腰膝酸软，倦怠乏力，畏寒肢冷，面色苍白，小便频数而排出无力，或余沥不尽。舌质淡，脉沉细。

第二节　诊断思路与方法

一、明病识证，病证结合

（一）胆石症

胆石症隶属于中医学的“胆胀”“胁痛”“黄疸”“结胸症”等范畴。临床辨证不能只限于结石，见石治石，而忽视了整体辨证。结石只是“证”的一因子。结石是病，结石从病来讲分静止期、排石的缓解期、并发严重感染期和炎症导致的休克期。与西医学的病不同，中医学的证既包括疼、吐、黄、热之症，又包括湿、热、痰、瘀、阻之病机改变和机体本身的个体差异。临床应针对结石的湿、痰、热、阻、瘀几个环节进行辨证，做到明病识证，病证结合才能取得较好的临床疗效。但中医分型和西医分期不能严格等同。临床肝郁气滞型最为常见，相当于胆石症稳定期或排石的缓解期；其次为湿热型，相当于胆石症的发作期或并发严重胆系感染期；毒热型多见于较大结石的嵌顿，相当于胆石症的局部充血、水肿及炎症导致的休克期。

赵氏等对胆石症各型与B超结果做了分析对比。通过观察，肝胆气滞型的胆囊大小正常，且胆囊内结石枚数为多个，结石一般大于1.0cm。由于胆囊内结石又多又大，胆汁积蓄相应减少，胆汁的排泄能力减弱，不易引起结石大的流动，所以结石嵌顿较少，处于相对静止的状态。当病人进食油腻食物时，胆囊收缩，胆汁被排空，胆囊与结石摩擦，引起临床症状，但症状较轻。湿热型以痛、吐、热、黄为主要症状，相当于胆石症的发作期和并发严重感染期，此型以胆囊增大和胆囊壁粗糙、胆囊颈管及胆总管结石为主，结石多1.0cm左右。当患者进食油腻或暴饮暴食后，胆汁排泄加快，大量胆汁快速流动，结石被推动到胆囊颈管及胆总管内，再不能向前移动，引起结石嵌顿。嵌顿的结石造成胆汁排泄不畅，并压迫管壁，使胆道括约肌痉挛，更使胆汁排泄受阻，加上细菌感染，导致胆囊、胆颈管、胆总管的炎症、充血、水肿，出现胆石症各主症，病情相对较重。肝脾虚弱型以小胆囊充满型和大胆囊大结石为主。胆囊内被结石充满，几乎没有胆汁，胆囊失去正常功能。对大胆囊病人，经数次复查均无变化时，予脂食试验，提示胆囊无收缩功能，可见这类病人的胆汁分泌长期不足，所以病人出现消化不良的临床症状。胆囊内充满结石及大胆囊的收缩功能差、胆汁分泌很少，使胆囊内的结石不能有任何方向的移动，不能引起结石嵌顿，也不会发生胆绞痛。通过这些观察、分析、对比，为胆石症的诊断提供了客观依据。

胆石症一般病程比较长。根据“久病必瘀”“坚者削之”的原则，在积极改善临床症状的前提下，要重用溶石药物。活血化瘀、软坚散结的药物就有溶解结石的作用。胆石症在临床上缺乏典型的瘀血征兆，但结石长期刺激胆囊壁等处会造成局部充血、水肿、炎症及粘连，胆汁理化状态也会改变。采用化瘀通络法使胆道通畅，利于结石下行。软坚散结使结石的结构发生松解，利于结石由大变小，最后变成渣屑排出或溶化于胆汁之中。药理实验证实：将两极性质相同的结石分别装入金钱草煎剂及蒸馏水中，1 个月后，前者结石化为沙，后者结石没变化。说明金钱草有溶化结石的作用。动物试验还表明活血化瘀药可改善微循环、降低毛细血管通透性，具有抗炎、消水肿、解痉镇痛的作用，更主要是加速胆道血流和胆汁畅通，有利于结石排出。

临床实践证明，现代医学的诊断检查方法与中医学四诊八纲的诊断方法结合起来，辨证与辨病相结合，能够更全面、更准确地了解胆石症的病情，从而能够选择正确的治疗方法，订出最佳的治疗方案。近年来应用 B 型超声波、ERCP、PTC、CT 等方法，使胆石症的诊断水平有了显著的提高。治疗上也更为准确，更有针对性，减少了盲目性，提高了治疗效果。采用现代的检查诊断技术，力求明确胆石的部位、数目、大小、形态、性质、胆囊及胆管系统的病变和功能情况；同时还要应用现代医学的其他各种检查方法了解全身情况，使辨病全面而准确。另一方面，要重视中医传统的诊断技术，结合整体观念、四诊八纲，详细辨证分型，提高辨证的准确性，把辨病与辨证更好地结合起来，使中医诊治胆石症更趋全面、完善、准确和实用。

（二）尿石症

尿石症临床表现不一，证型各异。平时可无明显症状，结石梗阻时有腰腹绞痛、血尿。迁延日久可致肾脏积水，甚至有肾功能改变。中医学对尿石症的诊断，主要依据望、闻、问、切四诊来进行，对于结石的大小、形态、部位、肾脏积水的多少、输尿管扩张的程度都无法判定。在临床诊断上要明确病位，结合症状进行诊断。实时 B 超在疾病的不同阶段、不同的证型中有其特殊的声像图。运用 B 超不但可以提高对本病诊断的准确性，而且可为辨证分型提供客观依据，从而提高诊疗效果。

刘明等把中医整体辨证与现代化检测手段 B 超相结合，给临床工作者提供了中西医结合诊断尿石症的依据。

1. 湿热蕴结型

此型临床多见，病程相对较短，多见于急性发作期伴发炎症者。B 超声像图可见肾脏形态正常，一般无明显增大。如果是肾结石，以单个结石为多。若是输尿管结石，一般小于 8mm，下降速度较快，梗阻部位一般在输尿管下段，输尿管轻度扩张，小于 5mm。

湿热蕴结型由于气化不利，可伴有轻度肾积水，B 超声像图上可见到肾盂光点分开，中间出现透声暗区，小于 30mm。

2. 瘀血阻滞型

此型临床较少见。病程相对较长，多因多枚结石久滞于肾或较大的结石嵌顿于输尿管久未排出而致。B 超声像图可见肾脏因积水而有不同程度的增大，但形态无改变。由于气血运行不畅、瘀血阻滞，此型患者可见有中等程度的肾积水，集合系统分离暗区在 30～60mm，B 超声像图可见到肾盏扩大，形成多个囊腔，与肾盂相通，呈典型的“烟斗型”。合并感染时，无回声暗区，其中有强光点出现。此型输尿管结石一般大于 10mm，往往嵌顿在输尿管上段，输尿管扩张大于 5mm。

3. 肾元亏虚型

此型临床最少见。部分患者病程可长达数年，属慢性演变过程，多由实转虚，肾功能均有不同程度的损伤。B 超声像图可见肾脏重度积水，体积明显增大，部分肾脏形态亦有改变，重度肾盂积水在肾的中部向内侧凸出一个巨大的透声暗区，肾实质严重受压萎缩，在肾脏外侧仅可见到一层薄的肾实质光带。此型若是肾结石，往往是双侧多发性结石，若是输尿管结石，一般大于 15mm，输尿管扩张大于 10mm。此型临床多出现一派肾元亏虚之象。

二、审证求因，把握病机

（一）胆石症

胆石症形成的主要原因是情志失调、饮食所伤、脾胃受损、湿热内困或肝胆湿热、蛔虫上扰、外感湿热等。肝胆气郁，疏泄不利，气机郁滞，湿热蕴结，胆汁久淤不畅，受湿热蕴蒸日久则凝为沙石。临床上常出现右胁部胀痛，牵涉到右侧肩背不适，胃脘痞痛、胀满，时有恶心、呕吐，口干，口苦，不思饮食，大便溏薄，小便黄赤，特别是在进食油腻之物后加重。舌苔厚腻或黄腻是湿热中阻、土壅木郁之候。其病位在肝、胆，累及脾、胃，临床湿阻中焦之证候较为突出，诊断要把握病机。胆石症的主要临床表现为痛、呕、热、黄，四大主症的病理机制为痰阻、热郁、气滞、湿聚、血瘀，主要是枢机不利，胆汁郁滞日久所致。结石一旦形成，会进一步阻碍气机，石阻气机犯胃，使胃气不降而上逆，胆汁不泄而外溢，郁久生热，气血不通，诸症悉出。石阻气机使瘀热互结，结石增多、增大。所以临床要审证求因，把握病机，详细辨证，防微杜渐，才能取得较好的临床疗效。

1. 湿从寒化，温疏并举

胆石症的主要致病因素为湿热蕴结导致胆汁瘀积日久而成石。孙仲云则认为：在病程中亦可出现湿从寒化的现象。形成寒湿的基础是阳气不振，即叶天士所谓的“湿胜阳微”。凡湿邪致病，易阻滞气机，宜温疏并施，可获“气行湿化”的功效。丹溪云：“主闭藏者，肾也；司疏泄者，肝也。二者皆有相火。”人的生命活动皆有赖于相火之力，这种动力是生命活动的本源。临床辨证论治佐以甘温益气之品，对于改善脏腑功能活动、助众药推石下行，起到事半功倍之效。寓疏以通，胆主疏泄，以通为和，湿性趋下，需加疏理升降之品。

2. 疏肝解郁，兼顾脾胃

钱秋海认为肝气郁结，使胆气失于通降，胆汁郁积化热，日久成石。石阻气机又可犯胃，使胃气上逆而不降。胃失和降，脾、胃功能调节失常，使胆气不能下降，胃热内炽，伤津耗阴，煎熬胆汁，加重肝胆湿热，从而促使结石形成。两者互为因果，临床要详辨其病理转归，恰当辨证方能使治疗奏效。

（二）尿石症

肾结石的病因、病机，多认为与环境因素、饮食习惯及个体差异等因素有关。其发病机理历代医家责之于“肾虚”“湿热蕴结”或“瘀血阻滞”。发病早期合并尿路感染者，多表现为膀胱湿热之实证；患病日久，屡治未愈者多为脾肾亏虚、气阴不足、气滞血瘀之虚实夹杂症。但临床上单纯肾虚的尿石症患者并不多见。

结石淤结于内，嵌顿梗阻，气机失其通降，水道失其疏通，并发肾积水。结石乃有形之物，在形成之初，瘀结不散使气滞难行，后愈结愈甚，不通则痛，故常引发肾绞痛。所以，气滞瘀结为泌尿系结石伴肾积水的主要病机。

林建全认为：石淋是由于肾虚、膀胱湿热所致，而老年患者本已肾虚，复因病程较长，久病及肾，且多服苦寒通淋之品利水伤肾，使虚者愈虚。故对老年患者而言，肾虚是泌尿系结石形成的关键所在。

尿石症多伴有绞痛、尿血等症。石阻气机则水、气、血为之不通，不通则痛，腰痛、腹痛、尿痛骤然发生，沙石伤及血络可见尿血。所以尿结石的病机非独湿热为患，还有瘀血阻滞、湿阻血瘀。尿石症病程较长，临床上出现肾绞痛、血尿之时，并非结石形成之日，而是淤积日久乃成，正如华佗的《中藏经》指出：“石淋，非一时之作也。”王清任也有“久病入络为瘀”之说。临床症状以肾绞痛、尿血为主，湿热瘀阻，不通则痛，石动络损则尿血，正如唐容川所说：“凡离经之血，虽清血、鲜血，亦是瘀血。”有研究表明，对泌尿系结石患者的血液流变学进行测定，提示大部分患者的血液处于高浓、黏聚状态，这说明尿路结石患者有瘀血存在。鉴于尿石症形成的原因复杂，临床诊断要审证求因、整体辨证、把握病机、准确诊断。

三、审度病势，把握演变规律

（一）胆石症

胆石症的发生主要是气机不利、气机郁滞、疏泄失职、升降出入失常，致使胆汁郁滞日久成石。胆为少阳，属半表半里，病之初起多出现胁肋胀痛或钝痛，每遇情志波动而发作，此时多为少阳病，是肝郁气滞、枢机不利所致，此时病情较轻，应抓住时机转利枢机。少阳病合并阳明实证则出现胁肋胀痛或绞痛、脘腹痞满胀痛、恶寒、发热、口干、口苦、大便秘结等阳明腑实的兼证，多由少阳失治转化演变而来，此时邪已入里，正气尚存，病情较重。病情进一步演变恶化，则出现胁肋剧痛不已、腹胀而满、拒按、寒战、高热，或寒热往来、口苦咽干、身目俱黄，甚则神昏谵语、四肢厥冷之脓毒型危重征象，此因瘀热蕴结，热毒之邪入注营血，若不及时治疗，则有死亡之危险。当然胆石症各型之间也可相互转化。肝胆湿热合并阳明证者，及时治疗可转为肝郁气滞型，热毒燔炽抓紧治疗也可转化为肝郁气滞之排石缓解期。临床要明察病情，审度病势，把握疾病的演变规律，做出准确辨证。

（二）尿石症

尿石症有“因实致石”和“因虚致石”之分。但最终都会导致“虚实相夹”之证。因实致石者多由泌尿系感染、尿路异物梗阻、饮水污染等引发而成，这个“实”就是病因，即湿热浊邪、瘀血阻滞等。因虚致石者多由疾病代谢紊乱等因素引起晶体和胶体基质平衡失调，这个“虚”指机体的内环境，是一种诱发因素，即：脾虚、气虚、肾阴虚、肾阳虚、脾肾两虚、肝肾阴虚等。其演变过程是：因虚致石→因石致实（疼痛等）→因实致虚（或久病致虚，正不胜邪），最终导致虚实相夹。《诸病源候论》指出：“石淋者，淋而出石也。肾主水，水结则化为石，故肾客砂石，肾虚为热所乘，热则成淋。”瘀热互结而成石，石乃实证而为标；石阻气机，病程日久必致虚。故尿石症多为本虚标实、虚实夹杂之证。尿石症在静止期可无任何症状，或仅有腰部酸痛、隐痛等，但结石仍在，仍需辨证诊断。结石活动期（即结石移动之时）常出现腰痛，甚至腰痛如闪、尿血或少腹拘痛，多为体内结石移动的征象。总之，尿石症在辨证诊断中，要审时度势，掌握好结石症因虚致石，因石致实、因实致虚、虚实夹杂之演变过程，以便在结石的不同阶段做出明确诊断，防止病情发展，达到防微杜渐之目的。

四、注重引进诊断新技术

（一）胆石症的诊断新技术

随着科技的发展，高新技术在疾病诊断上的应用越来越多，下面就胆石症的辅助检查做如下简介。

1. 胆石症的超声检查

B 超显像检查法由于具有准确、方便、迅速、安全、易被患者接受等特点而成为目前胆石症诊断的首选方法。B 超的显像率高，对直径大于 0.2cm 的结石可以诊断其位置、大小、数量，还可以确定胆囊的大小、形态、收缩功能及胆道情况，可帮助医生选择合适的治疗方案。B超不受结石成分、胆囊收缩功能及病人情况的影响。任何结石在任何情况下均可进行检查，没有禁忌证。B超检查没有不良反应，病人无痛苦，可以重复进行，追踪观察病人病情变化、排石情况及治疗效果。其成像迅速，结果当时可报，可协助危重症的诊断，避免误诊而贻误病情。

胆汁的充盈会造成明显的声学界面，所以当胆道内出现异常病变时，B超能较好地分辨出来，可得到满意的诊断效果。

（1）检查方法

①病人准备：检查前需禁食8小时以上，保证胆囊、胆管内胆汁充盈，并减少胃肠内容物和气体的干扰。

②检查体位及扫查方法：一般采取仰卧位，观察胆总管时取右前斜位。胆囊及胆囊结石的移动观察取坐位或站立位。

胆道的扫描方法一般以能够清楚显示肝内胆管、胆囊及胆总管为原则。从右上腹部腹直肌外侧缘纵切及横切胆囊，能显示胆囊和肝门的结构；肋缘下斜切，可观察右肝、门静脉右支、右肝管和胆囊、左肝、门静脉左支及左肝管；右肋间斜切、剑突下横切均有利于观察左右肝内胆管及其分支的情况。

（2）胆道正常声像图：胆囊一般显示为椭圆或茄形，囊壁为光滑的强回声光环，壁厚小于2mm，囊内无回声。胆囊长9～12cm，前后径≤3.5cm，左右肝管内径<2mm，胆总管内径为3～7mm。

（3）病理声像图

①胆囊结石

A. 典型影像：胆囊腔内液性暗区中见强回声光团伴声影。大而孤立的结石呈半圆形、新月状、圆形强回声团。小而多的结石则形成一片强回声带，分辨不出结石的数目和大小。声影的出现对结石诊断有较大价值。

B. 非典型影像：a. 胆囊内充满结石：胆囊的正常液性暗区应该消失，胆囊的前壁呈弧形或半月形的中强回声光带，其后拖有较宽的声影，以致胆囊后半部及囊壁回声被声影覆盖而不显示。另外一种声像图是胆囊前壁的弱回声带包绕着结石强回声，其后方伴有声影，又称为“囊壁、结石、声影三合征”。b. 胆囊泥沙结石：胆囊后壁沉积细小颗粒，回声增强、变厚而声影不明显，随体位极为缓慢地移动，需20分钟以上方能观察到结石移动。c. 胆囊颈部结石：由于囊壁与结石紧密接触，其强回声团不明显，表现为胆囊肿大伴局部声影。此时取俯卧位有利于结石的移动而提高阳性率。

C. 结石不同成分的声像图表现：a. 放射结构：超声显示表面强回声，回声在深部逐渐减弱，最后成为声影。b. 层状结构：结石表面呈现狭窄的强回声带，其后突然衰减为声影区，边界清楚。c. 无结构或细层状结构：超声通过性好，整个结石完全显示，声影较弱。

②肝内胆管结石：沿门静脉旁的胆管分支内可见结石强光团伴声影，大小、形态各不相同，有圆形、斑点状、条形等。结石远端的胆小管可扩张成囊状或树枝状，与门静脉平行。肝脏肿大时，肝实质回声增粗、分布不均匀，也可伴发肝脓肿。肝内胆管结石确诊率高达92%，但仍需与肝实质钙化灶相鉴别。

③肝外胆管结石：肝外胆管一般都有不同程度的扩张，管壁回声增强。管腔内可见结石强回声光团伴声影，较固定，有立体感，探头加压不变形。少数结石与管壁分界清楚，声影可不明显。膝胸卧位可见有强光团移动，即是可靠的征象。

（4）看B超报告时需注意以下几个问题：①如果B超报告提示有一个较大的光团，并可随体位的改变而变动，那么这样的光团有可能是许多块结石的结合体，也可能是一个单发性的大结石。不管是哪一种，这样的结石都易破碎，服消石药物有一定的效果。②若B超报告是一个弧形光带，一般有两种可能：一种是充满型胆囊内结石；另一种是由于结石较大，质地较硬，超声波难以穿透，仅显示出前壁和边缘的弧形光带，这样的结石很难破碎。③B超所显示的影像是一个断面，而结石为多面体，各面大小不等。由于位置变化，扫描方向不同，对于结石大小的诊断也不尽相同。④B超对结石数量的诊断，也有一定的误差。由于结石重叠、小结石可不显影等因素的影响，报告会出现很大差别。⑤对于充满型胆囊结石的病人，需注意B超对胆囊大小的报告。这类病人如已有结石排出，但再次B超检查仍报告是充满型结石时，一般是胆囊大小有变化，提示病变有好转。如果经多次检查胆囊大小没有变化，则提示有一个大结石充满整个胆囊腔，这样的病人服药排石无效，需手术治疗。⑥胆总管下段结石的患者，由于肠道内气体的干扰，可影响B超的诊断。若疑有胆总管结石，需重新做B超检查时，要设法排除肠中气体，如进水或稀粥等，再做B超检查或行X线造影来确诊。

2. 纤胆镜在胆石症中的诊断应用

纤维内镜的问世，是医学发展的里程碑。在诊断方面，它能直视管腔脏器内部的真实情况，如黏膜的颜色，有无充血、水肿、糜烂、溃疡，肿瘤的外形，腔内的结石或异物等。通过内镜可取到组织的活检标本以助最后诊断，从而达到早期诊断的目的。此为内镜的独到之处，是B超、CT等不能比拟的。

自1923年，Bakes发明了世上第一支“胆管镜”以来，胆管镜便向着更细、弯曲度更大的方向发展，使之更利于临床的广泛应用。胆管镜不仅可以用于术前、术中、术后检查，而且还能取石、取活检，又能用纤胆镜行胆总管括约肌切开术。纤胆镜已进入了精密检查的新时代。我国目前以北京大学第一医院运用纤胆镜最好、最早，已积累病例1000例，其中纤胆镜取石800例，成功率为99.48%，每例结石取净所需次数平均为2.61次，已处于领先水平。

（1）胆管镜分类：①硬性胆管镜只用于术中胆管镜检查和治疗。②软性胆管镜可用于术中、术后及经皮经肝胆管镜的检查和治疗。③经口纤维胆管镜包括纤维子母胆管镜、滑脱型胆管镜及直接胆管镜。

（2）胆管镜适应证：①已知或可疑胆管残余结石。②高龄或高危险胆管结石病人。③胆管肿瘤晚期病人可行胆道镜内瘘术，并可取活检做病理诊断。④胆道出血，可行电凝或药物止血。⑤胆道异物。⑥胆管畸形狭窄，可行胆管镜内瘘术。⑦胆总管末端狭窄，可行胆总管括约肌切开术。⑧可运用胆管镜行选择性胆管造影术。⑨排除结石，解除梗阻。

（3）禁忌证：①明显心功能不全者慎用。②有明显出血倾向者慎用。③非胆系原因的高烧应暂缓检查。

（4）具体操作方法

①术中胆管镜：严格无菌操作，将纤维胆管镜经胆总管造口处置入，在直视下行胆镜检查或取石。检查次序为：先查肝内胆管，后查胆总管下端，边滴注生理盐水边检查，若发现可疑病变，则取活检，送病理检查。

②术后胆管镜：胆管术后第6周方可施术，因此时窦道已较牢靠。检查前需先拔除“T”型管，于窦道口周围消毒、铺巾。经“T”型管窦道或空肠造口窦道等放入纤胆镜至胆管内进行检查及取石。程序同术中胆镜检查。术前不需禁食，术中一般不要麻醉，术后不用抗生素。首次检查或取石后，仍需再放“T”型管，留有下次取石之通道。注意切勿将“T”型管脱落，术后常规放“T”型管引流24小时。发烧时则应延长开放时间，两次取石间隔时间为3天或7天。

（5）并发症

①发烧：一般在38°C左右，且多为一过性。因有持续胆管引流，发烧常

自行消退，不需特殊处理。如有结石嵌顿，可再次发烧，需急行胆镜取石术以解除梗阻，且可控制病情。

②窦道穿孔：常因施术者操作粗暴引起。施术时间不能少于6周，否则因窦道壁过于薄弱，极易引起穿孔。故应当操作轻柔，切忌粗暴，以避免窦道损伤。

③胆道出血和胆管撕裂：胆管黏膜因结石压迫而致黏膜糜烂，甚至发生溃疡，当套取较大结石时，均有不同程度的出血，但大多数患者不需特殊处理。胆管撕裂亦因操作粗暴、用力过猛引起。

④急性胰腺炎：较少见。

⑤腹泻：做纤胆镜检查时，灌注过多生理盐水所致（大于3000mL）。

⑥恶心、呕吐：多因操作刺激强度大或灌注生理盐水后压力过高所致。

（6）胆管镜技术类型的选择

①术中胆管镜：适用于术前诊断不明或考虑为胆管肿瘤者；术中行胆镜活检以助诊断及怀疑有结石遗漏者。然对于已断定结石不易手术取净的病例则不宜施此术。

②术后胆道镜：主要适用于胆总管探查术后保留“T”型管引流者，还有胆囊造口病人及胆总管－空肠吻合、空肠盲袢造口者，均可行术后胆镜检查及治疗。该方式应用最多，操作简单，使用方便。缺点是患者比较痛苦。

③经皮经肝胆道镜：是近来开展的较新的胆镜技术，优点是不需外科手术即可直接进入胆管进行检查和治疗，扩大了胆道镜的使用范围，亦解除了外科手术的痛苦。该法主要适用于未经手术病人或胆管手术后已无“T”型管和窦道的病人，特别是老年或高危险梗阻性黄疸病人及晚期胆管肿瘤病人。对解除胆管梗阻、缓解症状起到了积极作用，有时甚至成为此种疾病治疗的主要手段。

④经口纤维胆管镜子母镜：此法为先行十二指肠乳头切开术，后再经子母胆镜之母镜将子镜直接经胆总管开口导入胆管进行检查和治疗。

总之，胆管镜技术可以免除手术等方法的痛苦，是治疗胆管疾病比较先进理想的方法。

（7）纤胆镜的临床意义

①诊断方面：目前临床常用的显像检查手段有很多，如各种X线胆管造影、B超、CT、核磁共振等均具有不同的优点，对胆管病的诊断极有帮助，而上述各方法均为间接诊断，不能直视胆管内部情况，此乃其共同缺点。纤

胆镜不仅能直视胆管内结石的有无，还能看出结石的颜色、形状、数目及其与胆管的相对位置，更能准确地鉴别血块、肿物、气泡之疑难征象。对可疑病变取活检而早期确诊胆管肿瘤更是其独到之处。纤胆镜还能直视胆管黏膜有无水肿、充血、糜烂、出血等细微变化，是上述其他检查方法不能比拟的。在用胆镜检查肝内胆管时，若有“彗星征”则必有结石。在胆管镜的直视下，可配合胆管造影，明确胆管的具体情况，这对外科手术方案的制订十分重要。由于上述种种优点，纤胆镜的诊断十分可靠，并可明显降低残石的发生率。

②治疗方面

A. 残余结石的治疗：非手术治疗包括中药溶石、ESWL、套网取石和纤胆镜取石。药物溶石效果差且显效慢，停药后易复发。中药可以排出结石，但是否排尽结石，尚无绝对把握。Burhenne 取石法也只能治疗简单的胆总管结石。上述治疗方法对复杂的肝内结石病例均无能为力。纤胆镜是治疗胆管残余结石比较理想的一种方法，疗效高（99.5%）、收效快、安全易行，大部分病人可一次取净结石，无任何痛苦，易为病人接受。纤胆镜取石不需麻醉和禁食，亦不需住院观察，在门诊即可进行施术，是传统手术方法所不能比拟的。

B. 取蛔虫及异物等：胆管内的异物包括线头、折断之取石网等，均可在纤胆镜直视下取出。蛔虫在胆管术后“T”管尚未拔除期间又钻入胆管引发疾病，而活蛔虫、蛔虫体及蛔虫与胆汁混合体在纤胆镜直视下，均能很容易地全部取出。

C. 治疗胆管狭窄：胆管是否有绝对狭窄尚无定论，但在胆镜取石过程中，常可见到胆石伴该部胆管的绝对狭窄，这是形成胆石梗阻及结石嵌顿的重要原因。此时可用取石网、胆管镜本身进行扩张治疗，常可收到满意的效果。对因手术外伤引起的绝对狭窄也可用尼龙气囊导管进行扩张治疗，绝对狭窄可用特制的内瘘导管进行扩张、留置。

D. 胆镜下行乳头切开术：此法是用带电刀的胆管镜进行 EPT，需在十二指肠镜的监护下方能进行。

E. PTCS 的应用：对于高危胆石症病人及老年病人可以完全不做手术即达到减黄及取石的目的，此法仅限于肝内胆管扩张者。

a. 治疗晚期胆管肿瘤：早期的胆管肿瘤以手术切除为最佳，但晚期胆管肿瘤患者已失去根治的机会，亦无法耐受手术的打击。但梗阻性黄疸及消化道症状会给病人带来极大的痛苦，此时若行 PTCS，可于胆管梗阻部位进行扩张、置内瘘导管，以此解除胆管梗阻，开辟一条胆汁排泄的生理通道。在行PTCS的同时，又可局部灌注抗癌药物进行抗癌治疗。这无疑对解除胆管梗阻、改善病人症状、减少病人痛苦乃至延长病人生命具有重大意义。

b. 其他：可用于取肾盂结石及检查肠瘘等。

（8）纤胆镜取石的常见困难

①结石过大或处于嵌顿状态：结石直径若超过2cm，被拉出窦道时会十分困难。若结石嵌顿，取石网则难以进入该处胆管，更不能张网套住结石，此时可采用“活检钳”碎石法，能取得较为满意的效果。对于此种较大结石，亦可以应用等离子碎石仪、液电碎石、超声碎石和激光碎石等。后两种碎石方法由于会在局部产生高温，对胆管黏膜有不同程度的损伤，加之设备昂贵，故现今国内外尚未广泛使用。

②结石过小：位于胆管末端的小结石，是取石过程中的又一难题。因结石过小易漏网，且位于盲端，小结石也不易进网，所以取石十分困难。此时应一边注水冲洗，一边张开半网套取结石，常可收到满意的效果。也可用冲洗器将小结石冲至大胆管，再将结石推入十二指肠。

③胆管狭窄：胆石引起的胆管狭窄多为膜状狭窄，一般用取石网或胆道镜扩张局部可获得成功。极少数病例因胆管狭窄严重且狭窄部位较长，致使胆镜取石十分困难，甚至使胆管镜取石工作失败。处理方法：可用特殊尼龙气囊导管扩张，也可留置扩张导管，持续半年至一年，可收到极好的效果。

④胆管过度弯曲：施术过程中胆管过度弯曲，致使纤维胆管镜难以进入该处胆管，此时在纤胆镜直视下，先向远端要探查的胆管导入取石网，然后将纤胆镜沿取石网向该处胆管滑入，常可获得成功。

⑤T管窦道－十二指肠瘘：此种情况多由于T管长臂压迫十二指肠引起。纤胆镜由窦道口插入时易进入十二指肠腔，因而找不到通往胆管的接口，甚至导致胆管镜取石失败。在窦道内寻找通往窦道口的关键在于一定不要进入十二指肠腔，应在未进入肠腔前仔细寻找，才能找到通往胆总管的窦道开口。

⑥T管窦道过细、过长和过度弯曲：此种情况是由于水中T管放置不当引起，常可使取石失败，应避免。T管放置的正确方法，一般应用F20～F24T管，其长臂应与胆总管纵轴垂直，且应拉直并从右肋缘下锁骨中线处穿出皮肤，使之成为又粗、又直、又短的窦道。只有如此才有利于术后纤胆镜的取石。

⑦取石失败的原因：纤胆镜取石失败主要是指纤胆镜已进入胆管而无法取石。常见原因是胆管狭窄严重且长度过长，或常伴有硬化性胆管炎，使纤

胆镜取石失败。现无更好的方法来解决这一难题。有待于进一步完善发展。

总之，纤胆镜在诊断和治疗胆管疾病方面具有很多优点，特别是在肝内结石的治疗方面尤为突出。但目前尚不能完全替代手术治疗，只有手术和非手术治疗两者结合，相辅相成，才能更好地提高胆管疾病的诊断及治疗。这表明胆管外科由过去单纯手术治疗的时代进入到手术、内镜综合治疗的新时代。

3. 术中胆道造影

常用的术中胆道造影术有 3 种：①胆囊切除术后，经胆囊管胆道造影术；②经胆管穿刺胆道造影术；③术中经 T 管胆道造影术。三种方法操作均较简单。以②为例，术中穿刺胆管后，注入造影剂 30% 胆影葡胺 20mL 左右后拍片，可清晰显示胆内外胆管结石的分布。适用于：①术前未行 PTC 及 ERCP 检查，缺乏胆道清晰的 X 线片；②术前肝管结石的定位诊断与手术不相符者；③不能确定肝内外胆管结石是否取净者。若无胆总管切开的指征，以5 ~0 号细线间断缝合针孔，并留置引流管。

术中胆道造影术是在手术中比较实用、简便的检查方法。尽管术前经各种各样的检查，已明确了肝内外胆管详细的病理变化，但在术中进一步了解、证实是极有必要的，对更合理术式的选择具有指导意义，尤其是单凭手术经验取尽结石、预防残余结石是不够的，术中胆管造影是结束手术前的最后一次把关机会。报告有近 10% 的病人是通过术中胆道造影术显示出了术前检查未发现的结石。术中胆管造影的 X 线影像与其他造影影像一样，应仔细读片以防漏诊或错误判断。

4. 腹腔镜胆管造影术

腹腔镜技术在腹部外科领域的应用范围进一步扩大，疗效更加可靠。自从法国人 Monret 于 1987 年完成首例腹腔镜胆囊切除术发展到今天，腹腔镜技术已显示出广阔的前景及发展潜力。此技术的优点：①利于发现胆管解剖变异，防止术中胆管的损伤。有学者报告 150 例腹腔镜胆囊切除术的胆管造影中，胆管变异率为 2. 6% 。②能及时发现胆管损伤，降低腹腔镜技术应用时并发症的发展。③利于诊断胆总管及胆囊管的隐匿性结石，及时选择治疗方法。

（1）适应证：①有症状的胆石症；②急性结石性胆囊炎合并胆源性胰腺炎，疑有胆管变异者。

（2）操作方法：分为经胆囊管及经胆囊造影两种方法。

①经胆囊管胆管造影术：解剖 Calot 三角，显露胆囊管（最好先处理胆囊动脉以防操作时损伤引起大出血，增加手术难度及危险性），在胆囊管远端置钛夹，在其近端剪一小口，胆汁流出后，将造影钳（专用于胆管造影）置入腹腔，将造影管推入胆囊管腔内，如有通过瓣膜的感觉则说明插管成功，用造影钳夹持胆囊管及造影管，在电视下经造影管注入 30% ~50% 的造影剂拍片，使胆管显影。

②经胆囊造影术：若 Calot 三角区解剖关系不明确或胆囊管较细、较软时，为防止胆管损伤，可采用该方法。此方法简便易行，但需注入较多的造影剂（60 ~80mL）。造影时夹持胆囊底部，将穿刺针向底部刺入后注入造影剂，拍片观察胆管的显影情况。

以上两种造影操作方法成功率约为 90%，失败原因多为胆囊管太细造成插管困难或胆囊内结石嵌顿。

5. 口服胆囊造影与静脉胆道造影

（1）口服胆囊造影：是一种简单、安全、有效的检查胆囊形态和功能的方法，还可以显示胆管的解剖和病变。造影剂口服后进入血液循环，被肝细胞摄取、结合、转化和排泄入胆道，贮存于胆囊。口服造影剂 14 小时后胆囊显影。

造影剂常用碘番酸，含碘量为 66.68%，成人一次剂量为 3 ~6g，显影成功率为 80% ~90%。还有吡罗勃定，含碘量为 61.4%，3 ~4 小时胆系显影，用于急诊检查；吡罗培克为改良的碘番酸，显影效果好，副作用轻，损害少。

造影前的准备：在造影的前一天中午进食高脂肪餐以清理胆囊；清除肠内容物，清洁灌肠，但不能使用泻剂；肝、肾功能检查。

造影方法和步骤：

①服药：造影前一天晚餐后服药，每隔 5 分钟服 0.5g 碘番酸，共 6 片，30 分钟内服完。然后禁食，可饮白开水或糖水。

②灌肠：检查当日清晨清洁灌肠。

③摄片：服药 20 小时后若胆囊不显影，可中止检查。

对于常规法不显影者采取双倍剂量口服造影方法，可使 75% 的胆囊不显影病例得到显影。

常用的口服染色造影有 4 种方法：A. 碘番酸 4 日法：餐后服碘番酸 1.0g，每日 3 次，连用 4 天，第 5 日摄片。B. 碘番酸 8 日法：每晨服碘番酸

0.5g 和鸦片浸膏 10mg，共 8 天，第 9 天不显影，再于次日午餐、晚餐和睡前各服碘番酸 3g，第 3 日上午摄片。C. 碘番酸 2 日法：先按双倍剂量口服胆囊造影剂，如不显影，再于次日午餐、晚餐和睡前各服碘番酸 3g，第 3 日上午摄片。D. 碘番酸 5 日法：第 1 ~ 4 天，每次服碘番酸 0.5g，每日 3 次，第 5 天每次服 1.0g，服 3 次，5 天共 9 克，第 6 天上午摄片。

④X 线评价：胆囊内充盈缺损是胆囊结石的常见表现，可表现为单发或多发的充盈缺损，也可表现为大小不等或均匀的充盈缺损，其位置可随体位的变换而改变，这是与肿瘤的主要鉴别点。

（2）静脉胆道造影：用静脉注射或滴注的方法将造影剂注入血液中，造影剂与血浆蛋白结合进入肝脏，被肝细胞摄取、结合，排泄到胆汁中，当胆汁中造影剂达到 10% ~ 20% 时即可显示胆道。适用于胆道结石、胆囊结石及胆道手术后残余结石。

造影方法和步骤：

①成人患者用 30% 泛影葡胺 20mL，儿童用 30% 泛影葡胺 1.5mL/kg 缓慢静脉注射。时间不少于 10 分钟。注射后 15 ~ 30 分钟摄片观察胆管，1 ~ 2 小时观察胆囊。

②胆管充盈缺损、肝外胆管扩张常为胆管结石、蛔虫或肿瘤所致。由于直接胆道造影法的广泛应用，静脉胆道造影有逐步被取代的趋势。

6. 胆道疾病的 CT 诊断

（1）检查范围：适用于从肝门部至胰腺头部，扫描时应包括全部肝脏、胰腺及壶腹部。

（2）CT 检查的注意事项：①患者需禁食 8 小时，目的是避免胆囊收缩，有利于判断胆囊增厚的程度。②检查前半小时口服 2% 的泛影葡胺溶液 200 ~ 300mL 充填肠道，有利于胆道与肠管的区分。但怀疑胆总管结石时，开始时不应服造影剂。③根据需要应用泛影葡胺增强来区别轻度胆管扩张及门脉分支。④胆囊、胆管病变平扫就能显示出来，可不用胆系造影剂增强。

胆囊结石以混合性结石为多见。根据结石含钙量的不同，CT 表现为单个或多个均匀高密度影，或环形，或分层状高密度影。阴性结石平扫时难以发现，用胆影葡胺增强后表现为充盈缺损，改变体位扫描可以确定阴性结石。

胆管结石可发生在肝内胆管和肝外胆管。肝内胆管结石 CT 表现为圆形或类圆形高密度影，常无分层状表现，少数结石为低密度影，也有结石为斑点状混杂密度影，易漏诊。胆管内 CT 值高于胆汁时，应警惕结石的存在。肝外胆管结石见圆形密度影，结石较大时常致梗阻。

7. 术中 B 超的应用

术中 B 超是结束手术前一项有效的临床检查方法，可以判断手术取石的效果，为更合理术式的选择提供依据，其操作更安全、实用、有效、简单。

8. 经皮经肝穿刺胆管造影（PTC）

PTC 是一种由上而下顺行性胆道直接造影的方法，在有肝内胆管扩张的情况下，通过得到清晰的胆道显影图像，了解肝内胆管扩张或狭窄、结石的存在及分布，对鉴别诊断、术式方法的选择及估计术中可能遇到的困难均有重大的实用价值，是胆道外科的一项重要诊断技术。

1937 年，由 Huard 首创该项技术，当时由于器械等原因，腹腔内胆汁漏和内出血等严重并发症的发生率较高，未能在临床上推广应用。1962 年 Arner 与 Gleen 等在电视的监视下进行操作，成功率有所提高。1969 年日本大藤与土屋报道采用 Chiba 细针行 PTC 操作，因器械上的改进，使造影的成功率较以前有明显提高，可达到 92%，并发症亦大大减少。1974 年，日本千叶大学 Okuda 采用细长针穿刺，报道了 314 例 PTC，总的造影成功率为 85%，其中肝外阻塞性黄疸的造影成功率达 92%，特别是因肿瘤所致的阻塞性黄疸肝内胆管明显扩张者的造影成功率达 100%，肝内胆管不扩张者的造影成功率亦达 70%。自从临床上采用细针穿刺以来，造影成功率显著提高，并发症明显减少。因而在 70 年代后期广泛应用于临床，并在此基础上进一步发展了经皮经肝穿刺胆道置管引流术（PTCD），成为对阻塞性黄疸的一种治疗方法。

（1）PTC 的适应证及禁忌证

①适应证：了解梗阻性黄疸的梗阻原因、部位、范围及程度；需鉴别的是肝外胆道梗阻引起的黄疸还是肝内胆汁郁积引起的黄疸；了解胆道结石的数量和部位；经皮经肝穿刺胆道需引流的患者；ERCP 失败的胆道疾病；经其他检查仍不能明确诊断的胆道扩张。

②禁忌证：碘过敏者；心、肝、肾功能损害严重或全身情况差者；凝血酶原时间明显延长，应用维生素 K_1 无明显改善者；急性胆道感染者，应先行 PTCD。

（2）PTC 操作技术及并发症的防治

①术前准备：做碘过敏试验；检查前 4 小时禁食；测定出血时间、凝血

酶原时间、凝血时间、血小板计数等；术前3天应用维生素K；有胆道感染者术前应用抗生素。

②器械与造影剂

A. 3种类型的PTC针：全长16cm、外径0.71mm、内径0.5mm的不锈钢针；全长16cm、外径0.9mm、内径0.6mm的塑料外套管针；全长36cm的塑料外套管针。

B. 造影剂：76%泛影葡胺20mL×2支，用生理盐水稀释成35%～40%的浓度，并加入庆大霉素8万单位。

③操作程序：穿刺入路一般分为前侧入路、右侧入路及后入路。目前以右侧入路为最常用，本文以该入路为例做简单的介绍。

A. 体位：嘱患者仰卧于检查台上，双手上举，置于枕后。

B. 穿刺点的确定：以右侧腋中线与第八肋间隙交界点前方0.5～1.0cm处为常用穿刺点。再于透视下确定平静呼吸时肋膈角的最低点，穿刺点应避开肋膈角。若穿刺针穿过肋膈角时，应将穿刺点下移至第9肋间；若肝脏明显缩小，肝门上移时，穿刺点应上移至第7肋间。一般经验为多数病人穿刺点至检查台的垂直距离在10～13cm。

C. 穿刺方向：沿第12胸椎上缘在前胸壁的相对点和穿刺点连一直线，以此线为穿刺方向水平进针。需穿刺左肝管时，其穿刺点可取剑突下2cm偏右2cm处进针。

D. 穿刺：常规消毒、铺巾，局部浸润麻醉显效后，手持PTC针于穿刺点沿穿刺方向水平进针，进入肝组织10～12cm，或距椎体右侧缘2cm处。拔出针芯后，接盛有造影剂的注射器，在荧光屏的监视下缓慢注入造影剂并缓慢退针，直至胆管显影。或用抽吸法，拔出针芯后，接注射器，边退针边抽吸，当有胆汁时换上盛有造影剂的针管。

E. 造影显像：当穿刺到达预定位置后，缓慢注射造影剂。在X线荧光屏上可有4种不同的改变：a. 若入肝实质，造影剂则停留不动，呈现淡淡的层状或不规则斑片状或团块状影，且不易消散。b. 若入血管，可出现血管分支影，造影剂随血流消失。造影剂在门静脉向肝门方向流动，在肝静脉向下腔静脉方向流动。c. 若缓慢出现粗条状影并持久不消散，继续注入造影剂时压力较大，不出现分枝现象，则为胆管壁外显影。d. 若出现边缘光滑的树杈样影并逐渐向周围扩散，且短时间内不易消失者为造影剂已入胆管内，故可持续缓慢注入造影剂，直至胆道显影良好或病人感觉肝区胀痛难忍时为止。为了预防胆道感染和败血症，造影结束后可注入庆大霉素 8 万单位。

Harbin 于 1980 年对 2069 例病人行 PTC，总成功率为 97.8%，当穿刺 12～14 次时成功率为 99%。若第一次穿刺未成功，可将穿刺针退至肝包膜下更换方向后再次穿刺。只要操作正确，穿刺 5 针左右均能成功。

④并发症及防治：PTC 应用的早期阶段，因器械及操作等因素，导致严重并发症的发生率较高，约为 5%～10%。在无肝内胆管扩张的情况下，穿刺成功率只有 20%～24%。由于现在用的穿刺针较细及穿刺技术较高，不仅成功率提高，并发症亦明显减少。Harbin 报告的一组病人，PTC 并发症的发生率为 3.4%，其中败血症的发生率为 1.4%，胆漏的发生率为 1.45%，腹腔内出血的发生率为 0.35%，死亡率为 0.2%。主要的并发症有腹腔内出血、胆漏、胆汁性腹膜炎和胆管炎，此外还有气胸和胆道出血。

A. 腹腔内出血：由于采用细针穿刺，腹腔内出血的并发症已很少。一般认为穿刺针若较粗，穿出肝实质而误伤肝外血管或脏器会造成出血，或反复多点穿刺，尤其在行 PTCD 时置管失败，患者又有肝硬化时穿刺更易出血。因此操作时切勿使穿刺针穿出肝脏，应从右侧入路穿刺，因针道长，有利于闭合针道。PTCD 失败时针道应置管堵塞以防出血。应嘱患者术后卧床 12 小时，并注意其生命体征变化，同时观察腹部体征。若有内出血症状，应立即行诊断性腹穿，一旦明确诊断，立即手术探查。

B. 胆漏、胆汁性腹膜炎：常见于阻塞性黄疸病人，行 PTC 后未置管引流，由于胆管内压力高，胆汁经针道溢出进入腹腔。一般少量的胆汁漏出，若不伴有胆道感染，则仅有右上腹部不适或右肩酸疼，不需特殊处理。若漏出胆汁较多，形成弥漫性胆汁性腹膜炎，则应立即行胆总管切开 T 形管引流，同时修补肝表面破裂口。故对于阻塞性黄疸病人，行 PTC 后应常规置管引流，既可防止胆漏，又可减少胆管炎的发生。若置管失败，亦应留置导管数日后再拔出。

C. 胆道感染与败血症：造影剂的刺激和扩散可诱发胆管炎，尤其当推注造影剂速度过快造成管内压力增高，超过肝细胞分泌压（2.9kPa，即 $30cmH_2O$）时易发生胆道感染与败血症。原有胆道感染者更易发生。据报道，肿瘤所致胆道梗阻者，胆汁感染率为 20%～30%，而结石所致梗阻者，胆汁感染率高达 50%～90%。感染的胆汁可经扩张的毛细胆管与肝窦之间可能出现的交通支进入血流。胆道感染表现为行 PTC 后 30 分钟至数小时内骤起畏寒、高热、右上腹胀痛、WBC 总数增高黄疸加重。严重者可出现血压下降、脉搏细弱等中毒性休克的表现。PTC 后应常规静脉滴注抗生素，若术前 1 小时滴注抗生素则效果更佳。若出现胆管感染及败血症时，除应使用大剂量广谱抗生素外，还应密切观察患者的生命体征、腹部体征及尿量。若保守治疗无效或病情加重，或者出现少尿、血压下降、黄疸进行性加重时，应立即行手术胆道减压。

D. 损伤性气胸和胆道出血：多由于穿刺点定位过高，穿刺针直接进入胸腔刺伤肺组织所致。主要表现为术后憋气、气急、胸腔饱满，叩诊鼓音，听诊呼吸音低或消失，胸片显示肺压缩、胸腔内有透亮区。轻度气胸保守治疗即可。若肺压缩超过 50%，则应行胸腔闭式引流术。在穿刺前，应先透视，确定穿刺点时避开肋膈角。穿刺时让病人暂时屏气，可以避免发生气胸。胆道出血可能是由于穿刺不当导致肝动脉或门静脉损伤而出血。若发生出血，用巴曲酶及其他止血剂，同时配合输血等治疗。若效果不佳，必要时行手术探查。

⑤PTC 检查中的关键问题：PTC 的顺利完成，必须注意三个环节：即正确、规范的操作技术；高质量的影像片及准确无误的读片。

A. 正确、规范的操作是最关键的，是成功的基本保证，必须注意以下几点：

a. 选好适当的穿刺点及穿刺路径：首先通过电视观察、了解肝脏的大小，找准肋膈角的最低点，即胸膜腔脏、壁层相交处下方进针。通常在 7～9 肋间与腋中线相交点前 1.0cm 处作为穿刺点。选此点为穿刺点的优点在于操作方便、安全，不因摄影器材影响操作。由于肝表面与肝内主要胆管之间距离较长，拔针后针道可被较厚的肝组织封闭，减少了胆漏的发生。由于肝脏在腋中线至第 12 胸椎冠状面上有较多Ⅰ、Ⅱ级胆管分支，故穿刺易成功。且穿刺针道完全在肝实质内，不会损伤肝脏外的其他脏器。穿刺部位以第 11 胸椎体右侧区域为靶心，因此处为肝内大胆管分布的密集区域。故只要选准穿刺点及穿刺方向，保持穿刺针在同一水平面，成功率就会相当高。

b. 麻醉效果要确实：应从皮肤至膈肌，在患者无痛的情况下顺利完成。穿刺时方向要准，动作要轻柔，针体要始终保持水平，尽量减少穿刺次数，要有耐心，5 次左右仍不成功者应中止施术。进针时要稳、要慢，退针时亦应慢，边退针边注药，每次退出 1～2mm。若因穿刺针内径细小或胆汁黏稠或结石阻塞而致空针回抽不出胆汁时，应边进针或边退针时注射造影剂，在屏幕上仔细观察造影剂的分布情况，判定其是否在胆管内，从而提高成功率。

B. 造影时必须结合病人的具体情况选择合适的投照条件。在注入足量的造影剂时令患者转动体位，因有时右侧肝管显影良好，而左侧肝管显影不佳，在仰卧时，左肝管位置偏前，右肝管角度偏大，使造影剂灌注左肝管不良或延迟显影，因而应让患者取左侧卧位或俯卧位几分钟后再观察，以改变造影剂的流动方向而使其进入左胆管，若左肝管无梗阻，一般在变动体位后可得到良好的显影。若左肝管无梗阻，一般不能因左肝管显影不良而盲目诊断为左肝管内有结石梗阻或狭窄。有时因胆汁过于黏稠而形成滞留的胆汁柱，黏稠的胆汁不易与造影剂混合而形成“假性梗阻”，故要做“延迟拍片”，常可避免误诊。造影剂浓度不宜过高，否则会遮盖结石负影。根据病情在不同体位下拍片以获得最佳的影像资料。

C. X 线的病理征象

a. 胆石症：可显示出结石负影的形状、所在部位、数量及胆管的扩张程度。胆总管下端结石显示杯口样充盈缺损，两侧边缘锐利，造影剂流至结石侧面，可清楚地勾画出结石的形态。肝内胆管结石可显示出结石的分布及相应部位胆管狭窄、扩张、梗阻等情况。结石所致的并发症，如肝门旋转移位、肝叶萎缩等均能显示出来。

b. 阻塞性黄疸：能显示阻塞的部位及程度，如结石、胆管狭窄、胆管癌梗阻、胆管外肿瘤压迫等。其阻塞以上的胆管均扩张，可见自下而上、呈典型树干和树枝均匀变粗的影像。

9. 内镜逆行胰胆管造影手术（ERCP）

ERCP 系指经内镜将造影导管经十二指肠乳头插入胆管口壶腹部或分别插入胆管、胰管进行造影的方法。

1968 年 Mccune 首次研究 ERCP 成功时，临床成功率为 25%。目前，国际上 ERCP 的成功率在 85% ~95%。

（1）临床意义

①肝胆管系统：ERCP 是直接注入胆管进行造影的，所以不受黄疸因素的影响，充盈肝、胆管系统从而得到十分清晰的胆管树影像。

②胰管系统：ERCP 很容易使胰管造影成功，得到清晰、完整的图像，能很好地区分主胰管及副胰管。对胰管愈合不良有明确提示，对胰腺上的炎症、肿瘤、结石及畸形的诊断具有重要的临床意义。

③ERCP 较 PTC 具有更高的应用价值。

A. ERCP 成功率达 85% ~95%，PTC 在胆管扩张时成功率在 95% ~100%，而在胆管不扩张时成功率只有 60%。

B. ERCP 对胰腺疾病的诊断率明显高于 PTC。

C. 在 ERCP 的基础上可进行各种治疗，应用范围较 PTC 要广。

D. ERCP 并发症的总发生率为 5% ~10%，死亡率为 0.5% ~1%，主要为急性胰腺炎及出血、穿孔。PTC 的并发症发生率为 2% ~5%，死亡率为 0.2%。主要并发症为胆汁性腹膜炎及腹腔内出血。PTC 目前多限于 ERCP 操作失败或胆道完全梗阻者，或用于 ERCP 无法显示梗阻以上的胆管时。

E. ERCP 较 B 超诊断肝内胆管的准确率高。B 超显示胆囊结石及肝外胆管结石十分准确，但若 B 超显示肝内胆管结石，而无局部胆管扩张时，行 ERCP 多为肝内胆管树正常、无结石、亦无胆管扩张的影像，因 B 超显示出的多为肝内钙化灶所致。

F. ERCP 是将造影剂通过十二指肠乳头直接注入胆胰管的造影方法，还可通过内镜将带有气囊的导管注入胆总管，打胀气囊，堵塞胆总管，注射造影剂后可清楚地显示出肝内胆管树。ERCP 造影成功后的胆管影像及其对临床诊断及治疗的价值同 PTC，它可以清楚地显示肝内外胆管，对诊断肝胆管结石、肝内外胆管狭窄及肝胆管的扩张及严重程度均可提供清楚的影像诊断，是应用最多、最可靠的诊断技术，但其显示的只是梗阻狭窄以下的胆管，梗阻以上的胆管则无法显示，狭窄以上的肝胆管病变常显示不全。对胆管有狭窄、梗阻的病例应结合 PTC 检查全面观察，以了解肝内胆管狭窄、梗阻上下方胆管影像的全貌，从而确定病变性质。

（2）ERCP 的适应证：①原因不明的黄疸；②疑有先天性胆道异常、胆道结石或肿瘤者；③肝胆手术后仍有症状者；④疑有胰腺占位、慢性胰腺炎、胰腺囊肿、胰腺结石和胰管结石者；⑤胆道蛔虫者，诊断的同时行内镜取虫术；⑥要排除胆道或胰腺疾病者。

（3）禁忌证：①急性胰腺炎；②急性胆管炎，若能急行乳头切开术则定为相对禁忌证；③碘过敏者；④严重心、脑、肾病变者；⑤有明确十二指肠球部溃疡者慎用，以免引起溃疡穿孔；⑥精神病患者；⑦毕Ⅱ式胃大部分切除术后者慎用。

（4）并发症及其防治：一种是由内镜操作引起的并发症，而另一种是由胰胆管造影引起。

①内镜操作引起的并发症及其防治：患有严重心、脑、肾病变者，由于

内镜对咽、食道、胃、十二指肠的刺激，可产生自主神经反射使心血管发生一定的变化，如心律失常及冠状动脉血流减少而引发心血管意外者应暂缓ERCP检查。有十二指肠溃疡所致狭窄者可发生十二指肠穿孔，因此，若十二指肠球部狭窄而内镜难以通过时则应放弃检查。对于肝硬化合并胃底、食道静脉曲张者，除紧急情况，一般不宜行ERCP检查，以免术中、术后的曲张静脉破裂、出血。

②由胰胆管造影引起的并发症及其防治

A. 对碘过敏的发生率仅为0.03%，过敏时主要症状为发热、皮疹、心悸、心动过速、胸闷及咽喉部痒等，严重者可发生过敏性休克。对于症状较轻者，立即停止注射造影剂，应用异丙嗪、苯海拉明等抗过敏药即可；对于症状严重者，除停止注射、应用肾上腺素外，还应用肾上腺皮质激素，并对症处理，抢救病人生命。故术前均应做碘过敏试验。

B. 注射性胰腺炎包括无症状的血清淀粉酶升高与急性胰腺炎，前者发生率为2%～3%。血清淀粉酶升高多在术后4～5小时达高峰，1～4天则恢复，可禁食，应用抗生素及输液等治疗。淀粉酶升高是由于胰腺实质被造影剂充盈，即胰腺腺泡破裂和胰酶的激活。急性胰腺炎的发生率为1%，多为注药时压力过大所致。除有淀粉酶升高外，还有上腹部痛、发烧及白细胞升高，严重者可发生出血坏死型胰腺炎而死亡。为避免注射性胰腺炎的发生，应注意：a. ERCP造影胰管时压力不能过高，应缓慢推注。b. 胰管分支显影充分或患者有异常感觉者，应停止施术。c. 若需再次充盈检查，则需等上次造影剂大部分排除后再施术。d. 急性胰腺炎发作期和恢复期应避免ERCP检查。确诊为注射性胰腺炎时，应按急性胰腺炎处理。

③胆管感染引起的并发症：胆管感染原因同前，这是ERCP常见的一种严重并发症，发生率为0.8%。并发胆道感染者多发生于ERCP后1～2天，出现寒战、高热、黄疸加重及腹痛等症，严重者血压下降，对于伴有阻塞性黄疸者发生率较高。为预防此并发症应注意以下几点：造影剂内加庆大霉素8万U，缓慢推注，压力不宜过大；急性胆囊炎或胆管炎未完全控制时不宜行ERCP术，除非同时行鼻胆管引流；对胆道阻塞、结石嵌顿及胆管狭窄者应同时行鼻胆管引流术，以降低胆管压力，并促进胆汁排泄。

④其他并发症：造影剂注入乳头旁黏膜下层，使乳头肿胀，导致胆汁与胰液引流不畅，则易发生胆管炎及胰腺炎等，偶有迷走神经兴奋性休克发生。中毒性休克甚至死亡的发生率极低，仅为0.008%。

（5）术前准备及操作方法

①术前准备：向患者做好解释工作，以期术中相互配合；检查出血时间、凝血时间，术前禁食6小时；阿托品0.5mg，术前30分钟肌注；术前咽部喷雾麻醉。

②十二指肠镜置入方法：患者取左侧卧位，将十二指肠镜经咽喉通过食道入胃腔，观察幽门口，待其开大时，调节十二指肠镜末端向上，同时将镜身向前推进，即可顺利通过幽门而进入十二指肠球部。此时，镜面对向球部小弯侧，将镜身顺时针方向转动60°~90°，并调节镜末端向上，即可见到十二指肠上角，继续推进，便达十二指肠降部，可见呈环形皱襞的肠腔，此时再逆时针方向转动镜身60°~90°，稍向前推进，即可见到副乳头，再前进大约数厘米，则可见十二指肠乳头。十二指肠乳头的位置因人而异，故其部位不固定，但是通常多在十二指肠下行部的中间或中上1/3的内侧，稍后壁可以见到一个纵行隆起的黏膜皱襞，并有2~3条横行的黏膜皱襞环绕而过，并向两侧走行，这是确认十二指肠乳头位置的主要方法。若能见到隆起的黏膜皱襞有胆液间断排出，则更易发现乳头位置。发现乳头后，还要找到乳头开口处，才可顺利地进行插管，但有些开口位置仍不明确，这需要长期的经验积累。乳头型和半球形隆起的顶点有一个葱头样的横切面，呈环轮状构造，其中间就是开口处，色泽较淡，扁平型开口呈线状，与纵行皱襞平行。在看清十二指肠乳头后，调节角度钮，使其位于视野之中央，尽量使插管与乳头开口部呈垂直方向。插管时一般是使镜之末端上翘，导管从开口稍下方向上插。肠蠕动亢进时，可注射盐酸山莨菪碱注射液20mg，或向肠腔内推注2%利多卡因20mL，在视野清晰和肠蠕动缓慢的情况下，通过十二指肠镜，插入造影用的导管。当导管进入5~10cm后便可注入造影剂2~3mL，在电视屏幕上见到胰管显影时，可继续缓慢地将20~40mL造影剂推注完。可有选择地行多体位拍片。ERCP造影剂的选择应该是显影好而又对胰胆管刺激小，不致激活胰蛋白酶的药物为好。目前较多应用的是60%及76%的泛影葡胺，效果较好。注入造影剂2~3mL，便可使主胰管显影，注入4~5mL则可使主胰管及其分支以及终末胰管显影，胆管及主胰管同时显影则需注入造影剂20~40mL。正常情况下，向胰管注入的造影剂仅停留数分钟便可全部排入十二指肠。但若胰管有病理性狭窄，末端部的造影剂排泄时间就延迟，可长达10分钟，大部分造影剂仍停留在胰管中，这对慢性胰腺炎和胰腺癌的诊断有帮助。术后应持续进行吸引，以排出残留气体，减轻患者腹胀。但要注意吸力不要

过强，镜面应离开肠黏膜，以防止肠黏膜的损伤出血。胰胆管造影后，血清淀粉酶和尿淀粉酶可有轻度增高，有引起化学性胰腺炎或胆道感染之可能。因此需加强术后的观察与处理。

以上几种检查，均有各自的适应证、禁忌证、优点和缺点。故在临床应用时应结合实际情况采用合适的检查方法，从而达到有效、简便、安全、患者易于接受的目的。

（二）尿石症的诊断新技术

尿石症诊断的目的是为了更及时、更恰当地选择治疗手段和预防复发的措施。大致分为以下三个部分，即尿石存在的诊断、尿石并发症的诊断及尿石症因的诊断，这三个部分在临床工作的各个阶段不同程度地组合进行，并非截然分开。由于尿石症是一个全身性异常矿化的疾病，不仅容易发生并发症，而且结石复发率很高，因此上述三方面诊断缺一不可。

大部分尿石症病人可以根据其典型的肾绞痛、肉眼或更常见的镜下血尿，结合 X 线平片而确诊。有少数病例由于症状不典型，如有些肾结石，甚至少数输尿管结石并无疼痛发作，有的以全程肉眼无痛血尿为首发症状，易被误诊为肾盂肾炎或慢性肾炎，这就需要有经验医生的警惕，或例行 B 超检查来发现。

症状典型的结石在 X 线片中可能不显影。这是因为：拍片条件不适当，结石过小，与肾重叠，或为阴性结石。在结石诊断中还要注意两点：其一，个别晶体尿的患者也可出现镜下血尿或绞痛；其二，病人为非结石性绞痛，如间歇性肾积水、泌尿生殖系感染等。这就需要进一步做泌尿系统检查，如进行逆行插管拍摄腹部正侧位平片、双重曝光摄片、逆行肾盂造影或注气造影（必要时延迟曝光）等，这些都是泌尿系外科医生熟悉的方法。由于 B 超检查简便、无创伤，且不受对造影剂过敏的限制，最适合于筛选和随诊尿石症病人。B 超检查有如下优点：①发现可透过 X 线的结石。②了解有无肾积水。③了解肾实质的厚度。④发现某些成石病因，如胆囊性疾病、肾畸形等。⑤提供鉴别诊断的资料，如结石与肿瘤、血块；上尿路结石与胆结石等的鉴别。B 超对输尿管中较小的结石往往难于发现，但如看到结石上方的尿路扩张，对尿石症诊断仍有参考价值。近年来，由于 B 超的广泛应用，B 超发现结石而平片却看不到的情况较为多见。故 B 超医师除非看到强光团和声影，否则不要轻易下结石的诊断，而泌尿科医生对 B 超确诊结石的病例也不宜轻易否定。有了B超的检查方法，使尿酸结石的诊断率明显提高。感染时出现的软结石、非尿酸结石也有一个从低到高的矿化过程，在早期X线片上看不到结石阴影，以后才逐渐表现出来，这种现象符合结石的形成过程。在X线片上最初不能确定的结石，通过参考B超所描述的部位，再仔细阅片就能看到淡淡的模糊阴影。因此，充分利用B超有可能更多地发现一些早期结石。

CT检查价格昂贵，只有必要时（如疑有肿瘤）才作为B超的补充，磁共振检查不适宜应用。

腹部及盆腔出现钙化灶，除结石外，尚有肾结核、淋巴结钙化、静脉石、肿瘤钙化、肾动脉和动脉瘤钙化等，在X线片上应注意排除。

结石的诊断绝不能只满足于确定结石的存在，还要注意结石形成后自始至终都会引起尿路梗阻、损害肾功能的危险；尿石症可合并感染，可加重对肾脏的损害或发生败血症；结石长期存在还可诱发恶性程度很高的鳞状上皮癌。

不能用结石的大小作为选择治疗方法的主要标准，更不能作为唯一标准。小而圆的结石可以形成完全梗阻，迅速使肾脏失去功能。结石诊断最重要的一点是判断肾功能并加以保护。若因为结石小而不考虑梗阻和对肾功能的影响，长期应用姑息疗法，等待结石自行排出，致使肾功能严重受损的做法是不可取的。尤其如今有了冲击波碎石、内腔镜取石及各种碎石的治疗手段，就更不应该这样做。

判断肾功能的方法可以采用静脉肾盂造影，根据造影剂排出的时间、浓度以及收集系统扩张的程度加以判断。B超虽然可以了解尿路扩张情况和肾实质的厚度，但不易判定肾功能状态，静态或动态核素扫描或摄像却可提供有价值的线索。因梗阻和肾损害随结石移动的部位以及治疗的不同阶段而不断变化，因此尿石症病人需要随诊监测，定期采用B超及核素扫描检查较为适宜，尤其动态扫描能反映肾功能的状况，当结石排出后或在引流之后做这种检查，可对预后或进一步处理提供依据。

有无感染存在对尿石症的预防和治疗有重要意义。感染可分为原发性及继发性，如系产生尿素分解酶的细菌感染更应引起注意。尿路感染病人临床表现为发热，腰痛，尿中出现脓细胞，尿培养有细菌（应同时做药物敏感试验），诊断并不困难。尿路潜在性感染有时不易被发现，因此所有结石病人均应做尿培养检查。必要时须运用特殊的培养方法多次培养，有些病人须配合清晨中段尿计数培养或清晨尿亚硝酸盐测定。

结石诱发鳞状上皮癌是严重的并发症。由于结石本身即可诱发尿路上皮的核异质和鳞状化生，因此做尿脱落细胞学检查是必要的。尽管尿脱落细胞异常不一定能就此确诊，但可从中获得尿路上皮发生异常改变的提示。对于长期存在的肾盂或膀胱结石都要想到上皮癌变的可能性，手术时应取活体组织送快速冰冻切片检查。

据实验室检查的详细程度，将检查项目分为基本检查、进一步检查和详细检查三个阶段。

1. 基本检查

首先要详细询问病史，了解既往史和家族史；注意病人的饮食习惯和特殊爱好，如饮水习惯、每日饮水量、尿色、饮茶习惯（浓或淡）、每日大约肉食量（包括动物内脏）、含糖量以及食乳制品、巧克力、菠菜、饮酒等习惯。在病史中还应特别注意这些情况：糖尿病、高血压、休克或虚脱（造成肾损害），长期应用止痛药（引起止痛药肾病），应用苯妥因（引起 VitD 缺乏），继发性甲状旁腺功能亢进，常服泻药（引起尿浓缩或酸化），应用钙剂（引起尿钙增高），经尿道切除术，应用甘氨酸（引起尿草酸增高），应用丙磺舒治疗痛风（引起尿酸增加），应用呋塞米（引起脱水和增加钙的排泄），应用氨苯喋啶（产生药物结石），男性使用雌性激素（增加尿酸量），使用别嘌呤醇（增加尿嘌呤）等。

其次，病人如有排石史或手术取石史，应详细了解实验室及其他检查结果。阅读 X 线片时，应注意结石的密度、轮廓和纹理，粗略推测结石的成分。

另外，如做 CT 检查，最好拍摄结石的薄断层片，以便进一步估计结石成分，不同类型结石的衰减条件亦有差异：尿酸结石 346 ~ 400HU，黄嘌呤 391HU，胱氨酸 586HU，草酸钙 510HU。

有学者认为尿石症的实验室检查应基本包括以下各项：

（1）血清检查：包括钙、氯、实际碳酸氢盐、肌酐、镁、无机磷、钾、钠、尿酸等。其中血清游离钙含量受蛋白质的影响，如有必要，可同时测定血红蛋白总量。用 Mclean 图解法直接读出血清钙离子的水平。血清氯高时注意肾小管性酸中毒和甲状旁腺功能亢进，肾小管性酸中毒时还有低钾。

（2）尿液检查：包括 pH 值、尿比重、红细胞、脓细胞、蛋白、糖、细菌培养和晶体等。尿晶体检查对结石病人是必需的，用新鲜尿离心沉淀后取上清液，再用 0.5mL 上清尿将沉淀悬浮，取一滴在玻片上加盖玻片观察。若区分晶体的种类最好用显微镜观察，区分12（或20）/μm以上或以下的颗粒用标尺或红细胞大小（6~9/μm）估计，尿中有时可见到微结石。

2. 进一步检查

血清检查与基本检查相同。另外应增加24小时尿化验，病人在日常生活条件下留尿。为掌握饮食与尿液成分的关系，最好用国际通用的方法，令病人提供留尿前2天和留尿当天的三日食谱，或至少记录留尿前一天和当天的饮食情况。根据食物成分表计算每日碳水化合物、植物蛋白、动物蛋白、脂肪、盐、钙和磷以及粗纤维的含量。除计算24小时尿量和pH值对照次日清晨空腹尿的pH值外，24小时尿的检查项目还包括钙、氯、枸橼酸、肌酐、镁、胱氨酸、草酸、磷、钾、钠、尿酸氨等的测定，并推荐各项目的检查方法。

当病人患输尿管结石或怀疑有结石时，应嘱病人将每次尿排入容器内，如有结石排出应送化验做分析。

3. 详细检查

（1）尿稳定状态观察：尿中成分与饮食关系极为密切，自由饮食及短期稍加限制的饮食往往了解不到病人的真实情况，因此负荷实验等检查需在一定的饮食条件下进行。医生要拟订满足每日基础需要的标准食谱，并规定液体入量。在病人摄取标准饮食前及摄取5天及7天时测各项指标。一般而言，第5~7天时尿基本达到稳定状态，正常人的数据可作对照值，病人所测值如若高于正常值，则表示有饮食因素以外的异常。如每日分段取尿可了解其变化规律。

（2）血清补充测定：项目有甲状旁腺激素、维生素D及其产物、降钙素（放射免疫法）、离子钙（离子选择电极）及乙醇酸（酶比色法）等。

（3）24小时尿测定：项目有离子钙、ZAMP（了解甲状旁腺功能，用放射免疫法测定）、葡胺聚糖（简称GAGS）、乙醇酸（用于原发性高草酸尿症的分型）、焦磷醇（用放射酶法测定）、RNA。其他如氨基酸（胱氨酸尿症病人测氨基酸谱和γ-羧基谷氨酸）、蛋白酶（结石病人增加）和尿黏蛋白（用免疫化学法测定）。

（4）成石倾向的判定：应根据上述测定结果综合分析。文献有各种组合方法来判定含钙结石的成石倾向，如钙/镁、钙×草酸/镁、钙/枸橼酸、钙×草酸/枸橼酸等各种比率。

①尿饱和度的测定：目前主要分为两大类，一为计算机 EQUIL 程度计算方法，可以将钾、钠、钙、镁、草酸、磷酸、硫酸、枸橼酸、尿酸铵、pH 值、尿量等 10 多种尿液成分测定值的信息输入计算机，按程序计算出草酸钙、磷酸钙、尿酸、磷酸镁铵等多种成分的相对饱和度。北京医科大学泌尿外科研究所 1982 年引进 Finlayson 有更多效能的 EQUIL 程序，用这种方法可分析 103 种离子混合物，并给出 23 种化合物的相对饱和度。另一种是 Pak（1973）介绍的半经验方法，如测定磷酸钙饱和度的方法，即比较磷酸钙固体培育一夜前后浓度的变化，如果数值之比小于 1 则为不饱和，大于 1 为过饱和，并可根据其数值判定过饱和程度。这种方法减少了多成分的测定，还避免了饱和度的计算。

②结石抑制与促进作用检测

A. 抑制活性检查：抑制物如枸橼酸、焦磷酸，GAGS、RNA 等在尿中含量的高低反映抑制作用的强弱。尿的总抑制作用可用 Meyer 和 Smith 的改良方法测定，即在标准的草酸钙溶液中（含 2mL 0.016mg 氯化钙和 65mL 0.14mg 氯化钠液中加入 3mL 0.01mg 草酸钾，pH 值为 6，37℃）不断搅动，加入草酸钙结晶后，在 0、5、15、30 和 50 分钟测定钙的消耗，绘制生长曲线，即可与加入 5% 稀释尿后的生长速度相比，测出尿的抑制活性。Baumann（1985）报告在全尿中培育少量和大量结晶的方法可以直接了解尿的饱和与抑制比例。

B. 促进作用检查：Hallson 和 Rose（1978 年）所设计的快速蒸发法，即用快速蒸发器使尿在体温条件下迅速浓缩至最高生理浓度，以加速促进作用，使草酸钙或磷酸钙沉淀出来并聚成大颗粒。北京医科大学泌尿外科研究所对这个方法做了一些改进，发现一旦促进因素发挥作用，可以超越尿中所有抑制物的作用。

（5）负荷试验：钙负荷试验可进一步区分高尿钙的类型，氯化铵负荷试验有助于诊断远曲肾小管性酸中毒。如果病人不能耐受，还可采用静脉输入 70mmol/L 氯化铵和 70mmol/L 氯化钾 1 小时的方法。嘌呤负荷试验可检出潜在性高尿酸血症病人。

附：尿石症系统检查新技术

一、常规X线检查

对于泌尿系结石：常规X线检查可明确病变的部位与性质，随诊结石治疗后残留结石的变化（数量、体积等）。因泌尿器官与周围组织缺乏良好的自然对比，肾脏的轮廓仅由肾周筋膜中一层薄而浅的脂肪组织阴影衬托。在腹部又有胃肠道气体和食物等阴影重叠，因此对X线摄片的质量要求较其他器官更为严格。尤其在X线平片检查前需做肠道准备，以减少肠道内容物等的影响。

（一）平片检查

常规的平片检查包括双侧肾脏、输尿管、膀胱及后尿道，即从第11胸椎至耻骨联合或稍低。摄片要使软组织阴影清晰显示，如肾脏轮廓、腰大肌影等。除急诊外，应先进行检查前的准备，常在检查前2～3日禁服重金属药物；检查前一日用少渣食物；检查前晚临睡前服轻泻剂，如液状石蜡、番泻叶等，有习惯性便秘者则宜服用较强泻剂，如蓖麻油等，若仍不见效，可行清洁灌肠。95%以上的泌尿系结石在X线片上显影，显影的深浅和结石的化学成分、大小和厚度有关；不同程度的结石按其显影的满意程度依次排列为草酸钙、磷酸钙和磷酸镁铵、胱氨酸、含钙尿酸盐。纯尿酸结石不显影。结石在平片上显影的程度受到很多因素的影响，如结石小、肠气多、肥胖患者的显影常不满意，当然与拍照技术也有关系。在判断结石时要注意，应与腹腔内其他钙化灶相鉴别。腹腔内肠系膜的钙化淋巴结通常多发、散在，很少局限在肾脏部位，钙化影不均匀，呈斑点状，在不同时间钙化的位置变化很大，侧位X线片可见钙化斑在腰椎前方。当然平片中钙化影或结石不能确定是位于肾内时，可做侧位平片检查。

（二）静脉尿路造影（IVU）

静脉尿路造影通常称为静脉肾盂造影，是最常用和最有效的诊断方法。静脉尿路造影可测定肾功能。在应用适量造影剂、禁水情况良好和尿素氮处于正常值时，肾盂、肾盏显影浓度满意。但当血尿素氮增高时显影则较淡，若血尿素氮发生中等程度增高时，显影浓度则很差或不显影。所以造影前应先做好尿素氮的测定。另外造影可了解左、右两肾的功能。在造影前应做碘过敏试验，首先在静脉内注射小剂量（约1mL）同样的造影剂，观察15~20分钟。过敏反应的表现通常是血管神经性水肿、低血压、晕厥、过敏性休克、呼吸和心跳停止等。但有时虽然碘过敏试验阴性，但在大剂量注射时仍可发生过敏反应，因此在注射时应密切观察患者，一旦发生异常反应，立即停止注射，并加以抢救。

静脉肾盂造影，可显示结石所致的肾结构和功能改变及有无引起结石的局部因素，透X线的纯尿酸结石可表现为充盈缺损。另外对治疗方法的选择也有帮助。在限制饮水12小时及肠道充分准备下，静脉注射76%的有机碘造影剂20mL，分别于注射后5、10、30、45分钟摄片。根据需要可延长拍照时间，显示尿路形状、有无扩张、外形是否规则、有无对称压迫和充盈缺损等。必要时可同时做逆行肾盂造影。肾功能良好者5分钟即可显影。对离子型碘造影剂过敏者可应用非离子型造影剂。妊娠及肾功能严重损害者为禁忌证。如果一般剂量造影不良时，可用大剂量快速注射（双倍剂量）或静脉滴注尿路造影。

（三）逆行肾盂造影

逆行肾盂造影仅作为选择性应用，适应证是不适于行静脉肾盂造影者，对静脉注射剂有过敏反应者，或行多次静脉尿路造影后，肾盂、肾盏未满意显影者。禁忌证为下尿路感染及尿道狭窄者。常用造影剂为10%~15%的泛影葡胺，注射量为5~8mL，缓慢注入。当患者感腰部酸胀时应停止用药，进行排尿。如有碘过敏，也可用25%溴化钠代替，采用空气肾盂造影，其方法相同。通常在静脉肾盂造影后，怀疑有充盈缺损时才采用本法，可互相对比。

（四）肾穿刺尿路造影

在静脉尿路造影及逆行尿路造影均效果不佳时，为了解梗阻侧肾和输尿管情况，可选用肾穿刺尿路造影术。该术是经腰部皮肤将穿刺针直接刺入肾盂或肾盏内注射造影剂，使肾盂、肾盏显影的方法。疑有肾肿瘤或结核、肾区皮肤有感染、全身情况极差或有出血倾向者禁用本造影术。

1. 体位：俯卧位、侧卧位或坐位，若两侧均进行穿刺可采用俯卧位。

2. 麻醉：局麻，小儿用基础麻醉加局麻。

3. 穿刺点：12肋缘下1~2cm和脊柱正中旁开6~8cm的交界处。

4. 操作：消毒、铺巾，在B超或X线引导下进针，可用20号~22号腰穿针，穿刺成功后，抽出尿液20mL送化验和细菌培养，尽量抽尽尿液，注入

30%泛影葡胺，注入量应少于抽出量，然后拍片，显示效果满意后将造影剂尽量抽出，如果不满意，可重新注射造影剂。

穿刺前，由静脉注射靛胭脂20mg，记录从穿刺液中排出的时间，以估计该侧肾功能。同时观察从膀胱内排出的尿液是否变蓝，以了解输尿管梗阻情况。

拔针前要尽量抽出肾内积液，可注入抗生素预防感染，术后保持卧位12~24小时。

（五）尿道造影

1. 排泄法尿道造影

在静脉尿路造影后，膀胱充满足够浓度的造影剂，可继续做排泄法尿道造影。此法可同时观察上尿路，缺点是造影剂常被过多的尿液稀释，而尿道显影不满意。常用造影剂直接进入膀胱，而后行排泄法尿道造影。在排尿时，同时拍片，也可在透视下摄片，斜位片即可使尿道全部显影。

2. 逆行法尿道造影

采用锥形针头注射器，将造影剂缓缓注入膀胱，同时进行拍片。

（六）X线诊断

1. 肾结石

（1）尿路平片：95%以上的肾结石在平片上显影。

①形状：肾结石常见有圆形（肾盏型）、三角形（肾盂型）、鹿角形或珊瑚形（肾盂、肾盏型）等各种形状。

②位置：一般相当于第1、2腰椎水平肾门所在的部位，肾盏结石位置偏外。

③大小：小的如粟粒，大的可占据整个肾盂、肾盏，形成巨大的鹿角状结石。

④数目：可单个，也可多个，有多达1000余块的记载。双侧肾结石较少。

（2）造影目的

①证实结石的存在及其在肾盂、肾盏内的位置，如为肾盏结石，要注意肾盏柄有无狭窄，结石粉碎后能否通过肾盏柄进入肾盂。

②了解有无尿道梗阻和肾功异常情况。梗阻除由结石嵌顿引起外，还应

注意肾盂、输尿管交界处有无狭窄。排泄性尿路造影时，延长摄片时间，可显示扩张积水的肾盏及肾皮质萎缩、变薄的程度，如肾盏呈囊状扩张、肾皮质极度变薄或延长摄片时间仍不显影，表示肾功能已严重受损。

（3）其他：尿路造影有时可发现双肾盂、异位肾、马蹄肾、肾旋转不全等先天异常，并可确定结石的位置。

2. 输尿管结石

（1）尿路平片

①数目：大多为单个或单侧。

②大小：大多在1cm以内，长轴很少超过3cm。

③形状：椭圆形、梭形、长条形，也可呈芒刺形或不规则形，其长轴与输尿管走行一致。

④位置：在输尿管径路上，多在输尿管的生理狭窄处停留。

（2）造影检查：致密影与显影的输尿管位置一致，结石的诊断即可确定。致密影以上的输尿管多有扩张。如为透X线的阴性结石，则见输尿管腔内有充盈缺损。

排泄性尿路造影可观察有无梗阻、肾功能如何及有无先天性异常。逆行性尿道造影不但显影清楚，而且在注射造影剂前摄插管平片及双曝光插管平片可确定结石与输尿管的关系。对透X线的阴性结石，做气体造影更能明确诊断。

3. 膀胱结石

（1）膀胱区平片：绝大多数（88%～99.5%）的膀胱结石可在平片上显影。

①位置：大多位于骨盆中央，横置于耻骨联合上方。膀胱憩室内的结石位置偏于一侧，随体位活动。如结石部分在耻骨联合上缘之上，部分在下方，呈直立位，表示结石位于膀胱出口与后尿道之间。

②数目：多为单个（96%），多发性结石见于前列腺肥大患者。

③大小：多为纽扣大或核桃大，偶可长至巨大。

④形状：圆形或卵圆形，多有典型分层和桑椹状轮廓。膀胱内哑铃形结石见于下列情况：结石部分位于憩室内，部分位于膀胱内；结石嵌顿于膀胱颈与后尿道之间；结石位于膀胱阴道瘘处。

（2）膀胱造影：一般很少需要造影协助诊断。少部分X线下的阴性结石在膀胱造影时显示充盈缺损，或可用空气造影显示之。

4. 尿道结石

尿道平片上可见到耻骨联合下的致密影，多呈单个椭圆形、圆形、长形、锥形，常停留在后尿道前列腺部、前尿道球部及舟状窝部，也可存在于尿道憩室中。

摄片未包括会阴部或片下缘只照到部分结石影时可漏诊。男童的龟头或阴茎横断面，可在耻骨联合下方出现圆形阴影，不可误诊为结石。

二、CT

优点是可达到肾脏全区域的清晰显示，能发现平片不显示的结石。

三、B 超

肾窦回声内或/和其周边部强回声伴有声影是肾结石的典型声像图，具有特征性，强回声的大小、形态与结石的大小、形态、成分有密切关系。依据强回声的出现部位，可判定结石的位置。小结石有时仅有点状强回声而无声影。海绵肾的结石甚小，常无声影，但从其在肾窦周围呈放射状排列的特点可以识别。

四、膀胱镜检查

1. 适应证

（1）有尿路结石病，并发其他病变，而其他检查方法不能确定其性质、位置、范围者。

（2）需要观察膀胱内结石和其他病变或做活体组织检查者。

（3）需分别检查两肾尿液和分测肾功能时。

（4）排泄性尿路造影不能确定诊断，需做逆行肾盂输尿管造影或肾盂输尿管注气造影以确定对肾及输尿管结石的诊断、定位及治疗。

（5）需要经膀胱进行治疗，如碎石、输尿管套石等。

2. 禁忌证

（1）膀胱有结石，但有急性尿路感染。

（2）全身情况严重，体质极衰弱、妊娠、肾功能严重减退（急性梗阻性尿毒症及需做输尿管结石术前定位者除外）。

（3）不能放大膀胱镜者，如尿道狭窄或细小者。

（4）膀胱容量小于50mL以下，因视野不清，窥察难满意，为相对禁忌证。

（5）膀胱有严重出血，为相对禁忌证。

3. 检查前准备

（1）检查前向病人说明做膀胱镜检查的意义和可能有的不适感，以取得病人的配合。

（2）了解女病人的月经期。有尿路感染的病人，检查前两天应用抗菌药物治疗。

（3）女病人一般不须麻醉，较敏感者可行尿道黏膜麻醉（用1%丁卡因或达克罗宁）；男性病人用尿道黏膜麻醉或骶管麻醉；儿童用全身麻醉。

4. 操作方法

（1）病人排尿后取截石位，消毒外阴皮肤及尿道口，覆盖无菌巾，露出尿道口。

（2）将检查镜及附件涂无菌液状石蜡，从尿道插入膀胱。

（3）插入膀胱后，将镜栓抽出，先测定残余尿量，然后充盈膀胱，测定膀胱容量，再换插观察镜，充盈膀胱（约150～200mL无菌生理盐水），然后进行观察。如果尿液混浊或有血液而致视野不清晰，须再行冲洗，直到液体清晰后再进行观察。

5. 检查后的处理

休息数日，多饮水，以便稀释尿液，减轻其对尿道黏膜的刺激，并口服1～3天抗菌药物以预防感染。

五、放射性同位素肾图

放射性同位素肾图主要利用同位素^{131}碘标记化合物，例如^{131}碘－邻碘马尿酸作为肾图检查的示踪剂。做静脉注射，然后体外测定碘，从放射性示踪剂的吸收、分泌、排泄过程了解每侧的肾功能。

正常肾图曲线分三阶段：第一阶段为注射后20秒钟，大量放射性物质进入血液循环，曲线急剧上升；第二阶段为曲线缓慢上升，表示肾脏开始分泌同位素物质；第三阶段曲线逐渐下降，表示同位素物质排出。

结石梗阻引起肾积水时，肾图曲线在进入第二阶段后并不下降，反而相继上升，表示肾脏排泄功能受损。

六、实验室检查

（一）常规检查

1. 尿比重测定

尿路结石病人的尿液常有感染且多显示尿比重增加，常 >1.030。

2. 尿 pH 值测定

尿液 pH 值对结石的形成或溶解具有重要的影响。酸性尿内易形成尿酸、胱氨酸及草酸钙结石，而碱性尿却趋向于限制这些晶体的积聚。相反，磷酸钙、磷酸铵镁等结石，在碱性尿内容易产生，尿液酸化后可减少积聚。因此，测定尿 pH 值对于判断结石性质和选择治疗方法有一定的参考价值。

3. 尿沉淀物镜检

观察沉淀物中晶体物质的形态、数量，可作为尿路结石的诊断参考。尿红细胞检查：正常尿红细胞为 0 ~2 个/HP，若 >2 个/HP 时，可认为是血尿。尿路结石的血尿特征是活动—疼痛—血尿的过程。多为镜下血尿。若出现肉眼血尿时，应考虑以下几种可能性：①结石长期嵌顿于输尿管，引起局部炎症、溃疡，造成血管破裂。②结石停留部位伴发输尿管乳头状瘤。③其他疾病同时存在，引起血尿，如泌尿系肿瘤、结核、炎症等。

尿白细胞检验：正常尿液内的白细胞计数应 <5 个/HP。若 >5 个/HP 时为不正常，脓尿轻者仅在镜检时发现白细胞，重者尿混浊，呈脓样，都表明尿路有炎症。

4. 尿细菌学检查

当泌尿系结石发生感染时，将尿液直接涂片或做培养均可发现细菌。

5. 尿钙、尿磷的测定

尿钙为 2.5 ~7.5mmol/24h，尿磷为 16.1 ~42mmol/24h。甲状旁腺功能亢进时尿钙在 5.0mmol/24h 以上，甚至比正常值高出 3 ~4 倍，尿磷也升高。

6. 血钙、血磷的测定

血清钙正常值为 2.25 ~ 2.58mmol/L，甲状旁腺功能亢进时可升到 2.58mmol/L 以上。甲状旁腺主要是调节血清钙中的游离钙部分，必须同时测定血浆蛋白，计算游离钙量，游离钙在 1.75mmol/L 以上即怀疑有甲状旁腺功能亢进。血清磷的正常值为 0.87 ~1.61mmol/L，甲状旁腺功能亢进时可降至

0.81mmol/L 以下。

7. 尿内脱落细胞的检查

对尿结石的诊断无特异性，但对症状不典型的病例可做出正确诊断。

8. 几种常用的肾功能测定

（1）血生化检验

血尿素氮（BUN）：尿素氮的正常值为 3.2～7.1mmol/L，肾结石或其他肾病，若达到2/3 肾单位的功能丧失时，血尿素氮浓度才开始上升。

肌酐：正常值为 88.4～176.8μmmol/L，不受饮食影响。肌酐的明显上升说明肾功能损害严重。

（2）酚红试验对尿路结石的诊断比较有价值，是利用输尿管插管术分别测定两肾的功能。方法是将从输尿管导管流出的尿液滴在有 10% 氢氧化钠溶液的纱布上，记录红色出现的时间与深度，以“+、++、+++、++++”代表红色的深浅。如肾功能正常，红色应在 3～5 分钟内出现，10 分钟内深度可达“++++”。这样即可区分左、右上尿路的尿液引流及肾功能情况。

（3）内生肌酐清除率试验：正常值为 80～120mL/min。肾功能有损伤时为 <80mL/min；肾功能不全代偿期为 50～80mL/min；肾功能不全失代偿期为 250～50mL/min；肾功能衰竭期为 <25mL/min；终末期肾衰为 <10mL/min。

（二）特殊试验

尿路结石因全身代谢疾病引起者占一定比例，其中肾小管性酸中毒一般通过尿 pH 值测定、二氧化碳结合力测定等做出诊断，高钙尿、高草酸尿、高尿酸尿和高胱氨酸尿等也能通过测定血和尿内的该类物质而加以证实。唯独对甲状旁腺功能亢进的诊断颇为困难，需要进行一些特殊化验和检查，而这类检查对于严重、顽固和复发性尿路结石的病例又是十分必要的。

1. 肾曲管磷回收率测定

正常值为 84%～96%，平均为 90.7%，低于 80% 时提示为甲状旁腺功能亢进症。

2. 钙负荷试验

正常值 >2.5mmol/24h，甲状旁腺功能亢进者 <2.5mmol/24h。

3. 钙耐量试验

正常人静脉滴注氯化钙后血磷明显升高，尿磷明显减少，甲状旁腺功能亢进者这种现象不明显。

4. 磷廓清率试验

正常值为6.3~15.5mL/min，平均为10.8mL/min，甲状旁腺功能亢进时明显升高。

七、尿石症的预后和转归

尿石症除尿石本身引起绞痛、血尿外，主要损害在于并发梗阻、感染所造成的周围组织及肾实质的破坏。尿石症最常见的并发症是肾盂肾炎。最严重的并发症是肾功能衰竭。由于尿石的病因、发病机理尚未完全阐明，故从根本上解决尿石的发生、发展还没有完备的方法、方式。目前由于对尿石症的诊断方法在不断完善，基本可以确定尿石是否存在、尿石并发症及对病因的初步诊断，为治疗及预防提供了可靠的依据。目前，治疗可以解决结石梗阻及感染等问题，但对结石复发、残留结石及肾输尿管实质的损害，仍需进一步提高治疗手段。故凡尿石症患者，经过检查，及时施以合理、有效的治疗，均可达到预期效果。病愈后仍需进一步处理尿石的诱因，注重调护，以防复发。早期、正规的治疗，有好的预后。但病程长、病情复杂、治疗困难、并发症严重的患者，预后不佳，甚至造成肾功能衰竭，乃至死亡。

第二章　提高结石病临床疗效的思路与方法

一、在治疗中应注意辨病与辨证相结合

胆石症的治疗一般多采用手术治疗，特别是经B超检查后，肝内外胆管合并多个结石，而肝外结石直径超过3cm者；胆囊内多个结石伴有泥沙样结石，而沉积带超过2cm者；胆总管结石伴重度扩张，而梗阻在胰腺段者；胆系结石并化脓性胆囊炎者，都应及早手术治疗。但术后残留结石较多，并且极易复发。有人做过统计，肝内胆管结石术后残余率可高达60%～70%。所以，胆石症的治疗用辨证与辨病相结合的方法，在临床上是有实用意义的，辨证分型法可打破西医按病种分类的框框，这样既有利于发挥中医的特长，同病异治、异病同治，二者灵活运用，又能治病求本，防止结石再生，降低结石的复发率，特别是肝胆结石的复发率最高，肝内胆管残余结石、胆汁瘀滞、胆道感染未完全控制，是肝内胆管结石复发导致再次手术的几个主要原因。再次手术操作困难，病死率高，有的经多次手术亦不能解决问题。肝内胆管切开取石，肝胆管盆式内引流术就是一种在清除病灶、解除梗阻、改善引流等方面取得较满意效果的手术，但仍不能避免结石的复发，且有一定的残石率。辨病（手术取石）治疗后，再辨证应用中药继续治疗，不但能提高疗效，而且在控制感染、排出结石及预防复发等方面也有肯定的效果。

尿石症是一种多因素疾病，病因尚未完全清楚，给临床防治工作带来了很大的困难。近年来随着体外震波碎石和腔内外科新技术的开展，使90%以上的上尿路结石病人不需传统的切开取石即可去除结石，但如何消除残余结石和如何防止结石复发等仍是临床上尿石症治疗所面临的两大难题。只有很好地解决上述两个难题，才能使病人达到终身预防的目的。中药预防能在这方面发挥很大的作用。

排石是中医治疗尿石症的基本方法之一。期望在目前中医辨证施治的同时，结合西医的诊断技术，从结石的部位、大小、形状和表面光滑度，从尿

路解剖、生理和病理变化，从病人体质、饮食、代谢等方面进行研究。采用中西医结合的综合疗法，积极改善肾功能，减轻肾积水，增加输尿管蠕动或降低输尿管张力，控制尿路感染，消除输尿管局部水肿，松解尿石粘连，力求进一步扩大药物排石的适应证，并提高排石率。

溶石是治疗尿石症的理想方法。体外震波碎石术的大量开展，对化学溶石治疗提出了新的要求，而腔内泌尿科手术的进步，又为体内化学溶石的治疗创造了有利条件。通过化学治疗，可以有效地消除残余结石，从而减少尿石的复发。目前溶石治疗面临的主要问题是缺少理想的溶石药物，临床合并症较多。期望应用现代科学技术发现有效的溶石中药，并从中提取出低毒、无刺激、排石速度快的新型药物。

经手术或非手术治愈的尿石症病人，结石复发率很高。文献报道，国外经长期随访，统计出其复发率为65%～75%，国内为7%～8%。因此，减少或防止尿结石形成，是达到终身预防的关键。中药利尿通淋的作用能有效地降低尿石盐的过饱和度，即减小尿石形成的化学驱动力，这已成为临床上行之有效的治疗方法。近年来，随着尿石生长动力学研究的深入发展，抑制物防治尿石症正引起临床上的普遍重视。现已发现，中药能提高尿液拮抗结石盐生长和聚集的抑制活性，降低肾内钙和草酸的含量，防止肾内微小结石的形成。中药防治肾结石复发有待同道研究、发掘。

另外，在治疗过程中，不仅应重视排石，还应预防结石的继续发生。首先要充分饮水，且最好饮用含矿物质少的磁化水，尤其在夏季和夜间，必须避免尿液过分浓缩；其次针对不同的结石成分安排饮食，如结石成分为草酸钙时，宜食用低草酸、低钙食物等。泌尿系结石包括肾、输尿管、膀胱及尿道结石，尤以上尿路结石为多见，原发性膀胱结石很少见。目前认为泌尿系结石与饮用水成分、尿液pH值、尿路感染、食物结构等关系密切。钙盐、草酸盐、磷酸盐、碳酸盐、尿酸盐、胱氨酸、黄嘌呤等物质的沉积，均可形成结石。经治疗的泌尿系结石，国外报道复发率可达65%～75%，因此防止结石的产生和复发就显得十分重要了。目前证实磁化水有助于防止结石的产生，还有一定的溶石、排石作用，故经常饮用磁化水，多食富含纤维素的食物，忌食辛辣厚味，有助于结石的防治。

此外，结石发生的部位、大小、形状、成分不同，治疗的效果亦不相同，一般肾结石过大，不容易排出，但肾积水可以消除。有许多肾石症，即使用尽一切内科保守疗法，仍然无济于事。临床泥沙样结石的排净率无疑高于成块结石的排出。结石的形状与排出的难易程度关系密切，表面光滑、圆形结石的排出明显高于表面粗糙、不规则的结石，特别是菱形或鹿角形结石，更加难于通过中药汤剂而排下。此时应注意先采取体外震波碎石，然后中药排石。结石成分对中药排石的影响较大，草酸钙结石质地坚硬，碎石、溶石的机会较磷酸钙、碳酸钙、尿酸结石小。当然在排石前难于诊断、区分结石的成分，只有排出后才可经化验得出。从结石存在的部位亦可以推断中药排石的疗效。无疑下尿路结石的排出率要高于上尿路结石，下肾盂的结石最难用中药排出。总之，中药排、碎肾结石要考虑以上诸多因素，切忌一味蛮攻，否则徒伤正气，损耗体质。对于较大结石或服用中药不易排出者，要采取体外震波碎石，尔后服用中药排石，或采用推按运经排石、耳压、总攻等结合疗法。对于中西药治疗疗效不佳、出现变症者，要尽早采取手术取石，以免延误病机。

二、注意治法的选择

（一）胆石症治法的选择

胆石症是一种复发率高、病程长、痛苦大、无自愈趋向的难治性疾病，尤其当伴有频发感染、狭窄、累及肝、胰、肾而成晚期重症复杂疾病时，处理及治疗将更加困难。目前，胆石症的检查手段已趋于成熟，依靠现有的无创及有创检查技术，完全可将结石在胆系中的位置、形状、毗邻关系清晰、准确地显示出来，为选择合理的治疗方案提供准确依据。通常无创检查技术包括B超、CT、MRT及排泄性胆系造影等，有创伤检查包括上ERCP、PTC（S）、纤维内镜与腹腔镜造影，术中胆镜及术中B超合理组合进行检查，多能达到上述要求。

胆石症的诊断确立后，如何选择治疗方案尚无统一定论，但胆石症如长期内科保守治疗，可导致多次反复发作，甚至导致肝胆严重并发症，如胆囊炎、胆囊穿孔、化脓性胆管炎、胆汁性肝硬化、肝脓肿、胆道出血等。最终使手术难度增加，危险性加大，死亡率提高。据赵晨阳等报告，对胆囊炎、胆石症100例做肝穿刺病理检查，结果肝炎82例，肝硬化2例，脂肪肝3例，正常肝3例。张禹等报道，给患胆石症（既往无肝炎史）实施手术的30例患者的肝组织做光镜和电镜检查，结果100%有程度不同的病理改变，有的已形成早期肝硬化。另据文献报道与结石有关的胆源性肝脓肿，如内科保守治疗，死亡率为57.4%～95%。82%～95%的胆囊癌患者，同时有胆囊结石存在，而在患胆石症时胆囊癌的发生率为1.3%～7%。胆囊结石有时还能形成胆囊肠道瘘，经瘘孔进入肠腔的结石，当通过狭窄的回肠末端时，偶可发生机械性肠梗阻而致急腹症。由于胆结石的刺激还易并发急性胰腺炎、胆囊良性息肉样变及癌变等。目前采用的内科治疗方法，如中药排石、消炎利胆和一些偏方等，疗效一般都不太满意。体外碎石疗法并非十分安全，适应证也有一定限制，疗效远不如泌尿系统结石的碎石好；口服溶石药物的疗效也不理想；经皮经肝胆囊穿刺灌注甲基叔丁醚的溶石疗效虽较好，但有一定的危险性。所以具体治疗方法要依据胆石症病人有无症状、症状的严重程度、结石的部位、大小、数量、胆囊的功能状态以及病人的总体情况等方面具体分析、具体对待。

1. 胆囊结石的治法选择

（1）以下几种情况的病人，以手术为好。

①胆绞痛症状频频发作，口服胆囊造影剂不显影者，或胆囊充满结石、萎缩性胆囊等。

②胆囊结石同时有胆总管结石、肝胆管结石者。

③出现严重并发症，如胆囊坏死、穿孔、胆汁性腹膜炎、胆源性胰腺炎等。

④经皮胆囊碎石、取石、体外冲击波碎石、经内窥镜括约肌切开取石术后结石复发者。

（2）体检或其他疾病做检查时发现胆囊结石，没有发生过引起注意的症状。应定期到医院检查，根据情况进行非损伤性治疗。老年人有伴发病（如冠心病、糖尿病、高血压等）或出现并发症（如胆囊坏死、穿孔，胆汁性腹膜炎，中毒性休克等），这类病人应积极进行损伤性小的治疗，如胆囊造口取石或手术治疗。如果发病症状典型，病因明确，检查胆囊没有功能，结石较大，常发生胆绞痛，有消化道症状，有肠道梗阻表现，能耐受手术，对非手术治疗无效甚至恶化，年龄较大或老年病人，应及早手术，以免贻误时机。

2. 胆总管结石的治法选择

（1）胆总管末端有一个结石，胆管不粗，医院条件好，可以经内镜括约肌切开取石。第二种方法是用体外冲击波碎石术把结石震碎，让其自然排出或加用经导管取石的方法治疗。

（2）胆总管里结石多、呈块状、末端尚通畅（没有狭窄）、管道又较粗，单取净结石和放 T 形管效果不好，应行胆管十二指肠吻合术。

3. 肝胆管结石的治法选择

胆管的分布错综复杂，堵塞、化脓与肝细胞损害是肝胆管结石病变的根本问题。绝大多数肝胆管结石的病人需要进行手术治疗，因手术不仅可以将胆管里堵塞的结石取出，还可以纠正结石引起的胆道病变。反复发作的胆管炎可致肝胆管狭窄、肝叶萎缩、胆汁性肝硬化。泥沙样胆汁可溢至血中造成胆源性败血症、胆沙性血栓栓塞，还可发生腹腔内脓肿、胆汁性腹膜炎，甚至死亡。所以，肝胆管结石的诊断一经确立，应及早手术。

由传统的手术及传统的中医中药治疗到目前的中西医结合治疗及多种方法的综合治疗，为胆石症的治疗提供了具体的方法，由于各种治疗各有利弊，各有优势，故在实际操作中，应具体分析、具体对待，依据当地的现有条件，根据患者的实际病变情况，选择合理甚至最佳方案。

4. 残留结石的治法选择

根据残留结石的部位、数目和大小，选择不同的治疗方法。首先考虑非手术疗法，尽量避免再次手术。肝外胆管单发的结石及小结石、泥沙样结石可以考虑采用溶石疗法。术后带 T 管者将复方胆汁酸盐灌注液经 T 管注入，无 T 管者选用 PTCD 或 ERBD 进行胆管残石的溶石治疗。胆总管残留结石的溶石疗法已让位于各种经内镜取石术。经十二指肠镜乳头括约肌切开（EPT）取石、经皮经肝穿刺肝内胆管扩张取石术（PTCS）可应用于多次胆道术后，或患者一般情况较差、不能耐受手术的情况。肝内胆管间窦道扩张后，采用取石、碎石及溶石等方法，多能达到治疗的目的。

由于溶石、碎石等非手术疗法的不断改进和完善，对于小的单发胆总管结石常不经手术即可收到较为满意的效果。非手术疗法失败的肝外胆管结石，或肝内胆管结石在无手术禁忌证、需再次手术治疗，或肝管整形修复时，应将狭窄广泛切开，缝合肝胆管瓣形成后壁，以 Roux－Y 空肠袢修复前壁，做胆肠吻合。肝门胆管大口胆肠吻合可解决肝内胆石合并肝门部胆管狭窄的问题，取尽结石，去除病灶，联合施行肝内病灶的切除，特别是位于左外叶或左中肝的难以取尽的肝胆管结石，或肝区域性结石并肝胆管狭窄或肝叶的纤维化、萎缩以及结石合并梗阻及梗阻以上的多发脓肿或慢性脓肿等。肝胆管结石、肝叶切除并行胆肠引流术的治疗效果最优。

（二）尿石症治法的选择

尿石症患者肾绞痛及感染是急需处理的问题，而结石的处理是有区别的，根据目前的治疗条件，可把冲击波碎石列入急诊处理的内容，不能控制的肾绞痛或严重梗阻，可通过碎石迅速解除，择期处理结石的原则应视是否存在必须去除的病因和并发症而定，对无症状的肾盏小结石可暂不碎石，采用食饵、药物等姑息疗法继续观察。尿石引起梗阻，尤其是完全梗阻时必须及时处理，包括碎石后发生石街者，必须严密观察、及时处理。对易于解除的成石原因当首先采取处理措施，如施以甲状旁腺手术，停用或不用药等，并密切观察疗效。有明显梗阻原因的继发结石，如肾盂输尿管连接部狭窄、前列腺增生等，最好在手术取石时去除梗阻原因。肾鹿角结石，尤其是孤肾结石最好配合经皮肾镜取石及冲击波碎石，或先穿刺置管引流后再行碎石术，以免发生梗阻。如患肾已萎缩、无功能，碎石也难排出者应做肾切除术，但术前一定要判定患侧的肾脏功能，慎重决定患肾有无保留价值。应该注意的是，因尿路梗阻而致做X线肾不显影者，梗阻解除后肾脏功能可能完全或部分恢复，因此，肾不显影并非判断肾功能好坏的标志。对判定肾功能有困难的病例可先行引流术，再判断减压后肾功能恢复的程度，以便正确处理。由于ESWL及腔内泌尿外科的迅速发展，绝大多数上尿路结石不再需要开放手术，如肾盂结石 >1cm 或合并梗阻、感染的结石适用于肾盂切开取石术。双侧上尿路结石的手术治疗原则：①双侧输尿管结石：先处理梗阻严重侧，亦可考虑一次性同时取石。②一侧输尿管结石伴对侧肾结石，先处理输尿管结石。③双侧肾结石：根据结石情况及肾功能而决定，原则上应尽可能保留肾。一般先处理易于取出和安全的一侧，若肾功能损害、梗阻严重，全身情况差，宜先行经皮肾造瘘，待情况改善后再处理结石。④双侧上尿路结石或孤立肾上尿路结石引起急性不全梗阻致无尿时，在明确诊断后，若全身情况允许，应及时手术。若病情严重不能耐受手术，亦可试行输尿管插管，若能通过结石，可留置导管引流，或行经皮肾造瘘，待病情好转后再治疗。

膀胱结石的处理原则：一是取出结石。二是纠正形成结石的原因和因素。有的原因在取石时可一并处理，如前列腺增生、膀胱异物和憩室等。有的原因则需另行处理，如尿道狭窄；有些因素应在治疗结石后继续处理，如感染、代谢紊乱和营养失调等。膀胱结石的手术包括：①经膀胱机械、液电效应、超声、弹道气压碎石，碎石钳机械碎石只适用于较小的结石，大多数结石均适宜应用此法。②耻骨上膀胱切开取石术。结石过大、过硬或有膀胱憩室时宜采用。小儿患者及膀胱感染严重者应做耻骨上膀胱造瘘术。尿道结石的治疗应根据结石的大小、形状、所在部位和尿道状态而定，小结石可自行排出或注入液状石蜡后被挤出。前尿道结石可用手推向外尿道口，再用钳子或镊子将结石夹出，也可将探针弯曲成钩状将结石钩出。有的结石可经尿道镜取出。有尿道狭窄而阻碍结石排出者，先经尿道切开狭窄，再行取石。结石大而嵌于尿道时间久者，行尿道外切开取石。嵌于舟状窝者，有时需做尿道外口切开取石。嵌于后尿道不久的结石，先推至膀胱而行碎石。结石大而嵌顿已久者，可切开会阴部或经耻骨上取石。阴茎部尿道结石要避免行尿道切开取石，以免形成尿瘘，尿道憩室中的结石必须同时切除憩室。有尿道梗阻和感染者，需一并处理。

三、如何提高中医药的临床疗效

在治疗中要动静结合，灵活用药。

在尿石症的治疗中，需要根据病情辨证论治，宜动静结合。在结石活动期即肾绞痛时，采用急则治其标的原则，结石的发作期，乃因势利导之机，也是体内结石移动的征象，此时宜因势利导，用中药配合西药总攻疗法，能起到结石由“静”变“动”，获得加速排石的效果，使较小的结石迅速排出，从而缓解疼痛。在结石静止期，无症状时宜采取缓则治其本的原则，采用中药溶石、化石为主，立法用药时注意顾护肾气，必用补肾之品，如桑寄生、川续断、熟地黄等，通过补肾，以助膀胱的化气行水功能，促进结石的排出和肾盂积水的消失。通过辨证论治用药，并佐以食疗，使结石由大化小，由锐变钝，上下移动，加上利尿达到内冲洗的目的，最终使结石排出体外。尿结石在治疗时间上应根据天人相应的原理及内脏生理、病理的特殊性，选在6～8月份气温最高的季节服药排石，因为夏季人体代谢旺盛，各脏器运转较畅，此时服用清热化湿、活血通络、化石通淋之药，加上食用清热解暑、生津利尿的西瓜，可使结石较易排出。药物治疗对于排肾石来说是一个重要的治疗手段，但不是唯一的治疗方法，应该与饮水、饮食疗法、针刺疗法、运动疗法及仪器治疗相结合，综合治疗才是权宜之计。例如饮水过多则可稀释尿液、减少晶体沉淀、冲洗尿道及帮助药物排石，并且可预防结石的再形成。同样，饮食亦是一个重要的方面，应避免吃高草酸食物以及含钙高的食物，亦应尽量避免进服高嘌呤食物，如动物内脏、鱼、咖啡等，这样可避免结石的增大及肾石病的复发。针刺治疗可以解痉止痛，促进结石的排出。运动疗法对于排肾石来说，更是不可缺乏的治疗。运动或跳跃可以明显增加结石的蠕动，有利于结石的下移。饮水、运动疗法既简便，又经济，它们是重要的、不可缺少的、不可多得的非药物疗法，与药物治疗紧密结合，互相弥补不足，相得益彰，可大大提高中药的治疗效果。

1992 年全国中西医结合治疗胆结石、肾结石的会议认为：结石病应有全国统一的诊断标准和疗效标准。

评价胆、肾结石的排石疗效，关键在于提高排净率和降低结石的再生或复发率。在治疗中掌握好排石“三要素”（胆囊收缩能力、胆道通过良好、结石大小与形状）和排石的“六条件”（胆汁的分泌与储存、排石体位、管道括约肌的舒缩状态、仪器治疗的强度与时机、结合治疗的合理配合、排石现象的认识和运用)，这是提高排石疗效的关键。在治疗方法的选择上，中药、针灸、耳压、磁疗和各种电子治疗器械对胆、肾结石的综合治疗均有一定的疗效。

耳压排石：耳穴压迫疗法在耳针的基础上根据中医脏腑经络学说，用辨证施治的观点，刺激经络，调动经气，推动气血运行，激发或调动机体内在的生理功能，使之趋于平衡，以达到治疗疾病的目的。胆石症耳压可促进胆道调节功能的恢复，在耳压的过程中，胆汁分泌增加，胆囊、胆道括约肌强力收缩，胆囊内压升高，为排石创造条件。耳穴压迫排石对缓解症状较满意，又有一定的排石率，其方法简便易行，患者易于接受，适合于基层医院开展，但应掌握适应证：①口服胆囊造影示胆囊功能正常；②B 超检查胆囊结石直径<1.0cm；③患者于急性发作的缓解期，不伴胆道急性感染；④无胆源性胰腺炎及梗阻性黄疸。

仪器排石：强磁脉冲排石机，其作用机理是通过强大的磁场在脉冲频率作用下，以磁力线切割的形式，把较大的结石分解成较小的结石，辅以中药化石汤，旨在促使胆囊奥迪括约肌收缩力加强，促进胆汁分泌，降低血胆固醇含量，杜绝结石增大之可能，使之逐步消失或排出体外。本法为治疗胆囊结石的一种较好办法，但仅限于胆囊结石，且结石直径≤0.5cm，对胆管结石的治疗尚有待研讨。排石治疗仪提高排石疗效的关键还在于多法配合，或配以中药排石。排石疗法成功的关键在于旺盛的胆汁分泌、胆囊的收缩能力、胆道括约肌的舒缩状态、结石的大小和形状、排石体位等。中西医结合“总攻”排石是这些因素合理的配合。为提高排净率，应从各个环节入手，综合中医各家的治疗经验辨证组方，还要结合现代检查手段，配合西药治疗。胆总管出口是否通畅是排石成功的关键。配合平滑肌松弛剂，使胆道平滑肌松弛，降低胆总管末端通过压，有利于排石。

随着科技的发展，穴位刺激已发展到能设计沿着结石所在胆道走行震荡、挤压、排石的刺激电路。HD－89－V5 胆肾排石仪和 LKG－I 型体外排石仪是其代表。通过仪器产生一种渗透力极强的程控脉冲波，刺激穴位及强化推按作用于肝胆，使结石循胆道顺序下移而排出。针灸、耳压、推按运经仪虽对结石都有疗效，但各有利弊。在治疗中只有详细辨证、灵活用药、多法配合、适时总攻，才能提高结石病的治疗效果。

总之，在溶石方面：溶石前弄清结石的性质，是克服选择溶石药物盲目性的关键。寻找更加有效、安全的溶石药物，特别是具有溶石、化石作用的中药方剂，是有良好发展前景的研究课题。提倡早期溶石和配合排石、碎石、取石的联合疗法，是提高治石效果的有效措施。

在碎石方面：适应证的选择是保证碎石疗效的关键，胆石碎石应选胆囊功能良好、阴性结石为主者，大小以 15～20mm 的单个结石为宜。尿路结石除下尿路梗阻和无法纠正的血液疾病、严重脏器病变者外，多数可接受碎石治疗。碎石成功率和治疗并发症、治疗定位准确性、冲击电压与频率、结石的性质和治疗体位等因素有关。胆石碎石后的自然消失率非常低，溶石、排石仍为主要问题，大多数代表和专家认为，碎石后应及早采用中西医结合综合疗法排石，推按运经仪为主的综合排石方案已被广泛采用，特别在碎石街、除绞痛等方面均获得良效。

对于中西医结合治疗胆肾结石，过去公认的主要手段是排、溶、碎、取四大法则，但现在临床实践已添加了“安石”和“防石”两大法则，形成“排、溶、碎、取、安、防”的治石六字法则，为提高结石病的治疗效果提供了治疗依据。

四、注重调护

（一）胆石症的调护

1. 胆石症的发生与胆道蛔虫有密切关系，即胆道蛔虫病可诱发胆石症。胆石核心 70%～80% 是蛔虫残骸。胆道蛔虫来自于肠，因此对胆道蛔虫病的病人，治疗要彻底，尽早使用中西药物以驱蛔。间断服用利胆排虫药物消灭肠蛔虫，以预防结石的形成。

2. 胆石症病人的饮食一定要有节制。一要定时进餐，不能忽视早餐。二要定量饮食，每餐不宜过饱、过好，达七八分饱为宜。三要避免偏食，应多吃蔬菜、瓜果。四要节制食用过硬及油炸的食物，少吃精细粮食，少吃高脂肪食物。

3. 胆石病人，饮食要有禁忌。一是禁饮酒；二是禁食辛辣；三是在服中药期间，忌食绿豆，以免减弱药力。

4. 讲究个人卫生，不吃有蛔虫卵污染的生菜及其他有污染的食物。养成饭前洗手的习惯，减少感染的机会，把好病从口入这一关。肠中虽有蛔虫，如无新的感染将自行老死。但是由于感染源广泛，无新的感染很不容易，因此积极进行普查、普治，做到粪便无害化，是预防蛔虫的根本措施。

5. 增强自信心，必须做好思想工作，解除病人的思想负担，消除恐惧心理，树立战胜疾病的信心。积极配合治疗，对疾病的恢复有一定的益处。

6. 胆石合并胆道感染者，出现高热、呕吐、腹胀时，病人应暂行禁食，可进行静脉补液，应用大剂量抗生素，维持水电解质及酸碱平衡，输注能量及营养物质。

7. 如高热、寒战的病人，表现为神志淡漠或烦躁不安、血压下降、脉数而弱、呼吸急促，应做好各种急救准备。每 0.5 ~ 1 小时测血压、脉搏、呼吸，严密观察生命体征的各种变化。

8. 观察腹痛的变化情况，尤其注意疼痛的性质和变化，疼痛难忍时可针刺止痛及应用解痉止痛的药物。如病情恶化、需手术处理的病人应做好术前准备。

9. 术后应严密观察病人的病情变化，留取大便，检查有无结石排出，并进行结石鉴定。剧痛时应及时用镇痛剂，并用抗生素及对症处理，观察病情并支持治疗。

10. 严重呕吐并有腹胀者可进行胃肠减压，并需随时检查胃管是否畅通。

（二）尿石症的调护

因尿石症的病因、发病机理尚未完全阐明，故对该病的预防及调护还不能归纳出一套既完善又具有特异性的方法。作为尿石症发病率很高的地区和民族，或有过尿石症病史，经手术治疗或有过自行排石史的病人，尤其是明确所患结石性质者，为了防止复发，更应采取预防措施。

1. 饮水和饮食控制

（1）饮水：由于工作或生活环境造成出汗频繁而量大者，一定要增加水分的摄入，每昼夜要保证2000～3000mL的饮水量，这样才能稀释尿液，增加尿内各种晶体物质的溶解度，防止尿内晶体达饱和状态。有些小的微结石形成后也能及时被冲洗排出，避免结石核心的形成。多饮开水，不食生水或经常饮用磁化水，对防止结石的形成有重要的作用。

（2）饮食的控制：长期偏食可造成某种晶体物质大量积聚于血液和尿液中，引起某些结石的形成。如含草酸钙与磷脂的食物若过量摄入，易引起草酸钙和磷酸钙等含钙结石的形成。高钙食物包括牛奶、乳酪和各种豆类食物等；高草酸食物包括如菠菜、甜菜、可可、红茶、草莓等。维生素D是助肠道吸收钙和磷必需的物质，缺乏维生素D，会引起骨质软化，相反，如果摄取过多，则肠道相应地对钙、磷吸收也增多，也会造成高钙，高磷现象。因此，不能将维生素D作为滋补药品长期服用。维生素A缺乏可造成泌尿道上皮细胞角化和脱落，成为结石形成的核心或基质，也便于尿内结晶体的沉淀。因此，含维生素A丰富的食品，如胡萝卜等有防止结石形成的作用。

预防尿酸结石，要避免过多地进食动物内脏，如猪肝、猪脑、猪肾等，也不宜多饮用可可、咖啡、红茶和过多食用巧克力、鱼、肉等食品，因为这些食品含有很高的尿酸，尤其患有痛风症者，肾脏已经损害，肾小管对尿酸的再吸收受到影响，也会很快进入高尿酸状态。

预防胱氨酸结石，按理应该限制蛋白质的摄入，使胱氨酸排泄量减少，但长期低蛋白的饮食有碍健康，所以只能适当程度地限制蛋白质的进食量，可相应地增加糖类的摄入。

2. 注意控制尿液的酸碱度

尿液pH值改变，直接影响尿内结晶体的溶解度。尿液如偏向碱性，则易形成磷酸钙、铵、镁、草酸钙等结石，为了防止这类结石的形成，应该酸化尿液，可口服酸性磷酸钠或氯化铵等药物，也可服用维生素C。一般用氯化铵0.5～3g，每日3次，口服，维生素C500mg，每日3次，口服，要求尿液pH值低于6.5。相反，尿液如偏向酸性，则易形成尿酸及胱氨酸结石，为了避免产生这类结石，必须碱化尿液，采用口服碳酸氢钠或枸橼酸钠等药物。碳酸氢钠的常用量为4～12g，每日3～4次，口服，要求尿液pH值超过7.5。

3. 及时治愈诱发尿路结石的疾病

（1）甲状旁腺功能亢进症：可考虑做颈部手术探查，必要时行冰冻切片检查以明确诊断、决定手术范围。如果病理诊断证实为甲状旁腺瘤，应做腺瘤切除；病理诊断为甲状旁腺增生可切除整个甲状旁腺。

（2）肾小管性酸中毒：对肾小管性酸中毒，治疗主要是针对病理改变。目的在于纠正全身水、电解质代谢和酸碱平衡紊乱，防止严重并发症的发生。首先是纠正全身的酸中毒状态，方法是使用重碳酸盐或枸橼酸盐，补钠，补钾，给予复方枸橼酸钾溶液，既可纠正低血钠和低血钾及酸中毒，又可减少钙的损耗，有利于抑制继发性甲状旁腺功能亢进症，并控制软骨病的发展，适当给予维生素D也有好处。在全身水、电解质代谢和酸碱平衡纠正后，肾小管局部的酸中毒症状也会好转，此时应加强肾功能的保护，尤其是避免磺胺药、乙酰唑胺、氯噻嗪等药物的摄入，因为它们都可以抑制碳酸酐酶，对肾脏排泄酸性物质不利，可加剧酸中毒。呋喃妥因、四环素类抗生素等药对本病有不良影响，不宜使用。

（3）特发性高尿钙症常用的治疗方法

①利尿及限盐：用噻嗪类利尿药以减少尿钙的排泄。限盐的目的在于减少细胞外液。其机理为限盐时，噻嗪类利尿药作用于肾小管，对肾小球滤过液的吸收增加，对钙的重吸收亦增加，从而可减少钙的排泄。在不限盐时，噻嗪类药物并不降低尿钙的排泄。

具体方案：每日饮食中含盐3g。进食高钾食物，如番茄、橙子、香蕉、梅子、葡萄干或服用氯化钾溶液。每日饮水量超过2000mL。给予噻嗪类药物，如氢氯噻嗪，每日2次，亦可给予长效噻嗪类药物，如二氯甲噻嗪或氯噻酮，每日1次。开始治疗时，病人可有体重的减轻，水盐入量与排出量应维持平衡，需定期检查尿钠、尿钙的排泄量。

在进行利尿治疗时，须注意做以下检查：

A. 治疗初期，定期测定血清钾以防低血钾。

B. 测量体温与血压，以测知病人是否按规定限盐饮食。

C. 测定血尿酸值，当血清尿酸值高至8.5mg/100mL时，应使用别嘌呤醇，每日300～800mg。

D. 测定血清钙，如果在治疗期间血清钙明显升高时，应停药以进一步检查病人是否患有所谓正常血钙性甲状旁腺功能亢进症，并确定是否需切除亢进的甲状旁腺瘤。

②中性无机磷酸盐疗法：采用酸性磷酸钾，每天6g，分3～4次在饭前及睡前服，或每日服用中性等渗无机磷酸盐合剂450～600mL，在服用此药后24～48

小时内尿钙值便可降低50%。少数病人服此药期间可出现轻度腹痛、腹泻，对这类病人可由小量开始，每天150mL，逐渐增加剂量，一般在4～6周内增至正常用量。若服用磷酸盐后有腹痛、腹泻等反应，或溃疡病患者对食酸性磷酸钾增加不适，可选用单基或双磷酸盐，还可使用磷酸纤维钠，每日服3次，每次5g，饭后服用。据Mayo医院报道，服用磷酸盐有效率达92%。有人认为无机磷酸盐是防治特发性高尿钙症最有效的方法。正磷酸盐治疗草酸钙结石的机制尚未阐明，目前认为主要是通过减少尿钙排泄和增加尿中磷酸盐的排泄，焦磷酸盐是结石形成的抑制剂。

（4）高草酸尿症的常用治疗方法

①口服维生素B_6（有阻碍内源性草酸盐合成的作用）50mg，每日3次，对继发于维生素B_6缺乏的高草酸尿症病人有效。

②口服氧化镁，其作用机理是在尿内可作为草酸钙的溶剂，剂量为300mg/d。

③口服琥珀酰亚胺，可减少草酸的排泄量。有人报道本药有溶解草酸结石的作用，剂量为1g，每日3次。

④亚甲蓝是一种染料，口服后无变化地排泄于尿中。曾用以防治草酸结石，有很好的效果，但至今其机制尚不清楚。剂量为100mg，每日3次。

（5）高尿酸尿症一般可用下列措施：首先是低嘌呤饮食和大量液体摄入，使24小时尿量达3000mL，同时口服碱性药物以维持尿pH值为6.5，能使多数病人抑制尿酸结石的形成。有效药物是别嘌呤醇，可制止尿酸形成，使尿酸溶解。别嘌呤醇的作用机理在于该药结构与嘌呤相似，对黄嘌呤氧化酶有竞争性抑制作用，使嘌呤不能代谢成尿酸。服用后不仅使血尿酸降低，且尿酸排泄可大于6mg/h或24小时尿酸超过600mg。该药毒性小，无明显副作用，少数病人可有发热、消化道反应、血白细胞减少，也有个别患者对其过敏。用药期间应注意液体摄入和尿液碱化，以预防黄嘌呤结晶沉淀。

调节尿液pH是治疗高尿酸的重要环节。尿酸结石仅发生于酸性尿中，尿酸的溶解度与尿pH值有密切关系，值得注意的是碱化尿液，必须维持尿pH值在最适宜又安全的范围内，尿液过分碱化则有形成另一类结石的危险。

（6）高胱氨酸尿症的治疗

①多饮水：定时、定量饮水是很重要的，白天、晚上都要坚持，饮水的量应以能维持尿量大于250mL/h为宜。水能控制胱氨酸的溶解度，1000mL的尿液可溶解胱氨酸250mg。Dent（1965）指出：高胱氨酸尿症患者的尿白天

是饱和的，而晚上是过饱和的，这是夜间尿量低的缘故。因此，定时、定量的饮水是很重要的，最好4小时饮水600mL。

②低蛋氨酸的饮食：蛋氨酸是胱氨酸的前驱，如果饮食中减少蛋氨酸的摄入，即减少了尿内胱氨酸结晶。

③碱化尿液：胱氨酸结石在酸性尿中形成。尿的pH值增至7.6，可使胱氨酸溶解，要维持这样的pH值，需要每日口服碳酸氢钠30g，或枸橼酸合剂，每餐饭后15mL，至少在凌晨2时口服1次，或50%枸橼酸钠溶液4～8mL，每日4次。

④右旋青霉胺：本药与胱氨酸的前身——半胱氨酸结合成为可溶性的二硫化合物。右旋青霉胺虽然疗效高，但价格昂贵且有严重副作用。用量为每日1～2g，分3次空腹服用。使用本药时需补充维生素$B_6$50mg/d，以避免维生素B_6缺乏。维持晚上的剂量是很重要的，以避免晚上的尿液浓缩而形成结石。

（7）海绵肾的处理：海绵肾的治疗，若无症状及并发症，则无须特殊治疗。由于肾椎体水囊空洞引流不畅，若并发感染，治疗将十分困难，但仍需采取适当的抗感染措施以控制感染。对并发、多发结石的病例，应适当控制饮食与药物治疗相结合，以减低高钙血症或高钙尿症。使用镇静剂以助肾盂或输尿管小结石的排出。中药有补肾、利水、祛湿、排石功效者更为有益。

（8）其他

①尿路梗阻是结石形成和复发的常见因素之一，应尽力解除。

②控制和治疗尿路感染：尿路感染将引起尿路上皮组织坏死及脱落，菌落、脓块等都可构成结石的核心。某些细菌，特别是变形杆菌，将分解尿素成氨，使尿液变为碱性，促使磷酸盐、碳酸盐结石形成。尿路感染者应适当使用抗生素控制。

③在行结石手术时，应仔细检查，勿使结石及碎片遗留。缝合肾盂黏膜前，常规用盐水冲洗肾盂及输尿管，避免血块、碎石片残留于尿路内。手术切口缝合要整齐，缝合时宜用易吸收的肠线。改善尿路引流，保持尿流通畅。

④对有引流管的病人，应定期更换。亦可采用尿酸化及其他防止尿发生沉淀的措施，还可采用结石溶解剂，如“G”溶液或“M”溶液。

⑤骨折或截瘫等长期卧床病人，尿钙增加、尿引流不好，且经常合并感染，应针对这些问题加强预防措施。

⑥采用改善肾血流的中药，增强肾代谢的功能，防止钙化和结石的发生。

⑦加强体育锻炼，增强机体功能，改善工作环境，避免高温作业，加强劳动保护，有针对性地改善水源管理，降低饮用水中过高矿物质的含量。

⑧不宜长期服用磺胺药、乙酰唑胺、氨硫脲、索米痛片和四环素等容易引起尿结晶的药物。

第三章　结石病的基本治则与用药规律

第一节　治疗法则

一、常规治疗

（一）西医治疗

结石病的治疗西医一般采取手术治疗，但平素要从饮食、休养、病因等方面进行调理；各种结石病的发病机制、病因等不尽相同，治疗方法千变万化，治疗原则、处理方案也各有所异。

1. 饮食

结石病病因差异较大，所以饮食要求也有所不同。如胆结石饮食宜清淡、易消化，少油腻；尿石症多由尿液浓缩、炼液为石而成，饮食上要求清淡外，还鼓励多饮水，以稀释尿液，减少发病概率。其他如消化系相关结石、泌尿系相关结石、呼吸系相关结石均有其形成原因，饮食宜忌不尽相同。

2. 休养

西医认为不论何种病因形成的结石病，均需要休养。过度劳累、不良的生活规律可加重结石病的病情，影响预后、转归。如泌尿系相关结石若劳累过度，可加重肾脏排泄、泌尿功能，进一步加重尿液浓缩，以致给泌尿系结石的形成提供更好的环境，进一步加重病情等。

3. 病因治疗

各种结石病的形成、发生均有其原因，就像各种事情的发生、发展、结果也有其成因一样。针对形成原因的治疗，是防治结石病的根本方法。不论何种结石病，若合并感染、脏器功能异常、电解质紊乱等，均需要抗感染、保护脏器功能、纠正电解质紊乱、对症、支持治疗等。不论何种结石病及有无并发症，均需要病因治疗。

4. 对症治疗

结石病发生、发展的过程中，常常有许多并发症、伴随症状，这会加重原发病变，进一步损害肌体、脏腑的功能。因此，在积极治疗原发病病因的同时，还需对并发症、伴随症状进行治疗，如出现感染、电解质紊乱等，需进行抗感染、纠正电解质治疗等。

5. 手术治疗

随着医疗技术的进步，各种结石病的治疗方法日新月异，新的治疗方法与手段不断更新，如胆囊结石腹腔镜微创治疗、输尿管结石气压弹道碎石等，较过去单纯的手术治疗，有创伤小、痛苦少、恢复快等优点。所以，根据患结石病的具体情况，选择适宜的手术方法显得尤为重要。

（二）中医治疗

关于结石病的中医治疗，辨证施治是治疗此类疾患的关键。总的治疗原则有清热利湿、健脾化湿、疏肝利胆、温肾利尿、溶石化石等。但是结石病的临床表现、舌苔、脉象表现各异，治疗原则应根据其变化进行调整、完善。

1. 清热利湿

清热利湿指应用清热解毒、清热泻火及利湿渗湿之剂，祛除体内热邪、湿邪，以恢复机体机能的一种治疗方法。适用于湿热内蕴、肝胆湿热等证，临床多表现为心中懊恼，黄疸，发热，口渴，腹部胀满，口干而苦，恶心，呕吐，小便短少黄赤，大便秘结，舌苔黄腻，脉象弦数等。其中清热包括清气分热、清营凉血、清热解毒、清脏腑热等，祛湿包括化湿、利湿、渗湿等。

2. 健脾化湿

健脾化湿是通过运用补脾之剂治疗水湿病症的治疗方法。此类方法适用于脾虚湿盛、水湿内蕴等证，临床表现为纳差，腹胀，大便稀溏，恶心，呕吐痰涎，舌淡，苔白，脉细弱等。

3. 疏肝利胆

肝主疏泄，肝胆相表里，所以肝气郁结影响肝的疏泄功能和胆的储藏功能，临床表现为口苦，口干，胁肋胀满，胁痛，胁肋不适，喜叹息，性情急躁易怒，每因情志变化而诱发，一般无寒热、黄疸，常伴有胃纳呆滞、嗳气、呃逆、头目眩晕等。临床采用疏肝理气之剂来恢复肝脏功能，起到调节机体的作用。

4. 温肾利水

应用补肾利水之剂，治疗肾虚、水肿等一类疾患的治疗方法。适用于肾阳亏虚，气化不利的腰膝酸软、肢冷畏寒、小便清长或频数等症。

5. 溶石化石

溶石化石在古代中医学里并没有类似的记载。此类药物散见在中药学的各个篇章，如鸡内金、郁金、炮山甲、琥珀粉、海金沙等具有溶石、化石、软坚散结之功效。

（三）中西医结合治疗

1. 胆石症的治疗，近年来临床一般多采用中西医结合疗法或综合疗法。中西医结合疗法不仅能弥补中医治疗之疗程长、稍大结石不易排出之不足，又能解决体外碎石、经皮经肝取石或手术取石之痛苦。中西医结合疗法，既能缩短疗程，又能提高临床疗效，尤其在胆石症的急性发作期，采用中医专方或分型论治，结合西药护肝、支持疗法、有效抗生素的应用，弥补了单纯中医或西医治疗之不足，使临床疗效有较大的提高，胆石症的中西医结合疗法：有中药与西药相结合溶石排石、体外震波碎石配合中药排石、液压振荡胆道冲洗配合中药排石、手术取石配合中药排残余结石、体外震波碎石配合针灸耳压排石、总攻排石等方案，在临床都取得了较好的疗效。

2. 尿石症除单纯中药治疗或单纯西医治疗外，有不少临床工作者采用中西医结合治疗，诸如中药排石溶石、清热利湿，配合西药抗生素；解痉止痛的中药配合利尿剂；中药配合体外震波碎石（ESWL）；中药配合手术治疗、总攻疗法等。为肾结石的治疗积累了较为丰富的经验。临床上大部分结石患者常因结石表面粗糙、易嵌入输尿管、肾盂，造成局部充血、水肿、炎症、粘连，形成肉芽包裹，日久必有肾气亏虚、瘀血阻滞之象，甚则引起肾盂积水，影响肾功能，合并肾盂积水者，中医认为主要与脾肾阳虚、水液积聚有关，健脾温肾利水药能提高血流动力，增加尿量，使肾盂内压力显著增高、输尿管蠕动频率明显加快，可促进结石的下移和积水的排出。病程久延，服药日久，必见肾虚加重，出现头晕眼花、腰膝酸软、四肢乏力、胃纳欠佳等现象。采用中药攻补兼施的治疗原则，遵循补肾益气与活血化瘀、利水通淋、化石排石与西药利尿、解痉、抗炎相结合的治疗方法，在临床上取得了较好的效果。

其他结石病目前临床多采用中西医结合的治疗方法以增强疗效、减少并发症。

二、新疗法与新动态

（一）胆石症

1. 溶石疗法

（1）口服溶石疗法：有效率较低，据报道仅有10%左右，结石消除率则更低。效果虽不如意，但仍不失为有用的方法。它主要适用于胆囊中的胆固醇结石，并要求胆囊功能良好，合并重症肝炎、肾炎、胰腺炎、消化性溃疡、肠炎等禁用此法。目前临床疗效比较好的药物有鹅去氧胆酸和熊去氧胆酸，但现有实验研究和临床治疗表明此药有一定的临床效果，现尚缺乏令人满意的溶石药物。至于其最佳的使用范围、应用方法以及正确估价其在肝内结石的治疗意义，均有待积累更多的经验和更深入的研究。

（2）灌注溶石疗法：主要适用于胆囊结石而胆囊功能良好，或以胆固醇为主的胆管残余结石。

2. 碎石疗法

（1）体外震波碎石疗法。

（2）激光震波碎石疗法及超声波碎石疗法。

3. 纤胆镜治疗胆管结石法

纤胆镜治疗胆管术后残余结石，简便易行、疗效好、见效快，可避免再次手术的痛苦，对老年病人及高危胆石症病人可以不做手术即达到减黄及取石的目的，一般无特殊禁忌证，有明显异常出血及有明显心功能不全者慎用。

4. 内镜乳头切开取石术

内镜乳头切开适用于胆总管结石患者，或术后胆总管残余结石及胆总管伴胆囊结石之老年病人或高危病人。

5. 胆囊穿刺引流术

胆囊穿刺引流术是体外经皮肤或经肝向胆囊穿刺并置管引流的一种技术，适用于胆囊功能尚好的胆囊结石患者，尤其经体外冲击波碎石后有残留结石碎块，不能用口服药物使溶石消失者，最适合于胆囊穿刺引流术。

6. 腹腔镜胆囊切除术（LC）

腹腔镜胆囊切除术开创了微创外科的新纪元，具有创伤小、痛苦小、瘢痕小及恢复快等特点。

7. 腹腔镜胆总管切开取石术

8. PTCD 及 PTCS

（1）PTCD 经皮经肝穿刺胆道造影引流术，是经皮穿刺肝内胆管造影后并置引流管引流，以解除阻塞以上的胆管高压，降低血清胆红素，控制感染及引流胆汁的一种方法。

（2）PTCS 经皮经肝胆道镜检查是近年来开展的一种新的胆道镜检查方法。

9. 内镜鼻胆管外引流术（ENBD）

适用于急性梗阻性化脓性胆管炎及急性胰腺炎的紧急减压引流、良性和恶性梗阻性黄疸的术前减黄引流、EPT 后防止胆道感染、ERCP 中发现结石嵌顿或乳头狭窄时、胆总管结石需冲洗或溶石治疗者。

10. 胆囊化学性灭活治疗胆囊结石法

对于年老体弱、伴随多种疾病、难以耐受手术麻醉及手术打击的病人，行胆囊化学性灭活治疗胆囊结石，这是一种创伤小、简便易行、安全可靠的方法。它可以代替胆囊切除术，并可以灭活胆囊使其丧失功能，还能有效地预防胆囊结石的产生或复发、胆囊炎的再发作和有可能的癌变。

11. 液压射流振荡治疗胆道残余结石法

电子胆道振荡排石仪为胆道术后残余结石的排出提供了有效的新手段，通过该仪器的连通管，经胆道手术后的 T 形管瘘管或 PTCD 瘘管，导入液体弹性液，使胆道被动产生节律性扩张与收缩，同时以灌注液反复冲刷胆道，促使胆石脱落、排出。

12. 激光碎石法

对于胆道结石的碎石方法有很多，随着内窥镜的发展，激光碎石的效果也得到了很大的发展，其基本原理为：胆道镜通过 T 形管窦道或经 PTCD 插管途径将激光导入，将光能转化为声能而碎石。

（二）尿石症

尿石症的治疗，特别是上尿路结石的治疗，绝大多数结石一旦直径超过

1cm 即不易排出体外，需手术切开取石，而取石术后复发率又很高，反复手术不但给患者增加痛苦，危害健康，也增加了手术的难度和危险性。近年来，随着相关科学的发展、医疗器械的不断创新，治疗方法已取得很大进展，并被视为上尿路结石治疗的革命性转变，这些新进展包括输尿管肾镜取石或碎石术、经皮肾镜取石或碎石术等。这已使 90% 以上的上尿路结石病人不需要进行传统的开放式手术取石，可达到免除手术之苦、缩短疗程、提高疗效和节约费用的目的。具体手术方法有：

1. 经皮肾镜取石术

2. 经尿道输尿管肾镜取石术

经尿道输尿管肾镜取石术的临床应用，是泌尿内腔镜技术的重要发展，它改变了输尿管不能进行直接检查及输尿管疾病必须用开放手术治疗的传统观念。

3. 体外冲击波碎石术

体外冲击波碎石术（简称 ESWL）是 20 世纪 80 年代的新技术，1980 年 2 月首先由联邦德国 Chaussy 应用于临床。

（三）其他结石病

其他结石病的治疗，随着医疗技术的进步与发展，新疗法、新技术不断运用于临床，给结石病的治疗带来新的革命。

第二节　用药规律

一、西药用药

西医治疗结石病方案各异，但有其一定的规律性，但结石的形成因素、部位不同，选择药物也有所区别。

（一）抗生素的选用

在治疗结石病时，常合并感染，选择抗生素不但要求疗效，还要根据药敏、结石部位、是否合并脏器功能损害而选择。若合并肾损害，选择一些无肾毒性的药物；若合并肝损害，选择一些无肝损害的药物。

（二）排石药物的应用

结石病临床表现各不相同，用药差别较大。胆结石可选用利胆、溶石药物，如胆酸钠、去氢胆酸、硫酸镁、鹅去氧胆酸、熊去氧胆酸等；肾结石的止痛药可选用吲哚美辛栓、黄体酮针、硝苯地平等缓解肾绞痛。

二、中医用药

中医治疗以辩证为基础，结合辨病、体征、体质、结石大小等确立治疗原则。最后，根据治疗原则确定治疗用药。

（一）肝郁气滞

代表方为四逆散、柴胡疏肝散、三金汤等。常用药物有柴胡、枳壳、白芍、甘草、金钱草、郁金、鸡内金、延胡索、虎杖等。

（二）湿热内蕴

代表方为大柴胡汤、连朴饮、三金三石汤。常用药物有柴胡、黄芩、黄连、黄柏、半夏、赤芍、枳壳、大黄、金钱草、海金沙、鸡内金、石韦、滑石、硝石、延胡索等加减。

（三）热毒炽盛

代表方为龙胆泻肝汤、黄连解毒汤、大承气汤、甘露消毒丹等。常用药物有龙胆草、柴胡、黄芩、山栀、大黄、玄明粉、枳壳、厚朴、黄柏、茵陈、金钱草、广郁金、鸡内金、金银花、连翘、延胡索等。

（四）瘀血阻滞

代表方为血府逐瘀汤、四物汤。常用药物有柴胡、桃仁、红花、川芎、虎杖、川牛膝、三棱、莪术、金钱草、鸡内金、郁金、穿山甲等。

（五）气滞血瘀

代表方为沉香散、柴胡疏肝散、血府逐瘀汤等。常用药物有石韦、滑石、当归、陈皮、白芍、冬葵子、王不留行、沉香、金钱草、海金沙、鸡内金、刘寄奴、丹参、琥珀、甘草等。

（六）湿热下注

代表方为八正散、二妙散、石韦散、导赤散、龙胆泻肝汤、三仁汤、平胃散、琥珀散等。常用药物有瞿麦、萹蓄、木通、车前子、山栀、大黄、滑石、金钱草、海金沙、鸡内金、甘草、牛膝、琥珀等。

（七）肾阳虚

代表方为金匮肾气丸。常用药物有金钱草、海金沙、鸡内金、王不留行、桂枝、附子、山萸肉、茯苓、丹皮、泽泻、杜仲、菟丝子等。

（八）肾阴虚

代表方为知柏地黄汤。常用药物有金钱草、海金沙、鸡内金、威灵仙、琥珀、血余炭、知母、黄柏、熟地黄、山萸肉、泽泻、丹皮、茯苓、山药、黄芪、陈皮、甘草等。

三、中西药合用

中西药合用可增进疗效、减少中西药的毒副作用，有利于疾病尽早康复，临床疗效较好的中西药合用规律简述如下。

（一）促进胆汁分泌的药物协同中药治疗胆结石

具有促进胆汁分泌作用的西药，配合益气养阴、活血疏肝、利胆等中药，能集疏肝、利胆、增加胆汁分泌、扩张胆管、协调奥迪括约肌功能等作用为一体，促进胆汁“产”与“出”两旺，利于结石的溶解及排出。

（二）中西药结合治疗泌尿系结石

泌尿系结石若采用单一疗法，病程长且易损害肾脏功能。所以治疗过程中多据结石大小、多少、位置、个体、兼症等运用中药理气、活血、化瘀、散结、补气、滋阴、温肾之剂，结合促进输尿管蠕动、松弛输尿管平滑肌、利尿消炎、排石之西药，共同促进结石尽早康复，尽可能减少结石对肾的损害。

（三）其他系统相关结石的中西药治疗

其他系统相关结石，根据结石具体情况、并发症等，在中医辨证施治的基础上，配合西药，如抗感染药物等，有利于结石病的康复。

四、特色治疗方法

结石病治疗除采用内科、手术等治疗方法外，临床上尚可运用针刺、穴位注射等治疗方法，现简介如下。

（一）针刺疗法

1. 体针疗法

针刺相关穴位，刺激、调整脏腑功能，促进各种结石排出、溶化等。

2. 耳针疗法

根据结石病的具体辨证，选用合适的耳部穴位进行针刺治疗。

3. 电针疗法

据结石病具体情况针刺选穴，达到治疗疾病之目的。

4. 穴位注射疗法

是把药物注射到穴位，达到调整脏腑功能、消石、溶石、排石目的的一种治疗方法。

（二）耳穴压迫法

是在耳部穴位上压以王不留行籽来防治疾病的一种方法，较耳针安全、方便。

（三）膏药外贴排石法

将硬膏直接贴敷于有关穴位及反应点，通过经络作用和人体自身微循环渗入病灶，并随血液循环向全身灌注，以调节机体的免疫功能，促进新陈代谢，起到消石、止痛、祛病之目的。

（四）气功排石疗法

采用静坐功与站桩功，宁心静气，达到排石治疗之目的。如《素问·刺法论》记载："所有自来肾有久病者，可以寅时面向南，净神不乱思，闭气不息七遍。"

（五）按摩疗法

取阿是穴按压、揉摩、叩击等，可促进结石排出。

（六）肛滴疗法

采取辨证用药煎取浓缩汁，从肛门进行滴注而起到治疗作用的一种方法。

（七）中药离子透入法

通过辨证选用固定成方，煎取浓缩，通过电离子使药液渗透到局部，起到镇痛、排石作用的一种治疗方法。

（八）肾区体位叩击疗法

肾下盏结石的排出困难，可依据结石部位采用不同的体位，同时适当地进行肾区叩击，变静为动，以利于结石排出的一种治疗方法。

中　　篇

临床各论

- 提高诊断水平的必备常识与方法
- 提高临床疗效的思路与方法
- 把握基本治则与用药规律

第四章　消化系统结石

第一节　胆囊结石

胆囊结石是指胆囊内发生的结石。引起胆囊结石的病因较多，除种族、遗传、地理等条件外，其他原因使胆固醇处于长期超饱和状态，或胆囊排空障碍造成胆汁淤积，这些都是胆囊结石形成的主要因素。胆囊结石多以胆固醇结石为主，约占84%；其次是胆固醇与胆色素混合型结石；少数为色素结石。纯胆固醇结石外观呈淡黄色，圆形或多面形，表面光滑或呈颗粒状，剖面呈放射状，一般较大，大多为单个；混合型结石呈黄白色，质地坚硬，较纯胆固醇结石小，常为单个多面体形；黑色素结石呈不规则形或煤渣状，质地坚硬。本病是腹部外科的常见病。

胆囊结石多以急腹症出现，50%可无症状。发作时右上腹疼痛，向左肩部放射，甚则绞痛，伴恶心，呕吐，或发热，恶寒，部分病人可出现黄疸。属中医学的“胁痛”“胆胀”“黄疸”等范畴。

一、临床诊断

（一）辨病诊断

1. 症状

（1）在未引起梗阻或继发感染时，约占50%左右的胆囊结石病人可无任何症状，或表现为慢性胆囊炎症状，如上腹不适、腹胀、嗳气、打嗝、消化不良等。进食油腻后症状明显。

（2）胆绞痛：当胆囊结石阻塞胆囊管时，可有右上腹疼痛，为阵发性绞痛，可向右肩胛部放射。若伴有胆囊炎时腹痛为持续性，且阵发性加重。

（3）常伴有恶心、呕吐等症状。

（4）少数病人可出现轻微黄疸，在胆绞痛发作后 1～2 日内消退，出现轻度黄疸、尿色变深等。

（5）无发冷，有发热，但较少见，结石嵌顿或伴发胆囊炎时出现。

2. 体征

（1）右上腹有压痛和腹肌紧张。

（2）右侧卧位或俯卧位时右季肋部出现疼痛或伴有深部压痛。

（3）莫菲征阳性。

（4）胆囊结石嵌顿时，可触及肿大的胆囊。

3. 辅助检查

（1）实验室检查

①合并急性胆囊炎时，白细胞总数可升高，中性粒细胞明显上升。

②血脂在急性发作期谷丙转氨酶升高，3～4 天下降。在胆囊结石中 β－脂蛋白（β－L）、低密度脂蛋白－胆固醇（LDL－C）水平升高、高密度脂蛋白－胆固醇（LDL－C）水平下降。

③胆结石患者血清中胆汁酸明显升高。

（2）影像学检查

①X 线检查

X 线平片：只能显示含钙量较高的结石，阳性结石在 X 线平片显示胆囊区有致密阴影，阴性结石不显示。因 X 线平片检查阳性率不高，临床已不常用。

口服胆囊造影（OCG）：方法简便，准确率高，加之安全易行，至今仍是诊断胆囊结石的常用方法。适用于间歇期的病人。X 线平片阴性的胆囊结石在显影的胆囊中表现为充盈缺损。本法可使胆囊区的显示率达 80%。

②CT 检查：对含钙结石的诊断颇为精确。胆固醇结石因和胆汁内胆固醇密度相近而不易被检出，直径在 1mm 以上的含钙结石可被检出。

③MRI 检查：钙化了的胆囊结石在核磁共振成像图上呈很低强度的 SE 信号。

④B 超检查：因具有准确、方便、迅速、安全、易于被患者接受等特点而成为目前胆囊结石诊断的首选方法。B 超的显像率高，直径 0.2cm 的结石即可显示，甚至直径 0.2cm 以下的小结石及泥沙样结石也可显示。它可以对结石的位置、大小、数量进行诊断，还可以确定胆囊的大小、形态、收缩功

能及胆道的情况。它不受结石成分、胆囊收缩功能及病人情况的影响。任何结石、任何情况下均可以进行 B 超检查，没有禁忌证。B 超检查不会引起不良反应，病人毫无痛苦，可以重复进行，还可追踪观察病人的病情变化、排石情况、治疗效果。它成像回报迅速，可避免贻误病情。B 超诊断对指导治疗有很大意义。

如果 B 超显示是一个较大的光团，并可随体位的改变而变动，那么这样的光团有可能是许多小块结石的结合体，也可能是一个单发性的大结石。无论是前者还是后者，这样的结石大多比较疏松，易于碎裂，服溶石药有一定的效果。

若 B 超显示是一个弧形光带，一般有两种可能性：一种是充盈型囊内结石；另一种是由于结石较大，质地较坚硬，超声波难以穿透，仅显示出前壁和边缘的弧形光带，这样的结石很难碎裂。

B 超显示的影像是一个断面，而结石是个多面体，各个面的大小不等，由于结石位置的变化、扫描方向的不同，使得对于结石大小的诊断有一定的出入，有时同一个病人两次 B 超结果会不太一样。

B 超对结石多少的诊断也有一定的误差。由于结石的重叠，小结石显像不清等，有时两次报告会出现很大差别。

对充盈型胆囊结石病人，B 超要注意胆囊的大小。此种病人经治疗一段时间后，已有结石排出，但再次 B 超检查仍报告是充盈型结石时，胆囊的大小多有变化，这时病情实际上是向好处发展的，特别是泥沙样充盈型结石的病人多见此种情况。如果前后多次检查，B 超显示的胆囊大小没有一点变化，则很可能是一个大结石充盈整个胆囊腔，这样的病人服药排石效果不佳，应采取手术治疗。

（二）辨证诊断

胆囊结石临床上一般分无症状型和急性炎症发作型。急性炎症发作型属于中医学“胁痛”“胆胀”“黄疸”等范畴。临床应根据病因、病机辨证分型诊断。

1. 望诊

急性痛苦面容，或有轻度身黄，小便黄。舌质红，苔白腻或黄腻。

2. 闻诊

低声呻吟，口臭等。

3. 问诊

无寒热往来，有恶心，呕吐，或厌油腻，或胁痛胀满，或大便干，小便黄赤。

4. 切诊

肌肤发热，胁下触及包块，压痛明显。脉弦数，或弦紧，或沉细。

5. 辨证分型

（1）肝郁气滞型

①右上腹隐痛或窜痛，痛引右肩，性情急躁易怒，每因情志变化而诱发，一般无寒热、黄疸，伴有胃纳呆滞，嗳气呃逆，头目眩晕（妇女或有乳房胀痛，月经不调）。舌质淡红，苔薄白，脉细或弦紧。

②辨证要点：右上腹隐痛，纳差，每遇情志变化而发。舌红，脉弦。

（2）湿热内蕴型

①临床表现：起病急，胁脘疼痛拒按，呈持续性，伴恶心，呕吐，口苦，咽干，厌油腻，肢体困倦，便溏，妇女带下黄臭。舌质红，苔厚腻，脉弦滑或弦数。

②辨证要点：右上腹呈持续性疼痛，拒按，伴恶心，呕吐。舌红，苔黄，脉弦数。

（3）热毒炽盛型

①临床表现：胁脘痛剧，持续不解，痛不可近，或有高热，甚则昏迷，口燥咽干，烦躁不安，腹胀而满，厌恶油腻，尿赤，便干。苔黄，有芒刺，脉弦数或沉细。

②辨证要点：腹痛不可近，高热不退，烦躁不安。苔黄，有芒刺，脉弦数或沉细。

（4）血瘀内阻型

①临床表现：右上腹刺痛或酸痛，痛有定处，胁下有痞块，黄疸时有时无，无寒热往来，纳呆，倦怠。舌质青紫，舌边有瘀点，脉弦细而涩。

②辨证要点：痛有定处，胁下有痞块。舌质青紫，舌边有瘀点。

二、鉴别诊断

（一）与急性胆囊炎的鉴别

急性胆囊炎可引起右上腹痛，炎症侵及浆膜层时可变为剧烈钝痛。右上腹胆囊区有压痛，甚至有腹肌抵抗、反跳痛。由于炎症引起胆汁排泄阻塞，也可有黄疸、胆囊增大，若急性发作过后形成慢性炎症，则胆囊萎缩。也可有牵引痛及恶心、呕吐等消化道反应。胆石症与胆囊炎有密切关系，可以并存。结石多并发或继发炎症。无石胆囊炎与有石胆囊炎在临床上很能难区分，可借胆囊造影、超声波、放射性同位素、CT、胆道扫描等加以鉴别。必要时可剖腹探查，同时解决治疗与诊断问题。

（二）与胆囊穿孔的鉴别

多有胆囊炎史，或合并胆石症及胆囊坏死。病人右上腹疼痛突然加剧，腹膜刺激征多明显。如周围有慢性炎症或有粘连，则可形成局限性腹膜炎，甚至可致弥漫性腹膜炎，全腹压痛及反跳痛，腹肌抵抗明显，甚至出现移动性浊音。腹腔穿刺有胆汁。X 线腹透示膈下无游离气体。与一般单纯性胆石症不难鉴别。

（三）与悬浮胆囊的鉴别

胆囊很大，绝大部分游离，仅靠浆膜、胆囊管和血管与肝相联结。无感染时，有囊样感，腹壁软，压痛不显著，活动以肝为中心，可至盆腔或左腹部。可因扭转引起血行障碍而坏死，出现右上腹绞痛、剧痛等症状。与胆囊结石的发作、感染可能相似，但胆囊结石不会有这样大的游离胆囊，不难鉴别。

（四）与胆囊癌的鉴别

多位于胆囊颈部，约 80% 的病人同时有胆囊结石，有 2% ~3% 的胆石症病人兼有癌性病变，转移较迅速，直接侵及邻近的肝组织，或转移至附近的淋巴结，压迫胆道形成黄疸。病人常有慢性胆囊炎症状，右上腹钝痛，并呈持续性。晚期出现恶病质。胆囊区如能触到肿块，有助于与单纯胆石症相鉴别。

（五）与传染性肝炎的鉴别

有时可有胆石症样钝痛、黄疸，但常有食欲不振、疲倦无力和低热等前驱症状。肝大，有触痛，并不局限于胆囊区，无腹肌抵抗，脾也可稍大，白细胞中淋巴细胞增多，肝功不良，尿胆素、尿胆原阴性，多出现于流行期间。因此可与胆囊结石鉴别。

（六）与胰腺结石的鉴别

一般是上腹部剧痛，伴有胃肠症状、脂肪便，可能有尿糖，有时可出现黄疸。可触及肿大的胆囊，难与胆石症鉴别。光导纤维十二指肠镜检查逆行胆道、胰管造影有助鉴别。CT 扫描具有很高的鉴别率。

（七）与慢性胰腺炎的鉴别

往往是复发性急性胰腹炎的后遗症。胰腺全部或部分增厚、变硬、腺泡萎缩、减少，结缔组织增生，有时胰管梗阻，晚期有钙质沉着，甚至形成结石。主要症状是上腹部钝痛、消化不良、恶心、呕吐等，有时上腹痛可能放射至左上腹和左侧背部。慢性胰腺炎的尿淀粉酶不一定增高。通过纤维结肠镜检查和胆道、胰管插管造影可与胆囊结石鉴别。有时两病可同时存在，临床上主要应区别以何为主。

（八）与慢性胃炎的鉴别

钝痛，可偏向右上腹部，有许多胃部疾病的症状，颇似间歇期胆石症，但病史不同，慢性胃炎无胆石症之热型。确切的慢性胃炎分型有待胃镜检查。

（九）与胃下垂的鉴别

主要是胃部胀满、嗳气、呕吐、消化不良、右上腹和下腹部钝痛，但无黄疸，也不发热。钡餐检查可以确诊，不难与间歇期胆石症鉴别。

（十）与急性胃炎的鉴别

右上腹部痛者较少，主要是上腹部痛。细菌或细菌毒素引起的急性胃炎可有剧痛，呕吐严重，颇似胆石症。但急性胃炎可有腹泻，且吐后感觉舒适，胆石症则不然，病史也不同。胃炎病人很少出现黄疸，强酸、强碱或来苏水等腐蚀剂所致的腐蚀性胃炎有时可有剧痛，甚至有腹肌紧张、压痛等，且有服腐蚀剂史，有特殊气味。

三、治疗

（一）提高临床疗效的思路提示

1. 审时度势，三因制宜

胆囊结石虽多以湿热为主要病因，但由于地理条件、环境因素、饮食习惯之不同，故个体差异各不相同。在诊断治疗中要纵观上下，明审左右。北方人由于气候环境及饮食以面粉、肉食为主，加之经常饮酒，一般体质较好，所以黑龙江的医生金文华在疏肝理气之中重用泻里通下、清热利湿之品，取效颇佳。南方人饮食以大米和蔬菜为主，且无喝酒之嗜好，体质相对稍差，所以上海的医生陈苏生以疏肝解郁之药佐以清热利湿、甘凉滑利之品，亦收奇功。对于年轻体壮者以通利、清降、大剂峻下为主。对年老体弱或稚阴稚阳之体，则宜使用小剂，缓图其效。

2. 以通为务，疏中兼益

胆囊结石主要由于情志不畅、饮食不节等致肝胆功能失调。肝气郁结、疏泄不利而胆失通降，致使胆汁淤积、郁久化热、蒸汁日久而成石。脾胃亦受肝胆之调节，同时脾胃又是气机升降之枢纽。气机升降失调，则影响胆之通降，胆汁通降失常而淤滞，淤久则使胆汁煎熬而成石。肝胆、脾胃互为因果则治当兼顾。所以在治疗本病时，除大量应用疏肝理气清热之品外，还要加大补益脾胃之药，防止疏利太过，久致脾虚及肝，最终导致久病不愈而难治。疏中兼益，使中气充足，则可助排石之力。不通是胆石症疼痛的主要病理所在。阴阳以通为常，五脏以通为顺，六腑以通为用，气血以通为运，经络以通为畅。五脏六腑、气血阴阳、经络器官皆为一体，互相贯通。只有各处畅通无阻，才能维持各自的生理功能，使组织器官强壮不衰，故“以通为补”在生理、病理、立法、治疗、预防中皆有重要意义。“通”为治则中一根本大法，通可指通下、通腑、通便。疏肝理气、通下泄热、消积导滞、行气导滞、舒肝利胆、活血化瘀、辛开苦降、软坚散结、逐瘀化石等均属通法之列，临床加减运用，辨证施治，方获捷效。

3. 重用清热祛湿之法，活血化瘀法贯穿始终

依据中医理论，湿热是形成本病的重要因素，因湿热蕴结，煎熬胆汁，日久成石，所以治疗本病的关键应以祛湿热为主。治疗湿热应导热下行，通利二便，使邪有出路，则保持胆府中清不浊。古人云：“治湿不利小便非其治也。”因此利小便可使湿祛热除。六腑以通为用，以通降下行为顺，通则不痛，通则奏清热消炎排石之功。古人云：“痛不通，气血壅。”本病以疼痛为主症，中医认为乃气血瘀阻肝胆所致。所以治疗本病时在清热利湿之品中加用活血化瘀药，以达事半功倍之效。

4. 内外结合，双管齐下

胆囊结石的病因多种多样，但机制总是湿热内蕴，气机不畅，郁久化火，火热之邪伤津熬液而成石。治多以清热通利为主。在中药利胆排石之基础上，加用推按运经仪刺激穴位，或外贴化石膏，促使胆囊收缩能力加强，利于结石排出和消除炎症、缩短疗程、提高疗效。

5. 中西合璧，用好总攻

掌握排石药物的适应证，是治疗之成败的关键所在。胆囊结石虽以湿热为主，但有气滞、湿热、火毒之分。临床应详察病机，辨证选方。同时选穴，施以电针和耳压，促进胆汁分泌，增加胆汁流量，使胆囊收缩力增加。再用具有导泻作用的硫酸镁协助结石排出。总之，胆囊结石的治疗提倡早期中西医结合，实行溶石配合排石、碎石、取石的联合疗法，加上平和的安石疗法和预防为主的防石法则，这才是提高治石效果的有效措施。

（二）中医治疗

1. 内治法

（1）肝郁气滞型

治法：疏肝解郁，理气止痛，利胆排石。

方药：四逆散合三金汤。

柴胡10g，枳壳10g，白芍10g，甘草10g，金钱草30g，广郁金10g，鸡内金10g，虎杖10g，延胡索10g。

郁久化热者加金银花、蒲公英、黄芩；腹胀、嗳气者加木香、砂仁、代赭石；胁下作痛、恶心、呕吐者加丹参、姜半夏、竹茹；大便秘结者加大黄、芒硝。

（2）湿热内蕴型

治法：清热化湿，通里攻下，利胆排石。

方药：大柴胡汤合二金三石汤。

柴胡9g，黄芩9g，法半夏9g，赤芍15g，枳壳9g，大黄（后下）15g，金钱草30g，海金沙30g，鸡内金15g，石韦15g，滑石15g，硝石15g。

绞痛者去半夏、滑石，加虎杖、延胡索、砂仁、乳香、没药；发热重者加茵陈、焦山栀、黄柏、木通。

（3）热毒炽盛型

治法：清热解毒，通下泻火，利胆排石。

方法：龙胆泻肝汤合大承气加减。

龙胆草9g，柴胡9g，黄芩9g，焦山栀9g，大黄（后下）10g，玄明粉10g，枳壳10g，川厚朴10g，黄柏10g，茵陈30g，金钱草30g，广郁金9g，鸡内金15g。

高热者加黄连、金银花、连翘；痛甚者加延胡索、川楝子。

（4）瘀血阻滞型

治法：活血化瘀，软坚散结，利胆排石。

方药：血府逐瘀汤加减。

柴胡9g，桃仁9g，红花9g，川芎10g，虎杖10g，川牛膝10g，炮山甲10g，三棱10g，莪术10g，金钱草30g，鸡内金10g，广郁金10g。

有热者加金银花、黄芩、败酱、连翘；痛甚者加延胡索、川楝子。

2. 外治法

（1）针刺疗法

①体针疗法：主穴：阳陵泉、胆俞、足三里。配穴：呕吐者加内关；疼痛重者加上脘、中脘；高热者加曲池、内庭；黄疸者加至阳；出现休克者加涌泉、足三里、人中、十宣。手法：强刺激，每日2次，每次留针20～30分钟。

②耳针疗法：主穴：胰、胆、肝、交感、神门、十二指肠。方法：选上述压痛明显的2～3穴进行强刺激，留针30分钟，每日2次。出现休克者，加取皮质下、内分泌、肾上腺等穴位。

③电针疗法：山东威海市医院以电针治疗胆结石60例，治疗结果有54例排石，最多1例排石122块。

取穴：右耳取神门、交感、胰、胆、胆囊下（在胰、胆下约0.2cm）；左耳取胰、胆及十二指肠。同时体针取双侧阳陵泉及胆囊穴或于胆经上寻找压痛点，加减选穴。用针麻仪通电20～45分钟，每日2次，并配合一般治疗。

④穴位注射疗法：把七叶莲做成每支2mL、含生药10g的注射液，取穴为右侧阳陵泉及支沟，各注射1mL。有显著的止痛效果。

（2）耳穴压迫法：是在耳部穴位上压以王不留行籽来防治疾病的一种方法，是较耳针更为安全、简便的方法。中医学认为："耳者，宗脉之所聚也。"人体的六条阳经皆入于耳，六条阴经也间接与耳有联系。耳与脏腑息息相关。人体各个部分在耳上均有相应的反应部位，耳穴分布如一倒置的胎儿。当人患病时，可以在耳郭的相应部位出现反应，即反应敏感点，在此敏感点上进行压迫刺激，可以调整脏腑、经络、气血以治疗疾病。根据科学观察证实，压迫耳部有关穴位后，胆汁分泌增多，胆囊内压增高，奥迪括约肌舒缩频繁，胆汁流量增多，胆总管扩张，胆囊明显收缩，因此可排放胆汁，使结石排出。耳压后还可以使增厚、毛糙的胆囊壁变纤薄，内膜面变光滑，胆囊收缩功能提高，从而在机理上说明了耳压法是治疗胆石症的有效方法。

①耳郭表面解剖

耳轮：耳郭最外圈的卷曲部分。

耳轮脚：耳郭深入到耳腔内的横行突起部分。

耳轮结节：耳轮后上方稍突起处。

耳轮尾：耳轮末端与耳垂的交界处。

对耳轮：在耳轮的内侧，与耳轮相对的隆起部，其上方有两分叉，向上分叉的一支称对耳轮上脚，向下分叉的一支称对耳轮下脚。

三角窝：对耳轮上脚和下脚之间的三角形凹窝。

耳舟：耳轮与对耳轮之间的凹沟。

耳屏：耳郭前面的瓣状突起。

屏上切迹：耳屏上缘与耳轮脚之间的凹陷。

对耳屏：对耳轮下方与耳屏相对的隆起部分。

屏间切迹：耳屏与对耳屏之间的凹陷。

耳轮切迹：对耳屏与对耳轮之间的稍凹陷处。

耳垂：耳郭下部无软骨之皮垂。

耳甲艇：耳轮脚以上的耳腔部位。

外耳道开口：在耳甲腔内，为耳屏的遮盖处。

②取穴

主穴：肝、胆、胆管、脾、胃、十二指肠、三焦。

配穴：肝$_2$、胆$_2$、胆管$_2$、脾$_2$、胃$_2$、口、食道、大肠、肛门。

耳穴部位：

胃——耳轮角消失处。

肝——位于耳甲艇，胃、十二指肠穴的后方。

胆——位于耳甲艇，肝穴的上方。

胆管——位于肝与胆穴之间。

十二指肠——耳轮角上外方 1/3 处。

三焦——外耳道开口的下方，耳屏与对耳屏之间。

脾——耳甲腔的外上方。

肝$_2$、胆$_2$、脾$_2$、胃$_2$——位于耳壳背部，相对于前面的肝、胆、脾、胃穴。

口——位于耳甲腔，紧靠外耳道的后壁。

食道——耳轮角下方2/3处。

大肠——耳轮角上方1/3处。

肛门——位于耳轮起始端，直肠下段和尿道两穴之间。

③配伍机制：中医学认为，胆为中清之腑，胆附于肝，胆汁赖肝之疏泄而排送。胆石乃肝胆郁结或中焦湿热滞结，致胆汁壅阻，郁结凝聚而成。故治疗应以疏肝利胆、通利三焦、泄下通降为原则。每次主穴均用，配穴则视病情而定。取肝、胆、胆管以疏肝利胆，增加胆汁的分泌与排空；脾、胃以利中焦升降，祛湿散结；三焦以通利三焦气机，使胆汁疏泄以利排石；十二指肠以疏利肠道，保证胆汁的排送，使结石排出。诸穴共奏疏肝利胆之功，激发胆汁的分泌，促使胆囊收缩、胆道扩张、奥迪括约肌松弛、排出胆石。

其配穴则根据疾病的临床表现配用。若排石效果欠佳，可配肝$_2$、胆$_2$、胆管$_2$、胃$_2$、脾$_2$等穴加强刺激，增强主穴的排石效果。若有纳差、恶心、呕吐，可配口、食道，同时重压脾、胃，以调理中焦。若有腹胀、便秘，可加用大肠、肛门穴以调理大便。若腹胀、胁痛较重，可配以天枢、大横、腹哀、期门以除胀止痛。

④耳压方法：选好穴位，用探棒轻慢、均匀地探求反应点。选成熟、饱满、大小均匀的王不留行籽备用。因该药走而不守，可通血脉、止痛，而且质地坚硬，不易变质、变形。临床实践证明，该药为较理想的耳压用药。

用75%的酒精消毒耳郭，将王不留行籽黏在0.5cm^{2}的医用胶布上，按压于耳穴上，适当加以刺激，以有酸、麻、胀、痛、热感为好。嘱病人每次饭后20分钟及睡前自行按压数分钟，若胆区疼痛可随时加重耳压。

耳压疗法2~3日1次，两耳交替进行。可单独应用，亦可与中药配合运用。若配合中药，可根据中药疗程进行；若单独应用，则15次为1疗程，休息5日再继续治疗。耳压疗法配合饮食疗法效果较好。

⑤适用范围：胆囊结石病人。对结石体积较小（1cm以下）、数量较少、胆囊功能较好、胆囊炎症较轻的病人，可用耳压配合饮食疗法进行治疗。若结石体积较大、数量较多、胆囊功能较差、炎症较重的病人，则应配合中药、食疗进行治疗，效果将更理想。

⑥治疗效果：耳压疗法的排石效果和速度可因结石的大小、数目、部位及胆囊功能的个体差异、炎症轻重而不同。疗效快者可在耳压的次日即有结石排出，慢者多在数次耳压之后。病程短、结石小的病人疗效较好，疗程较短，而病程长、炎症反复发作者效果稍差，疗程亦长。泥沙样结石的病人疗

程较长，病人应坚持治疗。耳压排石的效果还受其他因素的影响。首先是穴位的准确性至关重要，因为耳郭虽小，穴位却有上百个，所以必须找准穴位，要用探棒仔细探查。耳压时加压的方向亦要掌握好，应使病人确有针感，否则都会影响疗效。另外病人对耳压的敏感度不同，敏感者效果好，不敏感者效果稍差，要适当加重刺激。精神因素也影响排石，病人应保持良好的心理状态。

⑦注意事项

A. 要严格消毒，防止感染。

B. 嘱病人按压耳穴时力量要适中，不要按破耳壳皮肤，导致感染，影响治疗。要上下按压，不要揉按，以免使王不留行籽错位，影响疗效。

C. 耳郭冻伤及炎症部位不宜耳压。

D. 孕妇不宜应用本疗法。

（3）耳背放血疗法：选耳背较明显的一条血管（以耳轮沿的血管为主），经揉搓充血后，用手术刀划破，放血数滴，贴以消毒敷料，每周 1 次，两耳交替进行。同时可配合针刺阴陵泉、三阴交，快速进针，平补平泻，每周 1 次。

（4）药物贴敷疗法：金钱草 30g，郁金 20g，白芷 30g，青皮 30g，虎杖 30g，乳香 20g，血竭 20g，大黄 60g，玄明粉 60g，薄荷冰 10g。共研细末，装瓶备用。用时取药 60g 左右，蜂蜜适量，调成膏，摊贴于 10cm × 10cm 及4cm × 4cm 的不吸水棉纸上，将胆囊投影区皮肤和神阙穴用灭菌生理盐水洗净，外贴药膏，用塑料薄膜和胶布固定。24 小时换药 1 次，15 日为 1 个疗程。

（5）膏药外贴排石法：60 年代以后，由于非手术疗法逐渐发展，国内数家医院运用各种排石汤，使胆石症治疗的有效率不断提高。近年来在临床上发现任何药物摄入人体都或多或少有些副作用，长期服用排石汤的病人，有的引起脱发，还有的导致纳呆、胃脘痞满等副作用。根据膏药大师清 · 吴师机所言“凡汤丸有效者，皆可熬膏”之理，经过大量的临床实践，研制出利胆化石膏，外贴局部胆区及阿是穴和神阙穴，此种方法简单便捷，且无毒副作用。

①适应证：直径在 2cm 以下及泥沙样的胆囊、肝内外胆管结石；肝内广泛性小结石；手术后胆道残余结石、复发性结石；胆囊炎、胆管炎所致的右胁胀痛、痛引右肩等症。

②基础方剂：利胆化石膏：金钱草 380g，鹅不食草 30g，鱼脑石 20g，鸡

内金45g，海金沙30g，珍珠母90g，石韦36g，虎杖50g，茵陈30g，延胡索18g，白芥子6g，片姜黄18g，郁金18g，赤芍30g，王不留行60g。

将上药分别加工成粗末，混合均匀，用香油浸泡7～10日，香油与药比例为1∶5，香油超过药面2cm，放入砂锅熬至药物焦黄，而后过滤，去药渣，待油熬至沸腾时下丹，油与黄丹比例为50∶9（5000g油下丹900g），至滴水成珠收膏。每2天换1次，12次为1疗程。本膏由北京市天行健膏药厂生产。

利胆化石膏的组方，主要根据胆石症大多由于肝胆气郁、湿热蕴结、瘀血内阻，最后导致胆汁失于疏泄，聚结成石的病机而设。临床表现主要是上腹部疼痛、阵发性加剧、痛引肩背、呕吐等因结石堵塞胆道而引起的一系列症状。治疗以疏肝利胆、清化湿热、活血化瘀、排石止痛为法。方中重用金钱草为利胆排石之要药，能清化湿热，溶石止痛；鹅不食草具有较强的利胆排石作用；鱼脑石解毒排石；鸡内金健胃消积，软化结石；珍珠母溶散消石；石韦扩张胆管、胆道；虎杖、茵陈清利肝胆湿热；赤芍、郁金、延胡索、片姜黄活血化瘀，理气止痛；白芥子为引药，带领诸药入右胁皮里膜外，直达病所而发挥作用。诸药协同，共奏利胆溶石，理气止痛，化石排石之效。

③膏药外贴化石法的特点

A. 一膏一病，针对性强。

B. 取神阙穴和阿是穴贴敷。临床观察胆石症所致的症状是否有所缓解，一般1～2贴见效。利胆化石膏中所配药物具有较强的利胆排石作用，药量也比较大。采用穴位贴敷，现代医学解释可能是显著降低奥迪括约肌的紧张性，使其松弛，并能促进胆囊的收缩，达到利胆排石、理气止痛之功效。清代外科大师吴师机说："膏药的功用，一是拔，一是截。凡病所结聚之处，拔之则病自出，无深入内陷之患，病所经由之处，截之则邪自断，无妄行传变之虞。"很明确地指出了膏药不但能治疗疾病，还可以防止病之延伸或转移。经临床观察，利胆化石膏排石效果好，这可能是膏药两个主要功用的体现吧。

（6）气功排石疗法

①姿势：或坐或站，两脚平行，相距约三脚长，两脚掌平踏地面，脊柱竖直，腰部微微向下松沉，臀部微微内收，颈部松弛端正，两眼轻闭，面带微笑，两肩沿体侧自然下垂，两肘稍弯曲，两手拇指叉开朝后，两掌轻轻放于腹股沟处，掌心朝下，手腕放松，徐徐调息，在自然呼吸的基础上逐渐延长呼气时间。

②搅舌：若老牛吃草状，用舌在牙间上下搅动9次。

③轮击腰腹：两脚平行站立，与肩同宽，意静心清，自然呼吸，以脚发力，拧转腰身，两臂放松，在腰身左转时，以右拳或前臂击腹，左拳击腰。腰身右转时，以左拳或前臂击腹，右拳击腰。状若小儿玩的“摇鼓”，两肩或手臂松弛若线绳。

④骑马震荡：两手以手背分置于肝俞或腰窝处，膝微屈，全身似骑马上下震荡。

⑤举臂跳跃：两臂上举过头，肘微屈，腕指放松，原地跳跃，要以前脚掌落地，脚跟不落地，利用反作用力弹起。

⑥叩击穴位：左腿弓，右腿蹬，成弓箭步站立。两手轻握拳，自然呼吸。上身前俯，左拳叩击胆穴。上身后仰，右拳以拳背部击打肝俞或肾区，左拳叩击右肩，如此反复、有节奏地叩击9~18次，左右互换。

（7）按摩疗法

①取第7至第9胸椎背部压痛点及两侧胆囊穴，用点法或按法重刺激2~3分钟。

②于左背部压痛点平面的脊柱棘突做旋转复位。

③沿背部两侧膀胱经用滚法治疗约6分钟，再按胆俞、肝俞、膈俞各1分钟，最后用擦法治疗背部膀胱经，以透热为度。

④在两侧胁肋部用擦法治疗，以微微透热为度，然后施按、揉法于两侧章门、期门各1分钟，以酸胀为度。

（8）肛滴疗法：大黄（后下）、炒莱菔子各15g，芒硝、枳壳、川厚朴、延胡索、郁金、柴胡各10g，赤芍12g，金银花、蒲公英、金钱草、茵陈各30g。水煎，浓缩取汁200mL，每日1剂。将药物趁温经纱布过滤，装入输液器内，输液管乳头上接导尿管。按普通灌肠方法将导尿管插入肛门约10cm，以每分钟20~30滴的速度缓慢滴入。中药滴完后拔出导尿管，观察记录病人排便、排气的时间及数量，以及全身情况的变化。此法用于胆石病人，有促进肠蠕动、清除肠道毒物，预防和治疗败血症、内毒素血症及肝肾功能衰弱的作用。

（9）中药离子透入法

处方：白屈菜、金钱草等中药的提取液。

方法与主治：病人侧卧，微屈双膝，根据病情需要于督脉上选取2~3穴，常规消毒；以26~28号2寸长毫针刺入穴位，行针得气后留针；将“直流药物导入治疗机”（“航天部脉冲仪”改型）的输电板夹子夹在针柄上；将上方均匀地洒在预先准备好的药物衬垫上（以绒布或 4～6 层纱布制成，其面积略大于治疗机的电极板），使药垫充分湿润，展平药垫，置于腹部预先选好的“穴区”上方，或直接置于结石部位上方的皮肤上；在药垫上面置以清水浸湿的衬垫（以白色、吸水性强的棉织品制成，厚 1cm 左右，大小与药垫同）及治疗机的主电极板；用金属夹子将电极板与导线连接，并在夹子下垫一小块塑料布；在电极板上覆盖一块比衬垫大些的塑料布后，用胶布将主电极板固定；将治疗机输出调节旋钮旋至零位，极性变换开关指向所需位置，电流表量程开启，并调至合乎治疗量的要求；接通电源，由小到大逐渐加大电流强度达 $0.1mA/cm^2$，持续 30～35 分钟；治疗完毕，缓慢逆时针方向转动输出调节旋钮，使电流强度逐渐减小到零，切断电源，取下督脉上的毫针，取下电极板、衬垫等结束治疗。上法每日施治 1 次，15 次为 1 疗程，间隔 3～5 日后，可转入第 2 个疗程。

注意事项：

①每次治疗前需仔细检查导线连接、电流表量程开关、极性变换开关等与要求是否相符。

②增减电流强度时，必须缓慢地转动输出调节旋钮，以防有电击感或发生肌肉抽搐。

③治疗中切不可拨动极性变换开关、量程选择开关，或忽然切断电源。

④中药提取液以新鲜配制的效果为佳。

⑤嘱病人治疗中勿入睡，勿接触接地的金属物品，勿变更体位，不得移动衬垫。

⑥治疗期间忌房事、气恼、忧思。

⑦对于曾用过多种疗法却久治不愈的顽固性结石，可酌情配合耳压或耳穴埋针疗法。可选肝、胆、胆管为主穴，腹、期门、三焦为配穴。

（10）综合外治法

①中药外敷加耳穴压豆法

中药组成：金钱草 500g，生大黄、玄明粉各 600g，槟榔、炮山甲、威灵仙各 250g，郁金、白芷、木香、虎杖各 300g，枳壳、陈皮各 200g，薄荷脑 50g，麝香少许。将上药粉碎后调匀，过 100 目筛，装罐备用。用时取该散 20g 左右，用蜂蜜适量调成膏状摊在塑料布上，将肝胆投影区用水洗净、擦干，再把备好的消石散膏贴于右日月穴（乳头直下，第七肋间隙取之），用胶布固定，7～14 日换药 1 次。2 周为 1 疗程。

耳压穴及按摩方法：将王不留行籽黏于5mm×5mm的医用胶布上，分别固定在肝、胰、胆、胃、十二指肠、神门、三焦、直肠穴处。6次为1疗程，一般1个疗程内见效。同时，治疗期间嘱患者早餐或午餐前20分钟进食猪蹄1只。治疗536例。痊愈83例，占15.4%；显效211例，占39.3%；有效1例，占36.3%；无效47例，占8.7%，总有效率为91.2%。

②体针加耳穴压豆法：将王不留行籽黏于5mm×5mm医用胶布上，每次贴压一侧耳朵，两耳交替使用，3日后更换；嘱患者在餐前及餐后10分钟自行按压耳穴，每次按压约3分钟，以耳郭有灼热感及微痛为度。

耳穴取：肝、胆、神门、胃、三焦、内分泌及胆、胃、三焦在耳背的对应点。

体穴取：肝俞、胆俞、日月、期门、胆囊穴（其中肝俞、期门用于有肝内胆管结石者）。

针刺背部俞穴时，感传最好反射至肝胆区，针胆囊穴时针感要气至病所。治疗当中，嘱患者午餐、晚餐前半小时服红烧猪蹄半只或1只。治疗300例中，结石全部排出者52例，排净率为17.33%；部分排出结石者223例，占74.33%；无效25例，占8.33%。共275例排出结石，排石率为91.67%。

③推按运经仪点穴法加胆痛宁贴敷法：推按运经仪选用北京宏波自动化控制厂生产的HD－89－VA型。患者取平卧位或左侧臀高位，取穴以胆囊底、胆前（右）、肩井（右）、阳陵泉（右）为主，刺激量从小到大，逐渐至病人能耐受为度，每日1次，7天为1疗程，2疗程后复查B超。

胆痛宁敷贴法：胆痛宁由茵陈、大黄、龙胆草、柴胡、虎杖等14味中药组成，上述5味主要药物按3∶1∶1∶1∶1.5的比例调配，诸药去杂质后研极细末，过120目筛，加入青黛和冰片末，与凡士林调拌成膏，装瓶备用。用法：推按运经仪点穴治疗结束后即敷胆痛宁，穴位以胆囊底为主，每日1次，7天为1疗程。单敷胆痛宁，敷前先用指压刺激胆囊底穴位，使病人有酸、胀、麻等得气感觉后敷贴，每日1次，7天为1疗程。

④耳压配合穴位按摩

耳压部位：肝、胆、胰、胃、十二指肠、三焦、内分泌、神门、交感、耳迷根等穴位。操作方法：先找准耳穴，常规消毒后将王不留行籽用胶布（5mm×5mm）贴于耳穴上，用手按压药籽，使患者有明显的酸痛、灼热感为宜。隔日换1次，双耳轮换。嘱患者每日3餐后15分钟按揉耳穴，每穴1分钟。每日配服1~2次的猪蹄汤或油煎鸡蛋等脂食，夜睡宜左侧位，以利胆石的排出，并嘱患者淘洗大便，注意结石的排出。

穴位按摩方法：患者取仰卧位。术者立其旁，用点揉法点揉日月、期门、阳陵泉、胆囊穴各1分钟。患者再取双膝屈曲位，以神阙穴为中心，顺时针方向摩腹36圈，然后在胆囊区施以指振法，以利胆石的排出。患者取俯卧位，术者用掌推法推擦腰背部，再用食指、中指指节夹脊推擦脊突两侧，尤以$T_8 \sim L_2$为重点，反复5~8次。然后按揉双侧的胆俞、肝俞、脾俞、胃俞穴各1分钟，最后滚腰背部数次，以进一步疏肝理气，利胆排石。按摩隔日1次，每次20分钟，15次为1疗程。如结石未排净，可休息1周后再行第2疗程。

3. 中西医结合疗法

（1）治疗方药：黄芪20g，大黄6g，丹参20g，当归10g，丹皮10g，山楂20g，鸡内金10g，沙参20g，佛手10g，大腹皮10g，金钱草20g。每日1剂，分3次服。配西药丙谷胺，每次400mg，每日3次。3个月为1疗程。

丙谷胺具有强烈的促胆汁分泌作用，配合益气养阴活血之中药，有消炎、利胆、增加胆汁分泌、扩张胆管、协调奥迪括约肌等作用，使胆汁“产”与“出”两旺，有利于结石之溶解及排出。

（2）排石汤Ⅲ号：大黄10g（后下），金钱草、虎杖各30g，海金沙20g（另包），鸡内金20g，柴胡15g，红花15g，黄芩12g，枳壳12g，木香10g，郁金10g，半夏10g，陈皮10g，甘草3g。痛甚者加延胡索、川楝子；黄疸重者加茵陈、乌梅。每日1剂，水煎服。西药为氨苄西林＋氧氟沙星＋甲硝唑静滴，同时给予解痉、退热治疗。

（3）江苏王立瑾中西结合治疗胆囊结石94例，排石率达67%。治疗方法如下。

中药利胆排石汤Ⅰ号：枳壳、木香、延胡索、金钱草、栀子、黄芩、柴胡、金银花、大黄、芒硝。常规用量，每日1剂，水煎服。

电针穴位：期门、日月、胆俞、足三里、胆囊穴。每日1次，10日为1疗程。

耳穴压迫：肝、胆、交感、十二指肠、神门。用胶布块将中药王不留行籽压在上述穴位上。隔日1次，两耳交替，10次为1疗程。

西药：9：00皮下注射吗啡5mg，9：40口服33%硫酸镁40mL，9：50脂肪餐，9：55肌注阿托品0.5mg，10：00电针。隔日1次，5次为1疗程。1周后复查B超，必要时行第2疗程。

（4）林信钊自拟白虎柴胡汤治疗胆石症42例。白芍30g，虎杖30g，白花蛇舌草30g，柴胡10g，黄芩10g，法半夏10g，木香10g，枳壳10g。辨证属湿热者加绵茵陈30g，金钱草30g；气郁者加郁金10g，川楝子10g，乌药10g。每日1剂，水煎服。3个月为1疗程，连续治疗2个疗程判断疗效。发热或黄疸者加用茵栀黄注射液，每日20mL，稀释后静脉滴注，至热退后3天或黄疸消退后1周停用。谷丙转氨酶增高者除用茵栀黄注射液静滴外，加用葡醛内酯，每日6片；联苯双酯，每日24粒，分3次口服。痛甚者加用阿托品0.25mg于胆囊穴（阳陵泉穴下2寸）穴位注射，双侧交替，每6小时1次，每日2～3次。适用于胆石症。

治疗42例，其中治愈19例（45.24%），1疗程治愈8例，2疗程治愈11例；好转21例（50%）；无效2例（4.76%）。

（5）程高用中药利胆排石汤［金钱草30g，茵陈30g，郁金30g，白芍15g，柴胡12g，木香10g，枳壳10g，黄芩10g，香附10g，大黄10g（后下）］，0：00服1剂。服药1小时后，改用氢溴酸山莨菪碱，每次10mg，肌肉注射。隔15分钟1次，连续注射4次。接着进脂肪餐。隔2～3天总攻1次，5～8次为1个疗程。患者容易接受，但排净率较低。

（6）王玲等让患者早8：00服总攻汤：柴胡20g，生大黄12g（后下），威灵仙25g，金钱草60g，鸡内金15g，枳实15g，茵陈30g。水煎至200mL顿服；9：00注射哌替啶50mg；9：50服33%硫酸镁40mL；9：55服稀盐酸30mL；10：00服油煎鸡蛋3个；10：05皮下注射阿托品0.5mg；10：10选用HD－89－VA型胆肾排石仪，电极板分别放置于肩井、期门、日月、章门，每穴位选择循环次数3次，每次3分钟，36分钟治疗结束。治疗98例，治愈28例，痊愈率28.6%；好转67例，占68.4%；无效3例，占3.0%。总有效率为97%。

（7）付氏等嘱病人早晨空腹，备脂餐。上机前1小时服胆石冲剂（金钱草、茵陈、柴胡、郁金、青皮、木香、延胡索、大黄等）12g，曲匹布通80mg，西沙比利10mg，1小时后进脂餐，肌肉注射丁溴东莨菪碱20mg。应用HD－89－VA胆肾排石仪（北京宏波自动化设备厂生产）或LGK－1型体外排石仪（北京立通电子有限公司生产）治疗。治疗前用B超定位结石。胆囊结石取左侧卧位，胆总管结石取坐位，左侧肝内胆管结石取右侧卧位。治疗部位：肝俞、胆俞、脾俞、肩井、日月、期门、章门、胆囊底（体表投影相应部位）、足三里、阳陵泉、胆囊穴（阳陵泉穴下2寸）。每次取穴2～4个。

酌情配合极板疗法、程序疗法、手柄按压疗法交替应用。极板疗法系将一电极板固定在胆囊底部位或日月、期门，另一电极固定在肝俞或胆俞、脾俞。程序疗法系选定 4 个穴位，电极板分别固定在肩井、肝俞或胆俞或脾俞、胆囊底、阳陵泉或胆囊点。由计算机程序控制，自动循环刺激穴位。参数（幅度、频率、脉冲宽度等）、各路的刺激时间、强度、循环次数均可调。手柄按压疗法系以一手柄电极固定在胆囊点，另一手柄电极沿胆囊底及胆总管体表投影位置由上向下推按，以助结石向胆道出口移动。输出强度以患者耐受为度，每周 3 次，每次 40 分钟，10 次为 1 个疗程，2 ~ 3 个疗程后做疗效判断。同时每天配合口服胆石冲剂 12g，西沙比利 10mg 和曲匹布通 40mg，每天 3 次以利胆排石；急性炎症时可配合西药抗生素。

（8）姚氏用耳压配排石汤Ⅱ号治疗胆石症 216 例。耳穴压迫法的取穴按照国际标准定位，主穴取肝、胆（胰）、脾、十二指肠、胃、三焦穴；配以神门、交感、皮质下、大肠、内分泌。主穴每次必用，配穴适当选用。用王不留行籽按压穴位，用胶布固定，每次压一侧耳，两耳交替贴。每月按压 3 ~ 4 次，依次按压 5 ~ 10 分钟以刺激穴位，不压伤皮肤为度。隔 3 日贴穴 1 次，1 月为 1 疗程。

排石汤Ⅱ号：柴胡 10g，黄芩 10g，山楂 10g，鸡内金粉 10g（吞服），木香 10g，槟榔 10g，莱菔子 10g，金钱草 30g，半夏 12g，郁金 12g，枳实 12g，厚朴 12g。痛者加延胡索 12g；热重者加栀子 10g，黄连 6g；湿重者加藿香、佩兰各 10g。每日 1 剂，煎汤服。

治疗结果：治愈（症状及体征全部消失，B 超检查结石消失）44 例，占 20.4%；好转（症状、体征明显改善，B 超复查胆囊炎症消失，结石减少）164 例，占 75.9%；无效 8 例，占 3.7%。排出结石率达 95%。

（9）内服中药配合胆石治疗仪：内服中药利胆汤 4 号，柴胡 12g，金钱草 60 ~ 150g，莪术 20 ~ 30g，白芍 15 ~ 30g，木香 15g，生山楂 30g，乌梅 15 ~ 30g，川牛膝 40g，郁金粉 12g，大黄粉 12g，玄明粉 12g（蜜调，分 2 次冲服），生甘草 6g。胁痛剧加延胡索、徐长卿、没药、川芎；纳呆加鸡内金粉、薏苡仁、陈皮；恶心、呕吐加川黄连、苏叶、姜半夏、姜竹茹；湿热重加茵陈、黄芩、泽泻、茯苓、滑石、车前子；发热加金银花、连翘、虎杖；有严重感染时可配用抗生素治疗；气阴两亏加北沙参、麦冬、生地黄、天花粉、石斛、玄参；血压高，头昏，乏力加天麻、钩藤、桑寄生、二至丸；血瘀明显加用桃仁、红花、三棱、参三七末；脾虚寒湿之象较著加用温中行气化湿类药，如细辛、厚朴、片姜黄、制附片等。水煎服，每日 1 剂，约 500mL，早晚于餐前 30～60 分钟分 2 次口服。

外用胆结石治疗仪：患者取左侧卧位，将旋磁头平面敷于胆囊的投影区（可选期门穴附近）或疼痛最明显处，把两组正负电极分别固定在双耳、胰、胆穴，慢慢地以顺时针方向调节分路能量调节钮，患者逐渐感到有小锤敲击感（不应有强烈针刺感），输出能量以病人能够耐受为限。每日 1～2 次，每次 20～30 分钟，10 天为 1 疗程，每疗程间隔 2～3 天。

食疗：嘱患者服高脂食物，一般日服油煎鸡蛋 2 只或猪蹄（或猪肉）100g。

治疗结果：治愈 20 例，结石排净率占 22.7%；有效 60 例，占 68.1%；无效 8 例，占 9.1%（其中 4 例为肝内胆管结石）。总有效排石率为 91%。疗程最短为 6 日，最长为 50 日。

（10）顾荣斌用中药 + 耳压 + 体针 + 食疗治疗胆结石病人 178 例，排石率达 89.89%。具体治法如下：

基本处方：柴胡 6～10g，黄芩 10g，白芍 10～15g，生大黄 3～10g（后下），茵陈 15～30g，郁金 10g，枳实 6～10g，制半夏 10g，全瓜蒌 20～30g，草河车 14g，鸡内金 10g，金钱草 30g，海金沙 15g，紫花地丁 15～30g。

全部病例均服上方加减，每日 1 剂，水煎服。如病情较重者每日可加服 1 剂，症状、体征明显改善后可改为隔日 1 剂，基本上 1 疗程为 15 日，全部病例均未超过 3 个疗程，178 例中除有 12 例因高热、黄疸、全身中毒症状明显加用西药抗生素静滴外，其余病例全部以中药为主治疗。

耳压治疗：本疗法作为中药治疗的配合疗法，在感染的急性发作期有消炎、利胆、止痛之功，在稳定期又有排石之效。

穴位：胆、胰、肝、三焦、胃、十二指肠、神门、交感、耳前三角、耳后三角。

操作方法：用 5mm×5mm 的小胶布块，中央贴一王不留行籽，对准上述穴位点、按、压至酸沉、麻木、胀痛为度，每日或隔日换 1 次，15 次为 1 疗程，每于餐后 15 分钟逐个在各穴上穴点、按、压，在胆囊急性感染期，上腹部疼痛明显时，可随时按压有关穴点，往往止痛效果良好。

针灸治疗：本法主要针对急性感染时的胆绞痛发作，其止痛效果不亚于西药阿托品之类的解痉剂，且无口干、心率增快等副作用。主要穴位有：日月、期门、胆俞、阳陵泉、足三里、中脘等，方法按针灸常规要求，一般留针 30 分钟左右，间用手法刺激各穴。

高脂肪餐：本法用于胆石症稳定期，配合中药排石，嘱患者食用煨猪蹄，每周连续食用 3 ~4 天。

（三）西医治疗

1. 一般治疗

（1）胆囊结石发作时常合并感染，应做抗感染治疗。

①大肠杆菌感染：庆大霉素、氨苄西林。

②绿脓杆菌感染：阿米卡星等。

③金黄色葡萄球菌：林可霉素、万古霉素。

（2）腹痛应用解痉及镇痛药物，如山莨菪碱、阿托品及哌替啶等。

2. 药物治疗

一般以直径 <5nm 的胆固醇结石为首选；结石直径 >10mm 和体积 >1.75cm^3 的结石全溶率分别是 <10% 及 <3%；直径 >20mm 或体积 >2.65cm^3 者不适用；混合结石，尤其含钙量 >1% 者无效；胆囊不显影、收缩功能差以及胆囊充满结石者均难收效。

（1）药物溶石

①鹅去氧胆酸：1971 年，Thistle 和 Schoenfield 报告鹅去氧胆酸能降低胆汁中胆固醇的饱和度，这为用鹅去氧胆酸来治疗胆结石奠定了基础。1972 年 1 月 Danziger 等，12 月 BELL 等相继报告了临床溶石成功的病例，此后，鹅去氧胆酸治疗胆固醇结石便在临床普遍得到了应用。口服鹅去氧胆酸可以扩大胆汁酸池，降低胆固醇的饱和度。在肠肝循环中，胆汁酸的总量即称为胆汁酸池。胆汁酸池太少和胆汁内的胆固醇呈过饱和状态是胆固醇结石形成的主要原因。服用鹅去氧胆酸后胆汁酸池扩大，体内鹅去氧胆酸升高并成为胆汁酸的主要成分，而胆酸与胆固醇的含量以及卵磷脂的分泌均有所下降，而这种变化与服用鹅去氧胆酸后肝内的 3 - 羟 -3 - 甲基单酸辅酶 A 还原酶的活性受抑制，以及使胆固醇转化为胆汁酸的 7α - 羟化酶的活性增加有关。

服用方法：每日服 2 次，每次 500mg。睡前服效佳，最合适剂量为 13 ~15mg/（kg · d）。不良反应：平时大便正常的病人，口服鹅去氧胆酸 1000mg 或稍多一些，约半数病人每日有 2 ~4 次轻、中度腹泻，药量减少到 750mg，有 28% 的病人有腹泻，减少到 250mg 时则不再发生腹泻。腹泻发生的机制是鹅去氧胆酸能刺激肠黏膜分泌更多的水分。服用鹅去氧胆酸后肝功能变化一般不显著，血清亮氨酸氨基肽酶、r－谷酰基转肽酶和谷丙转氨酶等的活性虽显著升高，但停药后即可恢复正常。血清碱性磷酸酶和谷草转氨酶的活性升高不显著。肝组织的变化主要是门静脉及其周围区域呈现炎症、纤维性变、小管增生、肝小叶排列异常、间隔增厚和再生性小结节。停药几个月后大部分病变恢复正常，但总会留下可见的痕迹。

剂量及疗程：直径 <5mm 者用药半年，5～10mm 者需 1 年，直径 >11mm 者需连续服药 1 年半到 3 年。每日服用 375mg 者持续 2 年，全溶率仅 5%；每日用药 750mg 者则达 27%，但剂量与副作用的大小呈正比关系。

②熊去氧胆酸：是鹅去氧胆酸的 7－β 同分异构体，由 Hammertein 于 1902 年首先从熊胆汁中分离提出，1937 年才确定其化学结构，1952 年已能由胆酸人工合成熊去氧胆酸。正常人胆汁中仅含有微量的熊去氧胆酸。口服后在胆固醇结石的溶解过程中表面有液晶相形成，提示其溶石机制与鹅去氧胆酸不同。Pimstone 认为熊去氧胆酸与鹅去氧胆酸相比有 3 个优点：A. 对胆固醇的溶石效力比鹅去氧胆酸大 1.5～2 倍；B. 不产生腹泻等副作用；C. 不会产生次级胆酸而对肝脏有毒性损害。

服用方法：最合适量为 8～13mg/（kg·d）。

③鹅去氧胆酸和熊去氧胆酸各取半量联合应用：既可减少各自的副作用，又可加强各自单独应用时的溶石效力，同时也降低了治疗费用，是一种可取的治疗方法。

熊去氧胆酸和鹅去氧胆酸在治疗胆囊的胆固醇结石时，要注意掌握好适应证：结石直径 <1.5cm，且胆固醇含量高，并能透 X 线；胆囊功能良好；胆囊管无梗阻；肝功能正常；近 2 个月内无急性胆囊炎发作。

熊去氧胆酸和鹅去氧胆酸的禁忌证是：病人有严重的胆绞痛史，胆管炎史；胆总管有狭窄或梗阻；有急性或慢性肝炎，肝功能异常；有小肠或结肠的炎症性疾病；有急性胃溃疡或十二指肠溃疡；孕妇或哺乳期妇女；长期节食减肥者。

熊去氧胆酸和鹅去氧胆酸一样存在着缺点，主要是：药物的生产程序复杂繁琐，以致药价昂贵；疗程长，最少要持续服用半年以上；疗效不逾 70%；不少病人因各种原因中途停药，能完成治疗疗程者仅占 10%；在治疗期间有 9% 的病人因有胆石症的急性发作而需急症手术；熊去氧胆酸停药后 2 年的复发率为 16.1%～33.3%，而鹅去氧胆酸为 13.5%～45.3%。尽管如此，熊去氧胆酸和鹅去氧胆酸在结合其他非手术疗法进行的综合治疗中仍占有重要的地位。

④前列腺素拮抗剂：胆汁中胆固醇的溶解度主要取决于胆盐、磷脂和胆固醇浓度，过饱和胆固醇为胆结石形成所必需。胆囊前列腺素合成增加可引起胆囊黏液分泌亢进，并加速胆固醇过饱和而在胆汁中沉淀。胆固醇结石中央常由黏蛋白细丝及胆红素－糖蛋白的复合物组成。许多学者都证明前列腺素具有促进胆汁中糖蛋白分泌的作用。相反，阿司匹林和吲哚美辛等前列腺素拮抗剂可抑制胆囊黏膜糖蛋白的分泌，阻止其在结石形成中的成核或支架作用。

（2）灌注溶石：胆囊结石的灌注溶石以往主要用于治疗胆道术后残余结石，间有经 ERBD 置管治疗者。1985 年 Mayoclinic 开创性地用甲基叔丁基醚经鼻管进行胆囊灌注溶石取得成功，每隔 4 ~ 5 分钟灌注 5 ~ 10mL，来回抽注，总治疗时间仅需 4.5 ~ 12 小时。治疗胆囊结石 19 例，有 18 例取得全溶之效。副作用与辛酸甘油酯相似，约有半数病人伴有恶心及十二指肠炎，偶尔可发生溶血及轻度麻醉。国内亦开始试用及研究，虽然一致肯定其溶石效果，但有关黏膜刺激的结果不一。研究证实该药能迅速引起胆囊黏膜出血，但 3 天后即减轻。为此，如何减轻刺激值得进一步研究。

（3）经皮经肝胆囊置管（PTGC）溶石：本法是一种介入性治疗，且可发生严重并发症，因此只适用于那些不愿行胆囊切除术且结石为胆固醇结石者。国外报道对胆囊结石的有效率为 93.9%。甲基叔丁基醚作为溶剂，有强有力的脂溶性，可以引起恶心、呕吐、烧灼感、十二指肠糜烂，注入肝实质可致肝坏死，注入血管可致血管内溶血、出血性肺炎、肾功能衰竭等严重并发症。操作时要谨慎小心。

3. 其他方法

体外震波碎石首先由 Chaussy 等于 1980 年应用于肾结石。1983 年 Brendel 和 Enders 等对动物进行实验，结果发现体外震波碎石同样能击碎胆囊结石，且未发现有任何明显的副作用。Neubrand 于 1986 年在体外对 83 枚含胆固醇 84% ~87.6% 的结石做了下列实验。①用葡萄糖熊去氧胆酸和磷酸的混合微胶粒溶液溶解未经处理的胆固醇结石与经体外震波碎石的结石，观察它们之间有无溶解度的差异。②观察经体外震波碎石后多大的碎石对溶石剂最有效。③观察同样大小和相同重量未经处理的和经体外震波碎石的结石间溶解度有何差异。结果发现其中 2 枚未经体外震波碎石的结石在葡萄糖去氧胆酸－磷酸溶液中10天后胆固醇结石的重量仅减少4%，而2枚经6个冲击波冲击过的结石减少83%，1枚经300个冲击波冲击过的结石减少92%。经体外震波碎石后在肉眼未见有受损的结石，在电镜下可见深的裂隙，而在未经体外震波碎石的结石则无异常裂隙。从而提出在胆盐磷酸混合剂中，未经体外震波碎石的结石实际上并未溶解，而经体外震波碎石后的结石可出现强烈的胆固醇溶解效应，这很可能是增加了结石与溶解液的接触面以及改变了结石的表面结构之故。1986年Saue－bruch等首先应用体外震波碎石技术成功地治疗了9例胆囊结石及5例胆总管结石。

（1）体外震波碎石

①特点：目前已使用第二代体外震波碎石机，具有下列特点：体积小，治疗费用低；结石用超声波定位取代X线定位，或采用超声波与X线联合定位；用水中放电法和压电法来产生冲击波；以前需将病人放入浴缸内，现简化为用小水槽或小水袋替代；以前需做全身麻醉或用镇静剂、止痛剂做术前准备，目前无须做全身麻醉。

②操作方法：病人采取俯卧位，浸泡于水中，或俯卧于水袋上，通过B型超声定位，行冲击波碎石。对于胆总管结石，病人采取仰卧位浸泡于水箱内，经胆道引流注射造影剂，在X线透视下定位碎石，放置胆道引流管是碎石治疗的前提条件，T型管、经鼻胆管插管、经皮经肝胆管插管或胆囊造瘘管均可采用。其作用：胆管结石多为X线阴性结石，超声波因十二指肠气体的干扰，定位多不满意，常需经插管直接注入造影剂观察结石情况；结石碎块阻塞胆总管时，胆管插管能起减压引流作用；可灌注溶石剂；有利于结石的排出或取出。

③适应证：有胆绞痛史，结石数目在3枚之内；结石直径在30mm之内；腹部X线平片显示阴性结石；口服胆囊造影剂表明胆囊功能良好。

④禁忌证：口服胆囊造影不显影，或显影的胆囊位置过高，或有畸形因素致结石定位困难者；胆囊的阳性结石；胆囊急性炎症期；凝血机制障碍；有严重的心、肺、肝、肾及胃十二指肠溃疡病；B超显示胆囊萎缩或胆囊壁粗糙增厚达5mm以上者；妊娠期妇女。

⑤术前准备和术后处理：向患者讲解碎石的方法及碎石后的排石情况，消除患者的顾虑；做血及尿常规、肝功能、胸透、心电图检查；常规B超检查，必要时口服胆囊造影；碎石前10日口服溶石药熊去氧胆酸6～8mg/（kg·d）；碎石前1小时肌注布桂嗪100mg；碎石后第3天复查B超、肝

功能；碎石后继续口服熊去氧胆酸至结石消失后 3 个月，还可用中药排石汤、仪器排石等综合排石疗法，也可在胆囊内置管注入甲基叔丁基醚等溶石药，如需第二次碎石可间隔 2 周后进行。

⑥临床效果：多数患者经一次 ESWL 碎石治疗后可获得满意的疗效（结石碎片小于 3mm）。部分患者需要 2 次或更多次的碎石治疗，碎石成功率大多为 80% ~98%。胆囊管的特殊解剖生理因素以及结石的大小、数目、碎石后结石碎片的大小、残留，成为影响疗效的主要问题。常需较长时间的辅助治疗。上海中山医院王炳生报告体外冲击波治疗胆囊结石 500 例，胆囊结石粉碎率为 97.8%，1 个月结石消失率为 38.5%，4 个月为 45%。国内有很多资料报道其碎石率在 90% 以上，但报道结石消失率的较少。

⑦并发症：据资料报道约有 30% 的病人出现腹痛或胆绞痛，多数可自行缓解。约有 14% 的病人出现皮下瘀斑及斑点。约有 2% 的病人 ESWL 碎石后结石碎片在排出过程中可能嵌顿于胆囊管、胆总管的下端而引起急性胆囊炎、胰腺炎、胆管炎。少数病人出现短暂的转氨酶升高，一般在 3 ~5 日内可自行恢复。

⑧展望：体外震波碎石治疗胆囊结石作为一种无创伤、痛苦小，且安全有效的非手术疗法，在结石粉碎方面较为理想，但还存在着某些不足之处，它对多发性胆囊结石和含色素较高的胆囊结石碎石效果较差，结石碎片的排出需通过胆囊管、壶腹部，有可能引起胆绞痛、胆道梗阻、胆囊炎、胰腺炎等。资料报道，胆囊结石中适合碎石的仅占 28%，且复发率在 10%。为提高体外冲击波碎石术治疗胆结石的效果，目前人们主张将碎石、溶石、排石、取石等措施联合应用，组成更完善的中西医结合非手术疗法。

总之，体外震波碎石术为非手术治疗胆囊结石提供了新方法、新手段，为胆囊结石的治疗带来了希望。这一方法已得到越来越多的临床实践与实验研究的肯定。但是这种方法必须严格选择适应证，胆囊收缩功能必须正常。

（2）超声波碎石：1984 年 Davies 对 2 例胆囊结石并有化脓性胆囊炎的病人施行胆囊切开引流后，将超声探头经肾镜插入手术窦道与结石接触，开动碎石器后，4 枚直径大于 12mm 和 1 枚 40mm 的结石均被击碎，且经肾镜取出。大量资料表明超声波碎石有很大的潜力，在临床中治疗胆囊结石切实可行。

（3）取石：经皮经肝或经皮经腹胆囊取石术：1985 年日本的 Akiyyama 首先报道经皮经肝胆囊取石术治疗胆囊结石合并急性胆囊炎 30 例成功，在超声引导下刺入胆囊置管引流，置入导管并逐渐扩张，1 周后，置入胆道镜进行网篮取石，对巨大结石则先行冲击波碎石或激光碎石，然后取出结石。结石大小、类型、数目等不影响病例选择。只有胆囊萎缩和增厚及胆管结石的病人不适用此方法。其优点是取石、碎石结合，便胆囊结石治疗较彻底，又能保留胆囊功能，创伤轻，痛苦小，疗程短，恢复快，近期疗效显著。江涌等采用气腹后置入胆镜直视下抓取胆囊穿刺，行超声碎石、取石，其成功率达100%，残石 2.3%。本法缺点是远期疗效差，复发率高（随访 3 年约 50% 复发）。在今后发展中尚需解决的问题是：①提高结石清除率；②减轻或改善慢性胆囊炎症的病理改变；③防止或减少结石再形成。

（4）总攻疗法：是 1971 年遵义医学院按照排石机制和药物作用设计出来的。各地所用的总攻疗法，就是以遵义的方法为基础，有的再精简一些。总攻疗法的应用有加快排石、缩短疗程、提高疗效的作用。如遵义医学院总结 103 例胆石症病人，排石率为 64.4%，而全组临床症状消失者为 70%，症状好转者为 21.4%，以上两组相加好转者达 90.4%，结石排净率为 26.6%。总攻疗法适用于气滞型、湿热蕴结型的胆石症、肝内胆管结石、残余结石和复发结石。

①总攻方案：总攻方案如表 4－1。

表 4－1　总攻方案

时间	措　施
8：30	胆道排石汤 6 号 200mL，芒硝 6g，冲服
9：30	吗啡 5mg，皮下注射
10：10	阿托品 0.5mg，皮下注射
10：15	33% 硫酸镁 40mL，口服
10：20	5% 稀盐酸 30mL，口服
10：25	脂餐（油煎鸡蛋 2～3 个）
10：30	电针右胆俞（阴极）、日月、期门或太冲（阳极），30 分钟

②疗程：每次总攻约需 2.5 小时。总攻次数及间隔时间应根据病人体质及攻后反应来决定。体质强，反映轻者可隔日 1 次；体质弱，反映重者，每周总攻 1 次。总攻 4～6 次为 1 疗程，如需再进行，应休息一段时间。予益气养血，健脾和胃的中药。

③总攻排石规律：泥沙样结石排出时，往往无任何反应，而大块结石排出时可发生胆绞痛，随之可能出现发热、脉数，甚至黄疸，过后突然腹痛消失，热度下降，黄疸消退。

④总攻排石原理：先服中药可使胆液分泌增加，然后注射吗啡以收缩胆总管下端的括约肌，使胆液潴留、胆囊胀大、胆压升高，最后使用药物、脂肪餐、电针等促使括约肌突然舒张，胆囊收缩，造成有力的排胆活动，使胆管内的结石、蛔虫、炎性产物等排出。

近年来总攻疗法在临床上已得到广泛的应用，并不断取得改进和提高。

湖南医学院对总攻疗法方案进行了部分调整，在口服中药后 1 ~2 小时先施行电针，约 30 分钟后再服用 50% 硫酸镁，15 分钟后再肌注 5 ~10mg 氢溴酸山莨菪碱，治疗结果为 50% 排石。

成都市龙泉驿区医院主张用两次吗啡，以便进一步提高胆压，并用阿托品取得很好的排石效果，排出结石直径达 1cm 的有 92 块。

福建省人民医院简化了总攻方案，只应用中药排石汤、电针及硫酸镁。曾用此法治疗胆石症 39 例，有 29 例排石，而且多数是较大的块状结石。

无锡市第三人民医院采用国产缩胆囊素 5. 41mg 肌注，组成 CCK 总攻排石方案，可以增强排石效果。

解放军 372 医院将电针改为面积为 1cm ×8cm 的电极板，加大硫酸镁的浓度至 50%，也取得良好的效果。总攻排石疗法具有一定的理论依据，在临床上也得到了广泛的验证。尽管各家所采取的具体措施有所不同，但基本着眼点是一致的，都是将有效的药物和其他治疗措施有机地结合起来，以促进胆汁分泌、解除括约肌痉挛以及增加排胆活动，从而达到加速排石的目的。

（5）手术治疗：自 1882 年 Langenbuch 首次施行胆囊切除术以来，至今已有一百余年的历史，本术式现已成为腹部外科较为安全、经典的常规手术之一。近二十多年来，随着基础科学的发展和临床诊疗技术的不断进步，胆囊手术的种类和方式也逐渐增多。除经典的开腹胆囊切除和胆囊造瘘术外，又出现了小切口胆囊切除术、胆囊大部分切除术、化学性胆囊切除术及腹腔镜胆囊切除术等。在这里我们仅讨论胆囊结石的手术适应证及手术要点，而胆囊息肉、胆囊癌等胆囊疾病不在本章节讨论范围之内。手术方式的选择应根据病人的病情缓急、病变严重程度、病人的身体状况、术者的技术熟练程度及习惯、就诊医院的设备条件等来决定手术方式。

①胆囊造口术：1867 年由 Johns stough Bobbs 首次应用胆囊造口术，是一

种暂时的减压、置管、引流的急救手术，随着目前医疗条件的逐步提高及抗生素的广泛应用，本术式被选择的机会渐渐减少，但对于病情危笃的急症病例仍不失为一种有效而合理的紧急处理措施。

A. 手术适应证

a. 胆囊局部病变严重，粘连很多、很紧，解剖关系不清，同时病人全身情况不好，不能耐受较长时间和较大范围的手术。

b. 急性化脓性胆囊炎伴中毒性休克，可先取出结石，引流胆囊，减轻中毒症状，待身体恢复后再择期手术。

B. 手术要点

a. 切口选择：若手术前诊断不清，或诊断已经明确但有其他问题需要探查者，宜采取右腹直肌切口较为适当。若术前即决定施行胆囊造口术，不需要探查或进行胆管手术者，可于右肋缘下做斜切口，相当于在胆囊突出部位或压痛最明显处。

b. 探查：应根据病情，一般不宜做广泛探查，但对胆道系统仍应进行一定的探查，应注意胆总管、胰头情况，注意探查腹腔有无脓液及胆汁，肝脏有无脓肿。

c. 显露好肿大的胆囊，分离底部粘连，在其周围用盐水纱布垫妥善覆盖，以预防胆囊内容物污染腹腔，在欲切开之胆囊底部用细丝线做荷包缝合，注射器穿刺抽出胆汁，做细菌培养后拔出穿刺针，用小尖刀切开荷包缝线圈内的胆囊壁，用吸引器吸尽胆囊内的胆汁、脓液、炎性碎屑和胆泥，用取石钳经切口探查胆囊，取出结石。若结石嵌顿于胆囊颈、胆囊管处，可将其推挤到胆囊内取出。然后插入 22 ~ 26 号蕈形管，其尖端置于胆囊颈部收缩胆囊，荷包缝线后打结。距第一个荷包缝线外侧 0.5cm 处做第二个荷包缝扎。蕈形管连同保留的荷包缝线从肋下缘下另截小口引出腹壁，并固定于皮肤上，可使胆囊底紧贴腹膜又能固定蕈形管，以避免术后扯脱蕈形管或胆汁漏入腹腔。

d. 若胆囊周围有明显的炎症或化脓，则宜放置腹腔引流管，一般情况下不需要腹腔引流。

C. 术后处理

a. 一般处理：应用抗生素。注意保持引流管通畅。根据病情应用保肝治疗，纠正电解质及酸碱平衡紊乱等。

b. 引流管的处理：每天应记录引流出来的胆汁量、颜色，并反复培养，了解炎症是否好转。第 3 天开始冲洗引流管，以防黏液、脓液或胆石、泥沙阻塞导管。胆囊引流管一般在 2 周后拔除，拔管前应注射造影剂，摄片检查胆管的情况。

②开腹胆囊切除术：是治疗胆囊器质性病变的经典手术方式，经一百多年的实践经验已证明了它的安全性、可靠性、有效性和应用的广泛性。分顺行性切除和逆行性切除两种。

A. 手术适应证

a. 有症状的胆囊结石或反复发作的胆囊炎。

b. 口服胆囊造影发现胆囊不显影，或显影的胆囊有结石、畸形。腹部平片显示胆囊壁钙化、瓷瓶样胆囊，或影像学检查发现胆囊内结石 >25mm，或为多发性小结石，或为充盈性胆囊结石。

c. 胆囊曾经造口而形成胆外瘘，不能自行愈合，或有胆内瘘者。

d. 各种非手术治疗失败的胆囊结石。

e. 在处理胆管结石的手术中，若发现胆囊内有结石或胆囊壁炎症严重，显然提示胆囊即将坏死，手术中应将胆囊一并切除。

B. 手术要点

a. 体位：平卧位，右后背部垫枕，使肋弓张开并抬高，增加胆囊三角区的显露。

b. 切口：经右上腹直肌切口，一般显露良好。右肋缘下斜切口，剑突下肋弓间的成角在 135°左右，采用此切口亦可获得满意显露。

c. 探查：在病人情况良好的条件下，切开腹膜后，可以顺时针方向探查腹腔、盆腔，然后集中探查胆囊和胆管。在硬膜外阻滞麻醉下，一般只能简单地探查腹腔，不能仔细广泛地探查。在探查时，应详细检查以明确胆囊大小、炎症情况、有无粘连及内瘘形成以及结石的大小、数目；胆囊以外的胆管有无结石及炎症、粘连、浸润、扩张情况；Calot 三角区病理改变的严重程度；肝脏的大小、质地、色泽，有无肝脓肿；胃及胰腺的情况。在切除胆囊前，胆囊区局部可用1% 利多卡因 20mL 浸泡 10 分钟，亦可在胆囊浆膜下浸润注射，以减少牵引胆囊时诱发胆心反射的发生率。

d. 切除胆囊：根据术中探查的具体情况，可采用顺行胆囊切除术、逆行胆囊切除术、顺行加逆行联合切除术。

Ⅰ. 顺行胆囊切除术：先由胆囊管、胆囊动脉开始解剖，并首先结扎胆囊动脉和胆囊管，以减少手术中出血，再分离胆囊，此称为顺行胆囊切除。适应于胆囊炎症轻，胆囊颈部粘连少，Calot 三角能被清楚识别的患者。这种手术首先要求切口要够长，并且向上延长，因为肝缘可以向上翻，以暴露胆囊。位置低的切口达不到这一目的。其次是用短小的直角钳夹住扩大的胆囊，轻轻牵拉，再放一块纱垫于十二指肠上，用拉钩向下牵拉，这样胆囊管、胆囊动脉及胆总管即可被牵引而处于一定张力之下，容易进行解剖暴露。

步骤：剪开肝十二指肠韧带右侧缘及胆囊管前上缘的腹膜，显露 Calot 三角，分离显露出胆囊管和胆总管，用直角钳游离并挑起胆囊管，以细丝线在距胆总管 3～5mm 处结扎胆囊管，但暂不切断而将该结扎线向下方牵引，此时可清楚地分离出位于后上方的胆囊动脉，并紧靠胆囊颈部结扎。分离、钳夹、切断胆囊管及胆囊动脉，近端结扎加贯穿缝扎，远端予以结扎。距肝床 8～10mm 环形切开胆囊浆膜，钝性加锐性自胆囊床游离胆囊后，予以取出。

Ⅱ. 逆行胆囊切除术：先由胆囊底部开始，将胆囊从肝床上解剖下来，直至显露胆囊管及胆囊动脉，此法称“逆行胆囊切除”。术中出血较多，但可避免右肝胆管、肝总管及胆总管的意外手术损伤。适用于：胆囊管及胆总管不能充分暴露者；胆囊与胆总管交界处有变厚、变硬的情况，胆囊管、胆囊动脉及胆总管不能确定时；胆囊壁炎症明显，暴露胆囊管、胆囊动脉与胆总管所需要的牵拉力有引起胆囊穿破、污染手术野的危险时。

步骤：首先在距肝脏 10mm 的胆囊边缘切开浆膜层，从胆囊底部开始剥离胆囊，较大血管出血时予以钳夹、结扎，胆囊床小血管出血及组织渗血可用电凝止血，或用盐水沙垫覆盖后再用 Deaver 拉钩压迫止血。游离至胆囊颈后应紧靠胆囊壁寻找胆囊动脉，若辨认困难，应紧靠胆囊壁边钳夹边结扎。钝性分离显露胆囊管，距胆总管 3～5mm 处结扎胆囊管，切断胆囊管，移出标本。

Ⅲ. 顺行加逆行胆囊切除术：适合于所有剖腹胆囊切除术的病人。其优点为：阻断胆囊管能防止胆囊内小结石被挤入胆总管；结扎胆囊动脉后能减少术中出血；从胆囊底部开始游离胆囊床至颈底部“会师”，能避免误将胆总管作为胆囊管结扎、切断。

步骤：先按顺行法游离出胆囊管，紧靠胆囊颈穿入细丝线，结扎后向下拉开，在 calot 三角区分离出胆囊动脉，紧靠胆囊壁结扎，两管均不切断。再于胆囊底部开始分离胆囊至胆囊颈部。向外牵引已接近剥离肝床的胆囊，向下牵引胆囊管及胆囊动脉结扎线，认清胆囊管、胆总管、肝总管的关系后分离处理胆囊管及胆囊动脉。

③小切口胆囊切除术：自 1982 年由 Dabois 首次报告 1500 例小切口胆囊

切除术后，引起了许多外科医师及病人的兴趣，有外科医师做了许多尝试。其优点为：手术切口小，腹壁损伤小，切口在4cm以内，几乎不切断腱划，切口在6cm以内最多断一个腱划；各种操作通过各种器械在体外进行，几乎不翻动内脏，内脏受刺激少，对机体内环境影响小；有利于术后病人早活动、早进食，缩短了住院时间，减少了病人费用；手术切口小，愈合后瘢痕细小，病人乐于接受。

A. 适应证

a. 无急性感染的结石性胆囊炎。

b. B超及口服胆囊造影显示胆囊底位置低于肋缘下。

c. 无继发性胆管病变，术中不需要详细探查。

d. 术中见胆囊与周围组织无严重粘连，局部解剖结构清楚。

B. 禁忌证：胆囊结石伴急性化脓性胆囊炎、慢性萎缩性胆囊炎、胆囊壁不规则增厚或其他原因导致局部解剖结构不清者。

C. 手术要点

a. 必须有理想的麻醉效果，确保腹肌松弛。

b. 切口定位根据B超或彩色多普勒超声检查确定，于胆囊底至胆总管在体表投影之间的中、内1/3交界处定为切点，切口长度在4～6cm。

c. 主刀医师站在病人的左侧更有利于手术操作。

d. 先以小切口进腹，进腹后再根据胆囊位置、炎症及粘连程度再决定是否采用小切口手术。

e. 在操作中要保证不出血或少出血，不能有胆道及胃肠损伤。

f. 在术中发生意外大出血或损伤邻近脏器时，应果断延长切口，不能只强调切口小而勉强操作，必须要首先考虑患者安全。

g. 切口缝合：常规缝合皮下脂肪层后，用3个0号丝线间断缝合真皮层，再用SurgiStrip速奇伤口黏合胶带黏贴切口，也可常规缝合切口。

④胆囊大部切除术：近年来，对于完整切除胆囊十分困难的急性或慢性胆囊炎患者，或勉强切除胆囊后有可能损伤胆总管、肝总管、右肝管及右肝动脉者，许多学者提出采用胆囊大部切除术。

A. 适应证

a. 胆囊结石引起急性胆囊炎，胆囊壁已大部分坏死、周围炎症严重、病人全身情况差，不宜行胆囊造瘘术又难以施行完整胆囊切除术者。

b. 慢性萎缩性胆囊炎及胆囊结石，胆囊黏膜已大部分破坏，胆囊壁肥厚，胆囊床及其附近有大量疤痕性粘连者，胆囊萎缩，胆囊内无胆汁或仅有少许黏液者。

B. 手术要点：常规切口进腹探查后决定是否施本术式。分离胆囊与其周围的粘连，于胆囊体前壁切开胆囊壁，抽吸胆囊内容物，取出结石。距肝床0.5cm处切除胆囊前壁及能切除的后壁，残留部分的胆囊黏膜用刀片刮除，或行电灼，或用苯酚及碘酊涂擦，或三者联合应用，总之使黏膜彻底捣毁。出血点予以缝扎或电凝，残留胆囊可按缝合胆囊床的方法缝合或不予缝合。胆囊床必须放置乳胶腹腔引流管。若有可能，胆囊管最好在胆总管汇合处远侧5mm处结扎或缝扎，亦可在胆囊管腔内行缝扎闭合。

⑤化学性胆囊切除术：本术式主要是为胆囊造瘘术后胆囊的再处理而研究设计的方法，无明显手术禁忌证。适合于年迈体弱，伴随疾病多，难以耐受麻醉及手术打击的病人。其优点为创伤小，简单易行，安全可靠，能够代替胆囊切除术，使胆囊丧失功能。

A. 手术要点

a. 胆囊管闭塞：从胆囊造瘘到进行胆囊管闭塞的时间间隔要大于6周，以使窦道能长得牢固，利于进行操作。经胆囊造瘘管注入造影剂，使整个胆道都显影，如胆总管无结石、狭窄等需手术处理的疾病，确定胆囊管的长度及与胆总管的关系后，即可准备闭塞胆囊管。用胆道镜确定胆囊管的位置后，换用经皮胆镜，在监视器引导或直视下找到胆囊管的开口，从经皮胆镜的治疗孔中插入微波探头至胆囊管口内，抽凝3~4次，再将探头退至胆囊管口周围，分别在3、6、9、12点处各抽凝3~4次。胆囊管闭塞后再置管引流。

b. 胆囊化学灭活：胆囊管闭塞后20~72小时内需施经造瘘口胆道造影，以了解胆囊管是否已闭塞，同时测定胆囊腔的容量。如胆囊管仍畅通需再做胆囊管闭塞。当胆囊管已闭塞后，通过胆囊引流管注入与胆囊腔等量的硬化剂，可用两种方法：一是单用95%酒精，每隔4~6小时重复注入，注入前先引出前一次的硬化剂，可重复5~6次；二是95%酒精与5%四环素交替反复使用，交替3次。特别强调，注入硬化剂的量只能等于或稍小于所测定的胆囊腔的容量。

B. 术后处理

a. 胆囊化学灭活后1周，行经胆囊造瘘管造影，如胆囊腔已闭死，紧紧围绕引流管而形成一窦道，提示灭活满意。如胆囊腔未闭死，说明灭活不满意，需重复上述操作。

b. 胆囊引流管中引流物不含胆汁，且每日引流量小于10mL，提示胆囊管已闭死，胆囊腔亦闭死，灭活满意。如引流物中含胆汁，引流量大于10mL，说明胆囊管仍畅通，需重新灭活。如两项都满意，即可拔管。

（6）微创治疗：用气腹针经腹部穿刺，置入腹腔探查胆囊位置，确定外部正常，在肋下2cm行小切口入腹，牵引胆囊，在胆囊底切开约0.5cm切口，插入胆道镜，用负压吸引器吸净胆汁，同时用生理盐水冲洗，在镜下取结石。确定无结石后，将胆表分层缝合，最后逐层缝合手术切口。

（四）新疗法选粹

（1）经络耳穴诊断治疗多用机：河南开封王其祥等用自己研制的“经络耳穴诊断治疗多用机”治疗胆囊结石，使结石排尽率达76%。首先应辨证准确，恰当施治。再用“经络耳穴诊断治疗多用机”在患者耳郭探测出各个有关的准确穴位，针对胆囊结石配交感、胆、十二指肠、皮质下等穴，卡上输出夹头，用疏密波电磁脉冲治疗20分钟。去夹头后在交感、胆、肝、内分泌、十二指肠、三焦、神门等穴各贴中药浸泡过的王不留籽1枚，每穴按压20下，每日10次。15日为1个疗程。一般2～6个疗程。

（2）强磁脉冲排石机：为安徽电子科学研究所研制的QCJ－B型强磁脉冲排石机。江苏的顾丽雅用本治疗机治疗胆囊结石。其工作电压设定在0～30V，治疗磁头两极分别置于胆囊区腹侧与背侧相应部位，每日1次，每次30分钟，10日为1疗程，间隔1周再进行下一疗程。同时服用促使胆囊奥迪括约肌收缩力加强、促进胆汁分泌、降低血胆固醇含量的中药化石汤，药物组成为生鸡内金、玄明粉、郁金、威灵仙各20g，丹参、鱼脑石各30g，青皮15g。水煎服，每日1剂。

（3）推按运经仪：河北邢台人民医院用北京宏波自动化设备厂生产的HD－89－VA型推按运经仪对胆囊穴、日月穴推运治疗。配以脂肪餐和排石中药治疗胆囊结石取得了较好的疗效。

（4）排石饮液：黑龙江地王医药集团生产的排石饮液对胆囊之收缩、排石有较好的推动作用。

（五）名医治疗特色

陈苏生认为胆石症以湿热蕴结致肝失疏泄为主要病机，认为治疗必以疏、清、滑、利为主。疏肝理气则气机升降正常，胆汁排泄畅达。并注意配以甘凉滑利之药以消痈化石、清热利湿。柴胡与牡蛎同用，一升一降，软坚散结，宣畅气机，临床较为常用。在结石排净之后，给予舒肝活络之品以善其后，防止结石复发。[陈熠．陈苏生治疗胆石症经验．四川中医．1993，(1)：3]

董建华等认为治疗胆石症应药疗与食疗相结合。胆石症病程长，反复发作，需长期治疗，而且发病与饮食结构关系密切，因此药疗的同时，应配合食疗。食疗方多以山楂、鸡内金、萝卜、芹菜、橘皮等理气活血、消食导滞之品为主，康复阶段可单独进行食疗。胆石症病人多有情志刺激和人际关系失调，多具有特异的身心素质，故应“告之以其败，语之以其善，导之以其所便，开之以其所苦”(《灵枢·师传》)[赵志付．胆胀病150例临床研究．中国医药学报．1991，(1)：2]

尚尔寿认为，情志违和，肝气郁结，或饮食不节，恣食肥甘厚味，食郁气滞，痰湿内结，郁而化热，湿热交阻，皆可致胆气不利，胆汁排泄不畅，瘀结为石。治疗重在疏泄肝胆，清利湿热。六腑以通为用，湿热俱重者，应通腑攻下。鸡内金有化石之功，可助金钱草排石散结，但以研细冲服为佳，疼痛缓解、黄疸消除之后，则应以小柴胡汤加鸡内金以善其后。在辨证治疗时，加大药物剂量，疗效更为显著。[尚尔寿．中药治疗胆结石42例小结．吉林中医药．1984，(2)：2]

吴金源认为胆石症属于“胁痛”门中的“痰瘀胁痛”范畴，致病原因是水、气、火郁滞少阳，升降失司，胆失和通。胆石症的病因及治疗归纳为：肝郁为根，石为痰体，热结为主，闭塞为患，和通为治，化痰为旨，治肝为先，以通为补，以辛散结，以咸软坚，以燥化饮，帅气化瘀，并认为畅通三焦，和顺通达是总目标，疏理气机是贯穿理法方药的总原则。[吴金源．胆石症的辨证施治．天津中医．1989，(2)：6]

张笑平认为治疗胆石症的药物分排石和化石两类。具有疏肝理气、利胆通腑之功效的药物多具有不同程度的排石作用；活血化瘀、软坚散结类药物多具溶石、化石之功。临床多采用黄芪、白术、薏苡仁、金钱草、茵陈、防己、威灵仙、乌梅、鸡内金、山甲片等化石之品灵活运用，与排石之药加以配合。对粘连、嵌顿之大结石应慎用理气之品，对无粘连、嵌顿之小结石，又当慎用滋腻之品。[张笑平．治疗胆石症怎样分选排石与化石两类方药．中医杂志．1991，(8)：50]

王文正认为，胆石症可归纳为气滞胆郁、胆腑热结、中焦湿热、胆虚心悸四型。对于气滞型的治疗，金钱草、郁金、田基黄、柴胡、茵陈为必用之药。对于热毒燔炽型的治疗，则应在清热解毒的基础上加用活血解毒药物，如桃仁、

红花、赤芍、丹参、大青叶等。[王文正. 胆石症的辨证用药. 山东医药. 1986, 3: 55]

贺瑞麟认为，只有正确掌握和运用中医辨证，才能较好地提高胆石症的治疗效果，本病辨证一般分为肝郁气滞、肝胆湿热、胆系寒结三型，三者可互为因果，互相转化，治疗应以理气活血、清热燥湿、通结攻下为大法。在准备好手术治疗的前提下，应抓住胆石阻塞胆管造成不通的主要矛盾，正确运用中西药解除梗阻，排出结石。对虚寒型患者，则本着“虚者助之便通，寒者温之便通”的原则，不宜多服苦寒药物。总攻治疗期间，当补或攻补兼施，并应兼顾脾胃，不令攻伐太过。[贺瑞麟. 胆石症的辨证分型. 中医杂志. 1985, 5: 24]

（六）中医专方选介

1. 排石方

金钱草120g，海金沙40g，柴胡20g，黄芩20g，川楝子20g，木香25g，茵陈40g，大黄20～40g，白芍40g，鸡内金20g。本方疏肝利胆，清热利湿，化瘀排石。适用于胆囊结石瘀阻型。水煎服，日1剂。治疗胆囊结石51例，治愈34例，治愈率为67%；显效11例，占22%；无效6例，占11%。[于景献，等. 金文华治疗胆系结石经验. 黑龙江中医药. 1993,（6）: 4]

2. 秦黄硝石胶囊

秦艽10g，黄连15g，姜黄10g，茵陈15g，金钱草15g，鸡内金10g，芒硝5g。研末装成胶囊，每粒重0.6g，含生药3.5g。每次服3～4粒，每日3次，睡前30分钟服。60天为1个疗程。治疗胆囊结石26例。结石消失3例，结石减小10例，无变化13例。[庄诚，等. 秦黄硝石胶囊治疗胆石症的临床初步观察. 成都中医药大学学报. 1995, 18（2）: 22]

3. 金虎排石汤

金钱草50～80g，虎杖25g，茵陈20～30g，柴胡15g，广郁金15g，丹参15g，枳壳15g，威灵仙15g，炙鸡内金10g，广木香10g，益母草30g。每日1剂，水煎，分3～4次服用。服药期间如出现右上腹疼痛，可能是排石先兆，不必停药，右上腹剧痛时可给以654－2等解痉止痛。一般1个月为1疗程。总有效率为92.1%。[沈小英. 金虎排石汤治疗胆石症38例. 江苏中医. 1994, 15（6）: 12]

4. 柴金排石汤

柴胡 15g，金钱草 30g，郁金 20g，海金沙 15g，枳实 12g，赤茯苓 12g，生大黄 10g，山栀 12g。本方疏肝利胆排石，适用于胆囊结石湿热者。每日 1 剂，水煎 3 次，饭后温服。2 个月为 1 疗程。有炎症者加蒲公英、地丁、败酱草各 30g；腹痛甚者加延胡索、白芍；恶心、呕吐者加生姜、竹茹；纳差者加山楂、神曲；腹胀者加厚朴或大腹皮 15g；黄疸甚者，重用茵陈 60g，田基黄 40g。共治疗胆石症 102 例，其中胆囊结石 82 例。经 1～2 个疗程痊愈者 71 例，好转 26 例，无效 5 例。[姚静健．柴金排石汤治疗胆石症 102 例．江苏中医．1995，16（1）：12]

5. 消石妥

鸡内金 3g，生黄芪 2.5g，知母 1g，白芍 2g，白术 3g，王不留行 2g，枯矾 6g，芒硝 6g，硼砂 2g，穿山甲 1g。本方行气活血，柔肝软坚。用于胆囊内早期泥沙样结石效果较好。对胆囊内大的结石要坚持服药。取鸡内金、生黄芪、知母、白芍、白术、王不留行 7 味药水洗 2 遍。与配好剂量的芒硝、硼砂、枯矾入 100℃烤箱烘 2 小时后，进行粉碎装胶囊。每粒含生药 0.3g。每次服 3～5 粒，1 日 3 次，饭后服。3 个月为 1 疗程。忌生冷、油煎食物。治疗 126 例，胆囊结石 114 例。有效率为 91.2%。[杨爱华，等．消石妥治疗肝胆结石 126 例临床小结．江苏中医．1996，17（10）：24]

6. 大柴胡汤加减

生大黄 10～30g，柴胡 12～24g，半夏 10～12g，枳壳 10～15g，黄芩 12～18g，赤芍 20～40g，白芍 20～40g，茵陈 30～60g，三棱 10～15g，莪术 10～15g。本方功能清热泻火，活血止痛。适用于胆囊结石急性发作期。大便秘结加芒硝、桃仁；胆囊肿大、痛剧加川楝子、延胡索，并重用三棱、莪术；腹胀加木香、香附、炒莱菔子；高热加金银花、蒲公英，重用柴胡、黄芩。每日 1 剂，水煎服。47 例患者服上方均缓解。其中服 2 剂缓解者 23 例，3～5剂缓解者 17 例，6 剂以上缓解者 7 例。[蕴玉莲，等．大柴胡汤加减治疗胆囊炎、胆石症急性发作 47 例．四川中医．1995，（8）：28]

7. 清化排石汤

金钱草 30g，海金沙 30g，龙胆草 10g，川楝子 10g，茵陈 15g，王不留行 15g，郁金 10g，柴胡 10g，黄芩 10g，枳壳 10g，大黄 6g，蒲公英 15g。旨在清热解毒利湿，疏肝解郁利胆。适用于邪毒内蕴之胆囊结石。热重于湿者去柴胡、王不留行，加金银花 30g，竹茹 10g，玄明粉（冲）10g；湿重于热者去王不留行、郁金，加萹蓄 10g，瞿麦 10g，六一散 10g，厚朴 10g。急性发作期水煎服，每日 3～4 次，每次服 150～200mL；缓解期水煎服，每日 2～3 次，每次服 150～200mL；症状稳定后，每日早晚各服 1 次，每次服 150～200mL，饭后 1 小时服。3 个月为 1 疗程。对 1.0cm 以下的胆囊结石效果良好，且止痛效果较佳。［韩树勤．清化排石汤治疗胆囊结石 187 例疗效观察．北京中医．1995，(2)：21］

8. 自拟胆净散

金钱草 30～50g，龙胆草 10g，川郁金 20g，虎杖根 20g，生鸡内金 15～30g，生大黄 6g，北柴胡 10g，香附米 10g，焦三仙 30g，硝石 6g，枳壳 10g。每日 1 剂，水煎 2～3 次服，2 个月为 1 疗程。服药期间忌食油腻、鸡蛋及寒凉食物，药后多做上肢活动。适用于胆石症。胆热湿滞热重加生山栀、北黄芩；湿重加茯苓、白芥子；肝胆气郁加川厚朴、枳实、川楝子、陈皮；胆热脾虚减硝石用量，加苍术、白术、肉豆蔻、乌药、广木香、党参、黄芪；巩膜发黄加茵陈、穿山甲；恶闻油腻加香橼、佛手；胁肋痛重加赤芍；胃痛背酸加延胡索、荜茇。治疗 2450 例，其中痊愈（临床症状消失，B 超或 X 线示胆石消失）1027 例，占 41.9%；有效（症状明显好转，B 超或 X 线报告胆石缩小，数量减少）1226 例，占 50.1%；无效（治疗前后症状及结石均无变化，改为手术治疗）197 例，占 8%。总有效率为 92%。［刘贵权，等．刘贵权辨证治疗胆石症 2450 例临床观察．辽宁中医杂志．1999，26 (8)：356］

9. 益气消石汤

党参 15g，白术 15g，磁石（醋煅先煎）30g，金钱草 20g，枳实 10g，制香附 10g，郁金 10g，生鸡内金 10g，青皮 10g，生大黄（后下）3g，生甘草 9g。水煎服，每日 1 剂，上、下午各服 1 次，每次 200mL。适用于老年胆石症，2 个月为 1 疗程。舌苔厚腻加炒莱菔子、姜半夏各 10g；舌质红加川石斛（先煎）30g，知母 10g。治疗 56 例，治愈 22 例，其中服药 1 个疗程 5 例，2 个疗程 11 例，3 个疗程 6 例。好转 31 例，无效 3 例。总有效率为 94.6%。［许雅萍．益气消石汤治疗老年胆石症 56 例．浙江中医杂志．34 (5)：191］

10. 自拟清胆汤

柴胡 30g，黄芩 30g，金钱草 30g，茵陈 30g，当归 20g，白术 20g，大黄 7g。水煎服，每日 1 剂。7 天为 1 疗程，1 疗程后大黄酌减，再行第 2 疗程，待诸症明显缓解后仍继续服2个疗程以巩固疗效。适用于胆囊炎、胆石症属气滞型。症见脘胁胀痛、恶心、不欲饮食加延胡索、川楝子、郁金各20g；血瘀型症见脘胁刺痛，痛处不移，舌暗，脉涩，加桃仁、红花、丹皮、赤芍各20g；热甚伤阴出现口干咽燥，心中烦热，酌加沙参、麦冬等滋阴养肝之品。治疗43例，其中治愈22例，显效9例，有效10例，无效2例。总有效率为95%。[李大勇. 拟清胆汤治疗胆囊炎、胆石症43例. 辽宁中医杂志. 1999, 26（4）: 168]

11. 消石饮

金钱草1000g，海金沙300g，虎杖300g，枳壳150g，木香150g，延胡索150g，胡桃肉150g，五味子150g，茵陈200g，郁金200g，鱼脑石200g（先煎），生大黄80g（另煎）。前11味水煎浓缩液与生大黄另煎液混合至1500mL，每次服50mL，日服3次。适用于胆囊结石。服药期间停服其他药物，无特殊情况者生活、工作可照常。本组平均服药时间为2.68个月。治疗180例，43例治愈（治疗后结石完全消失），占23.88%；55例有效（结石变小或减少），占30.56%；82例无效（结石无变化或增大），占45.56%。总有效率为54.44%。[沈良成. 沈路消石饮治疗胆囊结石180例. 浙江中医杂志. 1999, 34（4）: 146]

12. 利胆溶石胶囊

内含茵陈、郁金、金钱草、枳壳4味药，每粒胶囊0.4g。每次服2.0g（5粒），日3次，2个月为1疗程。本组患者治疗时间为2～34周，平均63天。治疗结果：胆结石780例中，治愈（症状、体征消失，经2次以上B超或口服胆囊造影复查，证实结石消失）96例；显效（症状、体征消失，B超或口服胆囊造影复查示结石数目减少或缩小）556例；有效（症状、体征明显缓解，B超复查示结石无明显变化）96例；无效（症状、体征及B超复查均无明显变化）32例。总有效率为95.9%。[石景森，等. 利胆溶石胶囊治疗胆道疾患880例. 陕西中医. 1999, 20（2）: 49]

第二节　原发性胆管结石

原发性胆管结石是指原发于胆管系统的结石，而胆囊内可无或仅有较少的结石。本病亦称泥沙样结石、胆色素结石、胆汁淤积性结石、胆红素钙结石。其生成原因系由内源性或外源性葡萄糖醛酸酶分解结合胆红素，使其变为难溶于水的非结合胆红素，它再与来自钙超载的肝细胞的钙离子结合形成难溶性胆红素钙微粒，此微粒再与由胆管上皮细胞分泌的糖蛋白形成化学结合，并被糖蛋白包裹形成有形结石。其结石多为含胆红素为主的色素性混合结石，呈棕黑色，形状不定，大小不一，易碎，小者如沙粒，大者可铸成巨大胆管型。

其临床特点为：①合并感染时常有寒战、高热。②多出现腹痛，疼痛部位多位于剑突下，可有阵发性剧烈绞痛或持续性腹痛，可向右后背放射，多伴有恶心、呕吐等症状。③可出现明显黄疸。

中医学没有“肝胆结石”一词，根据其临床表现，可归纳为中医学“胁痛”“腹痛”“胆胀”“黄疸”等范畴。

一、临床诊断

（一）辨病诊断

1. 症状

（1）肝外胆管结石的临床表现：取决于有无并发感染和梗阻，如结石阻塞胆管并继发胆管炎，会出现典型的夏科三联征，即腹痛、寒热和黄疸。在梗阻较完全的情况下，可在前述症状的基础上出现急性梗阻性化脓性胆管炎（AOSC）的 Dargon 与 Reynold 五联征，即毒血症和感染性休克的症状。

①腹痛：大多数胆管结石病人都曾发作过胆绞痛，疼痛位于剑突下，开始为闷胀感，继而转为阵发性剧烈绞痛或持续性腹痛伴阵发性加剧之绞痛，可向右后背部放射，多伴有恶心、呕吐。这是由于胆管内结石向下移动，嵌顿于胆总管下端或壶腹部，引起胆总管暂时性阻塞，刺激括约肌和胆管平滑肌导致痉挛。

②寒战、高热：大约 2/3 的患者有此症状，在胆绞痛发作之后，并发胆道感染而出现寒战和高热。这是由于胆管内压力升高，胆道感染逆行扩散，使细菌和毒素通过肝窦到肝静脉再进入血液循环系统引起全身感染中毒症状。

③黄疸：在胆绞痛、寒战、高热后 12～24 小时，可出现明显的黄疸。黄疸一般不很深，且时轻时重（胆管癌所导致的黄疸呈进行性加重）。黄疸时常有尿色变深，大便呈陶土色，皮肤瘙痒。皮肤瘙痒可能与胆汁酸盐的作用有关，详细机制尚不清楚。

黄疸对心血管系统的影响：梗阻性黄疸时常伴有低血压和手术后休克倾向。梗阻性黄疸的这些变化与整个心血管系统对一些血管活性物质特别是去甲肾上腺素的反应性降低，亦即对交感神经兴奋的反应性降低有关。引起心血管反应的因素可能是胆汁中的某些成分。此外，胆汁还可引起心动过缓。

黄疸对肾脏的影响：梗阻性黄疸在经受外科手术后容易发生急性肾功能衰竭，其发病机制可能包括：低血压；胆汁酸盐和胆红素的作用；细菌内毒素的作用。

黄疸可致凝血障碍和维生素缺乏：梗阻性黄疸时，脂溶性的维生素 K 不能正常吸收，维生素 K 的吸收不足可能导致凝血因子Ⅹ、Ⅸ、Ⅶ和凝血酶原的合成障碍，故长期梗阻性黄疸可有出血倾向。此外，梗阻性黄疸时常见的胆道感染和内毒素血症还可导致 DIC，进而引起出血。梗阻性黄疸时，其他脂溶性维生素 A、D 和 E 的吸收也减少，临床上可出现神经、肌肉变性的症状，如反射消失、共济失调、眼肌麻痹等。

黄疸对消化系统的影响：梗阻性黄疸时，由于胆汁不能进入肠道，脂肪消失，吸收可发生障碍，可发生脂肪痢，同时由于失去了胆汁促进胃肠蠕动的作用，易发生腹胀和消化不良。

④毒血症和感染性休克的症状：神昏谵语和血压下降。

许多肝外胆管结石患者的胆绞痛和黄疸在发作 1 周左右缓解。这是因为结石阻塞胆管后，胆管扩张，使嵌顿于狭窄处的结石能够漂浮上移所致。

（2）肝内胆管结石的临床表现

①当肝内胆管结石合并肝外胆管结石或肝内左、右胆管结石时，其临床表现类似肝外胆管结石。

②单纯肝内胆管结石的腹痛症状多不典型，表现为反复发作的右上腹胀闷疼痛，多呈持续性。位于肝右后叶胆管内的结石，疼痛常放射至右肩、背部；左侧肝内胆管结石常放射到剑突下部。症状发作时影响睡眠，情绪烦躁，可能有短暂畏寒、发热、肝区胀满等轻微症状。

③单纯肝内胆管结石接近全梗阻时，由于缓冲肝胆压力升高的胆管空间较小，败血症和肝脓肿易在较短时间内发生，症状明显加重，表现为上腹痛，频发寒战，持续高热，甚至发生神经系统症状及感染性休克，但黄疸可无或较轻。肝胆管脓肿可穿破至膈下，形成胆瘘，或穿破膈肌至肺，形成肝胆管支气管瘘。

2. 体征

（1）肝外胆管结石的体征：皮肤，巩膜多有黄染。上腹部、右上腹部有触痛，但一般无腹肌紧张，当炎症严重时，可有腹直肌紧张。肝脏肿大时，有触痛或叩击痛，偶可扪及胀大的胆囊，病程长的病人脾脏也肿大。

（2）肝内胆管结石的体征：肝区有叩击痛，有时可扪及有触痛和肿大的肝脏。肝脏肿大多呈不对称性，梗阻的胆管扩张、积脓，肝叶也相应地肿大，而未梗阻的肝叶多为正常。

3. 辅助检查

（1）实验室检查：在临床上，对于无症状的胆管结石，其实验室检查常无明显改变，也较少进行实验室检查。但在急性发作期常利用实验室检查以协助诊断，并对治疗提供依据。

①胆管结石急性发作期的病人要检查血常规。当合并胆道感染时，白细胞总数常升高到 $10 \times 10^9/L$ 以上，重度感染时，白细胞总数可升高到 $20 \times 10^9/L$ 以上，并出现核左移及中毒颗粒，血小板减少。严重呕吐、不能进食的患者，常有电解质紊乱，表现为血钾降低，甚至出现酸碱平衡失调。血培养常有细菌生长。

②胆管结石合并黄疸的患者，应首先排除肝脏本身病变所致的黄疸，应检查肝功能，乙肝六项。由于肝脏有较强的代偿功能，故其肝功结果可能仍为正常，但这并不能排除肝功有损害，应结合临床，进一步选择其他检查方法。肝功化验检查的改变表现为：亮氨酸氨基肽酶（LAP）活性升高，由于LAP 主要存在于肝细胞及胆管上皮内，故当有阻塞性黄疸、肝内胆汁淤积时，常改变明显；碱性磷酸酶（ALP）升高；γ－谷氨酰转肽酶（γ－GTP）升高；谷氨酸草酰乙酸转氨酶（GOT）及谷氨酸丙酮酸转氨酶（GPT）改变；血清碱性磷酸酶同工酶中 ALP_1 阳性。单纯肝内某一支胆管有结石梗阻时，常不出现黄疸，当合并肝外胆管结石时，则出现黄疸，直接胆红素阳性，间接胆红素阴性，总胆红素定量升高，间接胆红素定量微增或正常；尿颜色加深，尿胆原阴性，尿胆红素阳性；大便呈白陶土样，偶可在粪便中查到结石；由于黄疸时脂溶性维生素 K 吸收减少，导致部分凝血因子合成障碍，可出现出血时间、凝血时间延长。对胆红素代谢进行实验室检查，可了解黄疸的程度及治疗的进展情况。

③对于肝外胆管结石的患者，治疗期间若突然出现上腹部刀割样疼痛，

呈阵发性加剧，且用解痉止痛药效果不佳者，要及时查全血细胞、血清淀粉酶、尿常规、尿淀粉酶，以便及早发现胰腺炎。

（2）影像学检查

①B型超声波检查：由于具有准确、方便、迅速、安全、无创、可重复及易被患者接受等优点，已成为肝胆管结石诊断的首选方法。B超的显像率高，可探查直径0.2cm的结石，甚至0.2cm以下的小结石及泥沙样结石也可显示。它可以对结石的位置、大小、数目进行诊断，还可确定胆囊的收缩功能及胆道情况，帮助临床医师选择制订治疗方案。B超检查无不良反应，病人无痛苦，重症病人还可进行床旁超声检查，十分方便，重复检查及追踪观察可以了解病情变化及治疗效果。

正常胆道的声像图：在声像图上胆总管大致可分为上、下两段，上段位于门静脉主干前方，易于显示；下段则因肠道气体回声的干扰，有时不易清晰显示。上段的超声显示率可达95%以上，而下段仅达50%～70%。胆总管内径一般小于0.6cm，多为相应门静脉内径的1/3。正常肝内胆管用现有的超声诊断仪探查，一般不能显示。

胆道结石的声像图：肝外胆道结石的图像为有结石的胆管近端扩张，管壁增厚，回声增强，管腔内可见到固定不变的强回声团，后方伴有声影。横切面扫查时，可见强回声团与管壁间有狭窄的胆汁液透声区包绕，呈海岛征样改变。肝内胆道结石则于肝内沿胆管分布区有大小、形态差异较大的强回声团，后方亦伴有声影，其近端的小胆管因受阻而呈双线、囊状或分叉状扩张。超声对胆囊结石的确诊率较高，可达95%以上。但由于气体干扰及泥沙样结石的声影不确切等因素的影响，胆道结石的超声确诊率明显低于胆囊结石，为80%，对胆总管结石的确诊率更低，仅为60%左右。

尽管B型超声有诸多的优越性，但是也有其不足之处，其一：B型超声诊断的准确率劣于其他有创检查（如经皮经肝穿刺胆管造影）；其二，有时会出现假象而导致判断失误；其三，B超只能提供切面情况，而不能显示整个胆道的情况。三维立体成像能在很大程度上弥补B超之不足。

②腹部X线平片：由于腹部平片对胆石症的诊断准确率较低，只有10%～15%。含有足够钙的结石才能在腹平片上显示阳性结果。所以，目前腹平片已很少用于胆石症的诊断。但此检查对结石性质的诊断有一定的帮助。若对结石性质不了解，不能确定是否用溶石疗法，这时拍腹平片，如果结石不含钙或含钙较少，在腹平片上就显示阴性结果，而B超证实有结石，就可

采取溶石疗法；如果腹平片显影密度较高，说明结石含钙多，不易溶解。

③口服胆囊造影：主要用于胆囊疾病的诊断。用口服胆囊造影可显示胆管病变；用口服染色造影有助于胆管内胆红素结石的诊断。目前，临床很少用此项检查来诊断原发性肝胆管结石。此项检查有逐渐被其他检查取代的趋势。

④静脉胆道造影：是将造影剂静脉注射或滴注进入血液循环，造影剂与血浆蛋白结合进入肝脏，被肝细胞摄取、结合，排泄到胆汁中，当胆汁中造影剂达到1% ~2%时即可显示胆道。本法中造影剂不需要在胆囊内浓缩即可使胆道显影。一般适用于口服胆囊造影失败，不能耐受口服造影剂，以及胆囊切除术后仍有症状的病人。此项检查对肝外胆道显影较好，但血清胆红素过高时，胆道显影率很低。

A. 常用造影剂：a. 30%胆影葡胺：成人用30%胆影葡胺20mL静脉注射，儿童用30%胆影葡胺按1.5mL/kg缓慢静脉注射，亦可用静脉滴注法，静脉滴注优于静脉注射，将30%胆影葡胺20mL溶于10%葡萄糖水250mL，缓慢滴注。b. 40%撒满葡胺：成人每次用量为40%撒满葡胺20mL，静脉注射后10~60分钟显影。此造影剂肝脏排泄快，肝内胆系分支显影好，胆管显影率高。

B. 注意事项：a. 检查前应做造影剂过敏试验。b. 检查前清理胆囊，造影前一天中午进食高脂肪餐清理胆囊。c. 检查前清理肠道，可采用清洁灌肠。d. 肝、肾功能检查有异常者不宜选用此项检查。

C. 正常胆道显影结果：正常肝外胆管位于脊柱旁右侧胸12~腰2水平，肝总管长4.0cm，直径3~5mm，胆总管长7.5cm，直径6~8mm，胆总管括约肌段最窄，仅1~2mm。注药后胆管5~7分钟可显影，30~60分钟显影清晰；胆囊60分钟显影良好，120分钟更为清晰。

D. 胆管结石的表现：胆管扩张，扩张与不扩张交界处即为结石或梗阻部位；胆管充盈缺损。

此项检查常因肝、肾功能损害而受到应用限制，而且随着直接胆道造影（PTC和ERCP）技术的不断成熟与广泛应用，静脉胆道造影有逐渐被取代之趋势。

⑤CT检查：用于胆管结石疾病诊断时，其扫描层厚，层距应为5mm，必要时行冠状位、矢状位图象重建。CT检查可显示肝内胆管结石的数目、部位，可以鉴别黄疸原因是否为结石，其准确率高于B超。

A. 注意事项

a. 检查前30分钟口服2%的泛影葡胺溶液200～300mL充填肠道，有利于胆道与肠管的区分，但怀疑为胆总管结石时，开始时不应服造影剂。

b. 根据需要应用泛影葡胺增强以区别轻度胆管扩张及门静脉分支。

c. 胆囊、胆管病变平扫一般能显示出病变，可不用胆系造影剂增强。

B. CT的正常胆道表现：正常情况下，左、右肝管在肝门部汇合成肝总管，肝总管和胆总管CT表现为均匀的圆形低密度影，不做增强时，CT值与胆囊CT值相同，近于水或稍高于水。圆形的肝总管和胆总管影像下逐渐变小，最后位于胰颈后外侧，下腔静脉前方与胰腺管汇合于十二指肠乳头，胆总管腔直径一般应在8～10mm。肝内胆管正常情况下CT不能显示。

C. CT的胆管结石表现：为圆形或类圆形的高密度影，常见分层状表现，少数结石为低密度影，易漏诊，如胆管扩张，且胆管内CT值高于胆汁时，应注意结石的存在。肝外胆管结石，于肝外胆管走行区域内可见圆形高密度影，有的结石呈中心高密度，周边有胆汁围绕，形成低密度影，也有的结石为斑点状混杂密度影。结石较大时常导致梗阻、结石以上部位胆管扩张。有的同时可发现肝纤维化、肝萎缩及丧失功能的肝段、肝叶。

⑥胆管系统的放射性核素检查：一些放射性药物能被肝细胞自血液中清除，并可分泌到毛细胆管，与胆汁一起经胆道系统排泄至肠道，故可以显示放射性药物在流经胆道系统时径路的图像。根据肝胆管各部位显影时序、形态、相互关系，充盈及清除过程的变化，可观察出肝胆管的狭窄、阻塞、扩张等病变。主要用于肝胆结石导致的黄疸与内科黄疸的鉴别。在黄疸的鉴别上，实验室检查价值有限，口服或静脉造影受胆红素水平或肝、肾功能损害程度的影响，经皮肝穿刺胆道造影虽然诊断价值高，但属于有创检查，有一定的危险性，故其应用受到一定的限制。而放射性核素检查在胆道系统疾病的诊断上避免了上述缺点，所以在临床上有一定的实用价值。

⑦颈部入路胆道造影术：主要用于肝胆管结石合并黄疸时的诊断。经颈内静脉向肝静脉插管，并穿过肝静脉壁进入一个胆管，注入造影剂。它既不进入腹膜腔也不穿透肝的被膜。此项检查可避免胆汁性腹膜炎和出血，故在此方面较经皮肝穿刺胆道造影更为优越。然而，由于感染的胆汁直接进入肝静脉，在一些病例中可能引起败血症和发热等并发症。

⑧经皮经肝穿刺胆管造影（PTC）：是通过皮肤，经肝脏穿刺胆道，将造影剂直接注入胆道进行造影的方法，是一种顺行性胆道直接造影法。一些复

杂病例可得到清晰的胆道图像，对肝内结石和肝管狭窄可做出极有价值的诊断。肝门胆管汇合部有梗阻者有时需做双侧 PTC。PTC 对鉴别诊断和手术方式的选择有重要意义，是目前胆道外科的一项重要诊断技术。

1937 年由 Huard 和 DO - Xuan - Hop 首先报道了 37 例 PTC，当时由于器械因素，并发症（胆漏及内出血）发生率较高而未能在临床上推广应用。1974 年日本千叶大学 Oruda 用特制细软的 Chiba 针穿刺，对肝外阻塞性黄疸伴有肝内胆管扩张者的穿刺成功率可达 100%，随着器械改进、技术进步及经验的积累，对肝内胆管不扩张者的成功率亦可达到 70% ~80%。在我国，1956 年黄文首先开展了这项技术。

A. 注意事项

a. 对于碘过敏者、有明显出血倾向者、重要脏器功能衰竭者不宜施此项检查。

b. PTC 穿刺有多种途径，但由于肝脏在腋中线至第十二胸椎冠状面上有较多Ⅰ ~Ⅲ级胆管分支，故经腋中线第 8 肋间侧路穿刺最容易成功。

c. 穿刺前应在透视下观察、了解肝脏大小及肋膈角的高低，测出胸廓前后径与横径，以选择适当穿刺点，决定穿刺的方向和深度。

d. 穿刺时，应向病人讲明 PTC 的必要性，避免病人的心理恐惧，争取病人配合，令病人屏气，以避免损害肝脏，导致出血。

e. 造影时如病人出现恶心、心率加快、荨麻疹，应考虑为碘剂过敏，必须立即停止注入造影剂，尽量抽出胆汁及造影剂并拔除穿刺，酌情对症处理。

f. PTC 穿刺前应做好开腹手术的准备，以避免发生意外情况。

B. 胆管结石在 PTC 造影中的表现：PTC 在胆管结石病人中，可显示结石负影的形状、部位、数量及胆管的扩张程度。胆总管下段结石可见倒杯口样的充盈缺损，两侧边缘锐利，造影剂可通过结石侧面，围绕结石下行，清晰地勾画出结石的形态。肝内胆管结石可清晰地显示出结石的分布及相应部位肝管狭窄、扩张、梗阻的情况。结石所致并发症，如肝门旋转移位、肝叶萎缩等均能显示出来。

C. PTC 的常见并发症

a. 胆汁性腹膜炎与胆汁漏：发生率为 1.4% ~2.1%。术前应准备充分；根据操作医师的习惯选择穿刺途径；选用细针穿刺；避免穿刺针道过大，可减少此并发症的发生。

b. 腹腔内出血或胆道出血：发生率为 0.5% ~1.1%。避免反复多次穿刺；穿刺中嘱病人屏气、浅呼吸；术前纠正肝功能，有助于减少此并发症。当有出血或疑有出血时，应严密观察患者腹部情况，注意脉搏、血压的变化，当有出血时，往往先有脉搏细速，然后才出现血压下降。若病情加重或者大出血时，应果断开腹手术，不可抱有侥幸心理。

c. 胆管炎与败血症：发生率为 1.1% ~2%。推注造影剂时避免过高压力；避免多次在同一部位反复穿刺；术前使用有效抗生素（术前做血培养加药敏），可减少并发症发生。

d. 气胸：发生率约为 0.1%。穿刺前透视以了解膈肌、肋膈角的位置，避免深呼吸，可减少此并发症。一旦发生气胸，应立即让病人吸氧、平卧，定时床旁胸片观察气胸是否加重。一般少量气胸（肺压缩小于 20%），气体多可自行吸收；大量气胸或有活动性漏气，可于锁骨中线、第二肋间放置胸腔闭式引流装置，并同时用抗生素。

⑨内窥镜逆行胆胰管造影（ERCP）：是用十二指肠纤维镜通过十二指肠，在直视下将细导管插入胆道下端开口处，将造影剂注入胆道，使其显影。Hivschowity 等（1962 年）首先应用十二指肠纤维内窥镜插入到十二指肠，Mccune（1968 年）等通过十二指肠镜进行乳头插管。自从应用纤维十二指肠镜检查及经乳头插管做胰胆管造影以来，在临床上可直接观察十二指肠的病变，为黄疸的鉴别诊断和胰胆系统疾病的检查提供了新的检查方法，它对提高十二指肠疾病及胰胆管疾病的正确诊断起了重要作用。ERCP 不仅能显示胆胰系统，必要时还可以取活组织进行病理检查，这一点是其他方法所不能比拟的。

A. 注意事项

a. 检查前应禁食 12 小时。

b. 造影剂：多选用 76% 泛影葡胺 20 ~40mL，可使胆管与主胰管同时显影。

c. 辨认乳头的方法：十二指肠乳头的位置多因人而异，没有固定准确的部位，通常多位于十二指肠下行部的中间或者中上 1/3 的内侧，稍后壁可见一个纵行隆起的黏膜皱襞，并有 2 ~3 条横行的黏膜皱襞环状绕过而向两侧走行，这是确认乳头的主要方法，有时亦可见到隆起的黏膜皱襞有胆汁间断排出，可协助乳头的确认。

d. 禁忌证：食管、幽门部狭窄和胸主动脉瘤；有严重的呼吸功能及循环功能不全者；急性胰腺炎和急性胆道感染；传染性肝炎或肝功异常；造影剂过敏者。

B. ERCP 的结果：应用 ERCP 所获得的 X 线照片质量较高，成功率可在 90% 以上。胆总管结石时，95% 的胆总管有扩张，伴肝内胆管扩张的病例也较多。

C. ERCP 的临床诊断价值：Burwood 提出归纳了如下诊断意义：证实胆管系统无明显异常，避免不必要的手术探查；当静脉顺行胆道造影失败，可通过 ERCP 发现胆管结石、肿瘤或胆管狭窄等病变，并明确病变部位；通过十二指肠镜直视下的表现，可提示胰十二指肠区的肿瘤及壶腹部嵌顿结石；术前确认硬化性胆管炎；易于引起黄疸的某些疾病在十二指肠镜观察下取活检做出明确诊断。

D. ERCP 的并发症：一般较安全，个别报道有急性坏死性胰腺炎、化脓性肝胆管炎、胆道出血、腹腔内大出血，并有死亡病例。故必要时应于检查前安排好手术。

⑩B 型超声（B – US）、CT、PTC、ERCP 临床应用价值的比较：B – US 和 CT 的应用，明显提高了阻塞性黄疸的诊断水平，但与 PTC 相比，B – US 和 CT 只能提供肝切面的情况，而 PTC 则能显示整个胆道，因此在诊断肝内外胆管扩张、梗阻部位及梗阻原因的准确性方面不如 PTC 高。据 Gold 报道，CT 显示胆管扩张的准确率为 92%，B – US 为 72%，而 PTC 几乎达 100%。在梗阻的定位和原因的诊断准确率上，CT 分别为 68% 和 32%，B – US 分别为 48% 和 37%，而 PTC 基本正确。因此在阻塞性黄疸的诊断上，B – US 宜做首选，PTC 可作为 B 超的补充或决定性检查手段。一般认为对胆道病变，CT 意义并不大。与 ERCP 相比，PTC 费用低，易于掌握，造影时胆管内有气泡的机会少，不会与小结石混淆，肝内胆管结石显影较清楚，但它不能显示梗阻下方的胆管，便不能观察十二指肠乳头和胰管的病理变化，而且当肝内胆管不扩张时，穿刺不易成功，这时需配合 ERCP。因此可用 PTC 和 ERCP 配合检查一些疑难病人，或先做 PTC，然后行 ERCP，这对了解病变范围及确定未来的手术方式均有意义。

（二）辨证诊断

肝胆管结石临床分急性发作期（脓毒型）和慢性期（肝郁气滞型）。属中医学“胁痛”“胆胀”“黄疸”“腹痛”等范畴。临床要根据病机、转归，详细辨证，明确诊断。

1. 望诊

急性痛苦面容，多为急性发作期，常伴有全身皮肤发黄、巩膜黄染。若皮肤出现血点、瘀斑，则为热毒炽盛，迫血妄行。还有浑身发抖、寒战、高热等表现。舌淡、苔薄白或薄黄，为肝郁气滞；舌苔黄腻为湿热内蕴；舌质绛，苔黄燥或黑，则为热毒燔炽之象。

2. 闻诊

闻声音，低声呻吟，少气无力，则为虚证；声高气粗，呼吸急促，则为实证之急性发作疼痛难忍者；若有谵语，则为热毒燔炽之神昏。闻气味，有臭味伴呼吸急促，多为热毒燔炽之征。

3. 问诊

口苦且黏，不欲饮，为湿热蕴结；口干且燥，嗽不欲咽，为瘀血阻滞。右季肋隐痛或胀痛，有时痛引背部及右肩，则为肝郁气滞；胸脘痞满，食欲减退，则为湿热蕴结；右侧上腹疼痛或刺痛，痛有定处，则为瘀血阻滞。湿热内蕴，则高热不退，或身热不扬；寒热往来或恶寒发热，则为急性发作；四肢发凉，神疲乏力，则为热毒燔炽之正虚邪陷。小便黄赤、量少，大便秘结，多为热证、实证；小便黄赤、混浊，大便不爽，多为湿热蕴结。

4. 切诊

皮肤发热，脉弦数或滑数，多为湿热之实证；腹痛拒按，脉弦数或细数，多为热毒燔炽；四肢发凉，脉微欲绝，多为火毒过盛，正虚邪陷之征。

5. 辨证分型

（1）肝气郁结型

①临床表现：右胁隐痛或胀痛，痛引右肩，或恶寒发热，或有黄疸，胸脘痞满，食欲减退，恶心，呕吐，口苦，口干，急躁易怒。苔薄黄或薄白，舌质淡，脉弦或弦数。

②辨证要点：胁肋胀痛，恶心，呕吐，不思饮食，胸脘痞满。

（2）湿热内蕴型

①临床表现：右季肋持续性或阵发性绞痛，或腹痛拒按，脘腹胀满，纳呆，恶心，呕吐，渴不欲饮，高热不退或寒热往来，身热不扬，全身发黄，小便黄，大便干燥。舌质红，苔黄腻，脉弦数或滑数。

②辨证要点：右胁肋阵发性绞痛，拒按，高热不退，身黄，目黄，小便黄。

（3）热毒燔炽型

①临床表现：持续性右上腹或右季肋部剧痛，拒按，腹部硬满，胁下痞块，高热不退，黄疸加重，或见神昏谵语，精神萎靡，或大汗淋漓，四肢厥逆。舌质红绛，苔黄燥或黄黑，脉弦数或细数，或脉微沉细无力。

②辨证要点：疼痛剧烈，拒按，高热不退，舌绛，苔黄。

二、鉴别诊断

（一）与原发性硬化性胆管炎的鉴别

原发性硬化性胆管炎是一种慢性的胆管炎症性狭窄。当急性发作时，可表现出腹痛，间歇性、不规则发热，慢性持续性的梗阻性黄疸，临床表现上难与原发性胆管结石鉴别。原发性硬化性胆管炎，多见于成年男性，病人一般不伴有胆管结石，亦无胆道外伤病史。其临床表现有胆石症的症状，而B超、CT检查证实无结石，再结合胆管造影检查，即可与原发性胆管结石做出鉴别。

（二）与胆道蛔虫症的鉴别

本病发作时，突然起病，出现强烈的上腹部或右上腹绞痛，持续不停，可为强烈的“钻顶”样痛，疼痛难忍，可伴有恶心、呕吐，若胆道继发感染，可出现寒战、发热、黄疸，临床上易与原发性胆管结石发作期相混淆。胆道蛔虫症多见于儿童及青少年，发病前无任何症状，腹部检查在早期无阳性体征，查体时发现与病人所表现的严重症状不符合，一旦蛔虫退出，症状顿消。而胆石症多有前期症状，缓解后也不像胆道蛔虫病人恢复得那么快，若患者吐出蛔虫，更有助于诊断。若出现胆绞痛时，嘱病人口服食醋20mL，疼痛消失者可诊为胆道蛔虫。

（三）与Mirizzi综合征的鉴别

由胆囊颈或胆囊管结石嵌顿压迫肝总管引起的梗阻性黄疸，及由此引起的一系列症状称为Mirizzi综合征。发病时表现的右上腹痛、发热、黄疸症状，易与肝外胆管结石相混淆。1948年由Mirizzi首次报告并描述了本症。该综合征包括：①胆囊管与肝总管解剖上呈并行关系；②结石嵌顿于胆囊管或胆囊颈部；③因结石及其继发性炎症引起肝总管机械性梗阻；④复发性胆管炎。由于Mirizzi综合征的症状无特异性，仅从临床症状上难以与胆管结石相鉴别，借用B超、CT和ERCP检查可做出鉴别诊断。Mirizzi综合征B超检查的特征有：①胆囊颈水平以上胆管扩张；②结石嵌顿于胆囊颈；③结石水平以下胆管正常。

（四）与 Caroli 病的鉴别

本病发病时亦出现发热、恶心、呕吐、右上腹绞痛、黄疸等症状。但同时可伴有黑便或呕血，肝、脾肿大，肝大与病程成正比，但肝表现光滑，边钝，压痛不明显，质地中等。本病即先天性胆管囊性扩张症，是一种染色体隐性遗传所致的先天性疾病。法国的卡罗利（Caroli）于 1958 年首次发现并描述了本病，将其作为一个独立的疾病。由于本病为先天性疾病，故儿童、青少年即可发病，也有一部分病人是由于长期淤胆形成肝内胆管结石及胆道感染后才出现临床症状。借助 B 超、CT，特别是 PTC、ERCP 可明确诊断 Caroli 病。PTC 表现：肝内胆管呈节段性，单发或多发的囊性扩张，可呈柱形、念珠形，Foulr 生动地形容为：好像很多棒棒糖挂在树枝上。B 超检查：典型病例可见肝内胆道的囊性扩张区，其表现与多发性肝脓肿的 B 超图像相似，但病史与病程有助于两者的鉴别。Caroli 病应与肝胆结石引起的继发性胆道扩张症相鉴别。Longmire 提出鉴别要点为：①病人自幼有长期、反复发作的胆道病史；②有长期胆道病史，胆道造影的 X 线长期随访比较中，如早期正常，以后 X 线造影有改变，不属于 Caroli 病；③患者有黄疸或胆道梗阻症状和体征，经过治疗后，症状和体征消失，且 X 线胆道造影属正常或为继发性病变者，不属于 Caroli 病。

（五）与奥迪括约肌功能紊乱症的鉴别

本症临床表现复杂，常不典型。腹痛是最常见的症状，通常较剧烈，可为持续性或间歇性，多位于右上腹，可放射到背部或右肩胛区，有时伴黄疸、恶心、呕吐，需与胆管结石鉴别。奥迪括约肌功能紊乱症是指奥迪括约肌功能性或器质性病变引起的临床综合征。过去曾有多个名称："胆道功能紊乱""胆道痉挛""胆囊切除术后综合征""十二指肠乳头狭窄"。近年来，随着对本病认识的深入，提出将其称为"奥迪括约肌功能紊乱症"更为确切。本病的确诊有时极为困难，病人临床表现及实验室检查可作为参考，但均无特异性，Becker（1993 年）等指出，术中胆道测压或胆道器械性探查均不是诊断奥迪括约肌功能紊乱的可靠方法。虽然本病确诊较困难，但是借用 B 超胆道造影等方法，却易与胆管结石相鉴别。

（六）与胆管癌的鉴别

包括肝外胆管所有部位的癌，在胆管癌早期，胆管未完全梗阻时，可能无黄疸表现。随着病情的进展，胆管腔逐渐变小，甚至完全堵塞，黄疸也由轻渐重，呈持续性、进行性加重。90% ~98% 的胆管癌患者合并有黄疸，黄疸是本病最早和最主要的临床表现，发病早期也常伴有纳差、上腹不适、腹痛。腹痛性质多为隐痛、钝痛，也可能出现胀痛和绞痛，并向腰背部放射，可能为肿瘤引起的胆管阻塞、胆管结石所致，多为剧烈绞痛、“钻顶”样痛，程度较重。借助 B 超及 PTC 有助于胆管癌与胆管结石的早期鉴别，在 PTC 的 X 线片上，胆管癌所在部位的胆管呈不规则狭窄变化。

（七）与急性胆囊炎及胆囊穿孔的鉴别

急性胆囊炎发作时，常有右上腹绞痛、上腹有压痛的现象，莫菲征阳性。若炎症引起胆汁排泄障碍，亦可出现黄疸，伴有纳差、恶心、呕吐等症状。胆囊炎和胆管结石有时可并存。借助 B 超、胆囊造影，常能与胆管结石相鉴别。胆囊穿孔时，出现右上腹痛突然加剧，可形成局限性或弥漫性腹膜炎，伴有发热，体检呈“板状腹”，压痛、反跳痛明显。腹部穿刺可抽出胆汁，一般较易与胆管结石鉴别。

（八）与急性坏死性胰腺炎的鉴别

腹痛是本病的主要表现，多数为突然发作，疼痛多剧烈，常位于上腹中部，可呈现持续性钝痛、钻痛、刀割样痛或绞痛，多向腰部、背部呈带状放射，以左侧为著，有时疼痛可弥漫至全腹。起病时有恶心、呕吐，伴有麻痹肠梗阻时，有明显的腹胀，但呕吐可减轻。发病后多有发热，可呈中度发热或高热，但不伴有寒战，热型呈弛张高热。本病虽然有和胆石症合并胆管感染时相似的腹痛、高热，但少有黄疸，只有胰头部炎性水肿压迫胆总管时才会出现黄疸。查体可在腹部扪及肿块，有明显压痛，腹部皮肤可出现蓝绿或棕色斑，或在脐周皮肤出现蓝色斑，腹肌紧张明显。可出现休克，有濒死感，死亡率较高，腹部穿刺为血性腹水，发病 8 小时后血清淀粉酶增高，尿淀粉酶增高后下降较慢，可持续 1 ~2 周。根据上述症状、体征及实验室检查可与胆石症鉴别。

（九）与慢性胰腺炎的鉴别

腹痛为本病的常见症状，可轻可重，疼痛与体位有关，卧位加重，前倾坐位则可减轻，发作时常有发热、黄疸。间歇期可无症状，有时需与胆石症鉴别。B 超检查：可见胰腺增大或缩小、钙化、囊肿等病变。ERCP：可见胰管变形，结石和梗阻。腹平片：可见位于 L 1～3处沿胰管分布的钙化斑点。这些均是诊断本病的重要依据。

（十）与胰腺结石的鉴别

本病发作时，表现为上腹部疼痛，伴恶心、呕吐，有时可出现黄疸，肝、胆囊肿大，需与胆石症鉴别。本病可能有尿糖升高。疼痛有时与体位有关，卧位时加重，前倾位时减轻，而胆管结石疼痛常与体位无关。CT 与 ERCP 可帮助与胆石症相鉴别。

三、治疗

（一）提高临床疗效的思路提示

1. 因势利导，疏利气机

肝胆管结石多由情志不和、饮食不节、过食肥甘厚味而损伤脾胃。脾胃升降失常，气机升降失调，势必导致胆汁输泄不利；情志不畅致使肝气郁结，肝失疏泄，胆失通降，而气机宣泄不利导致胆汁郁滞，煎熬日久则成石。因此，在肝胆管结石的治疗中，不能一味苦寒攻下，应因势利导，恢复肝胆宣泄、脾胃升降之枢机。“胁为少阳之枢，而小柴胡汤为枢机之剂”，运用小柴胡汤和解少阳，疏利气机，使气机宣畅，同时配以排石、溶石、化石之药，使结石消失或排出，从而使结石病治愈。

2. 抓好环节，兼顾其他

在肝胆管结石的辨证和治疗过程中，牢牢抓住痛、黄、热三个环节。应用疏肝利胆、通理攻下、清热利湿、活血化瘀等治法。若久病或过服清利药而致体虚者，责之在脾胃，可间服健脾益胃之品。但仍不可放弃疏肝利胆排石的治疗原则。若热厥津脱者，应予以回阳救逆，并适当配合西医之抗休克治疗。总之，在治疗过程中，既要抓好痛、黄、热三个环节，应用好基本方，又要根据具体情况，处理好兼有症状，使辨病与辨证相结合。化石以清、利、通、降之法为主，以补、柔、运、化等法为辅，兼顾其他的原则，才能取得较好的治疗效果。

（二）中医治疗

肝内胆管结石和肝外胆管结石，均属中医学之“胆胀”“黄疸”“胁痛”

"腹痛"等范畴。在其辨证治疗方面，一般分述者较少，现一并论述。

1. 内治法

（1）肝气郁结型

治法：疏肝理气，利胆排石。

方药：胆道排石汤1号。

茵陈30g，广郁金15g，赤芍15g，金钱草30g，黄芩12g，炒枳壳10g，佛手10g，柴胡10g，鸡内金15g，半夏6g，生姜6g，大枣6g，虎杖10g，大黄10g。痛甚加延胡索、川楝子；黄疸较重者，加大茵陈用量。

（2）湿热内蕴型

治法：清热利湿，利胆排石，通里攻下。

方药：胆道排石汤2号。

柴胡9g，白芍10g，枳实10g，茵陈30g，金钱草30g，虎杖15g，玉米须20g，延胡索10g，龙胆草10g，鸡内金15g，牡丹皮15g，广郁金10g，甘草10g。如果属于热胜于湿者，加黄连、大青叶、板蓝根、生石膏、知母等清热解毒、养阴生津之品；湿胜于热者，加三仁汤；湿热俱盛，加连朴饮；若湿热内蕴，浊气上逆，加竹茹、代赭石、半夏、生姜等降逆止呕之品。

（3）热毒燔炽型

治法：清营凉血，解毒通下。

方药：胆道排石汤2号合犀角地黄汤。

柴胡9g，白芍9g，延胡索10g，茵陈30g，虎杖15g，金钱草30g，龙胆草15g，鸡内金15g，枳实10g，郁金10g，牡丹皮15g，犀角0.5g，生地黄15g，甘草10g。回阳救脱用参附汤、生脉散。

2. 外治法

王其祥运用"经络耳穴诊断治疗多用机"配合耳穴压迫法治疗肝胆管结石21例。结果结石排净率为86%，有效率为100%。方法：用"经络耳穴诊断治疗多用机"，取疏密脉冲波，选取胆、肝、交感、神门等穴，治疗20分钟后，再在神门、肝阳$_1$、肝阳$_2$、脾、内分泌、上腹、十二指肠、肝、胆、交感、三焦等穴各贴药一枚。每天1次，每次治疗后贴药，两耳交替使用，各穴药后按压20下，每天按压10次。1个月为1疗程。

薛涛等采用虎口穴点穴按摩并注射维生素K_3治疗胆结石疼痛取得了较好的疗效。82例中显效53例（疼痛消失，48小时内未复发）；有效25例（疼痛消失，48 小时内有复发）；无效 3 例（疼痛无缓解）。其方法是：先用 5mL 注射器抽取维生素 K_3，注射针以 45°角向右外侧刺 0.5 ~ 0.8cm，并进行提插，得气后，回抽针管无回血，将药液快速注入，拔针后再行按压约 3 分钟。

吴志明采用耳压配合旋磁综合外治疗法，治疗 61 例。取穴：耳迷根、交感、神门、肝、大肠、十二指肠、胰、胆、耳尖、肺、心、皮质下。食欲不振加脾、胃；恶心呕吐加食道、贲门；痛引肩背加肩穴。耳郭常规消毒后，将磁珠贴压于选定的耳穴上，隔日 1 次，两耳交替换贴磁珠，并嘱患者每隔 2 小时自行按压 5 分钟。同时将具有高强磁场的武汉电子仪器厂生产的 XCL—4 磁疗机磁头放置在患者胆囊区体表投影的皮肤上，或置于疼痛最明显处。每日做旋磁 30 分钟。10 日为 1 疗程。配合做排石操、进高脂饮食等。治疗 2 个疗程后，痊愈 5 例，显效 28 例，有效 24 例，无效 4 例。

王仰孟用山西省平遥县卜宜仪器厂生产的 JJ201 型中国经络诊疗仪配合耳穴压豆治疗患者 40 例。先用 JJ201 型中国经络诊疗仪探查，在耳郭找出相应的敏感穴（区），然后将功能选择开关拨到治疗一边，每穴治疗 2 ~ 4 分钟，完毕后在敏感穴处用橡皮膏贴压王不留行籽，每日按压 3 次，共 25 分钟。常用主穴为肝、胆、十二指肠、胃；辅穴为脾、三焦、肩、眼、耳迷根。主穴每次必用，辅穴选用 2 ~ 3 个，隔日更换 1 次，15 次为 1 疗程。结果：10 日内排石者 28 例，10 日后排石者 7 例，未排石者 5 例，总排石率 87.5%，排净率 11.5%。

3. 中西医结合疗法

（1）周鸿兴等中西医结合治疗肝胆结石 352 例。方法是根据病情，掌握时期进行“总攻治疗”，9：30 吗啡 5mg，皮下注射；10：10 阿托品 0.5mg，皮下注射；10：15 口服 33% 硫酸镁 40mL；10：20 口服 5% 稀盐酸 30mL；10：25 脂餐（油煎鸡蛋 2 ~ 3 个）；10：30 电针期门、日月、阳陵泉、交感 30 分钟。

中药分型论治：

气滞型：右胁窜痛或绞痛，口苦，咽干，食少，头晕，无寒热及黄疸。舌尖微红，苔薄白或微黄，脉弦细或弦紧。相当于临床上的单纯型胆囊炎、胆管结石。治宜疏肝理气，佐以通里攻下。方用清胆行气汤加减：柴胡 10g，黄芩 10g，半夏 10g，枳壳 10g，香附 10g，郁金 10g，木香 10g，大黄 12g（后下），白芍 15g。水煎服，每日 1 剂。

湿热型：右胁持续性灼痛，多畏冷、发热、身黄、目黄、尿黄、便秘。舌红，苔黄腻或厚，脉弦滑或洪数。此型多为胆管结石伴化脓性胆囊炎。治宜疏肝理气，清热利湿，佐以通里攻下。方用清胆利湿汤加减：柴胡10g，黄芩10g，半夏10g，郁金10g，木香10g，猪苓10g，泽泻10g，绵茵陈30g，生大黄15～30g（后下）。每日1～2剂，水煎服。

火毒型：右胁持续性胀痛或灼痛，口苦，咽干，寒战，高热，腹胀而满，尿短赤，大便燥结。舌红或绛，苔黄燥，有芒刺，脉弦滑或洪数。多属梗阻性化脓性胆囊炎，胆石症，伴有败血症或中毒性休克。治宜疏肝理气，清热泻火。方用清胆泻火汤化裁：柴胡15g，黄芩15～30g，绵茵陈30g，半夏10g，木香10g，郁金10g，山栀子10g，板蓝根25g，生大黄15～30g（后下），芒硝15～30g（冲服），龙胆草9g。水煎服，每日1～2剂。热重者加生石膏（先煎）、板蓝根、金银花各30g，连翘15g；气滞重者加川楝子、何首乌各10g；便秘者加重生大黄、芒硝、厚朴的用量；呕逆者加代赭石30g，淡竹茹10g；瘀血者加桃仁、红花、川芎、赤芍各10g；食欲不振者加木香、佩兰各10g，炒麦芽、焦山楂各20g，神曲12g。

结果：好转率：治愈或好转309例，占88%。排石率：服药期间，通过冲洗大便寻找结石，术后观察胆道引流管排泄情况，发现排出的结石呈胆泥样、沙粒样，大小1.2～1.5cm者有218例，占62%；排净率：通过B超、造影复查，发现胆道结石影消失、肝内结石影基本消失者有98例，占28%。中西医结合治疗好转率为88%，排石率为62%，排净率为28%，与国内报道相接近。从临床观察发现尤以肝内广泛性结石的排石率为高，为76.8%；而胆管内（肝外）结石排净率也较高，达44.4%。

（2）王立瑾等用利胆排石汤1号配合电针、耳穴压迫和总攻疗法治疗肝胆管结石66例，排石率达82%。排出结石者54例，占82%，结石超过1cm者24例，均为胆总管结石；未排出结石者12例，占18%，其中胆囊加胆管结石8例，胆总管结石4例。

治疗方法：利胆排石汤1号：枳壳、木香、延胡索、金钱草、栀子、黄芩、柴胡、金银花、大黄、芒硝等。每日1剂。

电针：常用穴位：期门、日月、胆俞、足三里、胆囊穴。每日1次，10次为1疗程。

耳穴压迫：肝、胆、交感、十二指肠、神门。用胶布块将中药王不留行籽压在上述穴位上，隔日1次，两耳交替，10次为1疗程。

总攻疗法：上午 8：00 服利胆排石汤 1 号 1 剂，9：00 皮下注射吗啡 5mg，9：40 口服33%硫酸镁40mL，9：50 脂肪餐，9：55 肌注阿托品0.5mg，10：00 电针。隔日 1 次，5 次 1 疗程。停 1 周后 B 超复查，必要时行第 2 疗程。

西医西药：急性发作时以解痉止痛、控制感染为主，同时维持水、电解质平衡。疼痛者口服吲哚美辛，肌注阿托品、维生素 K，必要时肌注吗啡或杜冷丁。控制感染常采用的抗生素为氨苄西林、哌拉西林、阿米卡星、先锋霉素及甲硝唑等。上述中西医治疗无效时手术。

（3）王俊英用消溶肝胆结石片加中药治疗，总有效率达 80%。

冲刺疗法：前 3 天每天 3 次，每次 6 片，第 4 天，每次 12 片，每日 2 次，反复使用，多用于中青年患者；维持疗法：每次 6 片，每日 3 次，多用于老年人或体弱者。对于肝内胆管结石的病人可配用加减排石汤：茵陈 30g，栀子 12g，大黄 16g，柴胡 18g，白芍 30g，枳实 16g，甘草 10g，香附 18g，郁金 18g，苍术 10g，厚朴 16g，陈皮 6g，木香 12g。每日 1 剂，服药 7 剂后，休息 3 天后再继续服用下一周期。

（4）潭卫泽等中西医结合治疗复发性肝胆管结石 35 例。具体方法是：

①围手术期处理：首先须明确诊断，因术中需行肝内胆管切开、肝胆管成形等，故要求 B 超检查时准确报告结石部位。由于手术时间长及损伤大，因此术前对病人的手术耐受性要有了解，尽可能行全面的肝、肾、心、肺功能检查。做好护肝、清洁肠道、抗感染等治疗。尽可能地将急症手术变为择期手术。术后继续予以抗感染、支持治疗。置“T”管者予以胆道冲洗或中药制剂灌洗。于半个月 ~3 个月后经“T”管逆行造影后拔除。

②手术方式：全组均采用硬脊膜外麻醉。除 8 例急症、重症病人只做了梗阻部位切开取石，解除胆道内高压并置“T”管引流外，其余均行了Ⅱ ~ Ⅲ级肝胆管切开取石。肝胆管空肠吻合 15 例，肝胆管成形“T”管支架引流 12 例。

③中医药治疗：留置“T”管引流者用三黄排石汤加减：黄连 20g，黄芩 15g，生大黄 15g，山栀 15g，金钱草 60g，茵陈 30g，郁金 15g，木香 10g，枳壳 15g。水煎服或煎成 200mL 后滤去渣，并经高压灭菌后与生理盐水交替隔天经“T”管冲洗胆道。

病人出院后继续服胆道排石汤 3 号：柴胡 12g，郁金 12g，香附 12g，金钱草 30g，广木香 15g，枳壳 12g，大黄 15 ~ 30g。每天 1 剂，连服 1 个月后，改2天1剂，3个月后复查。留有支架者行胆道造影及B超检查，无支架者仅做B超检查。3个月后嘱病人用生大黄泡水，代茶饮用，由自己调整用量至排出大便呈黄稀软时为止。

④治疗结果：35例手术均获成功。3例手术发生胆瘘，5例伤口感染，均经治疗后愈合。T管造影无1例狭窄。术后造影及B超检查发现有多发性小结石残留者27例。经中医药治疗3个月后复查，残石排空者23例，可疑小结石残留者4例，其余8例行B超检查未见有结石残留。

（5）王波等对43例胆管下段结石所致的梗阻性黄疸给予中西医结合治疗。25例经非手术疗法治愈，18例经中西结合回围手术期处理。治疗方法如下。

①西药治疗：全部病例给予广谱抗生素、甲硝唑等抗感染。给予维生素K、C、B以补充能量，并予水、电解质及酸碱平衡等支持治疗，给予山莨菪碱改善微循环，减轻奥迪括约肌张力。

②中药治疗：治则为疏肝利胆退黄，清热解毒。基本方药：茵陈20g，黄芩15g，大黄5~10g，栀子15g，虎杖10g，金钱草15g，海金沙30g，白芍15g，延胡索15g。呕吐甚者加半夏、竹茹、旋覆花；大便秘结者重用大黄加芒硝；腹胀者加大腹皮、枳实；湿重者加苍术、厚朴；热重者加柴胡、连翘；尿少者加六一散等。水煎服，每日1剂。200~300毫升/次，2~4次/日。其中6例因病情较重而采用经直肠点滴灌入的给药途径，300毫升/次，1~2次/日。

③手术治疗：梗阻不能解除者，应争取早期手术。虽腹痛、黄疸一时有减轻，但结石仍不能排出，亦应争取手术。因为内引流手术能够解除狭窄和结石引起的梗阻，使黄疸消退或减轻，能改善病人的生活质量，延长生命。

④术后治疗：术后病人继续中西医结合治疗。根据术后患者多有气血两虚的特点，在上述基本方中加补益气血的药物，做到扶正有利于祛邪，祛邪也有利于安正。一般在术后可进流食时即投药。

（6）马玉春等采用液压振荡胆道冲洗配合口服清热利胆攻下中药，治疗肝内胆管残石148例，亦取得了较好的效果。

治疗方法：148例病人均采用液压振荡胆道冲洗、中药排石及胆道镜取石的综合治疗。液压振荡胆道冲洗使用天津产的振荡仪，在术后12~14日经胆道逆行造影或B超检查发现有残余结石时即可开始治疗。用生理盐水500~1000mL加庆大霉素15万U，经T管或肝内置管冲洗胆道，每日1次。手术后

6周左右，经置管窦道用胆道镜取石。

在液压振荡胆道冲洗的同时给予舒肝利胆攻下的中药治疗：柴胡、枳壳、黄芩、赤芍、桃仁、延胡索、栀子、大黄、芒硝加减，视病情可采用总攻疗法。

治疗效果：本组病例结石全部取净者136例，占91.1%。其中胆总管探查者30例（83.3%），施行胆肠Roux-en-Y吻合者62例（93.89%），施行肝胆管盆式肝肠引流术者47例（100%）。对于肝内结石不易取净者，均采用肝内置硅胶引流管，可置入Ⅰ～Ⅲ级胆管，管口对准有残余结石的胆管支或置在巨大嵌顿结石的下方。术后2周采用液压振荡冲洗胆道。胆管内结石主要是胆色素性混合结石，该种结石质地松软，具有易碎、易崩解的特点。在水流的反复冲洗下，结石逐渐被侵蚀而松动。嵌顿结石处多有胆管狭窄，与局部炎症、水肿、肉芽增生有关，用含抗生素的盐水反复冲洗胆道，可减轻炎症水肿，还有助于嵌顿结石松动及向下排出，为胆道镜取石创造有利条件。泥沙样结石广泛且位置深者，胆管盲端的小结石在液压震荡反复冲洗下，可排出胆管进入肠道。

（7）李洪全等，用排石汤合推按运经仪治疗胆石症89例，根据辨证分型用三三配穴法选穴，常用肩井、阳陵泉、肝俞、胆俞、脾俞配日月、期门、章门。每日1次，30次为1疗程。肝内胆管结石取侧卧位，卧向对侧；后叶结石取俯卧位，胆总管结石取半坐位等。用推按运经仪治疗时，消炎用四板程序电极；排石用二板或平板电极；快攻用手柄推按电极；痛剧先用点穴笔点穴5～10分钟，止痛后改电极治疗。刺激量以患者耐受为度，频率：Ⅰ档（慢速）主要快攻排石；Ⅱ档（中速）主要消炎通络；Ⅲ档（快速）主用震石排石，松弛肌肉。治疗前晚用低脂餐，晨起空腹，上机前40～60分钟用中药方：柴胡10g，金钱草100g，海金沙30g，枳壳10g，大黄20g，郁金15g，木香10g。1剂，水煎服。上机前20分钟亦可口服硫酸镁、稀盐酸，进脂餐。有急性炎症、中毒症状者用广谱抗生素及急救、支持疗法。结果：治愈42例，显效41例，无效6例。总有效率为93.26%。

（8）邹宇华等，大柴胡汤增减配合取穴电针治疗1150例。药用柴胡、枳壳、郁金、黄芩、白芍、香附、木香、大黄。湿热型加茵陈、栀子、虎杖；脾虚型加陈皮、半夏、鸡内金、砂仁；肝郁型加川芎、乌药、赤芍；脓毒型加连翘、金银花、蒲公英、地丁。耳穴选神门、交感、胆俞、外耳、三焦、内分泌为主穴，耳区压痛敏感点为配穴。应用DIS-LA型胆结石治疗仪，阳极置于右耳穴上，阴极置于左耳穴上，电针治疗 20～40 分钟，每日 2 次。配合耳压疗法，电针后将王不留行籽敷贴耳穴，每次饭后 30 分钟按压耳穴 15～20 分钟。10 日为 1 疗程，共治疗 2～4 个疗程。结果：痊愈 610 例，占 53%；显效 360 例，占 31.3%；有效 130 例，占 11.3%；无效 50 例，占 4.3%。

（9）李德峰等，“耳压疗法”加服“金石散”治疗胆管结石 46 例。总有效率达 95%。方法是：

耳穴贴压疗法：主穴：肝、胆、胃、三焦、神门，随症状再给予配穴，如耳迷根、交感等。用王不留行籽压在所选耳穴上，胶布固定。然后轻轻揉按。嘱患者临睡前自行坚持耳压 20 分钟，隔日换药 1 次。两耳耳穴交替使用，15 次为 1 疗程。

金石散内服：药用三棱、莪术、大黄、沉香、木香、郁金、鸡内金、芒硝。加减：有炎症者加金钱草；食欲不振、腹胀者加青皮、陈皮、砂仁。上方共研细末，每次 10g，每日 1 次，临睡前冲服。服药前吃猪蹄 1 个（回民则吃羊蹄），若服药后腹痛甚，仍不大便者可加服 1 次，以保持溏便为宜。

治疗期间必须以吃荤食为主，如肉汤、鸡、鱼等，忌食酸、辣、甜。无症状患者，可每日进食生梨 1 个或饮冷水 1 杯，以刺激胆囊收缩。治疗期间出现胆区疼痛、腹部胀满，属正常排石现象。结石排出最快在次日，最慢 1 个月以后。

（10）刘旭东等，用清热利胆、行气泻下之排石浓缩剂加西药再加电针的总攻疗法治疗 50 例。排石 30 例，无效 20 例，转为择期手术 5 例。

“总攻”疗法：

9：00　排石浓缩剂 100mg，必要时加芒硝 10g；

10：00　山莨菪碱注射液 10mg，肌注；

10：30　33～50% 硫酸镁 40mL，口服；

11：00　电针足三里、阳陵泉或日月、期门（或用电极板）。

排石浓缩剂组成：茵陈 3150g，金钱草 3150g，黄芩 1250g，枳壳 1250g，大黄 1250g，木香 1875g，郁金 2500g。

用法：①在诸药中放苯甲酸钠 20g，加水 80000mL，浓缩到 10000mL 备用。常规用量 20～40mL，每日 2 次，口服。总攻用量 80～100mL。调温后经胃肠减压管注入胃内，减少刺激，避免药物呕出。②电针或电极板：电针穴位常选用足三里、阳陵泉或日月、期门等，电极板常用日月、期门等穴区。电针和电极板的应用具有较好的缓急止痛、抑菌消炎和促使结石、蛔虫排出的作用。

（11）李代全多法配合治疗肝内胆管结石 60 例、胆道术后复发结石 90 例。有效率达 99.85%。其中排出结石最大的 6.7cm。

治疗方法：

①利胆排石汤：枳实 15g，厚朴 15g，生大黄 15g（后下），芒硝 15g（另包，冲服），龙胆草 15g，柴胡 15g，赤芍 15g，白芍 15g，金钱草 15g，郁金 15g，鸡内金 15g（火煅研末，冲服），茵陈 30g，山楂 30g，神曲 60g，甘草 5g。日 1 剂，水煎服。

②50% 硫酸镁 40mL，日 1 次，饭后服。

③阿托品片 0.3mg，日 3 次，口服。或 0.5mg，肌注，日 1 次。

④用“推按运经仪”（北京宏波自动化控制设备厂生产）进行治疗。一般在胆绞痛明显时用点穴笔的负极放于胆囊底部，正极放在胆囊穴、足三里、阳陵泉、肝俞、肾俞、丘墟、章门、期门、日月等穴，点穴止痛治疗。待痛止后进行程序治疗，电极Ⅰ放在右肩井穴，电极Ⅱ放在期门穴，电极Ⅲ放在胆囊穴，负极放于胆囊底部。每个电极治疗 10 分钟，循环一次 30 分钟。一般用Ⅱ或Ⅲ档进行消炎排石。程序治疗后又用推按运经仪治疗 10 ~ 20 分钟，负极放于胆囊底部，正极从肝俞向前逐渐推运到胆囊底。每日 1 ~ 2 次。体位应让胆囊底高于胆囊颈，便于石头排出。

⑤心理疗法：用语言诱导等法解除病人思想负担。

（12）杨贵志等，综合治疗胆总管结石 76 例，肝内胆管结石 12 例。治疗方法如下。

①中医治疗：A. 针灸止痛：足三里、日月、期门、章门、合谷。针刺得气后中强度刺激 2 ~ 5 分钟，视病情留针 20 ~ 40 分钟，必要时用维生素 B_1 注射液 0.2mg，或者山莨菪碱注射液行足三里封闭止痛。B. 中药胆系排石汤：郁金 15g，枳壳 10g，青皮 10g，金钱草 60g，茵陈 20g，蒲公英 20g，木香 9g，川楝子 9g，柴胡 12g，槟榔 12g，山栀 12g，延胡索 12g，黄芩 12g，大黄 6g。湿热型加大木香、枳壳、山栀的用量；毒热型则去木香、川楝子，加用生石膏 20g，赤芍 10g，同时增大大黄的用量以奏泻热解毒之效。

②西医治疗：A. 解痉止痛：大剂量山莨菪碱注射液 30 ~ 100mg 静滴，日 1 次，或 25% 硫酸镁注射液 20 ~ 30mL 静滴。B. 抗感染：常用的抗生素分成两组：a. 青霉素、氨苄西林、先锋霉素、头孢曲松、福达欣。b. 庆大霉素、阿米卡星、卡那霉素、氧氟沙星注射液。或 a、b 两组中选一种再联合甲硝唑

应用。C. 支持疗法：补液，输血浆、白蛋白及氨基酸。D. 手术治疗：对保守治疗无效者均应及时手术。

（13）达维高等，按辨证分型加西药治疗胆石症，其中气滞型（20 例）：有间歇性右上腹或心窝部剧痛或胀痛、钝痛，口干，纳呆，小便清或微黄，大便正常，舌苔薄白或微黄，脉弦或滑，无明显的胆道梗阻与感染征象，给予排石汤的基本方：柴胡 6g，枳实 10g，王不留行 15g，虎杖 20g，茵陈 20g，金钱草 30g，大黄 6g，（后下）。湿热型（9 例）：右上腹或心窝部较剧烈的疼痛，且多为持续性，或伴有阵发性绞痛发作，并有畏寒、发热或黄疸，大便干结，小便黄，舌红，苔黄腻或白腻，脉弦滑或洪数，右上腹有明显压痛或肌紧张，相当于胆总管或肝管结石伴梗阻者。其基本方为：柴胡、郁金、枳实、王不留行、黄芩各 15g，金钱草、茵陈、虎杖各 30g，生大黄 12g（后下）。加减法：胆囊结石可用大黄、青皮、谷芽、鸡内金、花蕊石；气滞痛甚者加延胡索、川楝子；血瘀者加桃仁、莪术；食欲差者加鸡内金、山楂；呕吐者加半夏、竹茹；气血虚者加黄芪、党参。可根据病情随症加减化裁，以上中药每日 1 剂，水煎，2 次分服，同时服西药 50% 硫酸镁 30mL，并舌下含服硝苯地平片 10mg，再自行用食指与中指按摩阳陵泉、胆囊穴至有酸困感，每次 15 ~ 20 分钟，15 天为 1 疗程。治疗结果：1 疗程后，6 例疗效明显，不适症状消失，经 B 超复查证实胆道结石阴影消失，为显效，占 20.6%；16 例症状减轻，B 超复查胆管与胆囊结石均减少，但仍有残余结石，此为有效，占 55.2%，总有效率为 75.8%。7 例症状无改变，疗效不显，B 超复查结石无减少，为无效。

（三）西医治疗

原发性胆管结石包括肝外胆管结石和肝内胆管结石，对于肝外胆管结石，采用目前的各种治疗措施，基本上可达到较满意的效果。而肝内胆管结石是一种难治性疾病，是胆道外科学的难点，也是胆道外科医师研究、探讨的焦点之一，综合治疗是解决这一疾病的出路。在综合治疗的指导思想下，具体问题具体分析。

1. 药物溶石治疗

溶石分为口服溶石及灌注溶石。目前取得较多经验是对胆固醇结石的溶石治疗，而对胆色素结石（主要为肝内胆管结石）的溶石治疗取得的经验较少，近年来有众多学者对口服药物溶石治疗原发性肝内外胆道结石进行了临床研究和探索。

灌注溶石治疗：对于肝内胆管结石的灌注治疗，国内外均少有报道，肝内结石绝大多数为胆色素类结石，以胆红素为主，尚含有一定量的游离脂肪酸、蛋白质、胆固醇及钙离子等多种金属元素，这类结石的灌注研究开展较晚，处于初步探索阶段。

①肝内结石的灌注溶石适应证：主要用于经胆道造影确诊的术后残石；病情稳定，胆系无明显感染的患者；不愿或不能耐受手术的患者亦可酌情选用。

②灌注治疗的方法：先以生理盐水或酌加抗生素做胆道冲洗 7～10 日，作为术前准备。

A. T 管灌注溶石：依结石所在部位，取头低臀高患侧卧位，按 8～10 滴/分钟缓慢滴注，5～7 日为 1 疗程。滴完后夹管保留药液，以增加药液与结石的接触时间，若有不适须及时开放夹管。次日用温生理盐水冲洗胆道，去除碎屑和黏液，以利于结石与药液的接触。灌注治疗前后应做胆道造影或 B 超检查判定疗效以便进一步治疗。

B. F 管灌注溶石：先向气囊内注入空气 2.5～3mL，关闭侧管，暂时中止胆流，然后在测压仪的监视下，经导管灌注溶石剂，以加强及延长药液与胆石的接触。若胆道压力超过 2.6kPa，应间断开放气囊管。本法用药量少，药液作用时间长，对已行胆肠吻合术者尤为有利，且可定向给药。

C. 经皮肝管置管灌注溶石（P 管溶石）：在 B 超或 X 线监视下进行，将导管置于肝内结石附近。左肝管结石选择剑突下入路，对于多发性结石有时可做两处置管，或交替灌注。本法对于未行手术的原发性肝内结石亦有较好的疗效。但必须强调导管的固定性与护理，以防脱落及发生其他并发症。

D. 鼻胆管置管灌注溶石（B 管溶石）：给药方法与下管相仿，主要适用于肝外胆管结石，如能将导管留置于结石上端，则溶石效果更好，导管在胃肠内不宜过长，以免扭曲。在严密监视护理下甚至可保持 1～2 个月的灌注治疗。

③灌注治疗的药物

A. 依地酸二钠胆酸溶液：Nakamura（1978 年）报道 1% 依地酸二钠可使胆红素钙结石切片中的胆色素消失，还可以使试管内胆色素结石溶解。若在溶液内加入熊去氧胆酸，则溶石效果能进一步加强。刘国礼（1984 年）经 T 型管灌注依地酸二钠复合液（含 1% 鹅去氧胆酸，2% 依地酸二钠），每日 1 次，每次 200mL，10 次为 1 疗程。依地酸为氨羧络合剂，在 pH 值为 8.0～

8.5 的碱性条件下，依地酸二钠可络合胆色素结石形成复合物，并能溶解胆石黏液物质，从而使胆色素结石崩裂、软化、溶解。依地酸二钠对人体可无明显的毒性作用，胃肠吸收甚微。但长期大量使用可干扰机体对微量元素的吸收和血中水平，从而产生周身乏力不适，头昏，肌肉、关节疼痛等症状。

B. 复方猪胆汁酸钠溶液：由2%猪胆汁酸钠和2%依地酸二钠组成。用蒸馏水配制，以0.5N 氢氧化钠调节 pH 至8.0。具体方法是经 T 型管滴注，上午150mL，下午100mL，10～15 滴/分钟，10 天为1 疗程。

C. 复方桔油乳剂：裴德恺等在复方去氧胆酸钠溶液的基础上组成1∶9 桔油复方胆酸钠乳剂。实验表明该乳剂对胆固醇结石和胆色素结石均有较强的溶石作用，且对胆道黏膜无明显刺激作用，是溶解以胆色素为主要成分的肝胆管结石的较好药物之一。经各种灌注途径治疗胆道残余结石134 例，其中肝内胆管结石103 例。每日或隔日灌注1 次，每次30～50mL，7～10 次为1 疗程，经13.5±9.1 次灌注后，52 例结石消失，全溶率为38.8%，总有效率达83.6%。

D. 复方辛酸甘油单酯－胆酸依地酸溶液：复方辛酸甘油单酯能有效地溶解胆固醇结石，将5%～10%复方辛酸甘油单酯与胆酸依地酸进行体外实验，在36 小时内可使胆红素结石完全溶解，钙及色素被溶解。对20 例手术高危或不能做内镜乳头切开术的胆管结石病人，经鼻胆导管交替灌注250mL 复方辛酸甘油单酯和250mL 胆酸依地酸溶液，平均治疗12 天，8 例结石完全消失，2 例结石减少或变小。狗毒性试验表明二者交替作用可减轻复方辛酸甘油单酯的副作用。

④灌注治疗的注意事项

A. 首先检查清楚结石的性质，选择相应的药物。

B. 注意溶液的有效接触，并注意延长药液与结石的接触时间。

C. 注意观察病人灌注药物后的反应，若不能耐受，应立即停药观察或更换药物。

D. 注意灌注时的体位以增强疗效。结石位于肝内胆管时，应采取臀部抬高位；结石位于左肝管时应采取左侧卧位，在右肝管时取右侧卧位。

⑤灌注的治疗效果：国内外资料显示：灌注溶石的结石消失率为18.3%～38.8%；结石缩小或减少，即有效率为44.8%～48.6%。由于判断疗效的标准不统一，研究亦远未规范化，其最佳的适用范围、应用方法及正确估价其在肝内结石众多治疗的意义等，均有待积累更多的经验，

进行更深的探索。

2. 其他治疗

（1）体外冲击波碎石（ESWL）

适应证：ESWL 对尿石症及胆囊结石报道的病例较多，效果也令人满意，而对胆管结石特别是肝内胆管结石报告病例相对较少，文献报道的少量病例中治疗效果相差甚大。适用于原发性胆管结石，主要有肝外胆管结石及Ⅰ级肝内胆管结石。随着仪器、定位的改进，并结合其他溶石、排石及器械、内镜等取石方法，其适应证也在不断扩大。

禁忌证：①结石数目超过 3 个，大小超过 3cm，外周或核心钙化超过 3mm。②“泥沙样结石”以及“充满型结石”。③合并有未经控制的胆道感染。④重度肝病。⑤传染病活动期，如肝炎等。⑥未经纠正的出血性疾病。⑦未经纠正的室性心律不齐。⑧未经控制的高血压。⑨其他高危病人，如重度心、肺功能障碍等。⑩不能耐受麻醉者。

术前准备：

①术前检查

A. 实验室检查血常规、血小板计数、出血时间及凝血时间，谷丙/谷草转氨酶、总胆红素、直接胆红素、凝血酶原时间、白蛋白/球蛋白、尿素氮、肌酐、碱性磷酸酶、尿淀粉酶。

B. 血压、心电图、胸透：通过术前检查以帮助了解病人的一般情况，和心、肺、肝、肾等重要脏器的功能，以排除可能存在的禁忌证。

②术前处理

A. 术前 1 周开始口服溶石药。

B. 术前 1 日开始肠道准备，不进牛奶、豆浆等易产气的食物。服缓泻剂以排出粪便和肠内积气。肠内积气多会给结石定位造成困难，可能诱发肠出血，还可能使冲击波能量衰减。

C. 对糖尿病患者应根据不同情况给予适当处理。

D. 碎石术当日晨起禁食。

E. 使用 X 线定位碎石机手术的前一天晚饭后服造影剂。

F. 术前使用抗生素。

③治疗的一般原则

A. 根据碎石机引起的疼痛程度、病人的情况、病人的要求选择全身麻醉或硬脊膜外麻醉或安定镇痛术。

B. 一次碎石治疗应不超过碎石机的安全剂量，应根据病人情况灵活掌握冲击波次数及最大能量。

C. 应有必要的手术及内窥镜等设备以及相应的技术力量做后盾，以便及时处理碎石术后的并发症，或在必要时与碎石术并用，进行联合治疗。应具备心肺复苏的抢救设备及技术力量，以及麻醉意外及治疗中其他意外情况的发生。

D. 凡结石较多或较大而需多次碎石治疗者，两次治疗的间隔期不可少于7天，更不可1天之内连续进行碎石治疗数次。

E. 对于小儿患者，应使用聚苯乙烯泡沫塑料片保护肺部，以免肺泡受到损伤。

F. 使用心电触发装置能有效地避免严重心律不齐的发生，但在碎石过程中，治疗人员不可离开治疗现场，要随时注意病人的情况变化，特别是警惕心律失常的发生。

G. 体外冲击波碎石机的类型选择：王炳生认为胆总管结石宜选用液电式碎石机，冲击波由背部进入，用二维X线机定位，对胆总管的毗邻器官损伤较小；肝总管和（或）肝内胆管结石宜选用高压电式碎石机，冲击波由腹部进入，用B超定位，因为这种碎石机的冲击波焦点精细，能量集中，对结石部位以外的肝组织及毗邻器官的影响较小。

H. 碎石前应放置胆道引流管和T形管，还可采用经鼻胆管插管、经皮肝胆管插管或胆囊造瘘管。其作用是：

a. 胆管结石多为X线阴性结石，超声波易被十二指肠气体干扰，或肥胖者定位不够满意，常需经插管直接注入造影剂，观察结石的部位及大小。

b. 结石碎块阻塞胆总管时，胆管插管可起减压引流作用。

c. 可注入溶石剂。

d. 有利于结石的排出和使用器械的取出。

I. 结石击碎程度的判断

结石碎块判断方法：根据结石完整性的改变，在碎石治疗过程中，有的表现为逐次分裂出小的碎屑，有的以“一分为二”的方式逐渐碎裂；根据结石密度的改变，表现为结石的密度不断降低；根据结石几何形状的改变或结石体积增大；根据结石位置的改变，结石击碎后有的在原部位不动，或一部分碎块分布到其他部位。

B超定位检查：结石的强光团拉长、断开、彻底粉碎时呈无数的小亮点；结石的声影同时拉长、断开以及变淡，甚至消失。

J. 体外冲击波碎石治疗后的处理

a. 口服溶石药：常用药为UDCA（每日10mg/kg），CDCA（每日12mg/kg），UDCA和CDCA各半量口服，或试用金石散、胆宁片等，碎石前1周起服用，直至结石消失后3个月。

b. 中西医结合总攻疗法：请参照有关章节。

c. 必要时可用内窥镜，如用胆道镜等取石。

d. 选用有效抗生素：常规口服抗生素2～3日，必要时静脉点滴抗生素。

e. 止痛剂：对于主诉疼痛者，予以口服止痛药，严重者可注射止痛剂。

f. 止血药：术前、术后常规使用，有助于减少并发症的发生。

g. 术后一日查血清胆红素、谷丙/谷草转氨酶、碱性磷酸酶、尿淀粉酶等。

h. 术后1～3日做B型超声检查，以后逐月检查。

ESWL的并发症：

①操作的局部皮肤瘀血：一般很少发生。

②血尿、大便潜血阳性、血痰：多因震波能量过大致定位不够精确，没有使用同步激发。用乙烯苯遮盖多可预防。

③疼痛患者取头高倾斜位，采取手动快速法可预防或减轻疼痛，其发生率不超过1%。

④恶心、呕吐、发热：可观察病情变化或对症处理。

⑤肝肾损伤或其他邻近脏器损伤。

⑥高血压、心律失常。

（2）无疤痕外科治疗胆管结石技术

①纤维胆道镜取石：为胆道残余结石的治疗开辟了一条较理想的治疗途径，使胆道手术的治疗效果有了明显的提高，纤维胆道镜可在术前、术后使用，可以随意弯曲，细的纤胆镜可以进入病理扩张的Ⅲ、Ⅳ级胆管，并可窥见Ⅴ级胆管。纤胆镜可以直接取石或注入溶石药物以溶解、冲洗结石，亦可导入激光、超声碎石或直视微爆碎石；并可结合体外冲击波碎石。利用纤胆镜取石的报道颇多，结石取尽率各家报道均在96%以上，取得了较好的疗效。

A. 经T形引流管瘘管或V型引流管瘘管取石：纤维胆道镜多应用此种途径治疗手术后残留结石。取石前先经T形管做胆道造影或B超检查，明确胆系形态及残石部位、数目、大小。取石时间一般在手术后 4 ~ 6 周最好，此时 T 形引流管瘘管能形成牢固的纤维瘘管壁。胆道镜下发现结石后，插入取石网，超越结石后开网，结石进网后收网，将镜、网、石一起经瘘口拖出。对于较大的结石可利用等离子体外冲击波碎石、机械碎石、激光微爆碎石等方法联合取石。

B. 超声导向经皮经肝纤维胆道镜取石：术前纤胆镜的应用，需先经皮肝穿刺引流（PTCD）建立瘘管，再将其逐步扩张，最后经此瘘管将纤胆镜插入胆道取石。应用 B 超导向进行经皮肝穿刺肝内胆管，避免了医务人员及病人与 X 线的接触，B 超导向定位准确，方便易行，成功率高，适于肝内胆管扩张性肝内结石病例。选择有扩张的肝管穿刺，右肝管多选择腋路第 7 ~ 9 肋间，左肝管可经剑突下偏右 1.5cm 左右进针。在准确确定穿刺点并测量进针深度、方向后，做好皮肤标志，常规消毒铺巾，用尖刀划创达腹膜，多可一次穿刺成功。在 PTCD 置管后 5 ~ 7 天，可逐渐扩张瘘管，直至插入纤维胆道镜进行镜检或取胆石。经皮肝穿刺胆镜取石是一种有价值的方法，但它是一种侵入性操作，可能有并发症，如发热、出血、肝内胆管撕裂、气胸等，但只要穿刺部位选择准确、操作轻巧、器材选用合适，这些并发症多可避免。

C. 术中纤胆镜的应用：术中纤胆镜可弥补术前检查的不足，直接发现并取出结石，同时术中可以指导一般胆道器械取石，减少盲目用器械取石对无结石胆道的损伤。术中应用纤胆镜可以提高结石的取净率。有报道称可达 95.4% 以上，减少了胆道残余结石的发生率和再次手术的概率。

D. 纤胆镜配合体外震波碎石：体外震波碎石解决了纤胆镜对大结石、嵌顿结石取出困难的问题，而纤胆镜则又弥补了体外震波碎石后碎石无法有效排出的不足，二者在临床上联合应用，显著提高了胆结石的治愈率，特别是对肝内巨大结石有明显的优越性。

②纤维内镜下奥迪括约肌切开取石：目前较多用的方法是经十二指肠，在内镜下行胆总管括约肌切开术，切开十二指肠乳头和胆总管括约肌的壁内部分。此外亦可经纤胆镜行胆总管括约肌切开术，但这只适用于手术后有 T 形管瘘管或有经皮肝穿刺引流瘘管者。内镜乳头切开治疗胆总管结石有很高的排石成功率。据 Hogan 分析，62 例病人行内镜乳头切开术，结果结石直径 $<10mm$ 的有 96% 被成功排出，结石直径在 11 ~ 20mm 的有 94% 被成功排出。操作时先做逆行性胰胆管造影（ERCP），证实有胆道结石后，经内镜活检孔插入顶端装有金属丝的导管，通以高频电，切开胆总管括约肌。术后 1 ~

2周多能自动排出结石。若1～2周内结石未能排出，可将装有网篮的导管插入胆总管内将胆石取出，或用碎石钳将稍大的结石夹碎，然后用网篮取出，或用体外冲击波碎石。但奥迪括约肌切开取石术后，有可能导致乳头外瘢痕形成狭窄，应注意预防。

③经鼻—胆道置管技术：将纤维十二指肠镜经口插入至十二指肠乳头部，再经内镜插管孔插入一导管，通过乳头部沿胆管上行，直达胆石以上。然后，将十二指肠镜缓慢退出，将导管保留，近端露出口外。再从鼻腔插入胃管，从鼻、咽至口，拉出口外，将胃管与导管在口外连接后，将胃管连带导管近端从鼻孔拉出，保留导管并固定于鼻外。

通过鼻胆管可做胆道引流减压、注射造影剂造影及注入溶石剂等。

④激光碎石：是将激光利用纤胆镜通过T形管窦道或PTCD插管途径导入，将光能转化为声能，产生冲击波而碎石。在1981年Orri等首先报道运用激光治疗胆总管内残余结石。这种方法主要适用于胆总管结石、肝内结石，特别是肝内残余结石。激光碎石是一种治疗胆管结石的好方法，能量可通过细软纤维管传送，这种细软管能通过各种内窥镜的细小通道。目前最适合的激光是脉冲式激光系统，因为它把光能转化成声能，光热少，避免了周围组织的损伤和穿孔。其最适宜波长为504nm，这种波长的激光能被色素石最大限度地吸收，因而可用较低能量碎石。然而，激光碎石目前还有待进一步研究和完善。

⑤液压射流振荡碎石：电子胆道振荡排石仪（液压射流振荡器）主要用于肝内胆管结石，特别是胆道术后的残余结石，为结石的治疗提供了一种有效的新方法。通过该仪器的连通管，经胆道手术后的T形管瘘管或PTCD瘘管导入液体弹性波，使胆道被动产生节律性扩张与收缩，同时以灌注液反复冲刷胆道，促使胆石脱落、排出。振荡液一般用0.9%生理盐水500mL加庆大霉素16万U，温度为30℃～60℃，首先使振荡液慢速滴入胆道内，10mL/min左右，振荡频率以20～30次/分为度，振幅由小到大，以病人能耐受为准。用上述振荡液3～5次后如果无异常反应，可再考虑选用0.9%生理盐水500mL加10%六偏磷酸钠20mL做振荡液，或选用其他溶石剂。每天或隔天一次，5～10次为1疗程，休息数天后可继续第2疗程，以胆石排出为准。

⑥微爆破肝胆管结石的碎石（MEBC）：是由湖南医科大学附属湘雅医院提出并研制成功的。主要适用于肝胆管结石，MEBC是将定向微爆破技术应用于人体肝胆管内结石，利用微量炸药爆破时产生的冲击波压力破碎胆石，

减少了剖腹手术取石的应用。湖南湘雅医院采用 MEBC 治疗结石 235 例，一次性破碎胆石成功率达 93.2%，2 次爆破成功率为 96.8%，实际疗效几乎达 100%。术中无不适感，术后无不良反应和副作用，具有安全性大、易操作、可反复进行、费用低等优点。减少了手术取石的痛苦，为残余结石的治疗提供了一个新的手段。

A. MEBC 的适应证：肝胆管内嵌顿结石；结石大，经纤胆镜无法取出的胆总管结石；高龄或肝内胆管扩张性肝内结石；复杂的肝内胆管扩张性肝内结石。

B. MEBC 的禁忌证：有严重凝血功能障碍的患者；门静脉高压患者及大量腹水患者；严重心、肝、肾等重要脏器功能不全的患者；超声证实肝内有大量液性暗区的患者；对碘、普鲁卡因过敏的患者；结石合并有胆管严重狭窄的患者。

C. 插入微爆器的途径：经 T 形管或 U 形管瘘管途径；经 B 超定位导向经皮经肝（PTCS）穿刺造瘘后的瘘管。

D. 炸药的用量：MEBC 在一般正常的条件下，装药量 1.0 ~ 1.5mg 即可击碎胆石，一般需要 1 ~ 2 次，个别需 3 ~ 4 次，在结石类型中，胆固醇结石较难破碎，胆色素结石较易破碎，混合型结石介于二者之间。

E. MEBC 后的处理：常规使用维生素 C、K 及抗生素 3 ~ 7 天，以预防出血及胆道炎症，并隔日用 20 ~ 40mL 生理盐水加庆大霉素 2 万 U 缓慢冲洗管道 1 次。

F. 并发症：MEBC 是一种爆炸性碎石方法，因此在爆破碎石中有可能造成胆管穿孔、血管损伤、肝管内膜损伤。若选用 PTCS 途径有可能造成引流管阻塞、发热、出血、瘘管穿孔、肝内胆管撕裂、气胸等并发症。操作过程中，将微爆器对准结石引爆，一般可避免这些并发症。

G. 腹腔镜用于胆管结石的治疗：主要用于胆囊结石切除术，随着手术经验的不断积累及技术的提高，现在也可用于胆总管结石的治疗，详见“新疗法选粹”。

（3）原发性胆管结石的手术治疗：原发性胆管结石目前的主要治疗措施是手术治疗，其见效快，远期疗效好，已被广大胆道外科医生所公认。口服溶石排石率低，疗效一般都不太满意；灌注溶石疗效虽较好，但有一定的危险性；体外碎石疗法并非十分安全，适应证也有一定限制。手术治疗原发性胆管结石不一定是首先选择的治疗方法，却是主要的治疗方法。应尽量择期手术，将手术选择在急性炎症的间歇期，病人身体一般状况得到改善以后进行手术。因为急性期时，手术常不能取尽结石或矫正其他病变，导致多数病例需再次手术，而且严重并发症较多。术前应通过B超、PCT或ERCP了解结石位置和范围、有无胆管狭窄，以便判定最佳手术方案，取得理想的治疗效果。本章节主要介绍手术的适应证及一般原则、手术方式及要点，至于手术的具体操作方法应属手术学范畴，在此不再赘述。

①肝外胆管结石的手术治疗：一般原则：尽可能在手术中取净结石；切除感染的病灶，解除胆管梗阻和狭窄；保证术后胆管引流通畅，减少结石复发。

A. 胆总管切开取石和“T”形管引流术

适应证：胆总管结石成块状，可以一次取净者；胆总管直径<2cm，且管壁尚未纤维化，结石取出后胆道可恢复正常，胆汁也能通畅引流不致再形成结石者；Ⅰ~Ⅱ级肝内胆管有可能取出的结石，而且无明显胆管狭窄者；胆总管下端特别是壶腹部或乳头无疤痕挛缩致引流不畅者。

手术要点：进腹后再次探查胆总管的粗细及结石部位，与术前检查结果相核实，于胆总管周围放置纱布或纱布垫，以避免污染周围组织。切开胆总管后，用胆石匙从上、下方向取出结石，对易碎的结石尽可能整块取出，防止碎块遗留。嵌顿于胆总管下段的结石，用手将其推挤向切口处取出。取石完毕，将橡皮导尿管放入胆总管，用等渗盐水冲洗。用胆道探子向下探查胆管通畅情况，然后向上探查胆总管及左右胆管开口，探查完毕后，放置“T”形引流管，“T”形管外径应小于胆总管内径。

术后将“T”形管妥善固定，防止受压、扭曲或脱落，每日观察胆汁的量、颜色、性质及有无沉淀。一般在术后12~14天，经“T”管造影无残留结石，夹管3~5天无症状者，可拔除“T”形管。

B. 胆肠内引流术

适应证：胆总管内结石为泥沙样，不易取净；胆总管扩张大于2.5cm且管壁已明显纤维化，结石取出后不能缩小；胆总管下端有明显狭窄，或Ⅰ~Ⅱ级胆管有狭窄和无法取出的结石；过去曾做过胆总管切开取石引流术，后又有结石再生并屡发急性胆管炎者。

手术方式及要点：胆肠内引流术包括胆总管十二指肠吻合术和胆总管空肠吻合术。

a. 胆总管十二指肠前壁吻合：于胆总管下段（十二指肠起始部上缘）做

纵向切口，十二指肠球部前壁做横向切口，进行侧侧吻合。因吻合口呈三角形，术后易狭窄，致结石再生和感染。而胆总管十二指肠舌状切除吻合，不易发生吻合口狭窄。方法是在胆总管下段之前壁和十二指肠球部前壁各做一条紧靠的平行切口，用弯血管钳分别钳夹已切开的胆总管和十二指肠夹壁组织的两端，在血管钳间将其做舌形（V 形）切除，移去血管钳，间断缝合舌状切缘。

b. 胆总管十二指肠后壁吻合：斜行切开十二指肠球部前壁约 5cm，将十二指肠后壁及其紧贴的胆总管前壁一并挖去一块圆形组织，直径约 1.5 ~ 1.8cm，缝合其边缘，使之成为洞式吻合。此种吻合不易狭窄，但操作较复杂。

c. 胆总管十二指肠端侧吻合：将胆总管的十二指肠后段游离，予以切断，远端缝闭，近端与十二指肠球部上缘之纵切口吻合。为防止食糜反流，做植入式吻合，即游离出十二指肠后段胆总管约 2cm，切断后，近端从十二指肠球部上缘切口中植入约 1.5cm，植入口边缘做间断的浆肌层缝合。

②肝内胆管结石的手术治疗：在肝内胆管结石的治疗中，黄志强教授提出的二十字标准：清除结石，通畅引流，消除狭窄，去除病灶，留有后路，这一原则已被公认。近年来新设计的几种手术方式，如间置空肠胆管十二指肠吻合术，保留奥迪括约肌的结构和功能游离空肠袢胆管成形术等，也是基于这一原则设计的。

A. 手术适应证：合并有肝外胆管结石梗阻；并发急性化脓性胆管炎及肝胆管炎未能得到有效的控制；有频繁发作的梗阻及胆道感染症状；位于一侧肝胆管及肝叶胆管内的结石；双侧主要肝胆管结石；肝胆管梗阻、黄疸；肝左外叶结石；并发膈下脓肿、胆瘘等并发症。

B. 术前准备：术前做各种常规检查，配血；术前纠正重要伴随疾病，如糖尿病、慢性肺部感染、门脉高压等；术前有梗阻性黄疸的病人应注意保肝治疗，肌注或静脉用维生素 K，改善凝血机制，使凝血酶原时间恢复到正常范围；术前常规驱虫，以免术后蛔虫进入胆道引起感染等并发症；术前 1 天应用抗生素，术前 3 天用肠道抗生素，对有梗阻性黄疸的病人可以减少细菌移居及术后感染；做好术中造影、术中胆道镜应用的准备工作。

C. 手术方式

a. 肝胆管探查取石：将胆总管的探查切口向上延伸，达肝总管上端甚或剪开左肝管的横部，通过此切口可以直接显露左、右肝管口及尾叶肝管的开口，有利于清除各主要肝胆内支的结石。

b. 肝内胆管切开取石：一般只适用于肝左外叶下段支的孤立性结石，或同时伴有下段支开口缩窄及肝内胆管扩张，此时在清除结石之后，可扩张狭窄处，放置支撑引流管或做肝内胆管空肠吻合。

c. 肝叶、肝段、半肝切除：用于难以取尽或伴有较明显的肝胆管和肝实质病变的区域性结石，可将结石同病变肝组织一同切除。最常用的是左外叶或左半肝切除，对伴有严重的肝胆管病变的右侧结石，亦可做肝右叶切除。

d. 胆管—空肠 Y 形吻合：用于胆总管有明显扩张，直径达 1.5cm 以上的病人，一般用十二指段以上之肝外胆管全长与空肠做端侧吻合，当不过分增加手术的复杂性时，亦可切断胆总管下段，用胆总管上端侧与空肠侧壁施端侧吻合。

以上四种手术方式可以根据具体情况单独或联合应用。在治疗肝胆管结石的同时，应改善胆汁的引流，因此常需要加做胆道内引流术。最常用的是 Roux－en－Y 胆管空肠吻合术。在各种手术方式中，以肝叶切除术辅以胆肠内引流术最为彻底，手术远期效果亦最好。

在肝胆管结石手术中，纤维胆道镜起着重要作用。文献报道 4141 例肝内结石患者，术后残石率达 30.36%，而术中应用胆道镜协助取石，残石率降至 13.3%，术中应用胆道镜可以明确结石的部位、性状、大小、数目，同时对胆管狭窄的有无、性质、程度做出准确的判断，以制订恰当的手术方案。

（四）新疗法选粹

1. 旋磁排石仪

周汉夫等用旋磁排石仪治疗肝内胆管结石和胆总管结石 26 例。总有效率为 94.3%。排出多达 160 个豌豆样结石。治疗方法是：

将磁头置于右上腹肋缘下，相当于胆囊在腹壁的投影区，体表磁场强度约 80MT，2000 转/分。每日 1 次，每次 30～40 分钟，10 天为 1 疗程。在旋磁开始后，即可观察粪便中结石有无排出。

疗效评定：痊愈：全部症状消失，3 个月以上无复发，B 超复查胆囊、胆总管无结石声影，粪便中有结石排出。有效：症状明显减轻，复发次数减少一半以上，B 超复查结石声影减少，粪便中有结石排出。无效：治疗后症状无改善，B 超检查对比无变化。结果：痊愈率为 38.6%，有效率为 55.7%，无效占 5.7%。

2. 灌注溶石的新药物

对于溶石治疗，目前是胆固醇结石的治疗效果优于胆色素结石。近来又研究出对胆色素结石有效的局部溶石剂：钙离子溶石剂有 EDTA、DTPA、偏磷酸钠、复方三乙醇胺等；溶解胆色素的有二甲亚枫；溶解糖蛋白网架的蛋白酶类药物有胰蛋白酶，蛇毒抗栓酶等，这些药经临床验证对胆色素结石有效。

3. 无疤痕外科治疗胆管结石的新技术

（1）超声碎石技术：是将超声波直接导入结石部位，将结石击碎的一种新的碎石方法。研究证明对原发性胆管结石的疗效不如胆囊结石。

（2）电液压石（EHL）技术：其原理是在远端两个电极之间瞬间高压放电，使局部液体气化产生高压冲击波，使结石碎裂。

（3）高频电流碎石：其原理是将电极插入结石中，通过瞬间高频电流，使电极周围产生高热，使结石碎裂。

（4）微波碎石：将电极刺入结石，产生微波，使结石震动而碎裂。

上述四种碎石方法目前还处于实验阶段，有待进一步完善后才能应用于临床。

4. 腹腔镜应用于胆总管结石的治疗

1987 年第一例腹腔镜胆囊切除术（LC）在法国获得成功。由于腹腔镜外科有创伤小、痛苦少、恢复快等优点，迅速被广泛推广，而且不断拓展其手术范围。1990 年 4 月第一例腹腔镜胆总管探查术（LCDE）得以完成。在开展 LCDE 初期，由于手术有一定难度，故成功率低而并发症高，受到一些外科医生的怀疑甚至否定。随着经验的积累，近年来亦有腹腔镜治疗胆总管结石的报道，其结果令人鼓舞。

（1）手术方式及主要操作技术

①经胆囊管途径：对于胆囊结石合并胆总管结石者，在常规完成 LC 及术中胆道造影后，经胆囊管向胆总管置放带气囊的 Forgarty 导管或 Dornia 套石篮或细口径纤胆镜。在荧光透视或直视下利用导管、取石篮或胆道镜套取结石，将结石推入十二指肠。取石后，胆囊管用钛夹钳闭，胆总管通常不需放置引流。

②腹腔镜胆总管切开术：在电视腹腔镜监视下显露胆总管，用手术剪纵形剪开胆总管约 1.0cm，然后使用小口径纤维胆道镜放入胆总管内套取结石，

或将结石推入十二指肠内，也可结合碎石术将结石碎裂后取出。取尽结石后，胆总管内通常需放置T管引流，胆管壁可用吸收线连续或间断缝闭。T管拔除时间及指征与开腹手术相同。

（2）展望：腹腔镜治疗胆总管结石目前还存在一定的困难及问题，其疗效也有待更多的实践证明。但可以预见，随着经验的积累，设备、器械的改进和完善，腹腔镜治疗胆总管结石这一技术将逐步走向成熟与完善。

5. 手术治疗肝胆管结石的新术式

（1）小切口胆总管切开取石术：该手术取右侧肋缘下胆囊底部体表投影的内侧1.0cm做斜切口，长约5～6cm，不切断肌肉依层进腹。术者佩戴五官科用头灯，将光线置入术野，顺胆囊颈部游离胆囊管直到与肝总管、胆总管三管汇合处，确定胆总管，常规方法切开胆总管，用自制的特殊取石钳（有一弯曲度）探取胆总管结石。本术式宜选择体型偏瘦的病人，手术时腰背部垫高5cm左右，可使胆总管与切口距离缩短，易于取石及探查。

（2）皮下通道型肝胆管成形术：本术式主要用于肝内胆管结石，避免了反流性胆管炎、胃肠分泌功能紊乱等并发症，因为该术式保存了胆囊、胆总管和奥迪括约肌的功能，也保存了胃肠道的生理通路。

手术要点：常规开腹后游离胆囊底部及壶腹部，沿胆囊纵轴切开胆囊壶腹部，与切开的肝门胆管进行吻合。吻合完成之后，置T管使两横臂伸入左右肝管，尾端从胆囊底部引出，在关腹时，将带T管的胆囊底部留在肌层外，用银夹标记，于手术后14～21日拔出胆囊引流管，置入纤胆镜，取出残石，冲洗肝内胆管等。检查后无须再置管，无须缝合引流孔。

（3）间置空肠胆管十二指肠吻合术：由于上段空肠中细菌数量较少，蠕动推送功能强而使空肠保持空虚状态，并由此得名“空肠”。空肠能截取游离较长一段肠袢仍保持良好的血运，且能在腹腔内转移较远的距离，所以在消化道外科中广泛用于胃、食管、胰腺、胆道的吻合，所以Roux－en－Y胆管空肠吻合术是当前我国最常采用的术式。国外临床和病理研究结果认为，这种术式有消化性溃疡发病率及并发症增高的缺点，以及旷置肠袢中菌丛改变、细菌数量增多有引发胆道感染之虞。间置空肠胆管十二指肠吻合术可使胆汁仍排入十二指肠，能与食物中的脂肪充分混合并将其乳化，有利于胰脂肪酶的消化，理论上避免了Roux－en－Y胆肠吻合术引起消化性溃疡发病率增加的缺点。实际的远期临床效果，有待于积累更多的资料，并与其他术式比较优劣。

手术要点：制备空肠袢：如以空肠袢长度来抗反流，则游离空肠上段取50～60cm；如做空肠人工乳头，则取空肠20cm，自横结肠系膜提至肝下间隙，注意保证游离空肠袢有良好的血运。切断的两空肠断端行端端吻合，并关闭系膜上的空隙。缝闭空肠袢近端，顺蠕动行肝胆管与近端空肠袢对系膜缘肠壁吻合，远端空肠袢与十二指肠降部前壁、十二指肠乳头相对应的部位吻合。如肝内胆结石处理比较困难，估计有残余结石的可能性较大，应将空肠袢近端埋置于腹部剑突下的皮下，以备手术后残余结石引起胆管炎复发时，切开盲袢行胆道镜治疗。

（五）名医治疗特色

路志正：肝胆管结石的治疗应以化石、溶石为要。即："结者散之，坚者削之。"

长期情志不舒可使肝郁气滞、疏泄失职、胆汁通降不利；暴饮暴食、饥饱失常、恣食辛辣、肥甘厚腻、浓茶冷饮，皆可损伤脾胃，化湿生热，煎熬胆汁；地处潮湿，起居失宜，感受寒湿或湿热，影响脾胃运化，土壅木郁，胆气郁滞不通。以上三因均可造成胆汁的瘀结，久而成为结石。结石的产生可阻碍气机、瘀滞血行、内生痰湿，这是本病的共同特点。在治疗上，我们认为与其峻攻不如渐磨。逐渐消磨之法，更适用于老年及体弱患者。

《黄帝内经》中早有"结者散之""坚者削之"的原则，此为消法的立论依据。《医学心悟》对消法亦有精辟的论述："消者去其壅也，脏腑经络肌肉之间本无此物，而忽有之，必为消散，乃得其平。"消即是通过消导和散结的方法以使有形之邪得以渐消缓解。溶石、化石法是以辨证论治为基础，消法为主的治疗方法，方从法立，以法统方，灵活遣药，以期达到结石变小、减少或消失的目的。[路之正．结者散之，坚者削之．中医杂志．1991，(3)：4]

侯淑英：肝内胆管结石及术后残余结石和再复发结石的治疗，以中药为主，辨证施治，溶石排石当为首选。70年代，国内普遍流行中西医结合治疗急腹症的总攻排石法，但这一疗法有一定的适应证，并需具备手术条件。八十年代末，全国各地都在开展体外震波碎石治疗胆系结石，但碎石后的排石问题仍较困难。

溶解疗法是目前治疗中探讨的主要问题，也是最终解决胆石症的唯一良好途径。因为溶石的特点是坚持从辨证施治为主。根据肝主疏泄、疏通气血、疏通胆汁的生理功能，并运用整体求因、辨证论治，说明肝失疏泄、气血瘀滞是胆石形成的重要原因，故采用疏肝利胆、活血化瘀的方法使胆汁得以疏泄，气血得以调畅，防止胆汁瘀积。故能起到溶石、排石的作用，并能使体内的致石因素逐渐消除。［侯淑英，等．中药溶解肝胆结石 31 例临床分析．北京中医．1994，(4)：37］

刘学勤：肝胆管泥沙样结石是胆道系统常见的多发病，治疗比较棘手，尽管应用胆道排石汤或“总攻疗法”，但往往效果不佳。原因在于药证不合，苦寒排石剂不能治所有胆石症。唯辨证用药，方取“化石”之效。肝胆管结石所致病症，属中医“胁痛”“腹痛”等范畴。认为病位在肝、胆。肝、胆互为表里，肝主疏泄，喜条达，恶抑郁，唯以柔肝养肝，佐以利胆，方收“化石”之效。［刘学勤．千家名老中医妙方秘典．北京．中国中医药出版社，1994：629］

（六）中医专方选介

1. 茵陈利胆汤

茵陈 20g，金钱草 20g，柴胡 8g，香附 12g，郁金 10g，川芎 19g，炙鳖甲 15g，鸡内金 10g。气滞型：两胁胀痛，低热，腹胀，口苦，咽干，心烦，厌油腻。舌苔薄白，脉弦（相当于结石稳定期）。基本方减茵陈、金钱草用量，加枳壳、陈皮、赤白芍等。湿热型：发热、胁肋胀痛，右上腹部拒按，厌油腻，纳呆，小便黄，大便干或黏腻不爽，甚或出现黄疸。苔黄厚腻，脉滑数（相当于结石发作期伴感染）。基本方加黄芩、大黄等。毒热型：持续性右胁肋部剧痛，高热，时有寒战，精神萎靡，口苦，口渴，小便黄赤，大便秘结。舌红绛，脉滑数或细数（相当于结石嵌顿伴严重感染）。基本方加水牛角（量大）、丹皮、玄参、大黄等。每日 1 剂，分 2 次煎，早晚服，3 剂为 1 疗程。症状控制后（即缓解期），改为每月连服 5 剂，连续 6 个月。

16 例患者服 1～3 个疗程后，临床治愈 4 例，显效 8 例，好转 2 例，无效 2 例，配合西药治疗后缓解，无中转手术。其中以湿热型、毒热型效果为好。对 16 例患者进行了 1～6 年的随访，发现该病在手术后 1～2 年内发作者较常见，且以湿热型为多。2～6 年后，气滞型病人，发作次数明显减少，症状减轻。有 10 例分别于手术 4 年后经 B 超检查，其中 2 例左肝结石消失，排石率为 20%。5 例右肝内胆管结石缩小，未发现新的结石和结石增大。［高庆春，等．茵陈利胆汤治疗肝内胆管残余结石 16 例．江苏中医．1996，17（6)：12］

2. 三金排石汤（自拟）

大黄 9g，柴胡 9g，枳壳 10g，黄芩 9g，乌梅 10g，茵陈 20g，金钱草 50g，郁金 15g，鸡内金 10g。每日 1 剂，水煎服。10 剂为 1 疗程，间休 5 天，观察期为 3 个疗程。

气郁型：右上腹胀痛，向右肩背放射，口苦乏味，厌油腻，口干少津，大便秘结，心烦气躁，偶伴低热，舌苔薄白或正常，脉弦紧。证属肝胆气结，脾胃失疏。治以疏肝理气，活血化瘀，疏运脾胃。施以基本方加广木香 12g，川楝子 10g，赤芍 10g。

湿热型：发病急，阵发性右、中上腹部剧痛，寒战，高热，心烦喜呕，纳呆，尿赤便结，身目黄染，舌红，苔黄，脉弦滑。证属肝胆气结，气滞血瘀，郁滞生热。治以基本方加蒲公英 30g，紫花地丁 30g，栀子 12g，芒硝 10g，竹茹 10g。

脓毒型：持续性上腹部绞痛，高热不退，神志淡漠，嗜睡，谵语，小便黄赤，全身黄染，重症出现鼻衄，黑便，昏迷不醒，血压下降，舌苔干或黄苔，有芒刺，脉弦或洪数或细弱。证属气滞血瘀，积热生火，火毒弥散。治以清热解毒，扶正救阳，升压开窍。基本方加人参 15g，生石膏 10g，麦冬 15g，连翘 30g，栀子 12g。低血压加生脉散及安宫牛黄丸。

湿热型和脓毒型病例同时给予抗感染治疗，2 例脓毒型经治疗无效，转手术取石。胆总管结石 47 例，肝内胆管结石 18 例，多发者 23 例。总有效率为 89%。［龚德喜．三金排石汤治疗胆石症 88 例．山东中医杂志．1997，16（3）：113］

3. 枳香金黄汤

枳壳 12g，木香 12g，黄芩 15g，生大黄 15g，金钱草 30g。适用于肝内胆管结石，症见右上腹部间歇性疼痛，伴胸闷或胸痛，无明显发热及黄疸，舌苔薄白或薄黄，脉弦。或症见右上腹持续疼痛，阵发性加剧，间歇发热，有时出现黄疸，舌苔黄厚或黄腻，脉弦滑。水煎服，日 1 剂。肝郁气滞型加川楝子、延胡索各 12g，郁金 10g，柴胡 6g；肝胆湿热型加茵陈 30g，山栀 10g，虎杖 20g，木通 6g。治疗 18 例，治疗前后均经 B 超对照检查以判定疗效。疗程最短 20 天，最长 3 个月。其中结石完全排出（症状解除，B 超显示结石影消失）者 5 例，部分排出（症状减轻，B 超显示结石影缩小或数量减少）者 10 例，无效（症状无改善，B 超显示结石无变化）者 3 例，排石率为 83%。

［江淑安．中国青年中医药优秀论文荟萃．北京：中国中医药出版社，1993：396］

4. 疏肝利胆排石汤

柴胡 6g，山栀 9g，生大黄 6g（后下），陈皮 6g，玄明粉 15g（冲），茵陈 30g，延胡索 30g，金钱草 30g，玉米须 30g，木香 6g，制香附 12g，郁金 9g，当归 15g，白芍 15g。攻效为解痉止痛，利胆排石。适用于胆道结石。水煎服，每日 1 剂。热甚者加板蓝根 30g，黄连 30g，黄芩 9g，金银花 15g；纳呆者加生鸡内金 9g，炒谷麦芽各 12g；嗳气者加姜半夏 9g，旋覆花 9g，竹茹 9g；腹胀者加枳实 9g，厚朴 6g，乌药 9g；大便次数较多者去生大黄、玄明粉；小便较少者加泽泻 15g，车前子 30g（包），木通 6g。［刘学勤．千家名老中医妙方秘典．北京：中国中医药出版社，1994：619］

5. 通用胆道排石汤

茵陈 20～50g，郁金 10～15g，柴胡 10g，黄芩 10g，枳壳 10g，木香 10g，大黄 6～10g（后下）。攻效为疏肝解郁，通降清利，宣畅少阳气机。适用于胆道结石。小便不利加金钱草 20～30g；恶心、呕吐加法半夏 10g；纳差、厌油或每因进食脂肪即诱发疼痛者加山楂 15g；有瘀血症者加桃仁 10g 或丹参 20g；脾虚证明显，大便泄泻者，去大黄或减量，加白术 10g。每日 1 剂，水煎 2 次，每次煎成 200～300mL，饭前温服；病情重者，每天 2 剂，日夜服。所有病例均于服药后的第 1 天起收集每次的大便，用清水捣碎，淘洗结石。治疗 31 例，主要症状和体征消失，评为治愈者 24 例；主要症状明显改善，体征基本消失，评为有效者 6 例；1 例无效，临床症状和体征无明显改善，转手术治疗。［吕敬江，等．通用胆道排石汤治疗胆道疾患 31 例疗效观察．中医杂志．1983，24（5）：22］

6. 利胆排石汤 3 号

金钱草 30g，茵陈 30g，黄芩 15g，生大黄 20g（后下），厚朴 15g，莱菔子 30g，香附 12g，三棱 12g，芒硝 15g，莪术 12g。攻效为通里攻下，清热解毒，理气开郁。适用于胆道术后残余结石。以上为 1 剂药量，水煎服。气滞型去黄芩、芒硝，加柴胡、郁金；脓毒型去三棱、莪术，加金银花、连翘或败酱草。以利胆排石汤为主的总攻排石疗法分两组：①带胆道 T 管组：本组病例均系经胆道 T 管造影证实为肝胆管多发残余小结石患者，以中药总攻排石为主。辅以胆道冲洗及胆区叩击等进行治疗。治疗程序规定如下：上午 7

点服利胆排石汤1剂；8点从T管注入1%利多卡因20～30mL；8点10分从T管注入液状石腊20mL；8点20分口服33%硫酸镁10～20mL；8点30分口服0.5%稀盐酸10～20mL；8点35分从T管缓慢注入加有100mg氢化可的松的生理盐水（温）500～1000mL，至有发胀感时夹T管；8点45分叩击胆区部位（右季肋部和背部）；8点50分原地跳跃；9点吸入亚硝酸异戊酯1支；9点5分叩击胆区部位，并用生理盐水冲洗T管；9点10分夹T管，并电针胆俞（右）、足三里（双）0.5～1小时。每周治疗3次，6次为1疗程。②已拔除胆道T管组：程序安排如下：上午8点30分服利胆排石汤1剂；9点饮果汁水；9点30分肌注吗啡5mg；10点吸入亚硝酸异戊酯1支；10点15分口服33%硫酸镁20mL；10点20分口服0.5%稀盐酸20mL；10点25分进脂肪餐（胆囊已切除者免）；10点40分电针胆俞（右）、足三里（双）0.5～1小时。治疗次数和疗程同上。其疗效为：治疗后症状和体征完全消失，体温及化验检查均属正常，大便中曾找到结石，胆道T管造影示结石消失，确定为临床治愈者20例（27.8%）；症状缓解，体温及化验检查正常或接近正常，仍有轻度体征，确定为好转者29例（40.3%）；另有5例治疗后症状完全缓解。用总攻法治疗21例，结果是结石排净者10例（47.6%），结石未排净者4例（19.1%），无效者7例（33.3%）。排石率为66.7%。共排出结石286块，最大者为3.4cm×2.5cm×2.5cm。

7. 化石丸

冬葵子、海金沙、乳香、没药、大黄、牡蛎、玄参、穿山甲、金钱草、鸡内金、虎杖、金银花、连翘、郁金、赤芍、丹参、硝矾散等。其中重用冬葵子、海金沙、金钱草、郁金。上药打碎成粉末，灌装胶囊，每粒0.3g。每次服4～6粒，每日3次，饭后服用，30天为1疗程，一般可连服3个疗程。

清热利胆，软坚散结，重在化石。适用于肝内胆管结石。治疗60例，治愈：症状消失，B超或CT、ERCP等检查示结石消失，肝内胆管扩张消失。好转：症状消失，治疗后一直未见复发，B超、CT或ERCP检查肝内胆管结石减少或变小。无效：服药后症状无明显改善，B超、CT或者ERCP检查无变化。本组病例治疗结果：治愈36例，好转20例，无效4例。总有效率为93.3%。[张永.自拟化石丸治疗肝内胆管结石60例.实用中西医结合杂志.1997，10（3）：235]

8. 清热利胆排石汤

龙胆草20g，鸡内金30g，海金沙30g，枳壳12g，木香3g，栀子12g，川楝子18g，陈皮20g，延胡索20g，虎杖15g。日1剂，10剂为1疗程。对腹部绞痛、呕吐甚者，加用针刺，用提插捻转手法进行强刺激，主穴为合谷、内关、章门、支沟、阳陵泉，可解痉止痛，和胃止呕，扶助正气。治疗58例，治愈26例，显效19例，好转8例。[时梅莉．中药治疗胆石症58例．河南中医药学刊.1997，12（4）：62]

9. 软坚散结化石汤

蒲公英15g，鸡内金15g，金钱草30g，生牡蛎30g，瓦楞子20g，浙贝母10g，炙穿山甲片10g，炒三棱10g，炒莪术10g，生大黄10g。肝胆湿热，苔黄腻者加茵陈、山栀子，并增加大黄剂量；肝郁脾虚者去大黄，加白术、太子参，痛甚者加川楝子、延胡索。水煎服，每日1剂，20天为1疗程，分别服用1~3疗程。攻效为软坚散结，利胆化瘀。适用于肝内胆管结石。共治疗40例，治愈（结石消失，症状与体征完全消失，1年内无复发）16例；显效（结石部分消失，症状减轻）23例；无效（治疗前后无改善）1例。[陆与放.软坚散结利胆化瘀法治疗肝内胆结石40例．浙江中医药.1995，（10）：53]

10. 溶石汤1号

柴胡15g，枳壳20g，川楝子20g，大黄20g，郁金15g，鸡内金20g，芦根30g，蒲公英50g，金钱草50g。将上药水煎3~4次并浓煎取汁160mL，分2次服用，早晚各服80mL，如急性发作时嘱病人6小时服1次，每日服4次，可同时配合针刺治疗；根据患者排便情况，酌情给予硫酸镁口服，每日3次，每次5g；重症患者配合静脉输液，防止电解质紊乱。本组病例全部口服胆石溶解剂后，除3%的病人有腹胀外，其余病人都腹痛消失，食欲正常，无不适感，舌质暗等症状逐渐改善，经超声波显像仪复查，1个月内有溶石效果的5例；2个月内有溶石效果的7例，并有1例结石完全消失；3个月内有溶石效果的6例，结石完全消失者4例。总计：31例中结石缩小者18例，占58%；结石完全消失者5例，占16%；腹痛消失，但结石无变化者7人，占22%；无效者1人，占3%。胆石溶解率为74%。[侯淑英，等．中药溶解肝胆结石31例临床分析．北京中医杂志.1994，(4)：37]

11. 胆净散

金钱草30g~50g，龙胆草10g，川郁金、虎杖根各20g，生鸡内金15g~30g，生大黄6g，北柴胡10g，香附米10g，焦三仙30g，硝石6g，枳壳10g。

胆热湿滞热重加生山栀、北黄芩；湿重加茯苓、白芥子；肝胆气郁加川厚朴、枳实、川楝子、陈皮丝；胆热脾虚减硝石用量，加苍术、白术、肉豆蔻、台乌药、广木香、党参、黄芪；巩膜发黄加绵茵陈、穿山甲；恶闻油腻加香橼、佛手；胁肋痛加赤芍；胃痛背酸加延胡索、荜茇。每日1剂，水煎2～3次服，2个月为1疗程。服药期间忌食油腻、鸡蛋及寒凉食物，药后多做上肢活动。本组2450例经过1～3个疗程的治疗，痊愈：（临床症状消失，B超或X线示胆石消失）1027例，占41.9%；有效：（症状明显好转，B超或X线报告胆石缩小，数量减少）1226例，占50.1%；无效：（治疗前后症状及结石均无变化，改为手术治疗）197例，占8%。总有效率为92%。［高丹枫，等．刘贵权辨证治疗胆石症2450例临床观察．辽宁中医杂志．1999，26（8）：356］

12. 排石口服液

金钱草30g，虎杖、鸡内金各15g，麦冬、白芍、枳壳、郁金、陈皮、金银花各10g，炒白术15g，厚朴、制乳香、制没药各3g，炮山甲片5g，焦六曲20g，生甘草5g。取乳香、没药加水煎煮3次，每次煮沸30分钟，过滤后滤液备用，取金银花、陈皮的蒸馏液，备用。取余下的中药饮片及蒸馏过的金银花、陈皮加水，煎煮3次，每次煮沸30分钟，过滤，取滤液加乳香、没药，滤液减压浓缩至一定量，浓缩液加等量95%乙醇，静沉48小时后过滤，取滤液，减压回收乙醇至净药液，加金银花、陈皮的蒸馏液，适量甜菊苷及蒸馏水至500mL，搅匀，过滤，取滤液200mL，装入易拉瓶灌封，进行灭菌、贴签、包装。用法：1天服2次，1次40mL，空腹，2周为1疗程，服药1～5个疗程。治愈：症状完全消失，B超检查未见光团或索状光点，1年后复查，正常者11例；显效：疼痛消失，B超检查光团缩小者14例；有效：疼痛次数明显减少，B超检查光团未缩小者78例；无效：疼痛发作次数同服药前，B超检查结石大小不变者3例，总有效率为97.2%。［殷金华，等．排石口服液治疗胆石症106例．辽宁中医杂志．1998，25（2）：68］

13. 化瘀排石汤加减

延胡索、郁金、柴胡、枳实各12～13g，鸡内金30g，金钱草30～60g，皂角刺、三棱、三七各10g。气滞血瘀型加川楝子、姜黄、木香各10g；肝胆湿热型加茵陈20g，金银花30g，连翘15g，黄柏15g；肝郁脾虚型加茯苓15g，焦三仙各15g，炒白术、砂仁各10g。水煎服，每日1剂，每剂2煎，分早晚空腹服，7日为1个疗程，间歇5～7日再开始第2个疗程。间歇期间口服扶正排石汤（党参、黄芪、茯苓各15g，炒白术、砂仁、延胡索、甘草各10g，鸡内金、金钱草各30g）。6周后判定疗效。

81例中治愈（B超或CT检查示胆道结石消失，临床症状和体征消失，随访6个月无复发）41例，有效（B超或CT检查结石缩小或部分排出，症状或体征部分消失）26例，无效（B超或CT检查无明显变化，症状和体征无变化）14例。总有效率为82.7%。[李虎臣，等，化瘀排石汤治疗胆石症81例，中国中西医结合杂志.2001，21（10）：782]

14. 利胆汤

黄芩、黄柏、大黄、金钱草、金银花、海金沙、郁金、白芍、延胡索、柴胡、栀子各15g，本方疏肝解郁，活血化瘀，清热泻火，燥湿攻下，行气止痛，适用于胆结石。水煎服，每日1剂，10剂为1疗程。随症加减：疼痛剧烈者加木香、川楝子；痞闷纳差者加炒枳实、鸡内金；恶心呕吐者加干姜、半夏；蛔虫躁动者加乌梅、槟榔片；出现黄疸者加茵陈等。[李文选，等.利胆汤治疗胆道病52例.陕西中医.1999，20（4）：150]

15. 石痛宁口服液

由厚朴、大黄、延胡索、川楝子等组成。本方具有消胀止痛的功效。适用于胆肾绞痛（胆、肾结石所致）。由我院制剂室提供浓缩剂。一般用量为50mL，口服，疼痛剧烈，持续时间较长，腹胀、便秘严重者可服用100mL～150mL，恶心、呕吐严重者可少量多次频饮。日用量不得超过300mL，中病即止，孕妇忌用。治疗结果：本组患者用药后疼痛缓解285例，止痛有效率达96%，其中15分钟止痛的56例，20分钟止痛的87例，25分钟止痛的128例，30分钟止痛的14例；用药后疼痛无变化者12例，其中有5例胆绞痛因胆囊颈管和胆总管结石梗阻继发感染，发生急性梗阻性化脓性胆管炎而转手术治疗，7例肾绞痛中有2例肾、输尿管移行部结石，患者先天性肾、输尿管移行部狭窄，经ESWL治疗疼痛缓解，5例输尿管下段结石，最长9.5cm，经输尿管镜取石而愈。[董抒华，等.辽宁中医杂志.1998，25（5）：218]

第三节　胰腺结石

胰腺结石又称胰石症。临床较为少见。多发生在40～50岁的男性。胰液输出通道狭窄引起慢性胰腺炎，导致腺泡细胞内结构改变以致胰石蛋白

(PSP) 合成减少，是胰腺结石成石的关键因素。在酒精中毒和营养不良时可以发生胰石蛋白质的合成减少，引起碳酸钙结石，形成胰石。胰腺结石一般分为两种类型：一是胰管内结石，亦称真性结石，其成分以碳酸钙为主；二是胰实质内钙化，亦叫假性结石，是由胰腺炎反复发作，钙沉着在脂肪坏死部分，主要由碳酸钙和氢氧化钙相结合而成。

胰腺结石的主要临床表现为上腹痛、腹泻、脂肪泻及并发糖尿病。部分患者可有黄疸，或出现寒战、高热。属中医学的"胃脘痛""胁痛""腹痛""泄泻"等范畴。

一、临床诊断

（一）辨病诊断

由于胰腺钙化与结石本身无特征性症状和体征，在诊断上主要依靠影像学检查。只有结石引起胰腺急、慢性炎症时，才有临床症状和体征。

1. 症状

（1）上腹部间歇性疼痛：于进食后加重，并有黄疸、发热、畏寒、消瘦、血糖升高、恶心、呕吐等无因可查者，应考虑胰腺结石的可能。

（2）上腹部疼痛：多表现为间歇性，疼痛向腰背部放射，于进食后加重。若疼痛剧烈，反复发作，并持续数天，多为乙醇性结石，好发于男性；若上腹钝痛或有轻微压痛，多为女性患者。病因不明的胰腺结石患者则较少见反复剧痛，而以上腹钝痛和不适为多。

（3）脂肪泻或消瘦。

（4）恶心、呕吐：急性发作伴发急性胰腺炎时，可有 80% 的病人出现恶心、呕吐。

（5）黄疸：一般不常出现，伴发急性胰腺炎者可有少数患者出现。由于胰腺结石引起急性胰腺炎、胰头水肿，压迫胆总管或奥迪括约肌，使之痉挛，引起胆汁阻塞，一般几天后可自行消退。

（6）发热：多为中度发热，少数可有高热。

（7）腹水：结石梗阻胰管，胰液外溢，刺激腹膜和肠系膜，引起渗血和渗液，形成腹水。腹水的主要特点：腹水中的淀粉酶、酯酶含量增高，蛋白质含量也增高，腹水常为血性、浆液性或脓性。迅速积聚的大量腹水对利尿剂反应不良。腹腔放液后，腹水迅速回升。

（8）胸水：胰腺结石并发急性胰腺炎时，可有少数病人出现胸水。

（9）并发症：胰腺结石常继发糖尿病、慢性胰腺炎、急性胰腺炎、胰腺囊肿等。

2. 体征

胰腺结石一般无明显体征。上腹部有轻微压痛，或可触及肿大的胆囊。继发胰腺炎时，可有上腹部疼痛，拒按，或有巩膜黄染，皮肤发黄，或皮肤失去弹性，形体明显消瘦。

3. 辅助检查

（1）实验室检查

①血液检查：伴发急性胰腺炎时，血中白细胞增高，中性粒细胞增高尤为显著。血糖升高，多在10mmol/L左右。肝功能可出现黄疸指数升高。

②酶学检查：血清淀粉酶、尿淀粉酶、血清胰蛋白酶、血清脂肪酶、过氧化氢酶、淀粉酶同工酶等，在慢性胰腺炎发作期或胰腺结石引起胰管阻塞时，可有不同程度升高，而当胰腺腺泡广泛破坏、纤维化时可下降。

③粪便检查：因缺乏胰蛋白分解酶及脂肪酶而致消化不良，镜下可见脂肪球和肌肉纤维；胰外分泌功能不足的病人，粪氮排泄增多，粪糜蛋白酶降低。

④尿液检查：慢性胰腺炎合并胰腺结石的患者，由于胰岛细胞被破坏，可出现糖尿病。尿糖检查呈强阳性。

（2）影像学检查

①B超：是使胰腺结石直接成像、无创伤的检查方法，并且能反复检查和进行术后观察随访，可以准确提示胰管的扩张程度和结石部位，以及结石梗阻的部位，一般梗阻部位多为胰头及主胰管起始部。B超成像多提示：回声较强并有强光团回声。

②X线检查：腹部平片X线检查是诊断胰腺结石最简便、最可靠的方法。但有时需与肾结石、输尿管结石、胆结石、淋巴结钙化、结核性腹膜炎等相鉴别，可以增加拍摄斜位X线片来区别。

③ERCP检查：能直接显示胰管，从而准确显示胰管结石的大小、数目、部位及胰管的扩张程度，有利于与胰腺癌肿的鉴别，能帮助制订合理的外科手术方案。

④CT检查：是诊断胰腺结石的重要手段，并能揭示胰腺组织呈慢性炎

症及钙化改变、胰腺周围脂肪组织消失、胰管的扩张改变。由于 CT 属于断层扫描，显示结石在胰腺中的整体分布不及 B 超，但对诊断有无并发胰腺癌有独特的价值。临床若能与 B 超检查结合起来，则可提高胰管结石的检出率。

（二）辨证诊断

胰腺结石并发胰腺炎症时，临床上一般分急性发作期和慢性期。中医均无此病名。急性发作期多属于中医学的“胃脘痛”“胁痛”“结胸证”等范畴的实证，慢性期多属于中医学的“胃脘痛”“腹痛”等范畴的虚实夹杂证。

1. 望诊

急性痛苦面容，伴发热时可有寒战、面赤等，或疼痛时身有冷汗，或抱腹拨胸，或形体消瘦、浑身乏力，呕吐物多为胃内容物，身黄、目黄、小便黄、巩膜黄染，伴腹水者可见腹部隆起，舌质红，或有瘀斑、瘀点，或舌体胖大，苔白腻或黄腻。

2. 闻诊

疼痛剧烈时有呻吟声，呕吐物有酸腐味，或有口臭。

3. 问诊

问有无寒热往来，是否暴饮暴食或饮酒过度，是否常食肥甘厚味，问呕吐物的性状，问呕吐后腹痛是否缓解，问体重是否减轻，问是否泻下肉质样大便，或是否大便干燥，问小便是否黄赤。

4. 切诊

切肌肤是否灼手，上腹部是否有压痛，或疼痛拒按，触摸胆囊是否肿大，胁下是否有包块等，切脉象多弦数，或弦紧，或沉数。

5. 辨证分型

（1）湿热内结型

①临床表现：上腹部疼痛剧烈如绞，或疼痛拒按，反复发作，或持续数天。寒热往来，恶心，呕吐，或呕吐物酸腐，呕吐后腹痛不减，兼或有身黄、目黄或巩膜黄染，大便干燥，或泻下酸腐便，小便短赤而黄，或个别患者并发腹水等。舌质红，苔黄腻，脉弦紧或滑数。

②辨证要点：上腹部疼痛剧烈，反复发作，或持续数天，恶心、呕吐后腹痛不减，呕吐物酸腐，多为胃内容物。舌红，苔黄腻，脉弦紧或滑数。

(2) 气滞血瘀型

①临床表现：上腹部胀痛，或两胁攻窜作痛，或疼痛固定不移，恶心，呕吐，或呕吐物带血，大便干燥，胁下可触及痞块。舌质紫暗或有瘀斑，脉弦紧或弦数。

②辨证要点：两胁胀痛或上腹部疼痛不移，恶心，呕吐。舌质紫暗，或有瘀斑、瘀点，脉弦紧或弦数。

(3) 脾胃阳虚型

①临床表现：上腹部钝痛，或疼痛长时间反复发作，或于进餐后加重，或腹部长期隐隐作痛，按之痛甚。四肢困倦，呕吐清涎，腹胀，便溏或腹泻，泻下恶臭，形体消瘦。舌体胖大而淡，苔白或腻，脉滑数无力或沉细。

②辨证要点：上腹部疼痛反复发作，按之痛甚，呕吐清涎，泻下恶臭，形体消瘦。舌体胖大，有齿痕，苔白或腻，脉沉细无力。

二、鉴别诊断

胰腺结石可与下列疾病鉴别：

(一) 与急性胰腺炎的鉴别

胰腺结石与急性胰腺炎往往相互掩盖，临床很难鉴别。都是上腹部剧痛或恶心、呕吐。急性胰腺炎可出现腹肌紧张、休克等坏死性胰腺炎表现，胰腺结石也可并发急性胰腺炎，但疼痛呈间歇性反复发作，进食后或酗酒时疼痛剧烈，或有较轻的压痛。B 超和 CT 有助于鉴别。

(二) 与消化性溃疡的鉴别

反复上腹痛的病人应与溃疡病相鉴别，尤其是十二指肠球部后壁穿透性溃疡，与胰腺粘连，引起顽固性腹痛，制酸剂不易控制。消化性溃疡穿孔满腹疼痛，多急骤，十分剧烈，如刀割或烧灼样。胰腺结石的腹痛多是由轻变重的演变过程，疼痛部位于上腹部偏左及背部。B 超和 CT 检查可鉴别两者。

(三) 与胆石症和急性胆囊炎的鉴别

胆石症、急性胆囊炎、胰腺结石等都有右上腹疼痛，但疼痛的方式不同。胆石症的疼痛多发生在饱餐后 1 小时内，或腹部受震动后发作，疼痛开始时呈持续性钝痛，以后逐渐加重，甚至绞痛，表现为坐卧不安、弯腰、打滚儿、拳头紧压腹部等。胆囊炎的疼痛常呈持续性、膨胀性，疼痛常发生在夜间或饱餐、脂肪餐后。胰腺结石的疼痛多在饮酒过度或脂餐后突然发作，反复恶心、呕吐。B 超和 CT 有助于鉴别。ERCP 可显示胰管扩张，胰管内有结石。

（四）与急性肠梗阻的鉴别

急性肠梗阻多为阵发性腹部绞痛，有腹胀、肠鸣音亢进，淀粉酶正常，X 线显示水气并存的水平样征象。胰腺结石患者血液和尿中的淀粉酶明显增高。

（五）与阑尾炎的鉴别

两者初起均表现为上腹部慢痛，后逐渐加重，或突然疼痛，同时均伴恶心、呕吐、大便正常或干燥等症。但胰腺结石上腹部疼痛为反复发作，或持续数天甚或一段时间。而阑尾炎上腹部疼痛一般都在 24 小时左右时疼痛转移至右下腹麦氏点，常伴有恶寒、发热等全身症状，阑尾炎多有麦氏点压痛及反跳痛，临床注意鉴别。

三、治疗

（一）提高临床疗效的思路提示

1. 把握病机，防微杜渐

胰腺结石在不伴发胰腺炎时，一般可无明显症状和体征，仅在常规 X 线检查或 B 超检查时才被发现。一旦发现，即便是症状不太严重的胰腺结石，也应积极进行治疗。应采用内科保守治疗，或用中药清里攻下，清胰排石。在身体状况、年龄及病情许可的情况下，应及早进行手术，以免由胰腺结石梗阻引起胰腺急性炎症的表现，或胰腺出血、坏死、休克，甚至死亡。

胰腺结石常导致胰腺炎反复发作，并且极易引起胰管梗阻而出现急腹症。所以胰腺结石的早期诊断和早期治疗，应防止出现急性并发症，这是提高临床疗效的基本要素。

2. 中西合璧，标本同治

胰腺结石临床常合并胰腺炎而出现上腹部剧烈疼痛、恶心、呕吐，呕吐物为酸腐的胃内容物，大便干燥或肉质泄，为热毒炽盛之证。单纯西医抗感染治疗虽能控制感染，防止变症发生，但结石不能排出，病因难除，迟早还会引起胰腺感染、发炎。单用中药清里攻下、清热排毒、清胰排石，虽能控制感染、排出结石、消除病因，但中药一般显效较慢，疗程较长，感染不能及早控制，势必要导致变症发生而延误病机。所以胰腺结石的治疗，要根据中医的“急则治其标，缓则治其本”原则，施以中西医结合治疗，在中药清里攻下、清胰排石的同时，给予西药抗感染治疗，及早控制病情，缩短胰腺结石的疗程，提高治疗效果，发挥中、西医各自的长处，以达“标本同治”之功效。在中西医结合的治疗下，病情仍不能很好地控制时，应及早进行手术。

（二）中医治疗

1. 内治法

中医治疗应根据年龄、性别、气候环境、体质强弱，阴阳虚实等进行辨证施治。

（1）湿热内结型

治法：通里攻下，清胰排石。

方药：清胰汤合小承气汤加减。

柴胡9g，黄芩15g，黄连9g，连翘15g，大黄6g（后下），枳实6g，厚朴12g，金钱草30g，鸡内金15g，龙胆草10g，白芍10g，延胡索9g。热甚加金银花；湿重加薏苡仁、茯苓、半夏；恶心、呕吐加竹茹、半夏、陈皮、生姜。

（2）气滞血瘀型

治法：活血化瘀，泻热导滞。

方药：清胰汤合膈下逐瘀汤加减。

柴胡9g，黄芩10g，黄连6g，大黄6g（后下），白芍15g，赤芍10g，延胡索9g，木香6g，香附10g，丹皮20g，桃仁6g，红花6g，川芎15g，金钱草30g，鸡内金20g。体虚去桃仁、红花，加党参、黄芪；痛甚加川楝子；呕吐加竹茹。

（3）脾胃虚弱型

治法：健脾益气，消石排石。

方药：参苓白术散加味。

党参9g，白术6g，茯苓15g，砂仁6g，鸡内金20g，桔梗9g，炒扁豆15g，黄芪12g，柴胡9g，延胡索9g，金钱草60g，大黄6g（后下），甘草6g。兼有虚热加丹皮、地骨皮；有实热加黄芩、连翘；有瘀者加乳香、没药。

2. 外治法

（1）针刺疗法

①体针：取穴：中脘、梁门、内关、阳陵泉、足三里、下巨虚、胰俞、胃俞、胆俞。每次选2～4穴。瘀血加膈俞、血海。强刺激，用泻法。得气后

留针 20～30 分钟。行针 3～4 次。

②体针止痛：针刺阿是穴，痛止为度。疼痛剧烈，针刺金津、玉液放血，可立即止痛。

针刺内关、足三里，强刺激，留针 30 分钟。适用于胰腺结石疼痛剧烈者。

③耳针：取胆区、胰区、交感神经区埋针治疗。

（2）耳穴压豆疗法

取耳穴：肝、胆、胰、交感、胃。用橡皮膏把王不留行籽固定在所选穴位上（两耳均贴）。每次按压 20～30 下，每日按压 4～6 次。两耳交替使用，3 日换药 1 次。

（3）药物外敷疗法

①大蒜 60g，芒硝 60g，大黄 30g。先将大蒜和芒硝共捣烂如泥，敷于最痛处，1 小时后将药泥去掉，再将大黄粉用醋调成糊，敷于此处 6 小时，每日敷药 1 次。

适用于胰腺结石上腹疼痛较重者。

②用如意金黄散调成糊状，敷于疼痛处。

（4）按摩止痛：用拇指按压 6、7 胸椎棘突间 3～5 分钟可紧急止痛。

3. 中西医结合疗法

（1）对于胰腺结石伴发急性炎症，出现恶寒、高热、上腹剧烈疼痛者，应住院治疗，禁食，予补液、解痉止痛和抗感染治疗，同时口服清热解毒、清胰排石的中药：金钱草 60g，鸡内金 20g，海金沙 20g，生大黄 15g（后下），芒硝 10g（冲），金银花 15g，连翘 30g，龙胆草 10g，延胡索 5g，木香 6g，甘草 10g。水煎服，取汁 500mL，每日分 4 次口服。每日 1 剂，直至疼痛、结石及其他临床症状和体征消失。

（2）对于胰腺结石气滞血瘀型，上腹刺痛且不甚剧烈者，予西药予以解痉止痛和减少胰腺分泌，同时用中药金钱草 30g，海金沙 30g，鸡内金 15g，虎杖 10g，穿山甲 10g，硝石 10g，枳实 10g，白芍 15g，白芷 6g，郁金 10g，延胡索 10g。水煎服，每日 1 剂。中药连续服用至症状、体征、结石消失。痛止停用西药。

（三）西医治疗

胰腺结石的西医内科保守治疗尚无常规方案及药物。

1. 一般治疗

一般多对症处理，如疼痛给以解痉止痛药，适量补液及抗感染治疗。目前西医治疗胰腺结石的唯一手段是手术治疗。一旦确诊，根据病情、体质和年龄及早进行手术。

2. 手术治疗

（1）直接切开结石表面的胰腺组织，取出结石，再缝合胰腺切开处或行胰空肠吻合术。本法适用于结石位于胰体部或胰体颈交界处且在术中可扪及者，同时胰管近段入十二指肠应无梗阻，若有梗阻需采用胰管与空肠黏膜吻合。

（2）胰体尾部切除术：本法适用于位于胰体尾部多块的结石。胰管因压迫溃烂且胰腺组织有坏死，但胰管近段通畅，若胰管近段不通畅或有梗阻者，可切除胰腺体尾部后行胰管断端与空肠吻合逆行引流术。

（3）经十二指肠切开奥迪括约肌或胰管口取石法：当结石位于胰头部接近泛特氏壶腹者，可采用此法。基本方法：①切开十二指肠外侧缘并游离十二指肠降段，在其前壁做横形切口约 3～4cm，暴露十二指肠乳头；②自十二指肠乳头内插入一带槽探针，到达结石后，沿探针槽切开胰管；③用取石钳伸入切开的胰管取出结石，取石后切口的创缘要严密止血，如切口不长，可不必缝合，若切口长者应用铬制肠线把胰管内膜与十二指肠黏膜间断缝合，注意防止瘢痕狭窄；④用细丝线间断全层缝合十二指肠切口，并将肌层内翻缝合。

（4）胰腺结石合并胰腺癌的治疗：胰腺结石合并胰腺癌时，尽可能早期切除是唯一可获根治的方法。术前纠正低蛋白血症、贫血、出血倾向，改善全身状况，有助于手术成功和术后恢复。手术方式视肿瘤部位或进展情况决定。

①若肿瘤位于胰体或胰尾部，分界清楚，可行胰体、胰尾部切除术。

②胰头部癌则应行胰十二指肠切除术，包括部分胰腺切除（胰头部）、胃部分切除、十二指肠切除、胆总管下端和空肠上端切除。

③全胰腺切除。适用于治疗弥漫性癌，非切除全胰腺不能达到根治者。包括全部胰腺切除、部分胃切除、十二指肠切除、胆总管下端、空肠上端、脾切除及胰外周淋巴结切除。此种手术将带来严重的生理功能紊乱，故要慎重施行。

④晚期胰腺癌无法进行根治手术者，只能采用胆道引流术暂时解除黄疸，或采用胃空肠吻合加胆囊空肠吻合术解除胃肠道梗阻和胆道梗阻，以及其他

如放疗等姑息疗法。

（四）中医专方选介

1. 排石清胰汤1号

金钱草30g，柴胡15g，生大黄15g（后下），龙胆草15g，丹皮15g，郁金15g，赤芍15g，当归15g，芒硝10g（冲），甘草8g。内热炽盛者加黄连、栀子；腹满燥实者加厚朴；疼痛甚者加延胡索；气虚者去芒硝，加党参、黄芪。每日1剂，水煎2次，取汁300mL，每日分3次口服。连续服用1个月为1疗程。

治疗20例，痊愈（临床症状、体征消失，B超或X线检查炎症、结石均消除）8例；有效（临床症状、体征消失或减轻，B超或X线检查结石减少或变小1/2以上）9例；无效3例。总有效率为85%。[苏才华，等．自拟排石清胰汤治疗胰腺结石20例．中华内科杂志．1991，30（10）：607]

2. 排石清胰汤2号

金钱草30g，柴胡15g，枳实15g，生大黄5g（后下），龙胆草15g，牡丹皮15g，郁金15g，赤芍15g，当归15g，金银花15g，鸡内金15g，芒硝10g（冲），甘草6g。水煎服，每日1剂。适用于胰腺结石。症见：腹部疼痛、腹胀、恶心、呕吐、大便干燥。内热炽盛者加黄连、栀子；疼痛较重者加延胡索、木香；气虚者加黄芪、党参。

治疗12例胰腺结石（伴急、慢性胰腺炎6例，并发胆结石4例，胆囊炎2例）。痊愈3例；有效7例；无效2例。总有效率为83%。[江淑安．中国青年中医优秀论文荟萃．北京：中国中医药出版社，1993：398]

第四节　食管结石

食管结石是指食管内发生的结石。食管结石临床较为少见。一般分动物性结石和植物性结石两种。多由某些不易消化的食物或异物等滞留于食道；或进食后胃内压力升高，引起剧烈呕吐，致使不易消化的食物从胃内移位于食道，嵌顿于较狭窄的食道部位；或贲门痉挛狭窄，使食物不能正常进入胃腔，在食道滞留，日久被组织包埋，经过一定时间而成食管结石。食管结石多为圆柱形。动物性结石可见肉纤维束，颜色多为橙黄色。植物性结石颜色多为褐色。凝聚时间越长，结石越坚硬。成石时间短者，则相对疏松。

属中医学“噎证”之范畴。

一、临床诊断

（一）辨病诊断

食管结石临床较为少见，其症状、体征与食道炎、返流性胃炎相似。临床一般借助于纤维胃镜和 X 线检查协助诊断。

1. 症状

反复出现进食后呕吐，或进食干性食物时呕吐、食管疼痛、胸闷，胸痛、胸骨后疼痛呈进行性加重、吞咽困难、饮水即吐等。当继发食道炎时，可有食道烧灼样疼痛，或伴有腹痛、腹泻等。

2. 影像学检查

（1）X 线检查：X 线钡餐透视检查可见食道肿物。虽能诊断出食管有肿物，但不能确定其性质。

（2）内窥镜检查：纤维胃镜检查可直接触及结石，一般在食道中下段或下段可见黑褐色或橙黄色的圆柱形结石。纤维胃镜下可见结石周围充血、水肿，或食管黏膜有点状糜烂。纤维胃镜对诊断食管结石有极高的价值。

（二）辨证诊断

中医无食管结石这一病名，以其恶心、呕吐、吞咽困难、胸痛、胸闷等主要临床表现，当属中医学之“噎证”范畴，与“反胃”“胸痹”中的某些症状类似。临证时要详细询问病情，四诊合参，详细辨证诊断。

1. 望诊

由于进食哽噎和呕吐，可见精神疲乏，身体消瘦，或面色无华等营养不良之表现。舌质淡或红，舌苔白腻或黄腻。

2. 闻诊

可闻及患者低声呻吟，或语声低弱，时有嗳气等。

3. 问诊

问饮食，是否进食柿子和山楂，是否有酗酒史。问疼痛，是烧灼样疼痛，还是进食后疼痛加重。问呕吐，是进食后呕吐，还是食入即吐。问大便，大便是否干燥，有无腹泻等。

4. 切诊

属痰湿者脉多弦滑或濡，属瘀热者脉多数或细数。

5. 辨证分型

（1）痰湿凝聚型

①临床表现：有进食柿子、山楂等食物史。进食哽噎，或反复呕吐，胸痛，胸闷，食道有异物，进食干性食物时疼痛加重，或有腹痛、腹泻。舌淡，苔白腻，脉弦滑或濡。

②辨证要点：呕吐反复发作，或饮水即吐，腹泻。舌淡，苔白，脉弦滑。

（2）瘀热阻滞型

①临床表现：多有进食柿子、山楂和不易消化的食物及酗酒史。进食哽噎，或食入即吐，恶心、呕吐反复发作，胸骨后刺痛或灼痛，进食时加重，口干，口苦，大便干燥。舌红，苔黄腻，脉弦数或细数。

②辨证要点：进食哽噎，反复恶心、呕吐，胸骨后刺痛或灼痛。舌红，苔黄，脉弦数。

二、鉴别诊断

（一）与食道肿瘤的鉴别

食道肿瘤和食管结石的症状基本相似，均可出现进食哽噎、食入即吐、食道或胸骨后疼痛、进食后加重。但食管结石多在进食柿子或山楂后出现上述症状。食道肿瘤多无此诱因。食道肿瘤多有明显的进行性消瘦。临床可借助纤维胃镜加以鉴别。

（二）与食管炎的鉴别

食管结石与食管炎均有吞咽困难，或持续性吞咽困难和呕吐，均可出现胸骨后烧灼样疼痛。但食管炎的上述症状多出现在进食后，食管结石的上述症状多出现在进食当中。食管炎虽有吞咽困难，但哽噎感不太严重。临床要加以鉴别。

三、治疗

（一）中医治疗

1. 内治法

（1）痰湿凝聚型

治法：化痰和胃，消食溶石。

方药：保和丸加减。

半夏9g，陈皮9g，神曲10g，麦芽10g，砂仁10g，鸡内金15g，代赭石10g，竹茹6g，苏子10g，甘草6g。胸闷、胸痛者加菖蒲、郁金、丹参；体虚者加黄芪、党参。

（2）瘀热阻滞型，

治法：活血散结，消石导滞。

方药：枳实导滞丸加减。

丹参10g，赤芍15g，郁金10g，鸡内金15g，砂仁10g，神曲10g，枳实6g，苏子9g，大黄6g（后下），茯苓15g，半夏6g，旋覆花6g，代赭石10g。热重加板蓝根、黄芩；胸痛加薤白、檀香等。

2. 外治法

（1）体针疗法：取穴：膻中、上脘、足三里、内关、膈俞、胃俞。以泻法为主，体穴得气后留针15~30分钟。背部俞穴点刺不留针。每日1次。10次为1疗程。1个疗程不愈可继续第2疗程。

（2）耳针疗法：取耳穴：膈、胃、食道、神门、交感。毫针针刺法，或埋压法。

（3）耳穴压豆疗法：取耳穴：胃、膈、脾、食道、神门、交感、枕。用0.3cm×0.5cm的胶布将王不留行籽贴于所选耳穴上。每天按压8~10次（于餐前、餐后各重按1次），每次按压2分钟。3天换药1次，两耳交替使用。

（二）西医治疗

食管结石的治疗，一般多采用纤维胃镜取石的方法。对于特别大的食管结石，嵌顿较紧者，需采用手术治疗。

1. 一般治疗

多采用内服碱性药物，或发泡剂等治疗。对继发食管炎者，给以抗生素治疗。

2. 其他治疗

（1）内镜治疗

①纤维胃镜取石：在纤维胃镜直视下，用网篮钳，分次将结石取出。适用于结石时间较短、相对松散者。

②纤维胃镜碎石：在纤维胃镜直视下，将结石打成洞穴通道，然后通过活检孔用塑料管注入5% NaOH 70mL。待结石松动后，用四脚抓钳将结石抓碎，或逐块抓出，或逐步推入胃中。适用于动物性结石，或结石时间长，质

地较坚硬者。

③纤维胃镜钢丝绞割法：李氏用自制纤维胃镜钢丝绞割装置治疗食管结石。方法是：常规进镜，见到结石，在纤维胃镜直视下，将圈套部通过活检孔导入食管，套住食管结石，确定无其他黏膜组织套入后，收紧钢丝，并操作碎石器将结石绞割成碎小结石。然后注入5%苏打水100mL退镜，使碎石进入胃腔，从肠道排出。

（2）手术治疗

对食管结石较大、嵌顿较紧、质地较硬、不易碎石取出者，应采用手术治疗。

①手术适应证

A. 结石较大，造成嵌顿较紧，经有经验的医师食管镜取石失败，临床表现有穿孔可能者。

B. 结石较大，形态特殊，如多角形、边缘锐利，估计镜下取出困难或有危险者。

C. 结石嵌顿，造成严重呼吸困难，或已引起食管穿孔，并发颈部、纵隔、胸膜腔感染者。

②手术要点

A. 麻醉：应选用全麻，气管内插管。颈段食管亦可选用局麻。

B. 体位：位于颈段食管的结石可取平卧位，经颈部做切口；位于胸段食管，一般取右侧卧位，经左胸部做切口。

C. 切口：颈部切口：沿左胸锁乳突肌前缘做斜切口；胸部切口：取右侧第六肋间或肋床，在后外侧做标准切口。

D. 操作步骤

a. 经胸食管切开术：进胸后探查病变位置，剪开纵隔胸膜，纵行切开食管纤维膜肌层及黏膜层，取出异物，用肠线或细丝线缝合黏膜及肌层，放置胸腔闭式引流，关胸前，胸内常规放入抗生素。

b. 颈部食管切开术：沿胸锁乳突肌前缘切口，长约6～8m，肌内和颈动脉鞘向外侧拉开，食管、气管牵向正中。切断甲状腺一侧的血管支，将甲状腺向内牵引，注意保护喉返神经，游离食管，确定病变部位后，纵行切开食管，取出异物。用肠线或细丝线缝合黏膜及肌层。

③术后并发症：主要为食管狭窄、缝合口漏引发纵隔感染、胸腔感染等。食管狭窄者可于病情稳定之后，进行食管扩张，严重者可再次施食管狭窄段

切除术。缝合口漏易引起纵隔感染，处理较为困难，且死亡率较高，应及时引流，选用有效抗生素。胸腔感染者，应及时做胸腔引流，使肺膨胀，若已形成固定的脓腔，可施手术剥离胸膜，切除脓腔。

第五节　胃石症

胃石症是指食入某些不能消化的食物（如柿子、黑枣、动物毛、头发、羊脂、瘦肉块等），既不能消化，又不能及时通过幽门，在胃内滞留，凝结成团，或与胃黏液、植物纤维等凝结。其主要临床表现为上腹部疼痛、恶心、呕吐、胃酸、胃胀等类似胃炎或胃溃疡的症状。本病临床并不少见，主要多发于盛产柿子、山楂的山区。

属中医学“食积”“积聚”“胃痞”等范畴。

一、临床诊断

（一）辨病诊断

1. 症状

临床症状依据胃石的性质、大小，对胃功能的影响程度及可能引起的并发症而定。小的胃石可无症状，大的胃石可引起餐后上腹部不适、饱胀或疼痛。柿胃石大多于进食大量柿子后几小时到数天内表现出类似急性胃肠炎的症状。如柿胃石不能排出，则和其他胃石症一样，呈慢性间歇性反复发作，常见症状为餐后上腹部不适，两餐间完全缓解。体积较大的胃石，上腹部可有重压感及一定程度的梗阻表现，或引起黏膜损伤致溃疡及出血。严重者可导致穿孔和腹膜炎。

2. 体征

上腹部压痛。较大的胃石可扪及光滑且能移动的硬块，可被误认为肿块。常伴有贫血现象。

3. 辅助检查

部分患者可呈小细胞低色素性贫血。柿胃石患者初发期有时粪中可见柿皮样物。有出血者大便潜血可呈阳性反应。

①X线检查：在胃充气的情况下立位腹部平片可显示不透光胃石侵犯气泡的团块；透光胃石则需做胃钡剂造影才能确诊，表现为游离可动的团块，

使胃呈现充盈缺损，圆形、卵圆形或略有不规则的充盈缺损影可随蠕动或触诊而复位，其特征可和胃内肿瘤相鉴别。一般柿胃石体积较大，有时可分成数块，各种形态不一。

②胃镜检查：可直接观察胃石的形态和性质。柿胃石在胃镜下呈褐黑或黑黄颜色不均的略圆团块，表面凹凸不平，有透明黏液包绕，其在胃腔内的位置随体位的改变而变动。常伴有胃炎的镜下表现。

（二）辨证诊断

1. 脾胃虚弱型

（1）临床表现：多见于儿童和年老体弱者，食过柿子等物后，出现腹痛、胃痛，按之痛减，恶心，呕吐，厌食，上腹部不定型活动性包块，边缘清晰，四肢不温，神疲乏力，面色萎黄，大便溏薄。舌暗淡，体胖，苔白厚而腻，脉沉缓或沉弱。

（2）辨证要点：上腹部有活动性包块，素体虚弱，胃功能低下，进食不容易消化的食物后，上腹部胀痛，按之则稍减，恶心，呕吐，厌食，神疲乏力，大便溏。舌淡，苔白，脉沉弱。

2. 食滞痰阻型

（1）临床表现：上腹部有活动性包块。胃脘疼痛不适或有沉坠胀满感。多发于食入柿子、黑枣、异物后，恶心、呕吐，吐出少量清液或黏液，或呕吐、泛酸。平卧时上腹隆起，边缘清楚，质硬，触之可移，甚或腹痛如绞，呕血，黑便。舌质紫，苔白厚，脉弦滑或弦数。

（2）辨证要点：上腹部有活动性包块。轻则胃脘疼痛胀满，恶心，呕吐，泛酸；重则腹痛如绞，呕血，黑便。舌质紫，苔白厚，脉弦滑或弦数。

3. 寒湿凝滞型

（1）临床表现：上腹部有活动性包块，质硬，胃脘痛暴作，恶寒喜暖，得温痛减，遇寒痛甚，喜热饮，呕吐痰涎。舌淡，苔白，脉弦紧或弦数。

（2）辨证要点：上腹部有包块，质硬，推之可移，胃痛暴作，恶寒喜暖，呕吐痰涎。舌淡，苔白，脉弦紧或弦数。

4. 瘀血内阻型

（1）临床表现：胃脘疼痛或刺痛，痛有定处，按之痛甚，恶心欲呕，胀满嗳气，反复发作，日久不愈，触之可见上腹部活动性积块，边缘清，推之可动，有压痛，平卧时上腹隆起，病久体重下降，精神衰退，面色暗，大便不爽或黑便。舌质紫暗，有瘀斑，苔薄黄，脉弦涩或弦而有力。

（2）辨证要点：胃脘刺痛，痛有定处，按之痛甚，胀满嗳气，恶心欲吐，反复发作，面色暗。舌质紫暗，有瘀斑，脉弦涩或弦而有力。

二、鉴别诊断

（一）与急性胃炎的鉴别

两者都有上腹部不适或疼痛、食欲减退、恶心呕吐等。但急性胃炎上腹部触及不到包块，抗感染治疗后各种临床特征可以消失。胃石症可在上腹部触及圆滑移动的包块。抗感染治疗虽可缓解症状，但上腹部包块仍存在。必要时可借助X线钡透。

（二）与消化道溃疡的鉴别

两者均有上腹部疼痛。胃及十二指肠溃疡之上腹疼痛多是长期反复发作和节律性的疼痛，常伴有烧灼感和泛酸等症状。胃石症的疼痛，多突然发作，疼痛拒按，常伴有恶心、呕吐或大便秘结。纤维胃镜有助于二者的鉴别。

（三）与胃癌的鉴别

两者虽在上腹部都可触及肿块。但胃癌肿块质硬，边界清楚，表面呈结节状，推之不移，常伴有黑色大便。胃石症肿块边界虽清楚、质硬，但表面不光滑，推之可移动，常伴大便干燥。X线检查在胃充气的情况下采取立位腹部平片可显示不透光胃石侵犯胃泡的团块；透光胃石需做胃钡剂造影才能确诊，表现为游离可动的团块，使胃呈现圆形或略有规则的充盈缺损，可随蠕动或触诊而移位。胃癌肿块胃镜显示多广基无蒂，形成不规则，呈菜花状或花坛状，推之不移，组织易出血，表面多有溃疡。临床应详加鉴别。

三、治疗

（一）提高临床疗效的思路提示

1. 辨虚实，分缓急，审因求治

胃石症可发于任何年龄，但以儿童及老年人为多，究其原因多为脾胃虚弱，运化水谷乏力；或过食生冷，伤及脾胃所致。《卫生宝鉴》云：“凡人脾胃虚弱，或饮食过常，或生冷过度，不能克化，致成积聚结块……”现代医

学研究表明，凡有胃炎、胃酸过高、胃溃疡、胃排空障碍、高度胃扩张、部分幽门梗阻及年老体弱等，引起胃蠕动变缓，加上过食生冷之柿子、黑枣等食物，使之在胃内滞留，胶结成石。两者观点基本相同。可见胃石症是以脾胃虚弱贯穿于始终。脾胃虚弱，蠕动无力是形成胃石症的根本所在。《诸病源候论》载曰："食生冷之物，不能消之，结聚成块，猝然而起，其生无渐，名曰暴症。"这说明胃石症常起病较急，出现食欲不振、腹胀，或喷射性呕吐、痉挛性疼痛等标实之证。此为本虚标实，虚实夹杂之证。若遵循急则治其标，单用消食导滞、破瘀散结、通里攻下之品，虽能去疴，但势必造成正气更虚而病情延愈。治疗应在健脾益气的基础上，予破瘀散结、消食导滞之药，才能达到事半功倍之效，提高治疗效果。

2. 中西结合，优势互补

胃石症的治疗西医多采用产气粉，此虽经济、方便，但副作用较大。胃石消失后常留有上腹不适、吐酸等副作用。若单用纤维胃镜、十二指肠镜、活检钳等直接碎石取石，则极易损伤胃黏膜，胃石较大者碎石后逐个取出，重复操作，给患者加大痛苦；单用中药治疗，病人虽无大痛苦，但疗程较长，势必给病人带来较多麻烦。治疗要采用中西医结合，使其优势互补，提高疗效，缩短疗程。先用纤维胃镜、十二指肠镜、活检钳、碎石器将胃石钳碎或微爆碎石，然后服用中药消导之剂，将碎石从肠道排出。或将产气粉与中药同服，既能消除产气粉的副作用又能缩短疗程，提高疗效。李民用中西医结合治疗胃石症，比单用中药或西药分别缩短疗程 40% 和 18%，平均缩短疗程 30%。

3. 临床用药重在消积导滞

《严氏济生续方》云："夫积者，伤滞也，伤滞日久，停留不化，则成积矣。"说明胃石症是"食积"所致，是"积症"。治疗要重用消积导滞之品。一般治疗胃石症，中药鸡内金为必用之品，配以神曲、麦芽、莱菔子、砂仁、厚朴、川楝子、槟榔、延胡索、枳实、青皮等行气消积之品，并佐以破瘀消积、软坚散结、通里导滞之大黄、芒硝、三棱、莪术、穿山甲等，增强消石、排石之力。使胃石消溶，或从肠道排出，提高治疗效果。

（二）中医治疗

1. 内治法

（1）脾胃虚弱型

治法：健脾和胃，消石散结。

方药：六君子汤加减。

党参10g，半夏9g，陈皮12g，茯苓21g，白术6g，鸡内金30g，槟榔10g，神曲12g，三棱6g，莪术10g。

痛甚加延胡索6g，川楝子9g；呕吐者加竹茹6g，生姜6g。

（2）食滞痰阻型

治法：消食导滞，化积开胃。

方药：小承气汤合保和丸。

半夏6g，茯苓15g，神曲12g，莱菔子9g，陈皮9g，连翘15g，大黄15g，枳实6g，厚朴9g，鸡内金15g，炒山楂6g。

腹胀，腹满，食欲不振加砂仁3g，麦芽10g；大便不通、腹痛者加延胡索6g，大黄（后下）、槟榔各6g。

（3）寒湿凝滞型

治法：温中化石，消积和胃。

方药：消积理中汤。

党参9g，白术9g，茯苓15g，干姜6g，鸡内金15g，大黄6g（后下），芒硝15g，白芍15g，地骨皮12g，三棱6g，莪术9g。

痰湿重加半夏6g，厚朴9g，枳实6g；有热者加黄连3g，连翘9g。

（4）瘀血内阻型

治法：活血化瘀，消石散结。

方药：桃仁承气汤加减。

大黄10g（后下），芒硝15g，桃仁9g，当归12g，芍药12g，丹参15g，鸡内金15g，神曲12g，焦山楂12g，陈皮9g。

瘀血较重者加红花6g，三棱6g，莪术6g；兼有瘀热者加丹皮21g，琥珀3g（冲服）。

2. 外治法

（1）体针：取足三里、天枢穴。如纳差加中脘；呕吐加中脘、内关；脾胃虚弱，加脾俞；寒凝积滞可用艾条灸中脘；疼痛加阴陵泉、太冲。每次取2~3穴，每日或隔日1次，10次为1疗程。

（2）耳针疗法：取胃、脾、皮质下、交感、神门、内分泌。每次选2~3穴，强刺激，留针30分钟。

（3）按摩挤压法：可于腹壁外用手按摩、挤压，使结块破碎，或轻轻按摩上腹部肿块处，有的患者经按摩或严重呕吐后，胃石可松解消失。

（4）药物外敷法：大黄30g，鸡内金30g，神曲15g，共研细末，过100目筛。以上剂量为1次量。用醋调成稠糊或饼状，用白布6cm×8cm固定于胃腔部3~5小时后去除药饼，每日1次，连续敷用10天为1疗程。

3. 中西医结合疗法

（1）李在贞等，用中西医结合治疗胃石症19例。西药用产气粉6g，中药用大承气汤：大黄15g，芒硝10g，枳实12g，厚朴10g，金钱草10g，炒鸡内金15g，苏梗20g。有胃炎者加降香10g，陈皮10g。

具体方法是：在透视下服用产气粉6g，同时服用中药大承气汤。2例服中药1剂后第2天复查胃石消失，临床症状明显减轻，服3剂后症状全部消失。其余17例均服3剂后复查，胃石消失，其他症状皆除。平均排石天数为2.7天。比单用中药或西药缩短了疗程。

（2）张宝军等，先用纤维胃镜碎石，再服中药消石汤治疗胃内结石31例。

①西医碎石应用器械：纤维胃镜、十二指肠镜、活检钳、网篮、碎石器。

②碎石方法与步骤：在纤维胃镜或十二指肠镜下，用活检钳将结石外表硬壳钳开，然后口服中药自拟消石承气汤。直径小于1.5cm的结石即排出体外，直径大于1.5cm的结石通过中药的软坚散结、化石作用亦可变软。间隔24~48小时，再行纤维胃镜或十二指肠镜下用碎石器或网篮将其余结石碎成小于1.5cm的小块，继服消石承气汤，药后4~6小时胃内结石可全部排出。

③自拟消石承气汤的药物组成：生大黄（后下）15g，枳实12g，厚朴15g，三棱10g，莪术10g，鸡内金20g。水煎350mL，碎石后服，每日1剂。

④纤维胃镜或十二指肠镜下碎石次数：最少碎石1次，最多碎石4次。

⑤治疗结果：31例均经纤维胃镜或十二指肠镜复查，其中30例胃内结石全部排出体外；1例因碎后未及时服用中药消石承气汤，胃内结石碎后排至小肠，并发肠梗阻转外科手术治疗。总有效率为97%。

（3）张文忠西药用胃酶片、胰酶片、液状石蜡及双醋酚汀等。用时服用中药神曲20g，山楂20，麦芽20g，鸡内金20g，乌梅20g，陈皮20g，莱菔子20g，水蛭2g。水煎服，每日1剂。半月内患者共排出色黑、质硬、大小如桃的块状物8枚。

（三）西医治疗

1. 一般治疗

多喝水，吃碱性食物，以高蛋白、高维生素食物为主，同时食用各种新鲜蔬菜、瓜果等。

2. 药物治疗

适用于胃石形成时间较短、质地不太坚硬者。

（1）碱性药物：可服碳酸氢钠2g，每日3次，或氢氧化铝凝胶10mL，每日3次。这些碱性药物可软化柿石，便于柿胃石从肠道排出。

（2）胃内灌注：以5%苏打水反复灌注冲洗，并适当地于腹部外加压，使黏着的黏液逐渐溶解，胃石因而缩小，以便自幽门排出。亦可用番木瓜蛋白酶500g，加碳酸氢钠溶液胃内滴入，或乙酰半胱氨酸胃内灌注，使胃石溶化。

（3）胃酶片，每次3g，每日4次；胰酶片每次2g，每日3次；或给以液状石蜡及双醋酚汀等口服。

（4）动物性胃石如羊脂形成的胃石，可定时饮热水、醋等使羊脂皂化，渐渐缩小以至融溶。

3. 其他疗法

（1）纤维胃镜取石

①破碎法：在纤维胃镜下将胃石移至胃窦部，用异物钳、活检钳、圈套器破坏胃石圆滑的表面，或用纤维胃镜端碰击胃石，以使胃石尽可能破碎，从肠道排出。此种方法简单方便，碎石后同时予碳酸氢钠1.0g，每日3次，口服，或大黄10g泡茶饮。

②纤维胃镜下液电冲击波碎石术（EHL）

A. 仪器设备：采用电子胃镜并予纤维电视胃镜、液电碎石机。先将EHL电极置于生理盐水中，检查能否放电，听到“啪啪”声，说明电极可以使用。

B. 治疗方法：术前按常规胃镜检查进镜，胃镜下发现结石后，继续全面观察有无溃疡及其他并发症，然后向胃腔注水，使胃石的1/2浸在水中，将导丝由活检道送入（电极头与胃镜头相距至少1cm左右），选择好液电碎石机合适的档次和放电频率，将导丝前端与胃石接触（或稍稍离开）即可碎石。边轰击边转动胃石，胃石碎裂后用活检钳挑拨，将大碎块再次轰击成小碎块。

C. 注意事项：切不可在碎石时盲目地将导丝前端插入胃石内部太深，以免突然穿透后损伤胃壁。

D. 原理：EHL 的原理是在水中置两个电极，瞬间通过高压电流时，由于放电在水中形成冲击波，使结石碎裂。EHL 与激光、微波、体外冲击波碎石术比较，其优点在于：整个操作过程在直视下进行，便于控制，安全，可靠；输出功率大，碎石时间短，一般 20 分钟即可完成，明显缩短了治疗时间，碎石后可不必住院；经济，普通患者可以接受；简便、易行、便于推广。

③纤维胃镜钢丝绞制法

A. 仪器设备：应用胃镜及用石家庄李中奇等自制的机械碎石器进行治疗。该器械类似胆道碎石器的构造，分为三部分，操作部：原理同工业用手动葫芦，正转时钢丝逐渐收紧，反转时钢丝松开，有开关控制，只能正转或反转。套管部：用报废的活检钳金属外套管改制。圈套部：用直径为 0.3mm 的钢丝弯制，形如电切圈套器，其牵引力大于 60kg/m²，可切割直径为 10cm 左右的大结石。

B. 治疗方法：常规进镜，见到胃石后调整体位，使之成平卧并前倾 45°，以利于胃石由胃底处向胃体移动，便于碎石操作。用胃镜将胃石推至胃体下部，再将圈套部通过活检孔导人胃腔，直视下圈套器套住胃石中部并将胃石固定，调整胃镜方向，使结石悬于胃腔，确定无黏膜套入时方可收紧钢丝，并操纵碎石器绞割胃石。根据胃石大小分次绞割成皆为直径 2cm 以下的碎块。之后在胃腔注入 5% 苏打溶液 100mL，退镜，让碎石经胃肠道自行排出。整个碎石过程约需 0.5 小时，病人无须住院。结石通常 8 ~ 26 小时排出体外。

（四）新疗法选粹

（1）胃镜钢丝绞割法：石家庄市华北制药厂职工医院用胃镜及自制机械碎石器治疗胃结石 50 例取得了较好的疗效。

具体方法前文已述。

50 例共 63 枚结石全部一次治疗成功，无并发症发生。1 例有 8cm 胃石的患者，碎石术后 8 小时发生右下腹阵发性绞痛，经对症处理缓解。

（2）液电冲击波碎石（EHL）：智发朝等在纤维胃镜下运用液电碎石机轰击胃石，使胃石碎裂后从粪便排出。

具体方法前文已述。

（五）中医专方选介

1. 枳实消石汤

枳实12g，鸡内金12g，大黄6g，三棱12g，莪术15g，陈皮10g，厚朴12g，苍术12g，白术12g，焦三仙各15g。本方适用于胃石症突然发作之实证。体虚、年龄大者加黄芪15～30g；体实、年轻者加焦槟榔10g。水煎服，每日1剂。

11例柿胃石患者在治疗后经胃肠钡餐纤维胃镜或B超复查，均明确柿胃石已消失：其中有2例观察到柿胃石从肛门排出。6例合并胃溃疡者柿胃石治愈，溃疡亦愈。[宁静，等．中药治疗柿胃石症11例．中医杂志．1995，36（5）：27]

2. 消导承气汤

厚朴6～15g，枳实6～15g，大黄6～15g，鸡内金10～20g，焦三仙10～20g，槟榔片10g。水煎服，日1剂。气虚加党参或人参；呕吐者加半夏、旋覆花；腹痛加延胡索、白芍；大便稀者减大黄。9例患者均有不同程度的恶心、呕吐、左腹胀痛、食欲减退等症状，上腹部均可触及大小不等的包块。本组9例，男6例，女3例；年龄最小6岁，最大24岁；病程最短5天，最长5个月。既往均无胃病史，服药最少4剂，最多13剂。9例均因进食黑枣发病，全部病例治疗前后均行X线钡餐造影确诊和判断是否治愈。9例全部治愈。[崔雅庭，等．中药治疗胃结石9例报告．河南中医，1991，（8）：13]

3. 胃石散

鸡内金50g，青皮20g，陈皮20g。共碾粉，过200目筛而成散剂。取10g，3次/日，饭前30分钟温水送服，3天为1个疗程。本方适用于各型胃结石。治疗期间忌食富含纤维素、果胶等不易消化之食物及饮酒。280例全经钡餐或胃镜检查确诊为胃石症。伴慢性胃炎者139例，胃穿孔修补术后3例，胃大部切除术（华氏Ⅱ式）者5例，中期妊娠者7例，晚期妊娠者4例，平素健康者122例，伴有胃窦、胃角及残胃吻合口部浅表溃疡者57例（占20%）。其中胃石主要成分为山楂石者181例，柿石者98例，其中多发性胃石（2个以上者）53例。胃石大小3.5cm×4cm×6cm～7cm×8cm×12cm不等。全部病例均有纳差、上腹饱胀、钝痛、摩擦样痛及夜间痛等上消化道症状，上腹部可扪及活动性似平滑肌瘤样包块者157例（占56%）。

第1个疗程治愈107例（占38.2%），第2个疗程治愈131例（占46.8%），第3个疗程治愈33例（占11.8%），共治愈271例（占96.8%），无效9例（占3.2%），无效者中有4例经胃镜碎石治愈，5例手术治愈。合并溃疡者在胃石消失后按溃疡病全部治愈。[张文贵，等．自拟胃石散治疗胃石症280例探讨．时珍国药研究．1998，9（2）：117]

4. 旋覆代赭汤

旋覆花10g，生赭石20g，半夏10g，槟榔10g，鸡内金10g，香附10g，白术10g，莱菔子10g，大黄6g（后下）。适用于胃石症之食积不化、蕴结于胃、病程不超过1周、气滞血瘀者。水煎服，日1剂。病程超过1周者，治疗以消滞散积，行气活血为主。处方以桃仁承气汤化裁：桃仁10g，大黄10g（后下），芒硝6g（冲），丹参20g，木香6g，桂枝6g，白芍15g，鸡内金10g，莪术10g，枳实10g，炙甘草10g，厚朴10g，莱菔子10g。水煎服，日1剂。

5例中，男性2例，女性3例，年龄6～15岁者4例，40岁以上者1例，病史1周以内者3例，30天以上者2例。发病时均有上腹部胀痛，不同程度的恶心，呕吐，食欲减退，时有烧心甚至饥饿感，泛酸，痛时拒按，大便干，舌苔薄黄偏腻，舌质稍暗，脉弦细，略滑，查体时胃腔内有硬块，可移动，平卧时不易触及，上身前倾时可触及。其中4例经X线钡餐造影可见肿块，光滑，边界尚整齐，游离于胃腔内。

5例全部治愈，3例病情较浅者服药3剂后诸症消失。病程长者2例均在半月内胃痛消失，身体如常。钡餐检查示胃内透亮区完全消失，年内随访无反复。[张景江．柿胃石症治验．天津中医学院学报．1995，(3)：26]

5. 保和丸为主加减方

半夏12g，陈皮10g，鸡内金12g，槟榔14g，大黄8g，三棱12g，莪术12g，焦山楂20g，钩藤15g，青黛6g，莱菔子12g，丹参30g，连翘10g，茯苓10g，木香10g，甘草6g。水煎服，每日1剂。

15例病人中，男性12例，女性3例，年龄在25～40岁之间，进食柿子同时饮酒者11例，未饮酒者4例，进食青柿带皮者多，成熟柿子不带皮者少。病史最长者5个月，最短者7天。症状为上腹疼痛，胀满不适，恶寒，拒按，食欲减退，恶心。15例均经上消化道钡餐检查确诊。结石最小者3cm×5cm，最大者8cm×10cm，纤维胃镜取石不成功者3例，伴慢性胃炎者15例，占100%，伴消化性溃疡者6例，占40%。上述15名病人均被动员手术取石，因拒绝手术而服中药治疗。疗程最长者半月，服中药15剂，最短者4天，服中药4剂。治疗后15例均经上消化道钡餐复查证实结石消失，6例

伴消化性溃疡者均愈合。[马山，等．柿胃石症 15 例治验．江苏中医．1989，10（4）：17]

6. 溶石排石汤

神曲 15g，麦芽 15g，鸡内金 15g，莱菔子 10g，金钱草 30g，厚朴 15g，枳实 20g，王不留行 15g，海金沙 20g，滑石 20g，海浮石 15g，威灵仙 15g，大黄 15g（后下），芒硝 15g（烊化服）。水煎服。

治疗 7 例，均全部治愈，总有效率为 100%。[张连凯，等．自拟溶石排石汤治疗结石 7 例．河南中医．1993，(6)：27]

7. 桃仁承气汤加味

桃仁 10g，丹参 12g，大黄 10g，芒硝 6g，木香 6g，桂枝 6g，白芍 6g，鸡内金 6g，莪术 6g，枳实 6g，炙甘草 6g，厚朴 6g。每日 1 剂，水煎服。3 例均为男性，年龄 7～10 岁，病史 24 天 1 例，30 天以上 2 例。起病均有恶心，呕吐，不思饮食，食则呕吐加剧，时有烧心，口有酸味，痛时拒按，大便偏干，舌苔薄黄偏腻，舌质稍暗，脉弦细，略滑。其中 1 例曾空腹食柿子 1 枚，余 2 例有食积病史。1 例剑突下偏左可触及约 10cm×7cm 大小的包块，表面不平，边缘不整齐，压痛明显，活动度强，其余 2 例未触及包块。3 例患儿经 X 线钡餐透视确认为“胃石症”。经上述治疗后，1 例服药 1 周后胃痛消失，2 周做钡餐检查仅见有两个直径约 2cm、可透光的块影，4 周后查钡透影团消失。其余 2 例治疗半月后胃痛消失，1 月后钡餐检查胃内透亮区完全消失。2 年后随访，3 例患儿病无反复，均健康上学。[李育龙．桃仁承气汤治愈小儿胃石症 3 例．中医杂志．1992，(2)：54]

8. 加减六磨汤

大黄 10g，槟榔 10g，木香 10g，陈皮 10g，三棱 10g，莪术 10g，苍术 10g，白术 10g，沉香 6g，枳实 15g，神曲 15g，麦芽 15g，山楂 15g，厚朴 15g，鸡内金 20g。水煎服，每日 1 剂，分 2 次温服。适用于柿胃石症。体虚、年龄大者加党参 10～15g，黄芪 15～30g；体实年龄轻者加槟榔 15～20g。10 例患者治疗后，经 X 线胃肠钡餐、纤维胃镜、B 超复查，均示胃石症已消失。柿胃石消失最快 2 个月，最慢半个月，其中观察到有 2 例柿胃石从大便排出。8 例合并胃溃疡的患者柿胃石治愈，溃疡亦愈。[陈淑娟．六磨汤加味治疗柿胃石症 18 例．新中医．1999，39（10）：50]

第六节　肠结石

肠结石又叫粪石。是指进食柿子、山楂、果核、毛发及异物等不易消化的物质，在肠腔部位凝聚日久所致的结石。常引起腹胀，腹痛，或痛如刀绞，大便干燥不通，或腹痛拒按，频繁呕吐等肠梗阻表现。粪石多呈椭圆形，表面光滑，质地较硬，中心部干燥。多呈深绿色或黑褐色。断面多有粗糙纤维，或有果皮、果核、毛发等。

多发生在小肠部位，也有发生在乙状结肠者。初期一般多无明显的临床特征，继发肠梗阻进行手术时才被发现。属中医学“腹痛”“肠燥”“便秘”“积聚”等范畴。

一、临床诊断

（一）辨病诊断

肠结石早期临床症状一般不太明显，但多有进食柿子、山楂等食物史。根据临床特征，结合病因，临床辅以B超、X线腹平片，诊断一般不太困难。

1. 症状

腹痛：早期偶有腹痛、腹胀，引起梗阻时可出现满腹胀痛，拒按，或腹痛如绞。

便秘：可有习惯性便秘，或有大便不尽感，引起梗阻时可无排便和排气。

呕吐：粪石引起梗阻时，若梗阻部位在空肠上段，频繁呕吐后症状可缓解；若梗阻部位在小肠，高位小肠梗阻引起的呕吐，其呕吐物容量甚多，初为胃内容物和胃液，其后为小肠液、胰液和胆汁。

2. 体征

腹部可扪及肿块，质地较硬，触之表面不平，可有一定的活动度，引起梗阻时可出现腹膜刺激征。

3. 辅助检查

影像学检查：

（1）乙状结肠镜检查：粪石在乙状结肠部位者，可采用乙状结肠镜检查。镜检多发现粪石部位肠黏膜呈结节状高低不平，水肿充血明显，或见结肠远端肠腔狭窄，或结肠带被破坏。粪石表面有较多分泌物附着。

（2）B 超检查：可有强回声团，对本病的诊断有重要意义。

（3）腹平片：肠结石多发生于小肠，腹平片可显示小肠积气、积液及阶梯样气液平面，多为完全性肠梗阻，大部分腹平片不显示结石的影像。

（4）钡灌肠或全消化道造影：可见有肠腔内充盈缺损，多见于不完全性肠梗阻。

（二）辨证诊断

1. 湿热阻滞型

（1）临床表现：腹痛，腹胀，腹部扪及包块，大便秘结，或黏滞下坠，肌肤发热，口干，口苦，饮食欠佳。舌红，苔黄腻或黄燥，脉弦滑或弦数。

（2）辨证要点：腹胀痛，腹部可扪及包块，大便秘结或黏滞下坠，口干，口苦。舌红，苔黄腻或黄燥，脉弦数。

2. 气血瘀阻型

（1）临床表现：腹胀，腹痛，或腹部刺痛拒按，恶心，呕吐，腹部可触及肿块，咽干，口苦，腹胀，无矢气，大便不通，小便黄。舌质紫暗，或有瘀斑、瘀点，苔黄或少苔，脉弦紧或沉涩。

（2）辨证要点：腹痛拒按，恶心，呕吐，腹胀无矢气，腹部有肿块。舌紫暗，脉弦紧。

3. 脾胃虚弱型

（1）临床表现：腹胀或腹部隐痛，按之痛甚，腹部柔软，可触及较硬肿块，形体消瘦，食欲不振，大便重坠或泻下黏滞。舌淡，苔白，脉沉细无力或弦细。

（2）辨证要点：腹部隐痛，按之痛甚，可触及较硬的肿块，大便重坠或黏滞。舌淡，苔白，脉弦细。

二、鉴别诊断

（一）与胃肠炎的鉴别

肠结石初起多无症状，引起梗阻时多出现与急性胃肠炎相类似的症状，如恶心，呕吐，腹痛，腹泻等。但急性胃肠炎呕吐和腹泻较为频繁，呕吐后症状可缓解，腹部多柔软。肠结石呕吐频繁且呕吐物甚多，甚或呕吐胰液和胆汁，泻下多黏滞或大便秘结，腹部可触及包块。B 超和腹透可加以鉴别。

（二）与肠癌的鉴别

两者均可出现腹痛、腹胀和大便干，腹部均可扪及包块。但肠癌大便时干稀交替出现，常出现血便。肠结石大便干燥，无矢气。有时B超检查和腹平片亦极难鉴别。临床要根据症状、体征详加鉴别。

三、治疗

（一）提高临床疗效的思路提示

1. 以疏为最，以通为要

中医学认为本病多由湿热、痰血郁久化热，热结肠燥，阻塞气机，使肠道阻闭不通而诸证悉生。若不及时治疗可继发肠梗阻，甚则出现肠坏死等急腹症。所以肠结石要根据临床表现和结石诱发因素及早诊断、及早治疗。肠腑以通为用，以通为补。故肠结石的治疗原则应“以疏为最，以通为要”。通则不痛，通调下降则为顺。所以及早进行消食导滞、灌肠、泻下、调理肠胃的治疗，尽量疏通肠道是提高本病疗效的基本要素。

2. 早期诊断，尽快手术

肠结石初起多无明显症状和体征，诊断较为困难，或出现急性胃肠炎症状，临床极易误诊，延误病情。柿石性肠梗阻早期多为单纯性梗阻，内科保守治疗效果欠佳。所以及早结合腹部平片或透视、B超等检查明确诊断，尽早手术，这是提高肠结石治疗效果的基本要素。

（二）中医治疗

1. 内治法

（1）湿热阻滞型

治法：消积化滞，通里散结。

方药：大承气汤加味。

大黄10g（后下），厚朴10g，枳实10g，芒硝10g（冲），火麻仁10g，炒莱菔子10g，金钱草30g，鸡内金20g，薏苡仁10g，延胡索10g。呕吐者加半夏、生姜、竹茹；腹痛重者加川楝子、木香；发烧者加金银花、连翘。

（2）瘀血阻滞型

治法：软坚散结，祛瘀通腑。

方药：桃仁承气汤加减。

桃仁10g，大黄10g（后下），枳实6g，厚朴10g，当归15g，川芎15g，红花6g，赤芍15g，芒硝10g（冲），金钱草30g，鸡内金15g，柴胡9g，延胡索10g。兼有气滞加木香、陈皮；呕吐较重加代赭石；疼痛较重加川楝子、木香、乳香。

（3）脾胃虚弱型

治法：健脾和胃，消积导滞。

方药：润肠丸加减。

大黄10g（后下），桃仁10g，麻子仁10g，当归10g，鸡内金20g，茯苓15g，半夏9g，陈皮9g，党参15g，金钱草20g，砂仁6g。

2. 外治法

（1）针刺疗法

①取穴：足三里、中脘、内庭、合谷、内关、天枢、曲池。腹痛加章门、气海、关元。用泻法，强刺激，得气后留针20～30分钟。

②腹痛剧烈：可针刺中脘、足三里、阿是穴。强刺激，用泻法。

（2）耳穴压豆疗法

取耳穴：腹点、腹痛点、脾俞点。

方法：将王不留行籽置于0.5cm×0.5cm的胶布上，贴于双侧上述部位。嘱患者每30分钟按压1次，每次按压5分钟。适用于各型肠结石腹痛者。

（3）敷药疗法

鲜蜗牛连壳6个，麝香0.15g。

方法：将鲜蜗牛连壳捣碎如泥，压成饼状。清水洗净患者脐部，用75%酒精常规消毒，待脐部晾干后，把麝香研为细末，纳入脐中，再把蜗牛饼敷盖在麝香上，上盖一层塑料薄膜，塑料薄膜上敷以纱布，用胶布固定。隔日1次。局部破溃感染者，可用2%甲紫涂擦。

适用于肠结石湿热阻滞型。

（4）艾灸疗法

①灸脐法：甘遂3g，麝香0.3g，食盐5g，艾炷适量。

方法：用温水清洗患者脐部，再用75%酒精常规消毒，待脐部晾干后，把麝香研细纳入脐部；用3.5cm×3.5cm胶布固定。再把甘遂、食盐研末放于胶布上面，上置艾炷灸5～7壮。

适用于由柿子、山楂等生冷食积所致的肠结石。

②穴灸法：取穴：大肠俞、天枢、上巨虚、支沟。用艾炷灸法施灸，每日1~2次，每穴3~5壮。适用于湿热阻滞和瘀血阻滞型肠结石。

（5）按摩疗法：由粪石引起的肠梗阻，可口服中药大承气汤加腹部按摩、揉脐、推中脘等按摩疗法。揉脐能行气通腑，消积导滞；摩腹能和中理气；推中脘可健脾和胃，祛瘀消积。按摩腹部能直接加强肠蠕动，促进排气排石，以助汤剂之力，使结石尽早排出。

（三）西医治疗

1. 一般治疗

（1）由于肠结石所致的肠梗阻呕吐量大，胃液、胰液、小肠液大量丢失，而胃液和小肠液中含有两倍于血浆的钾离子，故钾离子丢失较为严重；大量补液，葡萄糖也会使钾离子进入细胞内，从而造成低血钾症。在治疗中应注意补钾，及时纠正水、电解质平衡。

（2）禁食禁水，胃肠减压。

（3）若低位肠梗阻给以灌肠疗法。

（4）口服硫酸镁治疗。

2. 其他治疗

当患者出现肠梗阻，经保守治疗无效时，应及早施以手术治疗。一般采用肠管切开取石解除梗阻，当结石嵌顿处肠壁已坏死穿孔时，可考虑行肠管部分切除端-端吻合术。若术前诊断肠结石为胆源性，由于胆囊内残留结石有可能再次引起梗阻，明显的胆肠瘘可发生胆管炎，并有胆囊癌发生率增高的迹象，胆肠瘘持续发展侵蚀血管引起大出血者亦有报道，因此，原则上均应手术处理。

肠结石术后最常见的并发症为腹壁伤口脓肿及腹腔感染，少数病例可于3年后复发。

第七节　阑尾结石

阑尾结石是指位于阑尾腔内的结石，亦叫粪石。多发于青壮年，临床较为少见，一般无明显症状和体征，不易被发现。只有当阑尾结石引起急性阑尾炎或产生梗阻行手术时，才被发现。可继发急性阑尾炎、阑尾穿孔、阑尾组织压迫坏死、肠梗阻等急腹症。

中医学虽无阑尾结石一词，但当引起阑尾炎、梗阻、穿孔，出现腹痛、腹肌紧张、呕吐、恶寒、发热、腹部可扪及肿块等症状和体征时，可归为中医学“腹痛”“肠痈”“癥瘕”等范畴。

一、临床诊断

（一）辨病诊断

阑尾结石临床较为少见，临床报道甚少，在不继发阑尾炎时，一般无明显的症状和体征。临床早期诊断较为困难。当阑尾结石压迫周围组织，使组织周围充血、水肿、发炎，甚则化脓、穿孔时，则出现外科急腹症的一系列临床表现。

1. 症状与体征

（1）腹痛：继发阑尾炎时，开始于上腹部或脐周，疼痛逐渐加重，经数小时后转移至右下腹，或开始疼痛就局限于右下腹。若继发局部组织坏死或穿孔时，可出现满腹疼痛、板状腹等腹膜刺激征。

（2）胃肠道症状：恶心，呕吐，或呕吐频繁，便秘，或无矢气，无排便。

（3）发热：无论继发何种并发症，均可出现寒战、发热。体温一般都在38℃以上。

（4）右下腹阑尾点固定压痛及反跳痛。

2. 辅助检查

（1）B 型超声波检查：不能探查到正常的阑尾。当阑尾腔内有结石时，B 超可出现强回声光团，同时伴声影。由于阑尾内结石常导致阑尾腔阻塞及结石刺激阑尾黏膜，使阑尾壁水肿、炎症，分泌物不能排出，进一步使阑尾腔内压力增高，阑尾壁内小血管受压，导致供血不足，可出现阑尾穿孔、坏死，形成周围脓肿等病理改变。当阑尾出现上述病理改变时，可通过超声波做出诊断。

（2）腹部平片：大约有 20% 左右的阑尾结石可在腹平片上显影，但往往难以通过腹平片检查来确诊阑尾结石。

（二）辨证诊断

1. 蕴热型

（1）临床表现：初起常有少腹隐痛或右下腹触痛，或在情绪波动、过食生冷时诱发，出现压痛及反跳痛，脘腹胀满，恶心，呕吐，腹部可触及肿块，口干，口苦，大便秘结，小便短赤，恶寒，发热。舌红，苔黄或腻，脉数或弦数。

（2）辨证要点：满腹触痛，口干，口苦，欲饮，脘腹胀满，大便秘结。舌质红，苔黄，脉弦数。

2. 瘀血阻滞型

（1）临床表现：阑尾结石属有形之物，有形之物压迫周围组织，使局部组织缺血坏死，出现并发症，多表现为上腹及脐周疼痛，或右下腹刺痛，固定不移，或腹痛拒按，恶心呕吐，恶寒发热，大便秘结。舌质紫暗，脉弦紧或沉涩。

（2）辨证要点：腹痛阵发性加重，或刺痛，痛处固定不移。舌质紫暗，或有瘀斑、瘀点，脉弦紧。

3. 瘀毒型

（1）临床表现：阑尾结石压迫组织，使周围组织充血、水肿、发炎，甚则化脓。其临床表现为：腹痛剧烈，板状腹，高热不退，烦渴引饮，面赤唇干，呕吐不能食，大便秘结。舌绛，苔黄燥，脉洪数。

（2）辨证要点：腹痛拒按，满腹攻痛，高热不退，呕吐不能食，大便干。舌绛，苔黄燥，脉洪数。

二、治疗

（一）提高临床疗效的思路提示

阑尾结石的临床症状不太明显，早期诊断较为困难。临床检查尚无特殊手段。在继发阑尾炎症时，中药给予大剂量清热泄下、解毒排石之剂，或使用中药灌肠治疗，对于稳定病情、治疗并发症疗效较好。西药大量抗生素对控制感染、稳定病情亦有较好的疗效。若伴发组织缺血、坏死或阑尾穿孔，用内科保守治疗和中药治疗，就会导致延误病情，危及生命。再者，即便中药和内科保守治疗将病情控制住，但结石仍在阑尾腔内，结石大一些的就不易从阑尾腔排出，容易导致炎症的反复发作。故早期诊断、早期手术是治疗阑尾结石的重要手段。

（二）中医治疗

1. 内治法

（1）蕴热型

治法：清热解毒，通腑排石。

方药：阑尾清化汤。

金钱草 60g，金银花 20g，蒲公英 15g，丹皮 15g，大黄 10g（后下），桃仁 10g，赤芍 15g，白芍 15g，川楝子 10g，鸡内金 10g，芒硝 10g（冲），甘草 10g。

疼痛较重者加延胡索、香附；湿重加茯苓、薏苡仁、佛手。

（2）瘀血阻滞型

治法：活血化瘀，泄热排石。

方药：红藤煎加味。

丹皮 20g，红藤 15g，大黄 15g（后下），金银花 25g，金钱草 30g，地丁 10g，桃仁 10g，红花 6g，乳香 10g，没药 10g，鸡内金 10g，海金沙 10g，琥珀 10g，甘草 10g。

腹痛剧烈者增加大黄用量，加延胡索、川楝子；高热不退者加连翘、白薇；体虚者去桃仁，加党参、茯苓、陈皮。

（3）瘀毒型

治法：通里攻下，泄毒排石。

方药：泄毒排石汤。

金银花 25g，金钱草 20g，鸡内金 10g，连翘 15g，蒲公英 10g，丹皮 20g，赤芍 10g，大黄 5g（后下），芒硝 10g（冲），川楝子 10g，地丁 10g，牛膝 10g，琥珀 10g，威灵仙 10g，甘草 10g。

2. 外治法

（1）大黄粉 30g，大蒜 60g，芒硝 30g。先将大蒜与芒硝捣为糊状，敷于麦氏点 1 小时左右后（注意不要敷太久，以免烧伤皮肤）去除，将大黄粉用醋调成糊状，敷于麦氏点 6 ~ 8 小时，用纱布覆盖，再用胶布固定。每日 1 次。

适用于阑尾结石继发急性阑尾炎者。

（2）大蒜、芒硝、鲜鱼腥草、鲜紫花地丁。共捣如泥，敷于右下腹。每日换药 1 次。适用于阑尾结石继发阑尾炎者。

（3）大黄 30g，蒲公英 15g，白花蛇舌草 15g，金钱草 30g。煎汁 200mL，保留灌肠。对缓解并发症、稳定病情有较好的疗效。

（三）西医治疗

1. 一般治疗

阑尾结石如无特殊症状者可不予治疗，但由于阑尾结石引起急性阑尾炎急性发作时，应及时治疗。

（1）补液：患者禁水禁食，或进流汁饮食。给以静脉补液以维持水、电解质、酸碱平衡，保证正常生理需要量。

（2）抗生素：应首先选用有效抗生素尽快控制感染。常用氨苄西林、甲硝唑、先锋霉素等静脉滴注。

2. 其他治疗

阑尾结石往往是在合并有阑尾炎时才会出现症状，因此，检查时常有阑尾炎的症状与体征。

由于阑尾的蠕动功能差，阑尾腔内出现结石后，难以自行排至盲肠。长时间的结石刺激会导致阑尾发生炎症、穿孔、出血、阑尾周围脓肿或腹膜炎等并发症。因此，一旦诊断为阑尾结石合并炎症，应果断采取手术治疗。手术要点：

（1）麻醉：可根据病情选用全麻、硬膜外麻醉，紧急情况下受条件限制亦可用局部麻醉。

（2）切口：如诊断明确，可选用麦氏切口，即垂直于脐与髂前上棘连线中外 1/3 处做切口；若需术中探查腹腔，可选用右下腹做探查切口。

（3）进腹后沿结肠带寻找阑尾，由于阑尾呈炎性改变，常变硬，故容易探及阑尾。分离阑尾与周围粘连，切断并结扎阑尾动脉，压榨阑尾根部并结扎阑尾，在距阑尾结扎线 0.3～0.5cm 处上血管钳，将结石连同阑尾一并切除，残端消毒后，荷包缝合，包埋阑尾残端。

（4）术后用抗生素，待体温稳定 3 天，化验血象正常时，可停用抗生素。

第五章　泌尿系统结石

第一节　肾结石

肾结石指发生于肾脏内的结石，是常见的临床疾病，肾结石每年的新发病率逐渐增高。上尿路结石的病因比较复杂，它与全身性代谢紊乱、泌尿系统局部因素及其他因素（如年龄、性别、职业、地理、环境、饮食、种族、遗传等）有关。实际上，现代医学研究表明，结石的形成很难用一种原因来解释，往往是多种因素共同作用的结果，而且个体差异较大。结石种类主要有草酸钙结石、磷酸镁胺结石、尿酸结石、胱氨酸结石等，大多为一种或数种成分组成的混合性结石。

肾结石主要症状为疼痛、血尿及并发症症状，影像学检查是最重要的诊断手段，腔内技术和震波碎石的发展使肾结石的治疗水平得到飞跃性的发展，但由于其病因、病机不明，结石的预防仍是一个难题。本病属中医学“血淋”“石淋”“腰痛”等范畴。

一、临床诊断

（一）辨病诊断

肾结石的诊断应包括以下三方面的内容，即结石存在的诊断，了解结石的部位、大小、数目；结石病因的诊断；结石并发症的诊断。以上的原则不仅适用于肾结石，对输尿管结石以及下尿路结石（膀胱结石、尿道结石）同样是适用的。

1. 症状

肾结石患者的症状个体间差异较大，主要是由结石本身所致的局部刺激、梗阻、继发感染及肾功能障碍引起。

(1) 疼痛：肾结石的疼痛可以是剧烈的肾绞痛，也可以是肾区钝痛，主要由结石的活动度决定。大约40%～50%的病人都有间歇发作的疼痛史。常位于脊肋角、腰部、上腹部，多数呈阵发性，亦可为持续性。钝痛表现为腰部酸胀不适、隐痛等，活动或劳动后可促使疼痛发作或加重。绞痛呈严重刀割样，常突然发作，放射至下腹部、腹股沟、股内侧，女性则放射至阴唇部位。严重时患者面色苍白，出冷汗，脉细而速，甚至血压下降，呈休克状态。同时多伴恶心、呕吐、腹胀便秘。绞痛发作时，尿量减少，缓解后可有多尿现象。肾绞痛可自行缓解。患者常诉有多次类似发作史。

(2) 血尿：是上尿路结石的另一常见症状，可呈镜下血尿或肉眼血尿。肾结石患者疼痛发作时，常伴血尿，以镜下血尿居多，大量血尿者并不多见。体力活动后血尿可加重。肾结石病人偶可因无痛血尿而就医，但也有以疼痛为主而无血尿者。

(3) 排石史：肾结石患者尿中可排出沙石，特别是在疼痛和血尿发作时，尿内混有沙粒或小结石。对有疼痛和镜下血尿疑为肾结石时，如X线片未见钙化影像，应嘱病人密切观察有无沙石随尿排出。

(4) 其他：肾结石常见并发症是梗阻和感染。不少病例因尿路感染症状就医。梗阻则可引起肾积水，出现上腹部或腰部肿块。鹿角形结石疼痛症状并不突出，易被病人忽视，病人常在体检做B超时发现肾积水而就诊，临床上并不少见。孤立肾或双肾结石因梗阻而引起无尿，即所谓结石性无尿。对于结石病史长、近期疼痛、血尿症状异常明显且有低热、消瘦等全身症状时，应警惕是否合并恶性肿瘤。虽合并恶性肿瘤者较少，但若术前漏诊，将严重影响疗效和预后，故对怀疑有恶变者，应尽量做细致的鉴别诊断。

(5) 除以上症状外，还应仔细询问患者是否有各种代谢性疾病病史，例如痛风、高胱氨酸尿症、病理性骨折等，都可能为寻找结石的病因提供线索。但这种有诊断价值的病史并不多见。

2. 体征

肾绞痛发作静止期，仅有患侧脊肋角叩击痛。绞痛发作时，患者躯体屈曲，腹肌紧张，脊肋角可有压痛及局部肌紧张，并发肾积水者于腹肌放松时可触及肿大而有压痛的肾脏。多数没有梗阻的肾结石病例可无明显体征。

3. 辅助检查

实验室检查对肾结石的病因诊断极为重要，通常包括尿液检查、血液检查、结石成分分析、特殊代谢检查。

（1）实验室检查

①血液检查：应检查血清钙、磷、尿酸、电解质、二氧化碳结合力及尿素氮、肌酐测定，这些对了解肾功能及肾结石的病因是必要的。

A. 钙和磷：正常成人血清钙 2.25～2.6mmol/L，磷 0.87～1.45mmol/L。甲状旁腺功能亢进的病人血清钙高于正常值，且同时伴有血清磷降低。

B. 尿酸：正常成年男性 268～488μmol/L，超过 416μmol/L 为增高，女性 178～387μmol/L，超过 387μmol/L 为增高。高尿酸血症常伴尿酸过多排泄，是结石形成的原因之一。

C. 血清电解质和二氧化碳结合力：是检查肾功能不全的指标，发生肾功能不全时钠降低，血钾升高。肾小管酸中毒时可出现低钾、高氯性酸中毒。

D. 尿素氮、肌酐：可了解肾脏功能。正常值：成人 BUN 2.9～7.5mmol/L。小儿肌酐（Cr）：27～62μmmol/L；成人肌酐（男）53～106μmmol/L，成人肌酐（女）44～97μmmol/L。

②尿液检查

A. 尿液常规：应留取末段离心沉淀的新鲜尿液，女性留中段尿。尿液内红细胞 >3 个（高倍镜视野为血尿），白细胞 >5 个（高倍镜视野为脓尿）。

B. 尿结晶：应留取新鲜尿液，离心沉淀后取沉渣在显微镜下检查。尿结晶对某些类型的结石有特殊意义。如见到胱氨酸结晶，提示为胱氨酸尿患者，X 线阴性的尿酸结石患者如有尿酸结晶是诊断的证据之一，磺胺类药物结石患者尿结晶检查尤为重要。

C. 尿细菌培养及药敏试验：肾结石常合并尿路感染，细菌培养及药敏为临床合理选择抗生素有指导意义。培养菌落数 $>10^5$/mL 为阴性，$<10^3$/mL 为污染，二者之间为可疑。

D. 24 小时尿检查

a. 尿量：尿量少是结石的病因之一，尿量多少也是防治结石形成的重要依据，如高胱氨酸尿症患者可根据其日排泄量计算出溶解这些胱氨酸的尿量，只要长期保持超过溶解胱氨酸的尿量，就能有效地防止胱氨酸结石的形成。

b. 尿钙与尿磷：正常人随机饮食，24 小时尿钙排泄总 <4mg/kg，超过此标准者为高钙尿。尿磷 24 小时 <700mg，排泄增加使磷酸氢盐易在尿液内结晶，形成微小核心，诱导草酸钙结石的形成。

c. 尿酸：尿中尿酸 24 小时排泄量应 <700mg，高尿酸是形成尿酸结石的

重要原因。

d. 草酸：尿草酸增加可形成草酸钙结石，其24小时正常排泄量 <50mg。

e. 镁：正常人每日排镁50~200mg，低镁尿可能是结石的成因之一。

f. 枸橼酸：其降低在结石发病机理中的作用前文已有叙述，正常人每日排泄量 >320mg。

③结石分析：当获得患者自行排出或以前手术取出的结石时，应做结石分析以明确结石类型。其方法多种多样，如化学分析法、偏光显微镜、X射线衍射、红外线光谱、差热分析、电子显微镜等，但这些方法对设备条件要求较高，一般医院不易实施，实际上采用化学定性分析与肉眼对照已能满足一般的临床要求。

A. 常见结石性状：草酸钙或草酸钙和磷酸钙混合石为褐色、灰色，表面粗糙，外形呈桑椹状、珊瑚状，有小的棘状突起，质地硬。

磷酸盐结石呈灰白色，粗糙，常为鹿角状，脆而易碎。

尿酸结石呈浅黄色或棕红色，表面平滑光圆，质硬易裂。胱氨酸结石浅黄或黄色蜡样，表面光滑，质硬。

B. 化学定性分析法

尿酸及尿酸盐：玻片上放1~21mg结石粉末，加20%碳酸钠1~2滴，尿酸试剂2滴。深蓝色为强阳性，浅蓝色表示含尿酸量较少。

磷酸盐：玻片上放微量结石粉末，加入2~3滴钼酸试剂，黄色为强阳性。

铵盐：在玻片上放微量结石粉末，加入奈氏试剂2滴，并加氢氧化钠1滴，橘黄色沉淀为阳性。

胱氨酸：玻片置微量粉末，加浓氨水1滴，0.4mmol/L氰化钠1滴，静置5分钟，再加入新配置的稀硝普钠2~3滴，紫红色为强阳性。

碳酸盐：取较多结石粉末（10mg以上）放入试管内，加1mmol/L盐酸1mL，有气泡发出说明含碳酸盐。

草酸盐：在上述试管内加入少量二氧化锰，忌摇动，如有气泡自溶液底层不断缓慢发生为阳性，可持续1小时左右。

钙和镁：仍用测碳酸盐的试管内溶液，加等量的5mol/L氢氧化钠，如有细微沉淀表示有钙和/或镁。

（2）影像学检查：泌尿系影像学检查可以了解肾脏外形，结石的大小、数目、形态、部位，肾盂形状、大小，估计肾石成分，检查肾功能等。

①泌尿系平片：平片必须包括全泌尿系统，90%以上的肾结石在X线片上显影，显影的深浅和结石的化学成分、大小和厚度有关。常见结石的密度已如前述。结石在平片上的显影程度受多种因素影响，如结石小、肠气多、过于肥胖等，当然投照技术也是一方面。纯尿酸结石不显影。在判断结石时应与腹腔内其他钙化灶相鉴别。腹腔内肠系膜钙化灶通常为多发、散在，很少局限在肾脏部位，钙化影不均匀，呈斑点状，在不同的时间钙化影的位置变动很大，侧位X线片可见钙化斑在腰椎前方。

②静脉肾盂造影：又叫顺行性尿路造影、排泄性尿路造影。到目前为止对尿路结石病人来说仍是最有价值的尿路造影方法。但如果一侧肾功能差或结石引起尿路完全梗阻，则该侧显影不良或不显影，此时可采用大剂量造影或延缓拍片，常有助于尿路更好地显影。

静脉肾盂造影的意义在于：可以提供与结石有关的确切资料，比如结石在肾盂、肾盏的准确位置；腹平片上不能显影的阴性结石，在造影片上可呈现充盈缺损；可以明确梗阻的部位、原因；可以了解肾功能，另外可以显示先天性尿路异常，比如孤位肾、异位肾、肾旋转不良、肾盂输尿管交界处狭窄等。

③逆行肾盂造影：在静脉尿路造影观察不满意，未能完全显示肾盏、肾盂的情况时，或碘过敏试验阳性，不能静脉尿路造影时采用。由于它需要通过膀胱镜向输尿管插入导管，有招致上行性感染的危险，故不作为常规检查。

④肾穿刺造影：静脉造影不显影，逆行造影插管又失败者应用。在B超的引导下，穿刺针进入肾盂注射造影剂，然后拍片。

⑤B超：是一种无创性、再现性好的检查方法，不仅用于肾结石本身的诊断，而且对结石造成的肾损害及某些结石病因提供线索。对于阴性结石亦能有声像图的变化。结合X线平片及造影，对病情可基本掌握。

⑥放射性核素检查：常用的是肾图及动态肾显像，它们都是利用放射性核素作示踪剂来检查肾脏的功能、尿路的通畅情况。优点是比较灵敏，缺点是不如X线检查直观。

（二）辨证诊断

肾结石的临床主要症状为腰痛（或剧烈绞痛）、尿血或尿混浊。常因劳累过度、情志不畅等诱发。一般来说初起或急性绞痛发作阶段，多由下焦湿热蕴结，是沙石结聚所致之实证；病程日久可转变为虚证，或变为虚实夹杂之证，以脾肾亏虚为主；急性发作，以肾绞痛、血尿、尿急、尿频、尿痛为主时，属中医学“血淋”“沙淋”“石淋”范畴，后期以腰部钝痛为主时，则属“腰痛”范畴。临床要根据具体情况，详细辨证诊断。

1. 望诊

望小便：凡发病较急，尿色鲜红者多属热；发病缓慢，尿色淡红，时有时无者多属气虚；尿液混浊，呈脓性者，多为热毒蕴蒸；尿液混浊而相对清淡者多为肾虚不固。

望面色：面色红赤为湿热蕴蒸头面，两颧潮红属阴虚火旺，面色㿠白属脾肾气虚或肾阳亏损。

望舌：舌质红，苔黄腻见于湿热蕴结；舌红，少苔见于阴虚；舌质淡胖，边有齿痕见于脾肾气虚；舌质瘀斑或瘀点为瘀血之征。

2. 闻诊

泌尿系统结石的闻诊，一般来说无明显的变化，只是并发明显的尿路感染出现脓尿时，小便可嗅及腐臭味。

3. 问诊

问寒热：伴急性感染者可出现发热、寒战，多属热毒蕴蒸；但热不寒，午后为甚或五心烦热者属肝肾阴虚；形寒肢冷、畏风寒者属脾肾阳虚。

问小便：小便频急，点滴不畅，便时疼痛、灼热者属湿热下注；小便频急，不热不痛，但尿后空痛者，多属肾气虚衰。

4. 切诊

脉滑数为下焦湿热，脉细无力或沉迟无力为脾肾气（阳）虚，脉细数属肝肾阴虚。

5. 辨证分型

（1）肝气郁结型

①临床表现：症见腰腹疼痛，小便不利或突然中断，或腰痛如绞，常伴有胀闷不舒，神疲少食，头晕目眩，口燥咽干。舌苔薄白，脉弦或弦紧。

②辨证要点：腹痛，小便不利，腹胀不舒，脉弦或弦紧。

（2）湿热蕴结型

①临床表现：症见尿急、尿频、尿痛、尿血，或尿涩而短少，或小便灼热；伴发热，腰痛或绞痛如闪，头身沉重。舌红，苔黄腻，脉濡数或弦滑。

②辨证要点：腰腹绞痛，尿急、尿频、尿痛、尿血，小便灼热涩少。脉

濡数或弦滑。

（3）气滞血瘀型

①临床表现：症见小便涩滞或淋漓不尽，尿痛或尿血，腰腹绞痛或钝痛，固定不移，伴胸胁胀满且闷。舌质紫暗，或有瘀斑、瘀点，脉弦紧或涩。

②辨证要点：小便涩滞，淋漓不畅，尿中夹杂血块，少腹胀痛或刺痛，甚则腰腹绞痛。舌紫暗，脉弦紧。

（4）脾肾气虚型

①临床表现：症见尿频、尿痛或血尿，小便不甚赤涩，但淋漓不断，时作时止，时有肾区绞痛或钝痛，腰膝酸软，倦怠乏力，或食少纳呆，脘腹胀满，少气懒言。舌淡，苔白，脉沉小或弦细。

②辨证要点：小便赤涩不甚，淋漓不已，时作时止，遇劳发作，腰腹绞痛或钝痛，倦怠乏力。脉沉小或弦细。

（5）肝肾阴虚型

①临床表现：症见小便淋漓不畅，排尿无力，头晕，耳鸣，失眠多梦，五心烦热，颜红唇赤，潮热盗汗，口渴咽干，腰膝酸软。舌红，少苔或无苔，脉细数或沉细数。

②辨证要点：小便淋漓不畅，五心烦热，头晕耳鸣，腰膝酸软。舌红少苔或无苔，脉细数。

二、鉴别诊断

肾结石的诊断并不困难，但在肾绞痛发作，尤其为右侧时，应与某些急腹症相鉴别。

（一）与胆囊炎的鉴别诊断

起病慢，腹痛由轻转重，呈持续性。病变部位有固定压痛，腹膜刺激征局限于病变部位，可随病变加重而逐渐扩展范围。体温升高，白细胞总数升高。但尿常规与X线平片均无异常。

（二）与上消化道穿孔的鉴别诊断

腹痛多突然发生或突然加重，呈持续性剧痛，常伴休克。腹膜刺激征明显，呈板状腹，肠鸣音减弱或消失，并可有气腹和腹腔渗出液。

（三）与急性阑尾炎的鉴别诊断

转移性右下腹痛，伴恶心、呕吐，疼痛呈持续性并逐渐加重。早期腹膜炎体征局限于右下腹，随病程进展可波及全腹。白细胞计数可增高，尿常规无异常，但若阑尾位于腹膜后时，局部炎症扩散至输尿管，尿中也可有红、白细胞。

（四）与腹腔内脏器出血的鉴别诊断

外伤者因有明确外伤史，与肾绞痛不难鉴别。但实质性脏器自发性或病理性破裂时，则需加以鉴别。起病急骤，腹痛较炎症性急腹症轻，呈持续性，腹膜刺激征轻，但有面色苍白、冷汗、手足凉、脉细数等失血性休克征象。腹腔内有移动性浊音，腹腔穿刺抽出不凝血液。进行性血红蛋白和红细胞计数下降。

（五）与脏器扭转性急腹症的鉴别诊断

起病急，腹痛剧烈，常伴有轻度休克。腹痛呈持续性、阵发性加重。可扪及有明显疼痛的包块。早期无腹膜刺激征，随脏器坏死的发生而出现。严重者可出现中毒症状和中毒性休克。

肾结石的肾绞痛需与急腹症相鉴别以外，还需和某些肾脏疾病相鉴别。

（六）与肾结核的鉴别诊断

可表现为血尿及肾钙化灶，但有慢性并逐渐加重的膀胱刺激症状，多为终末血尿，尿路平片上肾钙化影呈不规则斑片状，密度不均匀。

（七）与肾细胞癌的鉴别诊断

表现为腰痛、血尿，尿路平片亦可出现钙化影像，有时与肾结石相混淆，但本病为无病性肉眼血尿，尿路平片上钙化局限于肿瘤区，呈大小不等的斑点状，尿路造影示肾盂和肾盏受压、变形、移位或缺失。CT 及 B 超可做出明确诊断。

（八）与肾盂肿瘤的鉴别诊断

尿路造影肾盂表现为充盈缺损，须与阴性结石鉴别，但其为不规则形，有严重的无病性血尿，超声波检查可见肾盂或肾盏光点分离，在肾盂或肾盏中出现低回声区，轮廓不整齐，尿中可查到癌细胞。

（九）与腹腔内淋巴结钙化的鉴别诊断

若位于肾区，可误认为是肾结石，但钙化一般多发、散在、密度不均匀。尿路造影示肾盂、肾盏形态正常，侧位片见高密度影位于脊柱前缘之前。

三、治疗

（一）提高临床疗效的思路提示

1. 审因论治，详辨虚实

肾结石的治疗古今医家多采用清热利水、通淋排石或活血化瘀、通淋排石等法。然而服药时间稍长，便会出现头晕眼花、腰酸腿软、乏力、纳差等副作用。老年患者尤为明显，老年患者都具有气虚症状，多为本虚标实，虚实夹杂。在治疗上不可见石一味消石，见热一味清利。如若拘泥套法，一味蛮攻，则徒劳无功，伤伐正气，损耗体质，非但不能及时排石，反致气虚证候加重而无力排石。临证要根据中老年肾虚的体质特点，以及“久病及肾”“久病成瘀”“久病必虚”的理论，遵循“气为血帅，气行则血行”“气足则肾无邪侵”之旨。审因论治，详辨虚实，在通淋排石剂中稍加强肾化水之品，以图扶正达邪，排石而不伤正。

2. 辨三因，分缓急，灵活用药

治疗肾结石除依证立法外，还应注意形成结石的其他因素，如季节不同、个体差异、病势轻重等，做到因人、因时、因势制宜。如暑日来诊，则应考虑此时人体的生理活动和病变特点会因暑邪袭来而随之改变。在用药时既要通淋排石，又要照顾暑季易于伤津的特点，选用生地黄、玄参、芦根、荷叶、太子参等清暑益气之品；对于身体肥胖的患者，则应抓住肥胖多湿的特点，配以薏苡仁、茯苓等运脾化湿之品；若用较平淡的排石药物时分量宜重，如金钱草最大量可用到150～260g，海金沙用30～50g；缓急解痉药分量宜重；结石绞痛，为正邪相争的客观反映，此时应因势利导，采用行气活血、缓急止痛之剂，如芍药甘草汤，芍药可用至60g；活血化瘀、搜剔攻逐类药量要根据具体情况而使用，既要考虑胃腑的承受能力，又要注意患者的体质强弱。二者都好则分量宜重，反之药量宜轻。总之，在临床中，应用排石中药时，药味选择要广泛，不能单纯选择一些排石中药组成方剂，要活血化瘀、缓急解痉、补肾益气、理气止痛、清热止血、搜剔攻逐等药物灵活配伍，以达通淋排石、化石之目的。

3. 清热导滞，理气散结，标本兼治

中医认为，石淋的形成皆因湿热下注，日积月累形成结石，其根本原因是气机失调，气滞血瘀，久而导致肾气虚弱，或在用药排石过程中伤及气阴，

产生气阴两虚的症状。在治疗中应用化瘀排石治标药的同时，重用益气理气治本之品调节气机。另外，肾结石瘀结于内，或嵌顿梗阻，气机失其通降，水道失其疏通，易并发肾积水。结石乃有形之物，瘀结不散，使气滞难行。临床仅以清利湿热、通淋排石治其标，往往难以奏效，甚则加重肾功能损害。若治疗以理气散结、益气培本为主，化瘀清热、通淋排石为辅，则能收到较好的疗效。标本兼治，达到既排石又不损伤机体的目的，这才是治疗肾结石之良法。

4. 中西合用，加速溶排

肾结石之成因，多由肾虚阴亏，湿热蕴结，煎熬尿液，浊质凝结而成石，临床要辨三因，审虚实，选方用药。突出清利、溶化、松扩、通排之特点。清利即清热化湿，利尿通淋，治其诱发致石之因；溶化即让结石由大化小，由多化少，由角棱化圆，由小化无；松扩是使肾及输尿管泌尿系平滑肌松弛，使输尿管扩张，解除输尿管痉挛和狭窄，减少结石下移排出的阻力，放宽与畅通结石排出的道路；通排是使尿量充分增加，促进输尿管蠕动，加强尿液对结石的内冲洗力，因势利导，使结石下行，由静变动，由上移下，由下排出。掌握以上特点，临床灵活用药，再配以西药缓解平滑肌痉挛，使之松弛，减少排石阻力，同时增加利尿溶解尿石之药，加速结石的溶解和排出，这样才能取得较满意的治疗效果。

（二）中医治疗

1. 内治法

（1）肝气郁结型

治法：疏肝理气，通淋排石。

方药：逍遥散加味。

柴胡10g，当归10g，白芍10g，白术10g，茯苓15g，金钱草20～260g，滑石15g，陈皮10g，郁金9g，鸡内金20g，车前子10g，王不留行15g，瞿麦10g，甘草10g。

湿热重加萹蓄、木通；体虚加黄芪、党参；偏瘀加川芎、赤芍。

（2）湿热蕴结型

治法：清热利湿，通淋排石。

方药：八正散加减。

瞿麦10g，萹蓄10g，木通10g，车前子10g，山栀6g，大黄6g，滑石

12g，甘草3g，金钱草30g，海金沙15g，鸡内金15g。

排尿涩痛伴血尿者加蒲黄、五灵脂、牛膝、桃仁；腰酸腰痛者加白芍、延胡索、旱莲草、生地黄。

（3）气滞血瘀型

治法：行气活血，通淋排石。

方药：沉香散加减。

石韦12g，滑石12g，当归10g，陈皮10g，白芍12g，冬葵子15g，王不留行9g，甘草6g，沉香10g，金钱草40g，海金沙20g，鸡内金15g，丹参10g，琥珀6g，刘寄奴15g。

疼痛剧烈加延胡索、五灵脂；尿血发热者加蒲公英、金银花、白茅根、藕节、小蓟。

（4）脾肾两虚型

治法：健脾益肾，补气消石。

方药：桂附八味汤合补中益气汤加减。

金钱草60g，海金沙20g，鸡内金30g，牛膝10g，王不留行10g，黄芪15g，白术15g，茯苓20g，当归10g，枸杞子15g，山萸肉10g，熟地黄12g，桂枝6g，川续断10g，炮附子6g。

（5）肝肾阴虚型

治法：滋阴清热，益肾消石。

方药：六味地黄丸加味。

熟地黄12g，山萸肉6g，山药15g，泽泻15g，茯苓30g，丹皮15g，金钱草30g，鸡内金20g，薏苡仁15g，滑石15g，瞿麦9g，石韦10g，海金沙15g。

血尿明显加小蓟、地榆炭、黄柏。

2. 外治法

（1）针刺疗法

①体针疗法：主穴：肾俞、膀胱俞、三阴交、关元。疼痛加足三里、京门。强刺激，每日2次，每次留针20～30分钟。

肾气虚甚者加三焦俞、气海；湿热重者加阳陵泉、三阴交、委阳（泻法）；阴虚加太溪（补法）；肾阳不振者，加命门、关元（补法）。腹部与背部穴交替使用，均取结石同侧，下肢取双侧。每日1次，每次2～5穴，以提、插、捻、转为主，得气后针感向下传导至会阴部，留针40分钟，中间行针1～2次。

对于肾绞痛者，要急则治其标，针刺缓急止痛。

针刺双侧太溪穴，中强刺激。以病人有麻胀样针感并向足底部位放散为度。留针30～90分钟，留针过程中可间断刺激，加强针感。如有恶心、呕吐者，加刺双侧内关穴、京门、肾俞、足三里、三阴交、阿是穴，中强刺激，得气后留针30分钟，每5分钟行针1次。涌泉穴，泻法，留针30～60分钟，每隔6～7分钟捻针1次。

绞痛较重时，取腰腹部相应部位的1～2个压痛点，以注射用水做皮内注射，每次注射0.5～1mL，以局部皮肤呈橘皮样改变、皮丘直径1.5～2cm为宜，压痛点不明显者，可在与疼痛部位相对应的体表取穴注射。

②踝针疗法：病人俯卧位，在肾痛区内侧小腿内、外踝骨隆起最高点上方三横指处各取一个进针点，内侧进针点在小腿内侧面中央，靠胫骨内侧缘；外侧进针点在小腿外侧面中央，腓骨嵴与邻近肌腱（腓长肌肌腱）所形成的浅沟内。常规皮肤消毒后，用30号1.5寸不锈钢毫针2根，分别在内、外侧进针点与皮肤表面呈30度角倾斜向上，快速刺入皮肤，沿皮肤向上捻转，进针1.4寸左右，胶布固定后，可让病人起床缓慢行走，留针30分钟。

刘志文针刺治疗泌尿系结石92例。取穴：肾俞、天枢、三阴交。肝肾阴虚，气机失调者取肝俞、肾俞、太溪；体弱气虚，三焦失畅者取三阴交、气海、飞扬；湿热内蕴，石伤血络者取阴陵泉、下巨虚、中极；绞痛加行间、涌泉；恶心呕吐加内关、足三里。活动期施泻法，每日1次或数次；平时补泻兼施，以泻为主，2～3日1次。10日为1疗程，疗程间隔1周。治疗1～3个疗程，痊愈85例；有效1例，无效6例，总有效率为93.5%。

杨丁林针刺治疗泌尿系结石及绞痛150例。本组患者中肾结石48例。结石大小2mm×2mm×1.5mm～19mm×13mm×10mm。治法：患者屈膝侧卧，患侧在上，针患侧京门及肾俞透京门，配足三里或三阴交，中强或强刺激，得气后留针30分钟，每3～5分钟行针1次。每日1～2次，7日为1疗程，疗程间隔1～2日。结果：针后5～40分钟全部止痛。

③电针疗法：取穴肾俞、膀胱俞。强度宜由弱到强至病人能耐受为度，持续20～30分钟，每日1～2次。

锦州医学院附属医院将电针取穴改用为电极板取穴，电极板采用上海医疗八厂出品的治疗机，直流电、交流电均可。选用断续波型，电极板为12cm×2cm S板面。每日2～3次，每次治疗通电时间为30～60分钟，电量以病人能耐受为度。在临床观察对尿石症的总攻中，具有强力、快速之排石作用。

进针后使针感传至患侧肾区或少腹部，接电针治疗仪，电流强度以病人能耐受为度。留针20～40分钟。

④穴位注射疗法：主穴：肾俞、关元、阴陵泉。配穴：肾虚型加交信；气血郁结加阳陵泉、环跳（泻法）；湿热型加三阴交；脾虚加足三里；绕脐腹痛或少腹牵引痛，加腹结、大横。每穴注射10%葡萄糖液0.6～1mL，1～2日1次。

取穴：同体针，每次选1～2穴，用10%葡萄糖水2～5mL，每日1次，30次为1疗程。

耳针取穴：肾、输尿管区，或压痛点区。强刺激，留针15～40分钟。

取耳穴膀胱、肾、尿道、腹、皮质下、交感；常规消毒后，用平补平泻法，每次取2～4穴，留针30分钟。

（2）耳穴压豆疗法

①肾、膀胱、输尿管、尿道、三焦、外生殖器。用王不留行籽贴压，每穴4粒，胶布固定。每日按5次。用拇指和食指于籽上依次频频按压，直至穴位有微痛感为适度。每次时间为30分钟，3日换药籽1次。嘱病人在耳压前20分钟饮水200～500mL，并适当增加活动量，以促排石。

②肾、输尿管、膀胱、三焦、交感、皮质下、肾上腺。用0.4cm×0.4cm麝香风湿膏将王不留行籽压在耳穴上，隔日1次。双耳轮换使用，15日为1疗程。病人每日自行按压，每次50～100下，并多饮水，做适当的弹跳活动。

③山东中医学院董锡华用耳穴压豆治疗肾结石12例。取穴：肾穴、输尿管、膀胱、尿道、外生殖器、三焦、交感、神门、皮质下、肾上腺。如肾盂积水，除了以上穴位，再加脾、肺、内分泌穴。

操作方法：先用75%酒精棉棒消毒耳部，然后准确取穴，将王不留行籽以胶布固定在穴位上，每穴按压2～3分钟，并嘱患者如法每日按压取穴4～5次，以加强刺激，双耳轮换治疗，3天换1次，10次为1疗程。

共12例，其中治愈5例，有效5例，无效2例，总有效率为83.3%。

（3）膏药外贴疗法

适应证：

①气滞型：腰部或少腹部剧烈绞痛，阵发性加剧。

②湿热型：腰部或少腹部疼痛持续，身热不扬。

③肾阴虚型：腰酸腿痛，五心烦热，盗汗，小便淋漓或不禁。

④肾阳虚型：腰腿酸重，畏寒喜热，自汗，尿频或小便不利，尤以夜尿为多。

组成：滑石60g，金钱草300g，穿破石30g，瞿麦30g，王不留行15g，乌药9g，鸡内金18g，海金沙30g，冬葵子12g，白茯苓15g，桑椹10g，海浮石10g，生大黄10g，地龙9g，郁金20g，炮山甲15g，生甘草梢6g，黄芪15g，鱼脑石15g。

制法：将上药分别加工成粗末，混合均匀，用香油浸泡7～10天，香油与药比例为1∶5，香油超过药面2cm。放入砂锅里熬至药物变黄，而后过滤，去药渣，待油熬至沸腾时下丹，黄丹为1∶100（1斤油下丹100g），至滴水成珠收膏。

用法及选穴：肾俞、命门、神阙。每2天换1次，12次为1疗程。连续用3～4个疗程。

功能：具有较强的通淋排石作用。其作用主要是直接贴敷于有关穴位及反应点，通过经络作用和人体自身微循环渗入病灶，并随血液循环向全身灌注，调节机体的免疫机能，利用人体新陈代谢的功能，起到消石止痛祛病的作用。

（4）气功排石疗法：采用静坐功与站桩功，时间安排在酉时（17～19点）和寅时（3～5点）。酉时肾气旺盛；寅时，《素问·刺法论》记载："所有自来肾有久病者，可以寅时面向南，净神不乱思，闭气不息7遍。"练功时面向南，入静后全身放松，意守丹田，约20分钟后丹田气足，再意守患处，引内气冲击肾部。

霜降坐功：用于清热通淋，排石止痛。

①姿势：端坐，两腿伸直，调整意念。

②练功：两手从膝盖慢慢接近双脚，以攀登高处的心态用力勾住脚底，再将右脚用力拉到胸前，使足跟碰到大腿根部，然后放回复位。用同样的方法拉左脚，左右轮换，各7次，然后叩齿、吐津、咽液各7次。

③收功：稍息，即收功。

（5）按摩疗法：按压、揉摩。叩击法：取腰背部阿是穴，指压发胀或有疼痛感。以右手拇指或双手拇指重叠按压揉摩。此时再用拳叩击背部华佗夹脊穴2～3次，然后摩敏感点，使此处肌肉放松即止。

①体穴按摩法：病人仰卧，按揉天枢、水道及中极、关元穴。

双手重叠推按腹部，再拿小腹并施以抖法，最后摩运小腹5～10分钟。

嘱病人俯卧，从下至上推按腰背部10余次，按揉肺俞、肾俞、大肠俞、膀胱俞、八髎穴各5~10分钟。

嘱病人直立，空掌叩击章门、期门、肾俞、命门穴，并跳跃10~15次。

②足部按摩法：是当今流行的一种诊断、治疗疾病和自我保健的方法。其手法介绍如下：

A. 食指单勾法：将食指弯曲，拇指轻靠于食指末节，给食指以向上的力量，保持食指指骨同手掌、小臂、大臂成一条直线。按压反射区，每按压1次，提起1次。

B. 拇指刺激法：将拇指伸出，其他4指支于足面上，以拇指着力，将拇指关节在病人皮肤上弯曲成直角，其着力点在偏离指甲尖端中央数毫米处。接着去掉按压之力，手指放松、伸直，与病人皮肤平行。

C. 其他手法：当出现肾绞痛时，可指压阿是穴、腰俞、足三里、膀胱俞等穴，指压时间10分钟，然后轻度按摩5分钟，可缓解肾绞痛。结石位于下肾盏者，采用头低臀高半倒立位，结石位于中肾盏者，采用患侧在上的侧卧位。在第12肋下缘，骶棘肌外缘的腰上三角肌处，以手握掌，叩击肾区5~15分钟，每日3次，以助结石移到肾盂。

（6）肾区体位叩击疗法：采用肾区体位叩击疗法，辅以中草药、电针、总攻和理疗等综合治疗，可提高肾结石的排石率。由于肾下盏结石的体位关系，排出较困难，因此须依结石部位采用不同的体位。同时适当地进行肾区叩击，变静为动，有利于结石排出。181医院为了弄清肾区体位叩击对肾脏的影响，曾在肾脏手术时观察到叩击肾区时，肾脏确有较大的移动幅度，侧卧时前后移动3~5cm，为肾内结石的活动造成有利条件。另外还观察到肾结石病人经肾区叩击后有80%出现不同程度的血尿，认为这是结石活动的结果，但对正常人进行肾脏叩击，并无血尿。具体方法为，结石位于下盏者，采用头低臀高半倒立位；结石位于上盏时，采用坐位并加跳跃；结石位于中盏时，采用患侧向上的侧卧位；在第12肋下缘，骶棘肌外缘的腰上三角处，以手握拳，每秒1次有规律地叩击，以不感到疼痛为宜，每次3~15分钟，每日3次。肾区叩击疗法最好在服中草药或大量饮水后进行，也可在总攻后进行。

（7）药物电离子导入疗法：每日用排石净药液20mL，用药液浸湿纱布，放于结石区域，通过电离子使药液渗透到局部，起到镇痛排石的作用，一般10天为1疗程，1~2个疗程显效。

（8）磁化水疗法：1975年上海华东医院开始用磁化水治疗尿结石，取得了可喜的进展，45 例中有效 21 例，有效率 46.7%。1976 年以来全国许多医院相继应用磁化水治疗尿石症，取得了一定的溶石、排石和防石的效果。1978 年据广州市资料，磁化水治疗尿结石共 118 例，有效率也在 50% 左右。治疗的方法为，选用磁水器的磁场强度在 2000～3000 高斯，切割 18 次以上，流速低于 0.1m/v。可单用磁化水，也可在磁化水加中药。每日饮用磁化水 2000mL，磁化水最长可保留 5 天。磁化水有排石及溶石的作用机理，推论为大量饮用磁化水可增加尿量，起到机械性的冲洗作用，此外水流过磁场后，化学成分虽然变化不大，但水中钙、镁离子的晶体形态发生了物理变化，水的分子也能从单散离子综合体拆为短链的离子综合体，并能使钙盐的结晶状态变得疏松，甚至消失。上海市计量测试管理局曾利用 X 射线衍射定性相分析，发现普通用水中碳酸钙结晶体结构以方解石为主，方解石易沉淀生成硬垢，而磁化水中碳酸钙结晶体为纹石，纹石不易沉淀而浮于水中，易被带走。电子显微镜下普通水中杂质颗粒较细，表面光滑，质坚硬，磁化后水中杂质颗粒变大、疏松，以絮状存在，故不易吸附于管壁上，易被带走。磁化水是通过物理性改变而起到排石、溶石的作用。用磁化水为生活用水，对预防泌尿系结石的发生有着重要的作用。章咏裳等进行磁化水对尿路结石溶解作用的体外实验观察，他们选用体积较大、化学成分不同的三个结石样品，分别由单纯草酸钙、尿酸与草酸钙、磷酸钙与草酸钙组成，对结石进行溶解，并对溶解的钙离子含量、电导、溶液的紫外吸收光谱曲线，以及溶解前后的 X 线平片等项目进行实验观察，做出以下的初步推论：结构疏松的含磷酸盐结石较易溶解，致密的草酸盐和尿酸为主的结石则难以溶解。磁化水对磷酸盐结石的溶解作用较明显，可能是通过溶解某些非钙盐类和有机物质，使结石缩小和变松易碎的。

磁化水疗法由于饮用量较大，有些病人不易坚持服用。黄良剂等改用中药排石汤（金钱草、党参）通过磁化作用，使服用量减少到每日 1000mL，观察 40 例，有效者 26 例，占 65%。本法对膀胱、输尿管结石效果较好。磁化中药排石汤的制法和用法：取煎好之中药过滤液（每 1000mL 含金钱草 60g，党参 15g）通过磁化器，磁场强度 2400 高斯，水流磁场切割 18 次，流速 0.09m/s。然后将磁化后之药液加入适量防腐剂存放备用。每隔 5 天再磁化一次，以保持中药的磁化作用。成人每日用量 1000mL，分早、午 2 次服用（冬季可加温后饮用）。服后 30 分钟，根据病人的体质情况，适当做跳跃或跑步运动，连续服用 30 天为 1 疗程。

3. 中西医结合疗法

（1）高林川，运用中西结合治疗尿石症102例：中药用金钱草60g，海金沙30g，石韦15g，车前子15g，鸡内金12g，木通12g，萹蓄12g，瞿麦12g，草薢10g。剧痛加延胡索12g，白芍15g；血尿加白茅根30g，大蓟15g，小蓟15g；尿道灼热加滑石30g，栀子10g，黄柏10g；伴胃寒、腰膝酸软加党参15g，菟丝子15g，巴戟天12g；伴腰腹胀痛，舌质暗红，有瘀斑加当归尾12g，牛膝12g，木香10g。日1剂，水煎服。配合用10%葡萄糖注射液500mL加25%硫酸镁注射液20mL、20%甘露醇注射液250mL静滴，日1次，合并感染者加抗生素。15日为1疗程。总有效率为90.2%。

（2）翁锦树用排石汤加黄体酮治疗尿石症62例：中药用金钱草30g，滑石30g，石韦30g，海金沙15g，鸡内金9g，陈皮9g，瞿麦9g，牛膝9g，泽泻9g，冬葵子9g，王不留行9g，枳壳12g，甘草3g。气滞血瘀型加蒲黄、琥珀、延胡索、川楝子、炮山甲、桃仁、大蓟、小蓟、仙鹤草；湿热型加蒲公英、败酱草、栀子、白芍、薏苡仁、木通、玉米须；肾虚型加生怀山药、麦冬、枸杞子、黄芪。日1剂，水煎服。黄体酮20mg/d，分2次肌注，连用1周；维生素K8mg/d，分2次肌注，至绞通消失；氢溴酸山莨菪碱20mg，双氢克尿噻50mg，10%氯化钾10mL，均日3次，口服；碳酸氢钠2g/d，每日3~4次，口服，调整尿pH值在6.5~7.0。治疗15~90日，临床症状全部缓解或消失，X线、B超及部分泌尿系造影复查，结石消失60例，无效2例，排石率为96.8%。

（3）许永顺等用通排汤加硝苯地平等治疗尿石症82例：通排汤：金钱草100~150g，滑石30g，车前子30g（布包），海金沙30g，牛膝30g，石韦20g，木通20g，鸡内金20g（研末冲服），鳖甲15g，威灵仙50g，地龙12g，甘草10g，硝石3g，硼砂3g（装胶囊另服）。肾及输尿管上段结石加杜仲、桑寄生；肾积水加干姜、熟附子；泌尿系感染加金银花、连翘；结石嵌顿加乳香、没药、穿山甲；绞痛加川楝子、白芷；肾虚加核桃仁、熟地黄等。日1剂，水煎700~1000mL，分2次服。服药30分钟后，用黄体酮20mg肌注，日2次；硝苯地平10mg/d，分2次，氯化钾1g/d，分3次，均口服。10日为1疗程。日饮水2500mL以上，尿量100mL/min，适当做跳跃运动，或足跟走路，弯腰叩击肾区。结果：治愈49例，显效12例，有效13例，无效8例，总有效率为90.2%。

(4) 孙书义等用中药及阿托品治疗尿石症106例：金钱草30~90g，滑石30g，石韦30g，白茅根30g，海金沙30g，川牛膝30g，生鸡内金15~30g，虎杖15~30g，益母草30~50g，海浮石30~50g，沉香3~5g，乌药15~20g。随症加减。日1剂，水煎取汁400mL，每次200mL，与氢氯噻嗪25~50mg同服。药前30分钟饮开水500~1000mL，药后30分钟皮下注射阿托品0.5~1mg，10分钟后做跳跃运动。

30日为1疗程。结果：痊愈81例，好转21例，无效4例，有效率96%。

(5) 钟木生用中药加维生素B_1、K_3穴位注射，治疗肾结石、肾绞痛：金沙排石汤药物组成：海金沙25g，金钱草30g，鸡内金15g，冬葵子18g，川牛膝18g，田七8g，枳壳15g，白芍25g，木通15g，滑石25g。气虚者加北黄芪30g；血虚加当归身18g；肾阳虚者加淫羊藿10g，熟附片15g；肾阴虚加旱莲草15g，女贞子15g；脾胃虚寒者加白术25g，党参25g；肉眼血尿者加白茅根25g，小蓟18g；合并感染者，同时使用西药抗生素以控制感染。其次，结石直径超过0.8cm者，均不宜长期服用上方治疗，以尽早采用体外震波碎石或手术治疗为宜。

本方具有较强的溶石作用，又有可靠的排石功效。同时，与西药硫酸阿托品配合使用，往往疗效要比单服上方好得多。具体用法是：在服用金沙排石汤前20分钟先服下阿托品片0.6mg（成人量），20分钟后接着服金沙排石汤400mL左右（每剂药煎成后，量要有400mL），嘱患者服中药30分钟后做适当强度的跳跃运动，以促进排尿和结石的下移。上述方药应尽可能避免夜晚服用，以免小便多影响患者睡眠。上方一般连续服用5天，如无结石排出，休息3天后再重复服用。对肾绞痛者合西药维生素B_1、K_3，将维生素B_1和维生素K_3注射液混合做穴位注射，有十分理想的止痛效果。具体方法是：维生素B_1注射液100mg，维生素K_3注射液8mg，用5mL的注射器吸入，使用6号针头，选准双侧三阴交穴及双侧足三里穴，常规消毒后进针，得气后（有酸、麻、胀、痛感），注入上述药液1mL，四个穴位均如此。此法治疗肾绞痛的有效率达92.5%左右，绝大部分均在注射后10分钟内疼痛缓解。据临床观察，本法对促进排石亦有较好的帮助。同时操作简单、安全、高效、费用低廉。

(6) 张志菈等运用中药加硝苯地平舌下含化治疗尿结石，总有效率达96.9%：中药采用三金汤：金钱草45g，海金沙15g，鸡内金12g（冲服）。加减法：气滞型加延胡索、川楝子；血瘀型加五灵脂、大蓟、小蓟；湿热型加金银花、蒲公英。每日1剂，煎汤400mL，早晚分服，治疗10天为1疗程，5个疗程为止。硝苯地平10mg，舌下含化，每日3次，黄体酮20mL，肌肉注射，每日2次，用药前30分钟饮温开水或磁化水1000～1500mL，用药后30分钟适当地跳跃10～30分钟，疗程同上。应注意有针对性地选用抗生素；绞痛不缓解者用阿托品或哌替啶；纠正水电解质失衡。

（7）胥凤林等用中药加解痉利尿药治疗尿结石63例，结石完全排出者46例。中药用金钱草30g，海金沙15g，冬葵子15g，车前子12g，枳壳12g，石韦10g，王不留行10g，青皮10g，白芷10g，川牛膝10g，桃仁10g，赤芍10g，生大黄6～10g，琥珀3g（冲）。气虚加黄芪、党参、白术；血尿加大蓟、小蓟、旱莲草、白茅根；石停不动加三棱、莪术、穿山甲、皂角刺、夏枯草；感染加黄柏、地丁、瞿麦、萹蓄。日1剂，水煎服。西医用输液的方法以解痉、利尿、抗菌、消炎。结石较长、较密、较大者用体外震波复震的方法治疗。

（8）王志英把中药和西药共研细末装胶囊治疗肾结石。具体方法是：把金钱草、芒硝、琥珀、海金沙、南硼砂、黄芩、氢氯噻嗪、氯化钾、氢溴酸山莨菪碱等药物，按不同比例研成细末，过100目筛，装入胶囊。每次5～15g，日2次，饭后口服，10日为1疗程。适当地增加活动量。用药1～3个疗程，治愈率62.8%，有效率21.2%，无效率16%。排出结石最大为1.5cm×1.1cm，最小为0.5cm×0.4cm。

（9）胡木兰用清热益气排石汤加服阿托品治疗肾结石10例，均排出大小不等的结石，其中服药时间最长50天，最短20天，平均30天。清热益气排石汤的组成：瞿麦15g，萹蓄15g，鸡内金12g，车前子15g，车前草15g，茯苓15g，木通12g，金钱草15g，海金沙15g（包），滑石30g（包），生黄芪15g，炙黄芪15g，丹参18g等。每日1剂，水煎当茶，频频饮服。连服7天后加服阿托品，每次0.3～0.6mg，1日3次。一般疗程为4～10周。随症加减。苔腻，胃脘不适者加白术12g，太子参15g；血尿、腰痛者加茜草15g，仙鹤草15g，十灰散15g（包）；若腰痛剧加川续断15g，山萸肉12g；小便不畅者重用生黄芪30～60g，增服阿托品，每次0.6mg；血尿甚者可适量增服诺氟沙星以防止感染。

（10）孙炳新等中西医结合治疗肾结石，有效率达91%。药用：金钱草50g，海金沙50g，车前子20g（包），滑石20g，石韦20g，牛膝10g，甘草10g，黄柏10g，泽泻15g，萹蓄15g，木香5g。血尿加白茅根、小蓟、大蓟；

尿痛加甘草梢、灯心草；腹胀加香附、乌药、厚朴、川楝子；瘀血加桃仁、三棱、穿山甲；湿热加金银花、黄柏、连翘；肾阴虚加生地黄、麦冬；肾阳虚加附子、肉桂、巴戟天。日1剂，水煎服。0.9%生理盐水300mL加氨苄西林8.0g，日1次，静脉滴注；黄体酮20mg/d，日2次，肌注。14日为1疗程。

（11）丁博一用蛸琥三金汤治疗肾结石106例，其中服药最少5日，最多49日。有67例痊愈，27例好转，12例无效。药用：桑螵蛸30g，金钱草30g，海金沙30g，鸡内金30g（研吞），赤芍20g，琥珀6g（研吞），王不留行10g，石韦10g，甘草10g。水煎服。每日1剂，早晚空腹服。适用于泌尿系结石。若发热加金银花、山栀；血尿重加三七、藕节；疼痛剧加延胡索、五灵脂；气虚加黄芪、党参、白术；肾阳虚加六味地黄丸。同时常规应用哌替啶、阿托品注射以镇痛解痉。并均嘱服药后多饮水、多运动，以利结石排出。以上中西药均以7日为1疗程。

（12）胡朝阳中西医结合治疗38例泌尿系结石，其中痊愈24例（占63.15%），显效4例，有效6例，无效4例。总有效率为89.48%。药用：金钱草30g，石韦30g，白茅根20g，白芍20g，海金沙15g，枳壳15g，车前子15g，丹参15g，广木香9g，大黄6g。加水800mL，浸30分钟，煎煮30分钟，留600mL，分2次服，适用于泌尿系结石。肌肉注射黄体酮20mg，每日2次；输液，静点5%葡萄糖500mL加维生素C 3.0g，维生素B_6 0.2g，静点生理盐水500mL加10%氯化钾10mL，每日1次；肌注山莨菪碱针10mg，呋塞米20mg，于输液结束前10分钟给。嘱患者多饮水及多做跳跃运动，根据病情需要适当选用抗生素。2周为1个疗程，一般为1~2个疗程。

（13）李云贵中西医结合治疗泌尿系结石症128例，痊愈88例，显效28例，有效11例，无效1例，总有效率为99.2%。药用：金钱草30g，海金沙30g，冬葵子20g，石韦20g，鸡内金12g，滑石20g，通草15g，怀牛膝15g，萹蓄20g，琥珀10g，甘草6g。适用于泌尿系结石症。加减：腹痛加延胡索、乌药、川楝子；小便赤加白茅根、生地黄、大蓟、小蓟；尿痛、尿急加蒲公英；结石日久加黄芪。水煎服，口服500mL，半小时后肌注黄体酮并大量饮水。嘱患者多运动，最好做跳跃运动。痛甚者肌注山莨菪碱针或其他止痛药物。每日1次，5日为1疗程。

（14）张锡珊用独味番泻汤治疗尿路结石43例并取得较好疗效。药用：番泻叶50g（儿童25~40g），文火煎20~30分钟，煎成汤药150~200mL，1

次顿服。药渣再煎服1次，每日1剂。配合应用硝苯地平，每次10mg（儿童用量酌减），口服或含服，每日3次。适用于尿路结石。治疗10日为1疗程，疗程结束后判断治疗结果。

（15）耳穴压迫配合中药：孟洋全等中药配合耳压治疗尿石症39例。通淋化瘀排石汤：金钱草50g，王不留行35g，海金沙30g，车前子30g（包煎），冬葵子20g，瞿麦20g，石韦20g，甘草15g，川牛膝15g，鸡内金15g，延胡索10g，枳实10g，琥珀5g（冲服）。水煎服，日1剂。加减：肉眼血尿者加白茅根、大蓟、小蓟；小便频数、涩痛者加连翘、木通；腰及少腹部钝痛者加白芍、续断；小腹胀痛者加木香、橘核；肾阴虚者加枸杞子、生地黄；肾阳虚者加肉桂、杜仲；血虚者加当归、鸡血藤；气虚者加黄芪、山药；可同时配合使用王不留行籽耳穴贴压法，取穴肾、尿道、膀胱、三焦、交感、内分泌、肝等穴交替使用。治疗39例，痊愈30例，有效7例，无效2例，有效率为94.9%。随访3年未复发。

（16）中药加体外反搏术：关氏用药：石韦15g，瞿麦15g，鸡内金15g，郁金15g，木通12g，桃仁12g，枳壳12g，滑石20g，金钱草25g。气虚加黄芪；肾精不足加杜仲、狗脊、续断、山萸肉、生地黄；瘀血加三棱、莪术。日1剂，水煎服。2周为1疗程。服药后30分钟，用WFB-Ⅳ型体外反搏装置（广州医疗器械厂生产）行体外反搏术，每次20分钟，12次为1疗程。均治疗3个疗程。结果：治愈10例，好转9例，无效3例，总有效率为86.4%。

（17）针灸加中药：江有源采用针药结合治疗尿石症118例。其方法是以迎随补泻法针刺太溪（补）、飞扬（泻）、京门（平补平泻）、三阴交（多用泻）。每日1次，10次为1疗程，疗程间隔4日。肾区绞痛取涌泉（泻），留针30~60分钟，隔6~7分钟捻转1次。配服中药：冬葵子18g，滑石15g，鳖甲15g，石韦12g，川续断12g，白术12g，王不留行12g，车前草12g，川牛膝12g，生蒲黄10g，胡桃肉10g，琥珀末3g。瘀血加三棱9g，莪术9g；湿热加金钱草30g。结果：有效率达84.8%。

彭世洪针刺精灵穴配合中药理气散结治疗肾结石53例，总有效率为82.5%。基本方：郁金20g，金钱草50g，鸡内金10g，苏梗12g，枳壳12g，王不留行15g，硼砂0.5g（布包），琥珀粉5g（冲服），怀牛膝15g，甘草梢5g。兼气虚者加黄芪30g；阴虚者加生地黄20g；兼湿热者加滑石30g，车前子30g。日1剂，水煎，早晚分服。治疗4周为1个疗程，治疗2个疗程后统计疗效。

针刺精灵穴：位于手背第4、5掌骨间隙后缘、腕背横纹与掌骨小头连接之中点的凹陷处。针法：针刺肾绞痛侧精灵穴3~5分钟，得气时酸麻感觉传至指尖，行中强度刺激，痛不减者留针10分钟，并间断加强刺激。

（18）中药加推按运经仪加离子透入：魏晶等用中药+推按运经仪+离子透入治疗肾结石61例，总有效率达94.02%。

排石汤组成：金钱草、海金沙、萹蓄、瞿麦、滑石、白茅根、木通、车前子、鸡内金、大黄、山栀子、郁金、冬葵子、甘草。加减：药量据病情、体质加减，本方有显著的清利湿热、化石通便、软坚散结之效，是治疗尿结石的有效方剂，但对于不同类型的结石还须辨证治疗，如伴有气滞加枳实、香附；有瘀血者加牛膝、桃仁、琥珀；血尿加小蓟、生地黄；年老肾虚，无力排石者加补肾之品，肾阳虚加黄芪、肉桂、附子；肾阴虚加山萸肉、熟地黄、旱莲草；肾积水加泽泻、牛膝、茯苓；须长期治疗者加生地黄、麦冬、玄参。防止久服此方伤阴。

推按运经仪的使用：治疗前饮水500mL以上。肾上、中极结石，采取坐姿，肾下极结石采取右侧卧位，与床成90°角，臂部垫高10~15cm。将推按运经仪的手柄电极负极置于三焦俞，正极由肾俞、气海俞、关元俞、肓俞、水道穴，最后到膀胱区、耻骨联合上。运经时做到推中有按，敏感部位多停留一会。每次治疗30分钟，每日1次。根据中医经络学说结合中医按摩之特色，取上述穴位，具有促进尿液分泌、松弛括约肌痉挛、排出结石的作用。

离子透入每日1次，对于炎症较重者每日2次，治疗前饮水500mL以上。用温热的排石汤浸泡药垫后放入结石处或疼痛明显处作为正极，负极放在身体下的相应位置，压平、给低频刺激。

（19）总攻排石：总攻排石疗法是为缩短治疗周期，促进、加快排石而设计的一种治疗方法。一般综合采用中西药物、针刺及大量饮水等法，根据各药物不同的作用原理，给予适当的安排、组合，以求起到协同排石的效应，达到加速排石的目的，称之为总攻排石法。遵义医学院急腹症研究小组在20世纪70年代初提出了尿石症的总攻疗法，提高了排石率，缩短了疗程。总攻疗法适用于气滞型、湿热型肾结石、膀胱结石、输尿管结石和尿道结石，以及残余结石和复发结石。

①总攻方案（见表5－1）。

表5－1

时间	措　施
6：00	饮水（茶水更佳）500mL
6：00	氢氯噻嗪50mg
7：39	饮水500mL
8：30	取清利湿热、通淋排石之中药，煎200mL，口服
9：30	阿托品0.5mg，肌注
9：40	电针肾俞（－）膀胱俞（＋）； 初弱刺激，后强刺激，留针20分钟
10：00	做跳跃活动

②疗程：总攻治疗以6～7次为1疗程，每周进行2次。总攻治疗后结石下移或排而未净者，可继续进行下一疗程，两个疗程中间间隔1～2周。

③病情观察：总攻治疗中需严密观察病情，如疼痛部位下移，说明结石向下移行。总攻治疗后疼痛加剧，以后又突然缓解，或出现明显的膀胱刺激症状，即尿流变细、尿流中断或排尿痛等情况，说明结石可能已经排至膀胱或后尿道。如出现轻度膀胱刺激症状，可能为结石到达输尿管膀胱开口区。若总攻后绞痛持续不解，表明无效。

④注意事项：若总攻治疗后，结石久停不动，体质较好者加用破瘀散结的中药，如穿山甲、三棱、莪术、乳香、没药等，再行总攻，可提高疗效；体质虚弱者，总攻治疗前，宜中药调治后再行治疗；总攻后如病人出现神疲乏力、食欲减退、头晕等症状，可给以益气健脾养血之中药；连续多次使用氢氯噻嗪等利尿药进行总攻时，每日服氯化钾3次，每次1g，以预防低血钾。

⑤总攻排石原理：经遵义医学院和中国人民解放军181医院的临床实验研究，其结果表明，尿结石之所以能排出，与尿量增多和输尿管蠕动增强等有密切关系。尿量增多对结石有冲击作用，输尿管蠕动的增强对结石有推挤作用。此外，输尿管平滑肌舒张能增大其管径，亦有助于结石的排出。

（20）董茅华等运用综合疗法治疗鹿角状结石46例。综合疗法：采用国产WD－91型B超定位体外冲击波碎石机进行多方位ESWL分次治疗。治疗次序为上盏→中盏→下盏→肾盂。根据ESWL后碎石在输尿管停留的情况，采用西德$STORZ_{11.5}$F或西德$WOF_{9.5}$F输尿管肾盂镜进行超声碎石、取石治疗。

本组病例治疗期间均服用护肾排石的中药丸剂。（本院科研方：由熟地黄、山药、山茱萸、丹皮、茯苓、桂皮、人参、黄芪、金钱草、海金沙、滑石等药组成。炼蜜为丸，每丸9g，1天服3次，每次1丸）治疗结果：本组46例，经过3～13次ESWL治疗，结石全部粉碎。其中结石全部排除者，有27例在3个月内，9例在5个月内，3例在7个月内；3例因ESWL后结石粉碎不理想，改手术取石；2例结石至今未排净，继续治疗中；2例因经济原因自行中止治疗。本组经7～36个月随访，44例未发现新症状，只有3例结石原位复发。

（21）林强等运用中西医结合疗法治疗肾结石210例。采用WD－ESWL91B超定位水囊型体外震波碎石机碎石。患者仰卧位，震源位于患肾同侧，工作电压为10kV～12kV，在B超监视下连击800～2200次。结石小于1.5cm者1次体外碎石即可。对于结石大于1.5cm者，为防止碎石在输尿管形成石街，一般结石每增大1cm，要增加1次体外碎石。碎石结束后嘱患者多饮水，并根据结石在肾中的不同位置配合体位排石，碎石后服用中药汤剂排石。先服自拟益肾排石汤：金钱草20g，海金沙18g，车前子15g，冬葵子12g，石韦12g，木通9g，白茅根12g，泽泻12g，牛膝12g，黄芪18g，党参20g，菟丝子15g，补骨脂12g。每日1剂，连服3天。3天后服自拟益气通淋排石汤：党参30g，黄芪25g，金钱草30g，鸡内金12g，海金沙15g，石韦10g，冬葵子15g，川牛膝12g，车前子10g，王不留行10g，大黄4g。血瘀气滞者加三棱、莪术各10g，赤芍9g。每日1剂，连服10剂后如结石仍未全部排出则改为隔日1剂，连服15剂。结石全部排出后服补肾、益气、活血、清热利湿之自拟益肾防复汤：党参30g，黄芪20g，菟丝子12g，苍术12g，黄柏12g，王不留行10g，滑石30g，川牛膝18g，车前子12g，金钱草30g，石韦15g。隔日1剂，连服20剂，以防止结石复发。治疗结果：210例患者中，治愈（结石全部排出，临床症状、体征消失）158例；好转（结石大部分排出，临床症状、体征消失或明显减轻）44例；无效（有少量结石排出，临床症状、体征无改善）8例。

（22）周灵等采用中西医结合法治疗泌尿系结石143例。早晨起床后饮水1000mL以上，并行跳跃活动30分钟左右，8时饮中药“四金排石通淋汤”（我科经验方）500mL。方药组成：金钱草30g，海金沙10g，鸡内金20g，郁金12g，萹蓄15g，瞿麦15g，石韦15g，车前子15g，王不留行30g，冬葵子15g，牛膝9g，木通9g。加减法：体实者加三棱6g，莪术6g；体虚者加党参

30g，黄芪15g；肉眼血尿者加大蓟、小蓟、白茅根各30g；疼痛者加乌药9g，延胡索9g。8时30分用5%葡萄糖盐水500mL加入山莨菪碱针10mg静脉滴注，中间用呋塞米针20mg静脉缓慢推注，另口服消石素胶囊2粒和10%的氯化钾液10mL，三餐饭后服。上法每日1次，连用4天后改用中药补肾健脾法调理，方药组成：党参30g，黄芪15g，生地黄、熟地黄各30g，白芍15g，枸杞子30g，山药30g，山萸肉9g，茯苓12g，白术9g，枳壳9g。湿热较盛者加赤芍12g，丹皮6g，黄柏12g。每日1剂，日煎2次服；消石素胶囊2粒，每日3次，口服。调理3天后，再进行下一个治疗过程，3次为1疗程。治疗结果：本组114例，其中治愈（临床症状、体征消失，B超或X线摄片复查结石消失）42例；显效（临床症状、体征消失，B超或X线摄片复查结石数量减少或体积减小，积水消失，结石位置下移）30例；好转（临床症状、体征消失）40例；无效（临床症状、体征无明显改善或加剧）2例。总有效率为98.2%。

（23）任海林等采用中西医结合治疗小儿泌尿系结石16例。在中医治病求本的原则下，采用攻补兼施之法，即在补益气血或补肾的基础上，再加活血化石之品。方药：金钱草、海金沙、鸡内金、牛膝、萹蓄、木香、瞿麦、白芍、三棱、大黄、车前子（包煎）、泽泻、王不留行。上药煎汤当茶喝，每周2剂。并配合多饮水，多做跳跃运动，以利排石。同时静脉滴注山莨菪碱加5%葡萄糖氯化钠注射液500mL后，快速从静脉推注呋塞针，有合并感染者加入氨苄西林等抗生素滴注。治疗2周为1疗程。治疗结果：治愈（沙石排出，症状消失，X线摄片结石阴影消失）7例，占43.8%；好转（症状改善，X线摄片结石缩小或部位下移）5例，占31.2%；无效（症状及X线检查未见变化）4例，占25%。

（24）程爱军中西医结合治疗泌尿系结石60例。①中药内服，尿路排石方：金钱草50g，海金沙、车前子、滑石各20g，萹蓄、瞿麦、鸡内金、三棱、莪术、牛膝各15g，厚朴10g，甘草6g。加水至1000mL，1剂浓缩为200mL，早晚各100mL，每日1剂。②治疗仪排石：采用SPY－I型电脑速效排石治疗仪（北京康达技术研究所研制）。方法：将浸有上方煎剂的2层8cm×10cm纱布置于患侧腰部肾区，按该仪器常规程序放好衬垫和铅板，沙袋固定。开机后调节电流强度，由小到大，以患者能耐受为度，每次25分钟，每日1次。若肾结石在0.8cm以上，则每日2次，分上、下午进行。③推按运经仪：采用HD－89－VA型推按运经仪（北京宏波自动化控制设备厂生产）。方法：

按照该仪器常规选择体位，涂上介质，用手柄推按，沿患侧肾俞、膀胱俞、京门、肓俞至水道方向。单推与双推交替进行，推中有按，按中有推。Ⅱ频与Ⅰ频交替使用，输出量在60%～90%左右，逐渐增加，以患者能耐受为度，双肾结石者两侧交替治疗。每次25分钟，每日1次。（适用于肾结石在0.8cm以下者）。④耳穴压豆：用75%的酒精消毒耳郭，将王不留行籽黏在0.5cm^2的医用胶布上，分别按压于穴位上，常规取穴为肾、输尿管、膀胱、交感、三焦、尿道，酌情增减，适当加以刺激，以腹部有胀痛感为好，每日自行按压数次，3天更换1次。

以上4种方法结合进行，两种仪器均适用于无严重器质性病变者。接受两种仪器治疗前30分钟，需内服中药100mL，饮水500mL。

治疗结果：60例中，痊愈（结石全部排出）20例；显效（结石部分排出）9例；有效（结石未排出，但症状明显减轻）26例；无效（结石未排出，症状无明显好转）5例，总有效率为91.6%。疗程最短3天，最长60天，平均20.6天。

（三）西医治疗

肾结石的治疗目的不仅是解除病痛，保护肾脏功能，而且应尽可能找到并解除病因，防止结石复发。根据每个病人的全身情况、结石的大小和成分、有无梗阻、感染、积水及肾实质损害程度、结石复发趋势等，制订防治方案。治疗应包括一般治疗、结石病因治疗、体外冲击波碎石、腔内取石、溶石治疗、外科手术治疗、中药治疗及饮食疗法等综合措施。

1. 一般治疗

（1）大量饮水，尽可能维持尿量在2～3L，每日尿量少于1.2L时，生长尿石的危险性显著增加。有时为了保持夜间尿量，除睡前饮水外，夜间起床排尿后宜再饮水。大量饮水配合利尿解痉药物，可促使小的结石排出。稀释的尿液可延缓结石增长的速度和手术后结石的再发。在有感染时，尿量多可促进引流，有助于感染的控制。在肾绞痛时，多饮水有可能加剧绞痛，可配合针灸和解痉药物，有助于结石排出。

（2）肾绞痛是泌尿外科急症，需紧急处理。肾绞痛的治疗可从以下几方面着手。

①平滑肌解痉类药物。一类是阿托品、氢溴酸山莨菪碱、溴丙胺太林等，另外一类是黄体酮、硝苯地平等平滑肌解痉药物。但单用这些药物止痛效果

往往不佳，需与吗啡类镇痛药合用。

②吗啡、哌替啶、布桂嗪等镇痛药物。此类药物从理论上讲并无解除平滑肌痉挛的作用，相反，如吗啡、哌替啶还有引起平滑肌痉挛的后果，为中枢性镇痛药，故最好与阿托品、氢溴酸山莨菪碱等合用，效果最好。一般剂量为吗啡 10～15mg 和阿托品 0.3～0.6mg，或派替啶 50～100mg，一次应用无效，4 小时后可重复。

③针灸疗法对缓解肾绞痛也很有效，一般取穴三阴交（针刺患侧，每日一次，强刺激，每次 10～15 分钟），其他如肾俞、命门、足三里等。剧烈疼痛时对肾区进行热敷，神经阻滞、肾周围或局部普鲁卡因封闭（如精索或圆韧带附近普鲁卡因封闭或腰部敏感区皮下普鲁卡因封闭），对缓解痉挛也有一定的作用。

④发生肾绞痛时往往结石活动、嵌顿，出现局部肾盂、肾盏黏膜水肿等炎症反应，更加重了梗阻及绞痛，故采用抗生素是必要的，甚至可少量应用激素以减轻黏膜水肿。

经过以上的综合治疗，肾绞痛绝大多数均能缓解。但应该注意的是，应用麻醉类镇痛药时，必须有初步的鉴别诊断，因应用麻醉剂后，很可能会隐蔽腹痛症状而导致误诊。

（3）肾结石小，无并发症出现，且患者健康状况良好时，可采用体育活动、弯腰时叩击肾区等方法促进结石排出，并可试用排石中药促进排石，常用的中药有金钱草、石韦、滑石、车前子、鸡内金、木通、瞿麦、萹蓄等。

2. 其他治疗

（1）体外冲击波碎石（ESWL）：是利用体外冲击波聚焦后击碎体内的结石，使之随尿液排出体外，1980 年首先由德国慕尼黑大学医学院用于临床，开始仅用于治疗一部分肾结石，现在随着技术的不断积累、设备不断完善，其适应证也不断扩大，由小于 2cm 的肾结石到复杂肾结石，以至输尿管、膀胱结石均可应用。由于其安全、有效、痛苦小、恢复快、费用低，故被誉为“上尿路结石治疗上的革命”，在配合腔内技术的条件下，已使 90% 左右的尿石症患者免受外科手术之苦。

①碎石设备及基本原理：碎石机类型较多，其组成也不完全一样，大致分以下五部分。冲击波发生部分：是碎石机的核心，最早采用液电效应冲击波，现在还有利用压电晶体及电磁波达到碎石目的，其碎石原理基本一致，

只是冲击波的发生源不同。定位系统：开始为X线定位，但有阴性结石无法发现、病人接受一定量X线需要防护设备、费用过高等缺点，另外有B超定位，能克服以上缺点，但对中下段结石难观测，现在一般都采用二者相结合的定位系统。水槽或水囊：冲击波在空气中传播损耗很大，故需以液体为媒介，以往用水槽，病人要卧于其中，使用不方便，现已逐步用水囊代替，但水囊膜仍能使能量损耗10%～15%。心电监护、R波起爆：液电效应每次放电均利用R波诱发，以避免由于冲击刺激引起心律不齐的副作用，增强治疗的安全性。体位架或治疗台、操作台：把定位、监测、调整、治疗等集中在一个台面上，一个人即可进行操作整个碎石机的运转。

在世界范围内使用最早、最多的碎石机是以Dornier公司的HM3为代表的碎石机，其冲击波的产生是利用高电压、大电容在水中电极间瞬时放电产生冲击波。把电极间隙置于半椭圆反射体的第一焦点处（f_1），产生的冲击波呈球体样，向四周迅速扩散，当其遇到平滑的反射体时，即被反射聚焦于第二焦点处（f_2），该处能量即可增大200～300倍。因而置于该处的结石即可被粉碎。

②体外冲击波碎石的临床应用原则

A. 适应证及禁忌证。从广义上讲，上尿路结石除结石以下尿路有器质性梗阻及全身性出血性疾病的患者外，均可采用ESWL治疗。实际开展工作时应做如下考虑：

a. 全身情况：由于ESWL是比较安全的治疗手段，因此不能耐受此项治疗的情况较少。但全身性出血性疾病患者不适宜做此项治疗，因为治疗过程中会造成尿路器官的微小损伤，血尿几乎不可避免，若已有出血疾病，则有可能引起大出血或出血不止。所发生的脑血管疾患、心力衰竭及严重心律不齐者也不宜施用此项治疗。另外若患者过于肥胖，腹围过大，由背部皮肤至肾结石的距离超过13cm，即此距离大于反射体边缘至第二焦点的间距，也无法使用本办法治疗。

b. 泌尿系统本身情况，需考虑以下几方面：结石以下存在尿路器质性梗阻，在梗阻解除前不宜采用ESWL治疗，因为碎石后结石无法排出，且有由于结石碎屑堆积加重梗阻的危险。

ESWL治疗后经CT或核磁共振等设备进行检测，肾内发生微小血肿、出血及水肿等情况比较常见，个别病人可发生肾被膜下血肿，后期则有局限性纤维化等改变，这在正常情况下不会发生不良影响。如果原有肾功能不全，特别是结石较大，又需多次进行治疗时则应慎重对待。对于孤立肾患者，要充分估计到对肾脏的微小损害会加重原有肾功能的负担，一般来讲，结石小于2cm者可一次治愈，如结石过大则要考虑在输尿管内插放支架管，或联合应用经皮肾镜取石，以防止输尿管梗阻，并可缩短疗程，减少对肾脏的损伤。如果单用ESWL，则可适当延长两次治疗间隔，使肾组织有较好的修复后再进行下一次治疗。肾功能已有不全表现，则要区别其肾功能衰退的原因：若肾功能不全是由于结石梗阻所致，则要积极碎石，以解除梗阻；若肾功能不全系由肾本身病变所致，非结石梗阻造成，则不宜贸然碎石，以避免碎石时对肾功能的影响。

尿路炎症存在时，急性炎症不宜碎石，否则易发生炎症扩散甚至败血症。必须先控制感染，然后在抗生素的保护下进行碎石。如系慢性炎症，一般难于消除，则可先应用抗生素3～4天后再碎石。结石过大时治疗后应严密观察，如发生尿路梗阻应及时引流，以防炎症加重，甚至发生脓肾或败血症。

结石本身因素：结石较小时，治疗一次即可粉碎，且可顺利随尿液排出体外，肾盂内的结石小于2cm最适于碎石治疗，结石过大时不仅一次治疗难以完全粉碎，且粉碎后由于结石碎屑过多，易堆积在输尿管内形成所谓的石街，造成该侧上尿路梗阻，因此对大的结石，特别是全鹿角状结石，应制订分期治疗方案或予经皮肾镜联合治疗或采取手术治疗方法。从结石在尿路部位上考虑，以位于肾盂内的结石最易于粉碎，这是由于其周围有空隙，粉碎的结石可很快散开，甚至进入各肾盏。击碎肾盏结石并不困难，但很可能有颈部狭窄而无法排出，故一般认为无症状时可不进行碎石治疗。结石成分：最易击碎的结石是感染石（磷酸镁铵结石），最不易击碎的是胱氨酸结石，而草酸钙、尿酸结石介于二者之间。结石结构：粒晶状结构易于粉碎，而鲕状结构稍难。结石停留时间：停留时间长体积会大些，但除去大小因素，停留时间长短在肾内没有太大影响，在输尿管内则有较大影响。停留时间过长，由结石刺激引起局部炎症、增生，形成炎性肉芽肿，甚至纤维包绕，则结石很难击碎，即便击碎也很难排出。此外，结石长期停留可诱发鳞癌，治疗前也要考虑到。

B. 治疗前的准备

a. 消除恐惧心理，争取主动配合。

b. 治疗前1天服缓泻剂，当日早晨禁食。

c. 做血尿常规、肝肾功能检查，测定出血、凝血时间，行血小板计数、心电图、KUB 及 IVP 检查。

d. 尿中白细胞多时，治疗前 1 ~2 天开始应用抗生素。

e. 根据病人的具体情况制订切实可行的治疗计划。

C. 麻醉方法：ESWL 开始时多采用全身麻醉，现在则多数改用硬膜外麻醉，只有小儿患者及少数精神极度紧张的病人仍采用全麻，也有采用局部浸润麻醉者。

D. 治疗方法

a. 根据不同部位的结石，采用不同体位，先进行定位，使结石恰位于反射体的第二焦点处，再根据结石性质的不同给予调整。准备好之后即可开始治疗，每轰击 200 次，观察结石粉碎情况及位置，必要时给予调整。

b. 结石粉碎的特征是结石变大，影像变淡，并向四周散开。肾盂结石粉碎后常逸入邻近肾盏使之显影，宛如造影一般，只是不很均匀，而且可看到小的碎石颗粒。输尿管结石则可看到沿输尿管走向拉长的影像。治疗时应经常观察是否有大的颗粒，而不应仅满足结石已散开。

c. 治疗顺序原则上是：多发结石，影响尿路引流部位，如输尿管、肾盂输尿管连接部的结石应先予以治疗；双侧上尿路结石，应先治疗功能好侧的结石；无积水的鹿角状结石，应先击碎肾盂出口处结石；有积水的鹿角状结石，先从积水部位的结石开始治疗，结石易于粉碎。

d. 巨大肾结石，估计一次治疗难以全部击碎时，应先集中力量治疗肾盂出口处结石，且使之真正粉碎，不能处处轰击，致使其成为难于排出的较大颗粒。

e. 治疗时轰击到结石完全粉碎为止，不宜过多进行，每次轰击最多不能超过 2500 次。

f. 碎石过程中应进行心脏及脉搏、血压的测定，随时观察其变化。

E. 关于联合治疗的问题：ESWL 在某些情况下应与腔内技术联合应用，以提高碎石效率。比如：结石过大单靠 ESWL 很难一次治愈，多次治疗则费用过高、时间较长，而且反复碎石对肾组织会产生一定程度的损害，若联合经皮肾镜取石或碎石后，再用 ESWL 击碎残余结石，可达到提高疗效、节约费用的目的。又如孤立肾碎石前最好插放双猪尾巴管，以减少碎石后发生梗阻等并发症。

F. 碎石后的处理：一般 ESWL 治疗后绝大多数病人均较平稳，无须特殊护理，应注意以下事项。

a. 麻醉后恢复：根据麻醉方式的不同采用不同的处理方式：全麻后需平卧至完全清醒，防止误吸；硬外麻后应平卧至麻醉平面消失；仅用镇痛药物则治疗后即可自由活动。

b. 观察尿色及排石情况：ESWL 后血尿基本上不可避免，但多数并不严重，短期内即可消失。应收集尿液，观察沉渣内有无碎石排出，治疗成功时尿中应立即出现碎石。

c. 一般不必给予抗生素，但若治疗前有尿路感染、结石过大，治疗后有可能造成尿路梗阻者均应给予抗生素。

d. 多饮水，增加尿量以利结石排出。但利尿剂、静脉输液等方法无必要作常规使用。

e. 治疗后第 1、3、7 天拍摄腹部平片，以观察结石粉碎及排出情况。

G. 并发症：ESWL 是一种安全的治疗方法，一般没有严重的并发症，常见的有以下。

a. 血尿：几乎 100% 的病例均出现血尿，但均较轻，一般持续 1～2 天可自行消失。

b. 绞痛：发生率为 10% 左右，多由碎石排出引起，一般不严重，给予对症治疗即可缓解。

c. 发热：常见于治疗前合并尿路感染者，或结石大，发生输尿管内碎石后堆积梗阻者，应及时处理，可急诊 ESWL 治疗碎石堆积处，肾穿刺置引流管或逆行插管留双猪尾巴管。若不及时处理，可招致败血症，甚至危及生命。

d. 输尿管内碎石堆积：这是较大肾结石治疗后常见的并发症，又称为“石街”“石串”或“石巷”。一般较大肾结石碎石后，石屑通过输尿管，拍片即可看到碎石在输尿管内排列成条形阴影，碎石颗粒间有空隙，一般无症状，数天后再拍片则碎石明显减少，是正常现象。无明显症状者应严密观察结石的排空情况，超过 1 周无变化者应行 ESWL 治疗，如仍无效则行肾造口置管以解除梗阻。切忌出现石街不加处理又不严密观察，有导致肾功能衰竭的可能。

e. 心脏并发症：多见于不用 R 波起爆的碎石机，是严重并发症，常见心律失常，及时停止治疗即可恢复，偶可引起心搏骤停，故治疗时应有心电监护以防万一。

f. 咯血：由于冲击波通过肺部，对肺脏造成损伤，故治疗上盏结石或小儿结石时，可适当用泡沫海绵保护。

g. 便血或呕血：是由于治疗时胃肠道内气体过多，冲击波对消化道黏膜损伤之故。治疗前宜做肠道准备，减少积气，出现后不需特殊处理，可自愈。

h. 结石复发：是晚期并发症，多见复杂肾结石，原因可能是结石成因未去除，残留小块结石未排尽，碎石嵌顿于黏膜又形成新结石。故预防复发是一重要问题，我们将在下面有关内容中讨论。

以上介绍的是有关 ESWL 治疗的一般原则，对于肾结石，尤其是复杂肾结石则有其特殊之处。

A. 一般肾结石的 ESWL 治疗：小于 2.5cm 的肾结石，特别是位于肾盂内，可一次完全粉碎，随尿液排出体外。

B. 复杂肾结石 ESWL 治疗：一般把直径 >2.5cm 的结石、鹿角状结石、多发结石、异位肾或孤立肾结石、铁蹄形肾结石、感染石及胱氨酸结石称为复杂肾结石。

a. 鹿角形结石又叫铸型结石：系指肾盂内的结石延伸入肾盏内，若结石几乎填满肾盂及所有肾盏叫全鹿角状结石，只延伸至 1～2 个肾盏内者叫部分鹿角状结石。由于此类结石均较大，且分布于肾盂及肾盏内，治疗比较困难，治疗后又易出现输尿管石街，故应做好充分估计。一般肾无积水时结石不是很大，应争取一次全部粉碎，先从肾盂口开始，其次为下盏、中盏及上盏。合并肾积水时结石会很大，可分次碎石，但间隔必须大于 1 周。若与经皮肾镜联合使用，会提高治疗效果。方法是先用经皮肾镜取石，尽可能取净，置肾造瘘管，过 2～3 天后行 ESWL 粉碎遗留结石。

b. 多发结石的治疗：必须查明病因，尽量针对病因做治疗，否则极易复发。碎石治疗的原则是先治疗造成梗阻的结石，先治疗功能较好一侧的结石。其余遵循 ESWL 的基本原则。

c. 孤立肾结石治疗：碎石治疗的原则并无特殊，关键是要时刻注意保护肾脏功能。

d. 马蹄形肾结石治疗：由于肾脏下极靠近脊柱，位置靠前，因此仰卧位有可能造成定位困难，此时可采用俯卧位。碎石后可采用俯卧头低位，有助于结石排出。

e. 感染石的治疗：感染石本身是最容易粉碎的结石，主要在于控制尿路感染，否则短期内极易复发。

f. 胱氨酸结石的治疗：胱氨酸结石并不多见，但却是尿石中最不容易粉碎的结石，结石小于 2cm 时可单用 ESWL，大于 2cm 则经皮肾造口用冲洗疗法溶石后再用ESWL碎石。

（2）经皮肾镜取石术（PNL）：是在腰背部经皮穿刺做一通道，将肾镜经此通道放入肾内，把结石取出。

①适应证和禁忌证：其适应证比较广，肾内结石包括肾盂、肾盏甚至上段输尿管结石均可取出。一般情况下肾盂内单个结石最易取出，充满肾内间隙的鹿角状结石及合并肾盏颈狭窄的肾盏内多发结石则比较困难。

禁忌证包括全身出血性疾病、结石以下尿路器质性梗阻病变、肾脏急性感染等。

②取石方法：PNL前一般应先用膀胱镜向患侧肾盂内插入输尿管导管并注入造影剂，了解尿路形态。然后向肾盂内穿刺并用扩张器逐渐将通道扩张至F30号，置入肾镜。可通过以下方式将结石击碎，分块取出。

A. 直视下机械碎石：利用特制碎石镜，将大块结石“咬碎”成小块取出。

B. 液电碎石：利用电极在水中放电产生的冲击波将结石粉碎，可以在较短时间内破碎大多数结石。

C. 超声碎石：利用超声发生器，把声能转换成机械能以碎石。其优点是可以通过负压吸引随时把碎石吸出。

D. 激光碎石：用染料脉冲激光，把光能转换为冲击波碎石。其优点是能把结石粉碎得非常细小，但设备价格昂贵，不能推广。

E. 气压弹道碎石：是90年代初发展起来的技术，是利用压缩气体产生的能量传递给治疗手柄上的“子弹体”，它高速运动撞击手柄上的治疗探针，再由探针传递给结石，使结石碎裂。其优点是不损伤软组织，不产热。

PNL完成后应仔细再观察肾内情况，确定有无结石残留及损伤。一切正常时要置入肾造瘘管，保证引流通畅，待碎石排净后，经造影确定尿路通畅，5～7天可拔去造瘘管。

③并发症及处理

A. 出血：PNL术后有轻微血尿是正常现象。一旦出现严重血尿或肾造口处溢血，通常是由于肾实质穿刺处出血所致，可更换稍粗之气囊尿管，稍向外牵拉以压迫止血。需做开放手术止血者很少。

B. 感染与发热：一般保证引流通畅及应用抗生素后，均能得到控制。

C. 损伤周围器官：文献报告有损伤结肠、脾脏者，多由技术不熟练造成，只要及时发现并停止穿刺，一般不会有严重后果。

D. 空气栓塞：非常罕见但又极为危险的并发症。发生在使用超声碎石的过程中，是由于碎石头的负压泵皮管方向接错，将大量空气呈正压挤入肾内，继而进入血管形成空气栓塞。一旦发生应立即将病人改为左侧卧位（这样右心房位置最高，可避免空气进入肺循环），待气泡逐渐被吸收后即转危为安。

（3）局部冲洗化学溶石疗法：化学溶石药物的应用方法有两种：直接法即通过肾造瘘管或输尿管导管直接冲洗肾盂；间接法是通过口服或静脉注射溶石药物，经血循环到达肾盂。由于间接法副作用大、效力低，现多采用直接法。

目前为止，溶石疗法尚不够完善，还不能完全溶解所有结石，现在仅应用于尿酸结石、胱氨酸结石、感染石的治疗，而草酸钙、磷酸钙结石的化学溶石尚处于试验阶段。

①适应证：结石种类属于易溶、易复发，如胱氨酸结石、尿酸结石及感染石；作为开放手术、ESWL 及 PNL 后残余结石的辅助治疗；全身情况不适宜手术，可进行溶石治疗。

②溶石药物的选择：化学溶石液可分为碱化剂、酸化剂、硫醇类和螯合剂四类，根据结石成分的不同，选择不同的溶石剂。

A. 胱氨酸结石：ESWL 治疗胱氨酸结石难以完全粉碎，PNL 后残余结石率高，故许多人推荐结合化学溶石疗法。其溶石药物包括两类：碱性药物或碱性缓冲剂，如碳酸氢钠、THAM－E 等；硫醇类药物，如青霉胺、α－MPG 及乙酰半胱氨酸等。

B. 尿酸结石：常用溶石药物为 1%～1.8%碳酸氢钠和 THAM 溶液，也可通过口服法溶石。

C. 感染石：常用药物为 Suby 氏液和 Renacidin 溶液，二者 pH 值和缓冲力相似，但 Suby 氏液含镁量少，Renacidin 溶液含镁是其 4 倍。体外试验表明二者溶石效果无明显差异。

必须指出，化学性溶石很少作为单独使用的治疗方法，其最主要的指征即配合开放手术、ESWL 和 PNL，会促使术后残余结石复发，而溶石疗法会大大提高疗效。

③并发症

A. 感染：由于冲洗液压力过高使尿外渗，常可并发肾及肾周脓肿、肾盂肾炎、附睾炎，甚至败血症。故应保证无菌冲洗，使用抗生素，监测肾盂压力，并保证引流通畅。

B. 高镁血症、高磷血症：高镁血症是使用 Suby 氏液或 Renacidin 溶液冲洗时易发生的致命并发症。治疗包括停止输入溶石药物，静脉用 10% 葡萄糖酸钙，甚至用透析疗法。治疗期间经常测定深肌腱反射和血清镁，以便早期发现高镁血症，另外保持低流率冲洗也很重要。高磷血症则很少发生。

C. 组织刺激及冲洗液外渗：EDTA 液对组织刺激性大，表现为疼痛和出血。Suby 氏液和 Renacidin 溶液可刺激尿路上皮发生水肿、溃疡或愈合障碍，加之输尿管近端水肿或砂状碎屑通过时压力增高，会发生冲洗液外渗。故手术放置的引流管应冲洗完成并复查尿路通畅后再拔除。

D. 化学性膀胱炎：常发生于用 Renacidin 溶液冲洗时，应留置 Foley 氏导尿管，并用生理盐水冲洗膀胱。特别严重者要用输尿管导管冲洗溶石药物，以肾造瘘管引流。

E. 血栓性静脉炎：多发生于长期冲洗、制动数周以上的病人，用肾造瘘管冲洗时病人可活动，能避免此并发症。

（4）外科手术取石：肾结石治疗发展的趋势是以 ESWL 与腔内泌尿外科为主，但对缺乏此类设备的基层单位，外科手术仍有应用的必要。另外，由于巨大鹿角状结石的 ESWL 与 PNL 治疗效果、结石残留率、结石复发率及其他并发症均不能令人十分满意，国内不少大医院报道开放手术治疗巨大鹿角状结石又有所增加。常见的手术方式有以下几种。

①原位肾盂切开取石术：根据腰背部的解剖特点，采用起自肋脊角、沿骶棘肌外缘略向外倾斜的直切口，直达肾盂，不切断腹肌，在直视下切开肾盂，取出结石。手术创伤小，即使是高危或梗阻性尿毒症患者亦可采用。但由于暴露范围不够，仅适用于肾外型肾盂结石或易从肾盂钳取的肾盂、肾盏结石。

②肾盂切开取石或肾窦内肾盂切开取石：是手术治疗肾结石的主要术式，对肾外型肾盂结石患者可直接切开肾盂取石，对肾内型肾盂结石患者需要解剖出肾窦内间隙，行肾窦内肾盂切开取石。手术的关键步骤是寻找到肾窦的正确平面，防止肾窦内血管损伤，充分暴露肾窦内肾盂。此法适用于单纯的肾内结石或中、小型鹿角状结石以及多发性肾结石。

对于多发性肾结石，特别是肾盏内多发结石，易发生结石残留，此时可采用凝块法取石。方法是用橡皮带阻断上段输尿管，肾盂戳孔，置入两根 F7 输尿管导管，抽出肾盂、肾盏内尿液后，一个注射器抽吸牛纤维蛋白原溶液，另一个注射器抽吸牛凝血酶以及 10% 葡萄糖酸钙溶液，纤维蛋白原、凝血酶、钙的容积比为 10∶2∶1.5，然后从 2 根输尿管导管同时注入，5 分钟后拔除导管。切开肾盂、肾盏，取出结石凝块。

③肾实质切开取石术：多用于不能通过肾窦切开取出的多发性或鹿角状结石。其方法是阻断肾蒂（之前需静脉注入肌苷、呋塞米以保护缺血的肾脏），在室温下 90 分钟内取净肾结石。如在局部用碎冰屑降温至 15℃～20℃，可把阻断肾蒂的时间延长至 2～3 天。术后肾功能无改变。

无萎缩性肾实质切开取石方法及概念由 Boyce 设计并提出。根据肾段血管分布的特点，即肾段间血管很少有吻合支，故在段间线处切开肾实质取石，不会引起肾萎缩。对于某些较为复杂的鹿角形结石、肾内型肾盂结石或结石分支嵌顿于肾盏内，无法经肾盂切开取石，以及肾盏颈狭窄的多发肾盏结石，既能最大限度地保护肾功能，又能取出结石。其关键是术中解剖出肾后段动脉，钳夹后找出段间线，阻断后段动脉，沿段间线切开肾实质，术中注意阻断动脉前仍要用肌苷、利尿剂保护肾脏。

④肾窦内肾盂并肾实质切开取石术：联合应用肾窦内肾盂切开及沿段间线肾实质切开技术，可以用小的肾实质切口（约 2cm）显露肾盏，做肾盂切开，直至与肾窦内肾盂切口相通，能取出较大、嵌顿较重的结石。

⑤肾盂切开气压弹道冲击取石术：肾盂切开后，若结石太大，嵌顿紧密，无法从切口取出时（勉强取石会撕裂肾盂甚至肾实质），采用气压弹道碎石技术将结石碎为几块，分别取出。注意结石不可粉碎过小，以免遗留。

⑥肾部分切除术：对于局限于一极的，尤其是肾下盏多发结石或有肾盏颈部狭窄的多发结石、与肾盏黏膜粘连严重的结石，都可采用肾部分切除术。优点是易取净结石，术后并发症少，去除结石复发因素。但应注意术中要严密缝合肾盂及止血，否则会发生肾尿漏。

⑦肾切除术：很少应用。一侧肾结石合并积脓、肾功能丧失，而对侧肾脏正常时，可考虑行此手术。

⑧开放手术常见并发症

A. 气胸：采用十一肋间切口入路时，有可能损伤胸膜，发生气胸。一般在以下情况下容易发生：切口位置过高，切口上方切开分离方法不正确，自动牵开器过度快速牵开，合并有肺气肿的病人胸膜下移时，再次手术胸膜粘连。术中发现损伤的胸膜，应立即用手指压住裂口，用 1 号丝线连续缝合胸膜裂口，缝合时应选用小圆针，紧贴裂口边缘或连同周围软组织一并缝合，以防止造成更大的撕裂。待裂口缝合后，放松最后一针，向胸腔内插入 F14

导尿管，反复抽出胸腔内气体，令病人深吸气后拔除导尿管，收紧缝线打结。若术后仍有较多胸腔积气时，可行胸穿抽气或闭式胸腔引流。

预防气胸的方法是：切口不要过高，一般选用十二肋下或经十二肋切口，做十一肋间切口时一般切至第十二肋骨的前1/3处，即到胸膜下缘，切开肋间肌，手指或手术刀不要向胸膜方向剥离，应沿十二肋下用手指或剪刀将肋膈筋膜横向推开或剪开，使胸膜松弛并上移，这样即使再向上延长切口或用自动牵开器牵开切口，也不会损伤胸膜。

B. 下腔静脉损伤：行右肾结石取石术，因结石所致肾脏及输尿管上段周围炎症有广泛粘连时，粗暴的分离可将下腔静脉损伤。小儿下腔静脉较成人为细，不易识别，故容易损伤。损伤后可发生大量出血，此时勿盲目钳夹，应立即用手指压迫止血，或用小纱垫压迫止血，同时准备输血，充分暴露切口，迅速吸净血液，用心耳钳夹住出血部位，看清裂口，用无损伤缝合线连续外翻缝合止血。

C. 十二指肠损伤：发生的原因多为右肾结石合并感染、脓肾、肾周围炎、肾周围脓肿并窦道致肾周粘连，强行钝性分离或锐性剪割右肾内侧上极时，可撕破或剪破十二指肠；其次为处理肾蒂时，肾蒂钳误将十二指肠夹入钳中，造成损伤。术中手术野中发现胆汁样物时应考虑为此损伤，此时应仔细查找十二指肠裂口，用丝线做二层间断内翻缝合，在修补穿孔处放引流管，术后持续胃肠减压，禁食3～5天。如术后发现十二指肠瘘，可先行保守治疗。如：胃肠减压，静脉高营养或空肠造口补给营养。经长期治疗不愈的瘘口可考虑手术治疗。

D. 术中出血：可由以下原因所致：钝性游离肾脏上极或下极时损伤肾脏迷走血管；阻断肾蒂时损伤肾蒂血管；行肾盂切开取石时剥离层次不对，损伤肾后段动脉或肾窦内血管；取鹿角状结石时，用力过猛或用力方向不正确，撕裂肾盏、肾盂，损伤段间血管；肾实质切开取石时，切口位置选择不当，导致切断肾段动脉；肾部分切除，无萎缩性肾手术时缝扎血管不彻底。

处理术中出血时，术者一定要镇静，反应要迅速，要对出血的原因进行分析，并采取相应的措施，切忌盲目钳夹止血，或用大块纱布压迫止血。对游离肾脏时撕断迷走血管引起的出血，如迷走血管较细，观察肾脏无明显缺血区，估计对肾功能无严重影响者可将其结扎，反之，应考虑血管吻合术。对分离肾蒂时肾动、静脉撕裂所致的出血，立即先用食指和中指夹住肾蒂，控制出血，再上无损伤止血钳，用无创伤缝合针线缝合裂口。在经肾窦切开取石时误伤肾后段动脉，亦应在控制肾蒂的情况下修补肾动脉裂口。在艰难的取石过程中，如遇肾内大出血，会很难处理，有因此而切除肾脏者，对此常可采用以下措施：持续握持压迫肾脏止血；反复用冷盐水低压冲洗；用1.5%过氧化氢5mL低压冲洗；可用食指自肾盂切口内伸入肾盂、肾盏内压迫出血，如出血如涌很难止血，可用拇指、食指夹持触捏肾脏表面，逐步变换压迫部位，当压迫住某处出血停止时，可在该处做一铆钉缝合，出血即止；因取石时用力过大将肾盏颈撕裂而致的出血，可通过该肾盏行肾造瘘，牵拉造瘘管可压迫止血。

E. 术后感染：肾结石病人术后会出现肾内、肾周围、切口的感染，产生急性肾盂肾炎、肾皮质化脓性炎症、肾积脓、肾周围脓肿等，严重时可致败血症及脓毒血症。发生的原因有：术前未能彻底控制肾内感染；术中对梗阻因素处理不彻底；肾周引流管不通畅，未能充分引流致尿外渗；引流管术后无菌护理不当；术中损伤肾组织较多；术后肾组织坏死、液化并感染；肾或切口术后出血，形成血肿；全身一般情况差，有低蛋白血症、肝功能不良或合并糖尿病等。治疗上除了一般支持疗法，包括输液，少量多次输血及注意水电质紊乱、酸碱失衡外，还应选择肾毒性小、疗效可靠的抗生素，并根据血培养或引流液的细菌培养决定敏感抗生素的使用。还应注意：保持引流管通畅，做好引流管护理，必要时用无菌盐水冲洗；注意切口有无红肿、渗出，必要时开放切口或穿刺抽液；床边行肾脏B超检查，显示肾皮质、肾周有液性暗区时，可在B超的引导下穿刺引流。

F. 尿瘘：肾结石术后发生尿瘘有以下常见原因：术后过早拔除肾造瘘管；输尿管存有的梗阻因素未解除；术中输尿管损伤；重复肾结石手术切除发育不良肾脏时，肾组织未能切除完全，仍有泌尿功能。处理方法：术后早期可自切口漏尿处置引流管引流；用膀胱镜逆行插管，留双猪尾导管引流尿液；如有输尿管梗阻，应明确原因，解除梗阻；遇有严重的肾盂瘘时，手术修补困难，可采用带蒂大网膜包绕肾盂。

G. 结石残留：肾结石术后结石残留发生率较高，至今尚无方法能完全解决结石残留问题，结石残留多发生于复杂的多发肾结石病人，常合并有肾盏颈狭窄，在肾盂内的大块结石取出后肾盏内的小结石常探查不到，或虽探查到但仍取不干净。术中可采用以下方法降低结石残留的发生率：手指触摸，一手在肾脏表面轻轻挤压，另一手的食指或小指伸入肾盂切口至肾盏逐个触摸；检查肾脏表面，皮质变薄或积水处多有结石存在；细针穿刺探查；导尿管插入肾盂内，用生理盐水冲洗；术中B超定位；纤维导光肾盂镜进入肾盂内观察；术中X线摄片。对于残留结石的处理可采用ESWL技术碎石。

H. 肾盂闭锁或狭窄：肾结石术后肾盂闭锁，常见于巨大鹿角形结石患者，还有术后肾造瘘管不能拔除，二次手术又十分不易，有多次肾盂成形术均失败而致肾切除者。发生原因有：结石巨大，勉强取石时撕裂肾盂；肾盂黏膜嵌顿于结石表面，取石时将肾盂黏膜完全剥脱；术后肾内感染；术后引流管放置不当等。肾盂闭锁或狭窄一旦发生，处理起来十分棘手，特别是肾盂闭锁，再次行肾盂成形术十分困难，成功率不高，故重在于预防：取石时应十分小心，避免撕裂肾盂；遇有黏膜嵌顿时，用刀柄或神经剥离子小心推开黏膜；放置猪尾巴管有支架作用但应防止滑脱；术后预防感染。

（四）新疗法选粹

1. 旋磁排石仪

安徽孙良英用旋磁排石仪治疗肾结石98例。

（1）治疗方法：用旋磁排石仪高强磁场的磁头置于患者病肾的体表投影处，紧贴皮肤，如患者当时疼痛明显，也可将磁头置于疼痛明显的部位，磁头转速为2500转/分钟，每次30分钟，每日1次，10次为1疗程，并配合耳压磁珠（肾、痛感等穴），隔日更换（两耳交替），同时让患者多饮开水，促进尿液增多，适当运动，以助结石排出。

（2）治疗结果：痊愈：（经治疗1～3个疗程后，临床症状消失，结石排出，B超证实肾内未见结石影者）65例，占66.1%。显效：（经治疗1～3个疗程后，临床症状基本消失，尿中有结石排出，B超证实肾内结石明显减小者）22例，占22.4%。有效：（经治疗1～3个疗程后，临床症状明显减轻，B超证实肾内结石略有缩小者）8例，占8.3%。无效：（经治疗后，症状略有改善，肾内结石无变化者）3例，占3.1%。

2. 改良“推按运经仪”疗法

章荣翔等在运用“推按运经仪”治疗肾结石中，先冲击震荡，再推按运经，取得了较满意的疗效。

（1）仪器：使用北京宏波自动化控制设备厂生产的HD－89－VA型推按运经仪。

（2）方法：术前嘱患者饮白开水500～1000mL，送服排石粉（琥珀2g，王不留行3g）1包。20分钟后，以B型超声波定位，确定结石位置。再以正负电极固定于结石所在的身体前后两侧。调整输出强度，刺激量为80～100mA，开机冲击约20分钟。然后撤去电极板，将推头在结石定点穴位震击20分钟。再依次向天枢、水道穴推按或沿输尿管循行方向推按10分钟。每天治疗1次，直至结石被推出。1个疗程不超过1个月。

此法之关键是每日术前均需以B超做结石定位，针对结石震击，刺激量要尽可能加大，不小于80mA。缺点是刚开始电击时，皮肤有痛感，一般均可忍受；另外，因震击较强，个别患者出现头晕，暂停休息即可恢复。年老体弱者慎用本法治疗。

（五）名医治疗特色

时振生认为：肾结石的发病率日趋增高。肾结石属中医的“石淋”范畴，其病因、病机与膀胱湿热、气滞血瘀、肾气亏损有关。由于饮食不节，恣食膏粱厚味、辛辣炙煿、肥甘酒热，以致湿热火毒内生，湿热流注下焦，日久结为沙石而成。若湿热内阻，气血失畅，或沙石内结，气滞血瘀，或热伤血络，迫血妄行，加之过服苦寒清利之剂，可致肾阴亏损，或长期血尿以致肾气亏乏，肾虚不能化气，以致沙石积聚。

根据上述中医理论，肾结石的辨证论治，可以分为以下三种类型。

（1）湿热型：腰腹突然疼痛，向会阴部放散，同时伴湿热下注的表现，如尿频、尿急、尿痛或尿流中断，或有肉眼可见的血尿，口苦，口黏，舌苔黄腻，脉象滑数。热甚者，可有口气秽臭、口干喜饮、大便秘结等症状。治疗宜清热利湿，方如八正散（瞿麦、萹蓄、木通、车前子、山栀、大黄、滑石、甘草）、石韦散（石韦、冬葵子、木通、瞿麦、滑石、车前子）、二神散（海金沙、滑石、木通、麦冬、车前子）等。一般方中加入金钱草、鸡内金、海金沙，有助于排石通淋。

（2）气滞型：腰腹刺痛、小腹及会阴引痛，辗转不安，小便排出困难，或淋漓不尽，或有血尿，舌苔暗红，脉弦缓或涩。治宜行气活血。方如沉香散（石韦、滑石、当归、陈皮、白芍、冬葵子、王不留行、甘草、沉香）加金钱草、海金沙、鸡内金。

（3）肾虚型：一般可分为肾阴虚与肾阳虚两种情况。肾阴虚：腰酸或痛，五心烦热，间有尿频、尿痛，口干喜饮，大便干结，舌红少苔，脉象细数。治宜滋肾清利。方如知柏地黄汤加金钱草、海金沙、鸡内金、牛膝、王不留行等。肾阳虚：腰痛腰酸，或腰部冷痛，四肢不温，或下半身有冷感，畏寒喜暖，夜尿频多，或小便不利，舌淡，体胖，脉象沉弱。治宜温阳通利，方如桂附八味汤加金钱草、海金沙、鸡内金、牛膝、王不留行等。阳虚轻者可去桂、附，改用党参、黄芪以益气助阳。

一般在临床上经常可以看到某些病人，在肾绞痛发作时气滞症状明显，或气滞与湿热同时并见，在不发作时则肾虚比较明显，因此应根据病人具体情况，灵活加以应用。总之，肾结石的治疗，一般应根据病人的具体情况而定，初起多为湿热、气滞，属实证，宜通利，使结石及早排除，忌用补法；日久病多呈虚象，或虚中夹实，宜用补法或攻补兼施。临床上多是几种情况交错出现，故应仔细分辨，随症加减治疗，才能取效。[时振声．中医对肾结石的辨证论治．中国当代中医专家临床经验荟萃（二）．北京：学苑出版社，1997]

岳美中认为，泌尿系结石的形成是由于水府失职，积湿蓄水，再遇到内因或外因的火热，湿热交蒸，煎熬成石；或由于命门火衰，虚寒内生，虚则运化不足，寒凝则固，水性属寒，与肾内停留之渣滓相结所致；或因腰部损伤而瘀血，或因情志惊恐而气滞，以致肾脏血流不畅，气机阻碍而形成结石。根据中医辨证特点，将其分为湿热型、虚型（包括肾阴虚、肾阳虚、阴阳两虚）、实型、气滞血瘀四型。[岳美中．泌尿系结石诊治的研讨．新中医．1975，(3) 12]

李遇之认为，本病的病机主要有二：一是湿热蕴结，二是气滞血瘀，甚至灼伤脉络，二者病位都在下焦。并根据病机制订了用药原则，一是重用清热利湿，涤石通淋之剂。淋证的治疗当以苦寒清利药为主，其作用是提高输尿管压力，增加排尿量，有利于结石的排出。二是佐以行气降气，化瘀通络之品，均加速输尿管蠕动，迫使结石由静变动，从而促使结石排出。基本处方：金钱草、海金沙、萹蓄、瞿麦、路路通、枳壳、厚朴、牛膝、车前子、六一散。加减法：清热解毒加蒲公英、黄芩、败酱草；通络化瘀加皂角刺、穿山甲、王不留行、延胡索；通腑攻下加大黄、芒硝；行气降气加沉香、降香、川楝子、莱菔子；凉血止血加白茅根、大蓟、小蓟、旱莲草。[李遇之．治疗泌尿系结石的经验．辽宁中医杂志．1986，(5)：22]

夏远录在治疗肾结石方面以调肝利水、健脾化石为主。药用白芍 30g，金钱草 30g，石韦 30g，威灵仙 60g，当归 10g，白术 10g，赤茯苓 10g，海金沙 10g，鸡内金 10g，泽泻 10g，乌药 10g，甘草 10g。大便秘结者加大黄 10g，芒硝 10g，枳实 10g；腰腹冷痛者加附子 15g，细辛 5g，肉桂 5g。肾结石患者在疼痛发作时，除腰痛剧烈难忍之外，其同侧少腹部亦多有牵掣胀痛不适，考虑少腹为肝经之所过，《素问·刺腰痛篇》有“厥阴之脉，令人腰痛，腰中如张弓弩弦”之说，故泌尿系结石与肝密切相关，不容忽视。据此，采用调肝利水通淋之法，选用芍药甘草汤疏肝缓急；白术、茯苓健脾利湿，亦防攻伐太过损伤脾胃；鸡内金、泽泻、石韦、海金沙、金钱草化石而利水通淋；威灵仙通利十二经脉；乌药顺气。再随症加减，收调肝利水通淋之功，以排除泌尿系结石。但此类患者多有肾虚，故于排石之后，又当补肾调理，以防结石复生。[夏远录．调肝治疗泌尿系结石浅识．中国中医药报．第3版，1992，(8)：7]

（六）中医专方选介

1. 补肾通石汤

石韦15g，木通15g，冬葵子15g，海金沙15g，车前子15g，金钱草45g，墨旱莲45g，何首乌20g，枸杞子20g，知母20g，黄芪20g，威灵仙30g。每日1剂，水煎服。合并泌尿系感染者，加黄柏10g，苍术10g，怀牛膝10g，连翘15g，紫花地丁30g，大黄6g（据症情变化选用2～3味，下同）；肾绞痛急性发作者，加用赤芍10g，降香10g，苏木10g，穿山甲片10g，皂角刺10g，乌药12g；血尿甚者，加白茅根30g，大蓟10g，小蓟10g，炒蒲黄10g，五灵脂10g。适用于肾结石，肾绞痛。观察30例，痊愈18例，其中服药量最多达50余剂；好转10例；无效2例。总有效率达93%。[刘宜铭，等．补肾通石汤治疗泌尿系结石30例．江苏中医．1990，11（6）：15]

2. 益肾化通汤

党参15～30g（人参9g），黄芪15～30g，菟丝子12g，补骨脂9g，石斛15～24g，穿山甲片12g，王不留行15g，茯苓30g，冬葵子12g，石韦30g，瞿麦15g，郁金15g，鸡内金12g，赤芍15g，金钱草30～60g。每日1剂，水煎，取汁300mL，早晚2次分服。用药的同时，嘱病人注意饮食，多饮水，做跳跃运动。结石活动期热象明显者去补骨脂，酌减党参、黄芪，或改用太子参，重用金钱草、瞿麦、冬葵子，或选加川牛膝、琥珀粉、石决明、大黄；腹痛明显者加白芍、甘草；结石静止期气虚明显者重用党参、黄芪（有条件者尽量用人参）；结石日久者可同时选加血余炭、三棱、莪术、丹参，配理气之品木香、乌药；有阳虚之象者重用补骨脂、菟丝子；有阴虚之象者重用石斛。适用于肾结石，肾气虚者。治疗40例，治愈28例，治愈率为70.0%；有效4

例，有效率为10%；无效者8例，无效率为20%。总有效率为80%。[李明英．益肾化通汤防治泌尿系结石．中医杂志．1998，29（8）：45]

3. 化石通淋汤

石韦30g，萹蓄30g，萆薢30g，车前子30g（包），冬葵子15g，海金沙15g（包），木通10g，枳实10g，广木香10g，川牛膝10g，金钱草30～60g，鸡内金末6～10g（吞）。每日1剂，每剂煎2～3次，取汁1000～1500mL，分3次口服。痛甚者加郁金30g，钩藤15～30g，延胡索15g；血尿者去川牛膝，加白茅根30g，小蓟30g，琥珀末5g（吞）；恶心，呕吐者加姜半夏、生姜各10g；气虚体弱者去冬葵子、枳实，加黄芪15～30g；肾阴虚者加生地黄15g，熟地黄15～30g；肾阳虚者加制附片6g，肉桂3g；结石久不下移者加三棱6g，莪术6g。适用于肾结石，症见：腰腹绞痛，持续或阵发性加剧，伴恶心，呕吐，肾区叩击痛，肉眼或镜下血尿等。治疗52例，痊愈39例，占75%；有效9例，占17.3%；无效4例，占7.7%。总有效率为92.3%。［高惠然，等．中医新秀文萃．郑州：河南科学技术出版社，1993：155］

4. 肾甲方

金钱草30g，海金沙12g，虎杖18g，皂角刺9g，冬葵子9g，牛膝6g，葶苈子9g，滑石12g，通草6g。每日1剂，水煎，分2次服。1个月为1疗程。腰酸甚者加川续断15g；血尿者加小蓟15g；乏力者加生黄芪15g。结果：肾结石19例中痊愈4例，显效2例，有效7例，无效6例。[高云亭．肾甲方治疗尿路结石19例．广西中医药．1988，（2）：12]

5. 金灵排石汤

金钱草30～60g，海金沙15～30g，鸡内金10g，牛膝15g，甘草6g，萹蓄20g，冬葵子15g，王不留行15g，石韦20g，威灵仙30～50g，大腹皮15g，琥珀6～10g（冲服）。湿热蕴结型加黄柏10g，蒲公英20g；大便秘结加大黄10g；血尿加大蓟15g，小蓟15g，白茅根15g；腰腹痛甚加地龙10g，乳香9g，没药9g，延胡索15g；脾肾虚弱型，大便溏，去冬葵子加黄芪15g，党参15g，白术15g，白芍30g；肾虚夹瘀型去冬葵子、萹蓄，加胡桃肉15g，杜仲15g，丹参30g，桃仁10g。每日1剂，水煎，分2次口服，每次煎取药液300～500mL。嘱患者每次服药后跑步或做跳跃运动20分钟，以助结石下移，一般连续服药10日为1疗程。适用于肾结石气滞血瘀型。治疗36例，治愈28例，好转6例，无效2例。［余桂英．金灵排石汤治疗尿路结石36例．广西中医药．1995，18

(3)：29]

6. 滋肾排石汤

金钱草20g，海金沙20g，牛膝20g，杜仲20g，石韦20g，鳖甲30g，王不留行30g，车前子10g，木通10g，琥珀10g，砂仁10g（研末冲服），黄芪25g。血尿加小蓟30g，白茅根30g；肾结石见肾阳虚，或脾肾阳虚，或见肾盂积液，加熟附子10～20g；气滞血瘀加三棱10g，莪术10g；肾绞痛加乌药10g，小茴香10g，冬葵子10g。日1剂，水煎服。15日为1疗程。经治3个疗程后，排石38例（18例为细沙状结石），排石率为76%，无效12例。[林美颜，等. 滋肾汤治疗尿路结石50例. 新中医. 1993，25（6）：21]

7. 血府逐瘀汤加减

桃仁15g，川芎15g，牛膝15g，枳壳15g，黄芪15g，鸡内金15g（研末冲服），当归10g，赤芍10g，柴胡10g，生地黄10g，王不留行30g，甘草5g。便秘体壮者加大黄；梗阻、肾功能不全加黄芪；尿路感染加蒲公英、厚朴；月经量少，经行乳胀加浙贝母、鳖甲。日1剂，水煎服。结果：显效（服药3个月后复查X线或B超正常，尿常规正常，临床症状消失）9例，有效22例，无效5例，有效率为86.1%。[陈小珍. 血府逐瘀汤加减治疗肾结石并积水36例. 湖南中医杂志. 1994，10（6）：28]

8. 益肾溶石汤

黄芪、五味子、枸杞子、菟丝子、淫羊藿、牛膝、乌梅、金钱草、海金沙、鸡内金、冬葵子、赤芍、滑石、桃仁、甘草、夏枯草常规用量。疼痛重加延胡索、白芍、续断；合并泌尿系感染加蒲公英、土茯苓、革薢；血尿明显加侧柏炭、大蓟、小蓟；肾积水重加当归、山茱萸、茯苓；腰膝酸软加蛇床子、杜仲、熟地黄；舌红，苔薄黄，脉弦数加鳖甲，加大五味子、枸杞子的用量。1个月为1疗程，连服2～3个疗程。结果：痊愈96例，占70%；有效22例，占16%；无效19例，占14%。[韩万峰. 益肾通淋溶石排石法治疗尿石症137例. 吉林中医药. 1992，（5）：7]

9. 补肾排石汤

肉苁蓉20g，补骨脂20g，桑寄生20g，炙鳖甲15g，海金沙30g，石韦15g，金钱草15g，牛膝15g，琥珀末3g（冲服），甘草梢10g。若腰腹绞痛甚者加白芍30g，地龙15g以解痉缓急止痛；若小便艰涩不畅，尿赤，灼痛明显者加金钱草30～60g以增强清热通淋排石之力；若尿中带血者加白茅根30g，生地黄30g以滋阴凉血止血；若大便秘结者加郁李仁30g，胡桃肉15g以补肾润肠。每日1剂，水煎2次，共取汁300mL，分2次服。14日为1个疗程，可连服2~3个疗程。结石排出后邪去正虚，肾阴不足者服用六味地黄丸，肾阳不足者服用金匮肾气丸，脾胃气弱者服用参苓白术散。[林建全．补肾排石汤治疗老年泌尿系结石的临床体会．天津中医学院学报．1995，(3)：15]

10. 芪芎四金煎

生黄芪100g，川芎12g，金钱草30g，海金沙30g（包煎），郁金30g，鸡内金10g（研末冲服）。随症加减：腹痛加白芍30g，延胡索15g；腰痛加桑寄生15g，杜仲15g；血尿加白茅根30g，茜根炭15g；大便秘结加生大黄末6g，玄明粉6g（冲服）；小便热痛，色黄浊加六一散15g（包煎），黄柏10g；浮肿加泽泻30g，车前草30g；恶心、呕吐加制半夏10g，姜汁适量，炒竹茹15g；阳虚加附片6g，肉桂末3g（冲服）；阴虚加玉竹15g，生地黄30g。上方每日1剂，头煎、二煎各取汁500mL，分两次空腹冲服鸡内金末，服药后卧床休息15~30分钟，起床后再温服醋汤500~1000mL（浓度为10%，即取镇江陈醋100mL，兑入白开水1000mL）；饭后加强活动，以小跑为宜；夜卧时再饮醋汤500mL；若服药后出现血尿、腹痛下坠等症状，中药改为日服3次，并频饮醋汤加强药力，促进排石。

共治疗36例，治愈24例，治愈率为66.7%；显效9例，占25%；无效3例，占8.3%。总有效率达91.6%。治疗时间最长90天，最短10天，平均48天。[张长顺．芪芎四金煎及醋汤治疗肾结石36例．四川中医．1995，(6)：28]

11. 排石汤

木通15g，车前子15g，金钱草50g，海金沙20g，鸡内金20g，王不留行20g，冬葵子20g，牛膝15g，滑石20g，木香5g。水煎服。气虚加黄芪30g，党参30g；血瘀加丹参25g，川芎15g；腰痛加杜仲15g，桑寄生20g；肾绞痛加皂角刺15g。适用于肾结石肾虚者。共治疗30例中，痊愈20例，好转8例，无效2例，总有效率为93.3%。[彭静茹，等．自拟排石汤治疗肾结石30例临床观察．黑龙江中医药．1996，(6)：38]

12. 黄芪二子排石汤

黄芪30g，金钱草30g，急性子15g，王不留行籽15g，川牛膝15g，枳壳15g，鸡内金15g，海金沙15g，冬葵子15g，益母草20g，鱼脑石10g，全当归

10g，川芎 6g，生甘草 6g。用法：每日 1 剂，水煎服。尽量多饮白开水和做适宜的体育活动。腹痛加白芍 15g，延胡索 15g；血尿加藕节 30g，白茅根 30g；腰痛加桑寄生 10g；小便热痛，色黄浊加黄柏 10g；恶心、呕吐加姜半夏 10g，竹茹 10g。适用于肾结石。共治疗 57 例，治愈 42 例（临床症状消失，结石排出，腹部平片或 B 型超声波复查结石阴影消失），显效 12 例（临床症状消失，腹部平片或 B 型超声波复查结石阴影缩小或下移），无效 3 例（临床症状消失，但经腹部平片或 B 型超声波复查，提示结石阴影无变化）。总有效率为 94.7%。治疗时间最长者 87 天，最短者 9 天，平均 49 天。排出结石最大的 0.8cm×0.6cm，最小的 0.4cm×0.3cm。[高玉九．黄芪二子排石汤治疗肾结石 57 例．湖北中医杂志．1993，15（1）：25]

13. 三甲四金汤

郁金 30g，三棱 30g，川牛膝 30g，金钱草 30g，鸡内金 15g，金沙牛 10g，炮穿山甲 10g，鳖甲 30g，炮猪蹄甲 15g（后 3 味先煎半小时）。加减：气虚加黄芪 30g；阳虚加仙灵脾 15g，虚甚加桂枝 10g，熟附子 15～30g（先煎）；肾阴虚加女贞子 30g，熟地黄 30g；小便涩痛加海金沙 15g，冬葵子 30g；腰痛加白芍 30g，生甘草 15g；瘀滞重者加桃仁 15g，莪术 15g。每日 1 剂，水煎，分 2 次服。据结石部位做相应的体育活动，如跳跃、卧位叩击肾区。1 个月为 1 疗程，治疗 4 个月统计疗效。凡合并感染或肾绞痛者均使用西药消炎抗菌及对症治疗。适用于肾结石瘀血阻滞型。治疗 56 例，治愈 40 例（占 71.4%），有效 8 例（占 14.3%），无效 8 例（占 14.3%）。[张庆安，等．三甲四金汤治疗泌尿系结石 56 例疗效观察．新中医．1994，（12）：21]

14. 金牛泻叶汤

金钱草 30g，太子参 30g，滑石 30g，牛膝 20g，车前子 20g，鸡内金 15g，白芍 15g，泽泻 15g，猪苓 15g，木通 12g，甘草 6g。加减：病初发而体壮实，有血尿者加大黄 15g，茜草根 30g，白茅根 30g；病久有血瘀气滞者加王不留行 30g，赤芍 15g，田七末 3g（冲）；病久见脾虚者加茯苓 30g，白术 12g，党参易太子参；肾虚者加沙苑子 15g，淫羊藿 15g，川续断 15g。用法：水煎服，每日 1 剂，10 日为 1 疗程。第 2 疗程最初 3 天每天加服番泻叶 30g（泡）。治疗 3 个疗程统计疗效。治疗 32 例，治愈（结石排出，临床症状消失，经 X 线或 B 超复查结石影消失）16 例，有效（部分结石排出，或经 X 线、B 超复查结石下移或变小）10 例，无效（结石未见排出，X 线或 B 超复查结石情况无改变）6

例。治愈率为50%，总有效率为81.25%。[黎国昌．金牛泻叶汤治疗尿路结石32例临床观察．新中医．1996，(7)：27]

15. 排石汤

海金沙20g，石韦25g，威灵仙15g，萹蓄20g，金钱草30g，三七10g，白芍15g，甘草10g，车前子20g，郁金40g，鸡内金20g，瞿麦15g，川牛膝15g，大黄5g。便干者大黄改为10～15g；体弱伴有气虚者去大黄，加黄芪30g，党参30g；疼痛重者三七加量到50g。日1剂，加水400mL，水煎取汁200mL，分2次，早晚饭前服用，治疗期间多饮白开水并做跳跃运动。

任凤梧用自拟排石汤合黄体酮注射治疗肾结石87例，全部病例均经B超造影或腹部X线平片确诊为肾结石。结石最小者0.1cm×0.4cm，最大者1.3cm×1.7cm。

同时用黄体酮注射液20毫克/次，每日1次，肌肉注射，10日为1个疗程。

疗效判定：痊愈者指症状消失，有结石标本者，腹部X线平片或B超复查未发现结石。好转指临床症状消失，部分结石排出体外或明显下移至输尿管或尿道。无效指治疗前后症状没有彻底缓解，结石无下降或排出。

治疗结果：87例中，痊愈64例，好转17例，无效6例，总有效率为93.1%。[任凤梧，等．中西药结合治疗肾结石87例疗效观察．黑龙江中医药．1995，(2)：36]

16. 行气化瘀排石汤

炙黄芪60g，桃仁10g，炒枳壳10g，当归尾10g，炒延胡索24g，沉香6g，琥珀末5g（后下），王不留行12g，石韦12g，六一散20g（包）。每日1剂，水煎，分3次服，7天为1疗程。适用于尿路结石。

治疗64例，其中痊愈（症状消失，经B超、X线摄片示结石排出）38例，好转（结石部分排出，结石位置下移或肾积水消失）20例，无效6例。[周礼萍．行气化瘀排石汤治疗尿路结石64例．新中医杂志．1999，31(3)：46]

17. 肾石汤

金钱草30g，车前草30g，六一散30g，海金沙15g，石韦15g，冬葵子15g，桃仁15g，地龙15g，王不留行20g，枳壳12g，川牛膝10g。水煎服法：水煎，取汁300mL，分2次口服。同时嘱其多饮水，并根据患者体质状况适当地跳跃、慢跑、下楼梯、跳绳、热敷等，以助结石排出。

治疗 30 例，其中治愈 22 例，有效 8 例，全部有效。[张渝平，等．肾石汤治疗泌尿系结石 30 例．陕西中医．1999，20（10）：438]

18. 通淋排石汤

金钱草 50g，鸡内金 15g，石韦 15g，车前子 15g，琥珀末 10g（冲），滑石 30g，木通 18g，甘草 6g。每日 1 剂，水煎服。适用于泌尿系结石。

治疗 33 例，其中肾结石 12 例，输尿管结石 13 例，肾并输尿管结石 8 例。治愈（症状与体征消失，排出结石，X 线摄片或 B 超检查结石阴影消失者）20 例，有效（症状与体征基本消失，结石数量减少，X 线摄片或 B 超检查结石已下移者）8 例，无效（经过 3 个月治疗后，症状与体征已减轻，但 B 超检查结石位置无改变者）5 例。总有效率为 84.8%。[黄秋胜．自拟通淋排石汤治疗泌尿系结石 33 例．新中医．1999，29（3）：48]

19. 自拟芪参苓桂汤

生黄芪 30～60g，丹参、茯苓各 20g，肉桂 6g，川牛膝 15g，三棱 18g，五灵脂 12g，金钱草 30g（布包），鸡内金 15～20g。本方益气活血，通化排石。适用于泌尿系结石。加减：结石停于肾脏者加川续断、仙灵脾以强肾利尿化石；停于输尿管者加萹蓄、车前子利尿通淋排石；肾区及少腹疼痛者加白芍、甘草、延胡索；剧痛者加解痉止痛的西药；位于膀胱的结石重用化气行水、通淋排石药；血尿加藕节炭、旱莲草、三七粉（另冲服）。治疗结果：本组 80 例，治愈 30 例，显效 28 例，有效 18 例，无效 4 例，总有效率为 95%。[刘洪陆．益气活血通利法治疗泌尿系结石 80 例．陕西中医．1999，20（3）：102]

20. 自拟排石汤

广金钱草 40g，海金沙 30g（包煎），玉米须 30g，牛膝、地龙、泽泻、白茅根、沙参、鸡内金各 15g，鱼脑石 10g（研粉冲服），琥珀末（冲服）、穿山甲末（冲服）、甘草梢各 6g。痛甚加白芍、川楝子；脾气虚加党参、黄芪、怀山药；肾阳虚加菟丝子、肉苁蓉、杜仲；肾阴虚加女贞子、熟地黄；血尿重者加墨旱莲、侧柏叶。本方清热利尿通淋，活血散瘀，溶石排石。适用于泌尿系结石。每日 1 剂，水煎，取汁 400mL，冲鱼脑石粉、琥珀末、穿山甲末，分 2 次服，20 天为 1 疗程。配合耳穴，取肾、输尿管、膀胱、尿道、上屏间、神门，用王不留行籽加胶布贴穴位痛点。每次按压 5 分钟，每日按压 3

次。治疗结果：显效（结石排出，无临床症状，经X线腹部摄片或B超检查示结石影完全消失）27例；有效（结石部分排出，X线腹部摄片或B超检查结石影变小或移位）16例；无效（服药2个疗程，结石未见排出，X线腹部摄片或B超检查结石影无变化或增加）5例。[黄健勇．自拟排石汤治疗泌尿系结石48例．辽宁中医杂志．1999，26（7）：309]

第二节　输尿管结石

输尿管结石90%以上是在肾内形成而降入输尿管。所以不仅在病因上，而且在临床表现、诊断等方面与肾结石都有相似之处。其余的（约占10%）属原发性输尿管结石，但均有输尿管梗阻性病变为前提。通常把输尿管结石、肾结石统称为上尿路结石。输尿管结石主要症状为疼痛和血尿，本病属中医学“砂淋”“石淋”“腹痛”等范畴。

一、临床诊断

（一）辨病诊断

1. 症状

（1）腰、腹部疼痛：是最主要和常见的症状，约半数患者有较轻的肾绞痛史，而后转为不同程度的腰部或肾区的钝痛和不适感，也有部分患者是以剧烈肾绞痛为突发症状。绞痛的性质和肾结石类似，可沿输尿管放射至会阴、膀胱、阴茎或睾丸，在女性则放射至会阴部、大腿内侧、下肢和髋部。常伴恶心，呕吐。处于近膀胱的输尿管结石可有尿急、尿频和尿痛症状，这可能与输尿管下端肌肉和三角区肌肉相连并直接附着于后尿道的生理特点有关。

（2）血尿：大多数为镜下血尿，疼痛发作后会加重，15%～30%的患者有肉眼血尿。

（3）其他：结石梗阻引起肾积水、感染，可有发热、疼痛、尿路刺激的症状。

2. 体征

（1）如有肾积水和感染，可触及增大的肾脏并有压痛。输尿管循行路径的体表有压痛。

（2）输尿管下段结石常可在肛诊或阴道指诊时触及。

3. 辅助检查

（1）实验室检查

①尿液常规：常呈镜下血尿，并发感染则白细胞增多，尿液细菌培养阳性。

②血常规：合并感染者白细胞总数增多，中性粒细胞比例增高。

③肾功能：单侧结石一般肾功能无明显变化，双侧结石急性梗阻呈急性肾衰表现，慢性梗阻可有肾功能损害的表现。

④结石成分分析：对有排石史或曾取出结石者，应行结石成分分析。具体方法同肾结石。

（2）影像学检查

①X线平片：90%以上的输尿管结石均能在泌尿系平片上显影，但有部分结石因体积小、密度低或结石阴影被邻近骨影所掩盖而在阅片时被忽略。结石有时需与腹腔淋巴结钙化、盆腔内静脉石、阑尾内粪石相鉴别，此时可加拍侧位片，必要时拍断层X线片对钙化点定位最佳。

②静脉肾盂造影：对诊断帮助最大，能了解结石部位、肾功能损坏程度及梗阻情况，并且可了解对侧肾功能。若常规剂量显影不良时，采用大剂量造影剂常能确定患侧肾功能，此检查对选择治疗方法有一定价值。

③膀胱镜检查：不是必备项目，但在以下情况时仍需采用。

A. 如静脉尿路造影不能确定梗阻部位，则应行膀胱镜检查和逆行插管，输尿管导管可插到结石旁，再拍摄X线平片或双曝光平片，如钙化影移动的距离和导管完全一致，即表示阴影在导管的同一平面，有助于输尿管结石的诊断；

B. 可以观察结石是否已降入膀胱；

C. 有时结石嵌顿于输尿管口，可以通过膀胱镜剪开输尿管口，以利结石排出；

D. 经膀胱镜可行输尿管镜检查，对结石、肿瘤及其他原因引起的梗阻进行鉴别，甚至可以粉碎并钳出结石。

④逆行插管尿路造影：对静脉肾盂造影不能显影的患者，为确定诊断可行膀胱镜逆行输尿管插管，注入造影剂拍片，可使患侧肾盂、输尿管完全显影，并能鉴别阴性结石、肿瘤息肉。它们通常均表现为充盈缺损，但特点

不同：

A. 输尿管阴性结石由于结石下方管壁紧贴结石，故充盈缺损下方的输尿管无明显扩张；

B. 息肉充盈缺损为边缘光滑的长条状，有时可见缺损两侧或一侧有造影剂通过；

C. 输尿管恶性肿瘤表现为不规则充盈缺损，病变处输尿管边缘消失，肿瘤下方输尿管呈杯状扩张。有时可见导管在肿瘤下方扩张的输尿管内盘曲，称为 Bergman 氏征。另外尿脱落细胞学呈阳性。

⑤肾穿刺造影：当结石位于下段输尿管时常会招致逆行插管失败。此时可在 B 超定位下，行细针经皮肾穿刺，向肾盂内注入造影剂并拍片。

⑥B 超检查：对输尿管结石诊断的正确率据文献报道均在 90% 以上，B 超简便易行，无禁忌证，若方法得当，细小结石也能被检出，尤其对 X 线不显影的阴性结石，B 超仍可发现。另外，B 超亦是非手术治疗和碎石治疗后最佳的随访检查手段。

⑦同位素检查：肾图可测定肾功能，特别是对碘过敏者，利用肾图可鉴别机械性梗阻与功能性梗阻。动态肾显像可显示结石部位示踪剂缺乏而呈“冷区”。

以上均作为辅助检查手段，不能作为确诊依据。

⑧其他检查：CT 有时对阴性结石可确诊，磁共振及动脉造影对结石的诊断帮助不大。

（二）辨证诊断

1. 湿热蕴结型

（1）临床表现：尿急、尿频、尿痛，或灼热疼痛，伴有血尿，尿色黄赤，涩滞不畅，时有中断，或夹有沙石；或腰痛如绞，牵引少腹，连及外阴。可伴恶心，呕吐，口苦，恶寒，发热等。舌红，苔黄腻，脉滑数。

（2）辨证要点：小便涩滞不畅，灼热疼痛，或见腰痛如绞，牵引少腹。苔黄腻，脉滑数。

2. 气滞血瘀型

（1）临床表现：小便涩滞，淋沥不畅，或尿中带有紫血块，腰腹刺痛或绞痛，伴有口干，口苦，或发热。舌质紫暗或有瘀点、瘀斑，脉沉弦或涩。

（2）辨证要点：小便涩滞且痛，尿中带有血块，腰腹刺痛。舌有瘀斑、瘀点，脉沉弦。

3. 肾虚型

（1）临床表现：小便不利或间有尿频，夜尿增多，口干喜饮，五心烦热，腰酸，腰痛或腰部冷痛，四肢不温。舌红少苔或舌淡体胖，脉细数或沉弱。

（2）辨证要点：肾阴虚者腰酸或痛，五心烦热，间有夜尿，尿痛，尿血，大便干。舌红少苔，脉细数。肾阳虚者腰痛，腰酸，或腰部冷痛，四肢不温，或畏寒喜暖，夜尿频多，或小便不利。舌淡体胖，脉沉细。

二、鉴别诊断

输尿管结石不伴发肾绞痛时，通过病史、影像学检查，尤其是 X 线检查，诊断并无困难，但当患者以突发肾绞痛就诊时，应与急腹症鉴别，其要点在肾结石一节中已详述。尤其是右侧输尿管结石应该与阑尾炎鉴别，国内外均有文献报道，右侧输尿管结石误诊为阑尾炎而行阑尾切除术者，临床中并不少见。

为避免误诊，首先应该详细询问患者腹痛的情况。急性阑尾炎常见转移性右下腹痛，即腹痛多起于上腹部或脐周部，位置不固定，数小时后腹痛转移，并固定于右下腹部；而右输尿管结石引起的肾绞痛开始即位于右下腹部，并向会阴部及外生殖器部位放射。其次，疼痛的性质不同：阑尾炎开始时腹痛不甚严重，呈持续性逐渐加重；输尿管结石引起的绞痛则为阵发性，且十分剧烈，病人难以忍受。

体格检查急性阑尾炎的特点是：腹痛的压痛点始终固定于右下腹，即便在发病早期尚未发生转移性右下腹痛时也如此。另外有局部腹肌紧张，反跳痛阳性，结肠充气试验阳性。而右输尿管结石的体检特点是：腹痛症状很重，而右腹部无明显肌紧张、反跳痛等体征，但也有因疼痛剧烈而腹肌反射性紧张者。

输尿管结石患者的尿液中有较多红细胞，阑尾炎患者的尿检查一般无异常，但腹膜后阑尾炎可刺激邻近的右输尿管壁，尿中可出现少量红、白细胞。

B 超与 X 线检查是重要的检查手段，二者结合可发现阳性和阴性结石，了解有无肾积水等。

输尿管结石有时应与卵巢囊肿蒂扭转相鉴别，两者虽都有下腹疼痛，但卵巢囊肿蒂扭转为患侧下腹部阵发性剧烈绞痛，不向阴部、阴唇等部位放射，无尿血史，有腹内肿块史，可伴白带增多、发热等。

三、治疗

（一）提高临床疗效的思路提示

1. 知常达变，动静结合

输尿管结石急性发作时，常伴有反复发作史，阵发性腰痛、腹痛、绞痛如闪，小便带血；在静止期内，腰酸或腰钝痛，小便涩滞不畅。输尿管结石发作之时，就是因势利导之机，也就是体内结石移动的征象。这时要抓住时机，因势利导，重用益气排石之剂，推动结石下移，立法用药时要注意顾护肾气，通过补肾以助膀胱的化气行水功能，促进肾积水的消失和结石排出。总之，在治疗中，需要根据病情辨证论治，宜动静结合。在结石发作期，即腰腹绞痛时，采用急则治其标的原则。以总攻排石为先，使疼痛缓解，较小的结石迅速排出体外。在结石静止期，既无疼痛，又无症状时，采用缓则治其本的原则。以中药溶石、化石为要。通过辨证论治用药，并佐以食疗，使结石由大变小，由锐变钝，上下移动，加上利尿达到内冲洗的目的，使结石排出体外。

2. 内外结合，中西并用

输尿管结石的治疗若采用单一的中药排石，疗程会较长，易致久病伤肾。所以在治疗中，根据结石大小、部位高低、病程长短、个体差异、兼证多少等，灵活运用理气、活血、化瘀、软坚、散结、补气、滋阴、温肾等中药，配以西药促进输尿管蠕动、松弛输尿管平滑肌、利尿消炎、排石之剂。再加上针刺与耳穴压豆以兴奋交感及副交感神经，增进输尿管蠕动，解除输尿管平滑肌痉挛，减少输尿管排石的阻力。另外配合背腹拍击、跳跃、跑步、大量饮水等方法促使结石下移。中药的药效一般在口服70~100分钟达到高峰。黄体酮的药效时间为肌注后40~120分钟，饮水一般在口服15分钟即从胃中排空，而呋塞米药效时间在肌注后30~50分钟达高峰，针刺与耳压即刻可达相应的疗效。因此，服药20分钟后肌注黄体酮，30分钟饮开水，45分钟肌注呋塞米，90分钟针刺和按压耳穴特定穴并强刺激，即可使各自的作用高峰重叠在90~120分钟之间，发挥其协同冲击作用，达到使结石尽快排出、缩短疗程的目的。

（二）中医治疗

1. 内治法

（1）湿热蕴结型

治法：清热利湿，通淋排石。

方药：导赤散合石韦散加减。

生地黄15g，木通10g，瞿麦10g，冬葵子15g，石韦15g，滑石30g，竹叶6g，车前子10g，金钱草30g，海金沙20g，海浮石10g，鸡内金15g，琥珀10g，甘草5g。

腹痛加延胡索、川楝子；血尿加白茅根、血余炭。

（2）气滞血瘀型

治法：益气导滞，活血化瘀，通淋排石。

方药：沉香散加味。

石韦10g，金钱草50g，海金沙15g，鸡内金20g，王不留行15g，枳实10g，黄芪9g，威灵仙15g，当归15g，陈皮9g，冬葵子15g，琥珀10g，滑石20g。

偏气滞者加柴胡、香附；偏血瘀者加川芎、桃仁、红花。

（3）肾虚型

①肾阳虚

治法：温阳益肾，利水排石。

方药：金匮肾气汤加减。

金钱草30g，海金沙15g，鸡内金20g，王不留行20g，桂枝9g，附子6g，山萸肉15g，茯苓20g，丹皮10g，鱼脑石10g，泽泻15g，杜仲15g，菟丝子30g，延胡索10g。

伴腹痛、尿血者加川芎、三七、川楝子、琥珀。

②肾阴虚

治法：滋阴补肾，清热利湿，排石通淋。

方药：知柏地黄丸加减。

金钱草30g，海金沙15g，鸡内金20g，威灵仙15g，琥珀10g，血余炭6g，知母10g，黄柏6g，熟地黄15g，山萸肉15g，泽泻15g，丹皮10g，茯苓20g，山药15g，黄芪10g，陈皮10g，甘草10g。

2. 外治法

（1）体针疗法

①输尿管上段结石：针肾俞、三焦俞、京门、气海；输尿管中、下段结石：针肾俞、次髎、膀胱俞、中极、水道；湿热型加阳陵泉、三阴交、委阳（泻法）；阴虚型加太溪（补法）；肾阳不振者，加命门、关元（补法）。腹部与背部穴交替使用，均取结石同侧，下肢取双侧。每日1次，每次2~5穴，以提、插、捻、转为主，得气留针30分钟，中间行针1~2次。

②膀胱俞、中极、阴陵泉、太冲、太溪。输尿管上、中段结石，加肾俞、京门或大肠俞、天枢；输尿管下段结石，加关元俞、水道。均取患侧穴，用泻法或平补平泻法，1~2日1次，留针20~40分钟。

③肾俞、大肠俞、阿是穴、天枢、归来、足三里。输尿管上、中段结石，加京门、阴陵泉、三阴交、委阳；输尿管下段结石，加小肠俞、次髎、关元、中极、水道、阴陵泉、三阴交；血尿，加血海。2日1次，留针20分钟。发作时每日1~2次，强刺激，留针期间间歇捻针。

④中封、蠡沟、天枢、水道、三阴交、水泉。取穴1~2对，先补后泻。

（2）电针疗法

①输尿管上、中段结石：肾俞、膀胱俞、关元；输尿管下段结石：肾俞、关元、水道、三阴交、足三里。

②输尿管上、中段结石：肾俞、京门、大肠俞、天枢、阴陵泉、三阴交；输尿管下段结石：小肠俞、次髎、关元、膀胱俞、中极、水道、三阴交、阴陵泉。进针后使针感传至患侧肾区或少腹部，接电针治疗仪，电流强度以病人能耐受为度。留针20~40分钟。

（3）芒针疗法

取穴：主穴秩边透归来，配穴气海、关元、三阴交。

操作方法：针前令患者排空小便，取俯卧位，用直径0.3mm的5~7寸的长针，从患侧秩边穴向对侧归来穴方向斜刺入皮肤，缓慢捻转进针，如遇到阻力即须退针，改变方向再进，当会阴部有强烈的电麻感时，即可缓缓退针；再令患者仰卧，取气海、关元穴，用提插泻法，使针感向会阴部传导；取双侧三阴交穴，施以捻转泻法，局部得气强烈为度，均留针20分钟。对照组：先俯卧位，取肾俞、膀胱俞，针刺1.5~2寸，局部得气后，即可退针，再取腹部穴，同芒针组。肾区绞痛时，可针刺涌泉穴，施以捻转泻法，留针 20 分钟。两组病人每日均针 1 次，10 日为 1 疗程，每一疗程间隔 2 日，3 个疗程后评定疗效。

（4）小针刀疗法

取穴：输尿管上段结石取患侧肾俞、京门、足三里。输尿管中段结石取患侧京门或阿是穴、足三里。输尿管下段结石取患侧阿是穴、三阴交或足三里。用甲紫标记，常规消毒。

手法：用小针刀对准穴位，和皮肤垂直，与神经、血管、肌纤维方向平行刺入相应深度，进行剥离 3 ~5 次，出针后敷盖创可贴。每次间隔 7 天，间隔期服中药，4 次为 1 疗程。1 个疗程未治愈者，休息 1 周后重复第 2 疗程。同时配合中药金钱草、白芍、海金沙、冬葵子、石韦、瞿麦、滑石、乌药、川牛膝辨症加减。水煎服，每日 1 剂，分 2 ~3 次服。平时多喝开水，服药后多做跳跃运动，同时拍击局部，以促进结石排出。

（5）耳穴压豆疗法

取耳穴：肾、输尿管、交感、肾上腺、三焦、小肠、外生殖器。隔日耳贴 1 次，每日按压 15 次，每次 20 下。10 次为 1 疗程，连续贴压 3 个疗程。

（6）按摩疗法

①足底按摩

A. 单示指扣拳法：用一手按扶固定足部，另一手半握拳，示指弯曲、拇指固定示指末节背面，以示指的近节指间关节为施力点按摩足部有关反射区。

B. 单拇指指腹推法：用一手握住足部固定，另一手的拇指指腹为施力点按摩足部有关反射区。输尿管反射区为足底面肾反射区后方与膀胱反射区之间的一斜形带状区。（摘于《保健按摩学》）

②经直肠或阴道按摩：当结石嵌顿于输尿管末端，经久不动，可在排尿后做直肠腹壁双合诊，向下方推移结石，已婚妇女可做阴道腹壁双合诊。

经直肠或阴道按摩治疗输尿管下端结石操作简单，所需器械材料不多，病人不用住院，并发症少，治疗效果确切，值得在基层医院推广。

按摩方法：治疗前嘱病人排空膀胱，取站立膝胸卧位，术者右手戴手套，涂上润滑油，用食指或中指伸入直肠或阴道（男性及未婚女性经直肠，已婚女性经阴道）按摩，左手置下腹部相应位置，于前列腺上方 1 ~3cm 或阴道前穹窿，沿患侧输尿管纵轴进行双合加压按摩，由上而下，由轻而重，如此反复按摩 3 ~5 分钟，每日 1 次，3 ~5 次为 1 疗程，同时肌注黄体酮 20mg，每日 2 次，连用 3 日，每疗程后复查尿路平片及 B 超检查了解结石移动或破碎情况，间隔疗程为 5 ~ 7 日。

适应证：首先要经过尿路平片及 B 超检查，明确结石大小、形态、位置、结石与输尿管纵轴关系及输尿管开口情况，一般认为在尿路平片上两坐骨结节连线上下 3cm 的输尿管结石均可用此法按摩，对输尿管上中段结石可通过“总攻”排石、中药排石或口服排石冲剂，或注射黄体酮等措施使其下移至这个位置再用此法治疗。

注意事项：可反复多次进行 B 超检查以观察结石的移动情况。按摩 1 疗程后结石未排出者，应经 B 超复查再进行按摩，以减少盲目性。对病史超过 1 年，肾盂积水超过 3. 0cm 的病人不宜采用此法治疗，以免拖延病情；有急性尿路感染者不宜应用；过于肥胖和腹胀患者的治疗效果较差。

3. 中西医结合疗法

（1）万琨等用总攻疗法治疗输尿管结石 64 例，有效率达 90. 8%。服排石汤之前饮水 500mL，口服氢氯噻嗪 75mg，服排石汤后饮水 500mL，肌注氢溴酸山莨菪碱 10mg，呋塞米 20mg，总攻隔日 1 次，7 次为 1 疗程。1 个疗程未治愈者，休息 1 周后，视体质情况再重复治疗，休息期间可用静脉补充能量支持治疗。总攻期间，注意补钾，配合排石汤，每日 1 剂。排石汤：金钱草 45g，石韦 30g，车前子 25g，萹蓄 25g，木通 9g，枳实 9g，栀子 18g，大黄 12g，滑石 15g，牛膝 15g，瞿麦 15g，甘草 6g。

（2）胡淑兰用总攻治疗输尿管结石 166 例，有效率达 94%。平均排出结石需 35 天。具体方法是：中药排石汤，金钱草 15 ~ 25g，海金沙 15 ~ 20g，鸡内金粉 10 ~ 15g（冲服），车前草 10 ~ 15g，盐黄柏 10 ~ 15g，肉桂 3g（或炒小茴香 3g），海浮石 10 ~ 12g，八月札 10 ~ 12g。加减：湿热重加灶心土、龙胆草；血尿重加茜草、琥珀粉；气结加台乌药、川楝子；血瘀加三棱、广郁金；肾阳虚加金毛狗脊、巴戟天；肾阴虚加女贞子、枸杞。

总攻排石：对肾功能较好、身体较强壮的患者实行定期的总攻治疗，连攻 3 次为 1 疗程，方法如下：8：00 服中药半剂，同时服浓茶水 500 ~ 700mL；8:30 服氢氯噻嗪 50mg，阿托品 0. 3mg；9：00 肌注新斯的明 0. 5mg；9：30 服中药半剂；10：00 肌注阿托品 0. 5mg；10：20 电针 30 分钟（肾俞、膀胱俞，配患侧足三里穴，间断疏密波交替应用）；10：50 起床活动。同时配合耳穴压豆：取耳穴肾俞、膀胱俞、水道、足三里，每日按压 3 次，每次按压 2 分钟。

（3）朱俊琛等采用中西医结合治疗的方法，中药包括：生鳖甲 15g，鸡内金15g，海金沙15g，滑石30g，生薏苡仁30g，冬葵子30g，石韦30g，金钱草30g，白茅根30g，芦根30g，琥珀10g。疼痛甚者加小茴香30g。剂量可因人酌量增减。日1剂，煎加水2000mL，取汁300mL，分早晚2次服用，每天上午静滴10%葡萄糖注射液100mL（糖尿病患者改用5%葡萄糖氯化钠注射液）后，做跳跃运动2小时。下午开始饮用温开水200mL，再辅以跳跃运动。前3日用5%葡萄糖氯化钠注射液500mL，庆大霉素24万U静滴，3天后改口服诺氟沙星0.2g，3次/天，疼痛甚者用氢溴酸山莨菪碱或黄体酮或针刺治疗止痛，必要时可加用哌替啶50～100mg肌肉注射。2周为1疗程，3个疗程后观察疗效。

（4）邱晓华等中西医结合治疗输尿管结石60例，其中57例结石全部排出。具体方法是：8：00时口服消石排石2号汤400mL；8：20肌注黄体酮20mg；8：30服开水500mL；8：45肌注呋塞米注射液20mg；9：30针刺，输尿管上中段结石针刺肾俞、水道，用泻法，强刺激加脉冲电流，电流大小以病人能耐受为准，留针25分钟。

合并尿路感染者配合青霉素800万U加入5%葡萄糖氯化钠注射液中静滴，当液体剩下250mL时开始应用上述综合疗法。体质强壮者每周3次，弱者每周2次，绞痛发作期每日1次，但应注意补钾，维持水、电解质平衡。排石汤：金钱草30g，石韦20g，威灵仙20g，冬葵子20g，虎杖15g，瞿麦20g，芒硝10g，川厚朴15g，红花15g，王不留行15g，木通15g，滑石20g，桃仁15g。随症加减，伴血尿加小蓟、侧柏叶；绞痛加延胡索、三棱；肾盂积水重者重用滑石、木通，加车前子、萹蓄；尿路感染者加蒲公英或分型加减；气滞型加琥珀、延胡索、小蓟；湿热型加生地黄、赤芍、车前子；肾阴虚型加六味地黄丸；肾阳虚型加济生肾气丸。

（5）李时朴等中西医结合治疗输尿管结石8例，结果全部治愈。中药用：冬葵子20g，金钱草50g，海金沙20g，石菖蒲10g，山莓15g，车前草15g，莪术15g，王不留行10g。每日1剂，水煎服，隔日加服1剂，服后静滴10%葡萄糖液1000mL，丹参注射液20mL，维生素注射液3mg，20%甘露醇注射液250mL，然后嘱病人做跳跃运动，12日为1疗程。再行X线摄片等复查，若结石仍存在，继用1疗程。加减：湿热加萹蓄、瞿麦；阴虚加沙参、麦冬；气虚加黄芪、党参。

（6）禹氏等治疗方案为中药金钱草50g，海金沙25g，车前子20g，滑石20g，木香5g，牛膝10g，泽泻15g，萹蓄15g，石韦20g，木通15g，甘草

10g。随症加减。西药用黄体酮 20mg，每日 2 次，肌注；25% 硫酸镁 20mL，加 10% 葡萄糖 100mL 静点，随后静点 20% 甘露醇 250～500mL，于 1～2 小时内滴完，每日 1 次，7～10 日为 1 疗程。

（7）赵应川等在治疗中先服化石汤〔金钱草 250g，鸡内金 30g，海金沙 30g（包煎），瞿麦穗 30g，萹蓄 30g，冬葵子 30g，石韦 60g，牛膝 20g，穿山甲 20g，三棱 15～30g，莪术 15～30g，乳香 10g，没药 10g，桔梗 6g，琥珀 2g（吞服）。有肾盂积水者，加马鞭草、葫芦巴、冬瓜皮各 30g。水煎，分早晚 2 次服，1 剂/天〕，服化石汤 1 周后，加服呋塞米片 40mg，日 1 次，连服 3 日，停服 1 日，再服 3 日；服呋塞米片的同时，饮水 2500mL，约 1～2 小时内饮完，并暂禁排尿，有强烈尿意时，用力排尿。结果总有效率为 90%。

（8）孙文灵中西医结合治疗输尿管结石 23 例。治疗用中药排石汤：金钱草 30g，冬葵子 15g，滑石 15g，白茅根 15g，生蒲黄 10g，白术 12g，川续断 12g，石韦 12g，川牛膝 12g，车前子 10g，木通 9g。肉眼血尿者加三七；痛剧者加川楝子、延胡索。每日 1 剂，水煎，分 2 次服，10 日为 1 疗程。西药：剧痛难忍者，用硝苯地平 10mg 含化，肌注黄体酮 20mg，服中药 1 小时后肌注呋塞米 20～40mg。叩击肾区和跳跃运动：根据结石不同部位采取不同的体位叩击肾区，每次 3～5 分钟。下肾盏结石取肾下极高于肾盂的体位叩击肾区，然后做跳跃运动，利用重力作用，使结石向肾盂及输尿管下端移动。

结果：输尿管结石 23 例中。首次用药 24 小时内治愈 3 例，2～15 日治愈 13 例，15～30 日治愈 3 例，显效 3 例。经 3 个疗程观察，治愈率为 82.6%，有效率为 95.6%。

（三）西医治疗

输尿管结石的急症治疗（肾绞痛治疗）和病因治疗同肾结石。大多数输尿管结石能自行排出体外，只有少数需要治疗。结石能否排出主要在于其大小，有人估计直径小于 4mm 的结石有 90% 的输尿管下段结石和 80% 的上段结石可自行排出；直径 4～6mm 的结石只有 50% 的输尿管下段结石和 20% 的上段结石能排出；而直径大于 6mm 的结石自行排出的机会较少。但也有例外，尤其是曾经有排石史者，直径 1cm 的结石也能排出。结石若不能排出，可采用以下疗法。

1. 药物治疗

中西医结合排石疗法（总攻疗法）：

(1) 适应证：对直径4～6mm的结石，无明显肾积水者，据报道，平均4周后，70%的结石可排出，缺点是患者必须耐受排石的痛苦。

(2) 方法：首先口服清热利湿为主的中药，处方如下：枳壳9g，厚朴9g，金钱草30g，车前子30g，泽泻9g，川牛膝9g，冬葵子15g，三棱15g，莪术15g，大黄15g，青皮15g，白芷15g。水煎取300mL，顿服。稍停片刻，口服双氢克尿噻25～50mg，饮水1500mL；1分钟后再饮水1500mL；少顷，皮下注射吗啡10mg；再2分钟后针刺三阴交、肾俞、膀胱俞、曲骨、中极、关元、阿是穴，捻针至有针感；皮下注射新斯的明0.5mg；0.5分钟后皮下注射阿托品0.5mg；可适当活动，热水浴或肥皂水灌肠，最后用力一次性排尿。

以上方法每周2～3次，每2周为1疗程，直到结石排出。

(3) 禁忌证：患者身体虚弱；心、肾功能不良；肾积水和过大的结石。另外要随时监测肾功能变化，一旦可能造成不可逆的肾损害时应及时去除结石。

2. 其他治疗

(1) 经膀胱输尿管肾镜取石或碎石

①适应证：位于中、下段输尿管的结石容易取出，上段输尿管结石取出的成功率较低，但如技术熟练，同时具备可弯性输尿管肾镜则可提高成功率。

②禁忌证：结石以下的尿路有器质性梗阻病变者，特别是前列腺增生的患者不能用硬性镜取石，国外有输尿管镜折断于膀胱内的报道。全身出血性疾病及尿路有急性炎症者皆不用本方法取石。

③方法：通过膀胱镜向患侧输尿管插入导丝，沿导丝用扩张器逐步扩张输尿管直径至F15号大小，插放输尿管肾镜（如有液压冲洗泵可加压灌注，使管腔张开），然后根据结石大小决定取石方法。若结石小于1cm且与周围粘连不重，可试用套石篮取石，否则宜先用超声碎石、液电碎石或气压弹道碎石将结石击碎，取出大块，小块可待其自行排出。

④并发症及处理：输尿管肾镜是一种安全的操作，其并发症主要与操作者的技术熟练程度有关。

A. 血尿：一般均较轻微，不需特殊治疗，可自愈。

B. 发热：约10%的病人术后体温可达38℃以上，多见于术前泌尿系感染未控制者，或操作时间过久，应给予抗生素并保持引流通畅。

C. 输尿管穿孔：多发生于膀胱壁段的输尿管，或插放输尿管肾镜过程中未看清导丝即推进，如能坚持插放时必须沿导丝进行则多可预防穿孔的发生，如已发生应立即停止操作，直视下放入输尿管导管至肾盂，应特别注意导管不要通过穿孔插至输尿管外边，支架管应留置5～7天。

D. 输尿管口狭窄或反流：为远期并发症，系输尿管部分损伤的结果。如能重视操作技巧，较大结石不要勉强拉出，一般可以预防。如系单纯狭窄可切开或扩张，如狭窄加上反流可行输尿管膀胱再吻合，行抗反流的成形手术。

（2）顺行输尿管肾镜取石术：通过皮肤行肾穿刺建立通道，由此通过肾盂向输尿管内插放输尿管镜进行取石，它是经皮肾镜技术与经尿道输尿管镜技术的结合与发展。

①适应证：适宜结石位于输尿管上段，结石以上输尿管有积水扩张者。尤其适于肾与输尿管均有结石，已做经皮肾镜取石者。

②禁忌证：全身出血性疾患；肾及肾周围有急性炎症；同侧既往有肾手术史者；肾脏与周围已有粘连固定者。

③方法：经皮肾穿刺及扩张通道的方法均同经皮肾镜，但穿刺部位以肾中盏最理想，置入输尿管肾镜到达肾盂输尿管连接处，向上推起镜体末端，使肾脏位置下移，镜体与输尿管处于一条直线上，即可逐渐向输尿管内插入镜体。一般不需碎石，多可由三爪钳直接将结石取出。

④并发症：主要并发症与经皮肾镜相同，有一点不同的是当肾与周围粘连严重时，肾脏移动范围减小，本法难以完成，勉强进行有可能造成肾实质裂伤，故一定要选择患肾既往无手术史、无肾周感染史者。

（3）体外冲击波碎石术（ESWL）在输尿管结石中的应用

①病例选择：ESWL治疗输尿管结石的效果受以下因素的影响。

A. 输尿管结石如长期停留在输尿管内，结石表面有棘状突起，输尿管黏膜与结石表面相互嵌顿，两者相互包裹粘连，影响结石的粉碎率。

B. 结石体积过大，碎石后易形成石街。

C. 结石长期停留必定会对输尿管局部产生刺激，出现慢性炎症刺激，甚至形成息肉，影响碎石及排出。

D. 患侧肾功能如受损害，即使结石粉碎，由于不能产生足以排出结石的尿量而使结石难以排出体外。

故存在以上因素时，不应首选ESWL，应行输尿管镜或开放取石。

②原位或推回肾盂内治疗的选择：早年认为输尿管结石因输尿管管腔狭小，结石周围很少有腔隙，特别是结石停留较久或结石过大时更突出，故主

张用不同的导管将结石推回肾盂内治疗。但随着病例数量的增多，人们发现相当数量的结石无法推回肾盂，而原位治疗的成功率也并不低。现在国内外的一致看法是，输尿管结石仍以原位 ESWL 为首选，一旦失败后再设法将结石推回肾盂。

③体位的选择：输尿管上段结石采用仰卧位并稍向患侧倾斜，从而避开椎体对冲击波的阻挡，提高碎石效果，输尿管下段结石在骶髂骨前方，仰卧位无法进行，一度被国外学者认为是 ESWL 治疗的盲区，我国北京泌尿外科研究所郭应禄等 1987 年开始用俯卧位治疗输尿管下段结石，效果满意，现已被普遍采用。

④碎石前插放输尿管导管的目的

A. 用导管将结石推回肾盂。

B. 若导管越过结石，则可增加结石旁腔隙，提高碎石率。

C. 以导管为标志帮助定位，特别是对与骨骼重叠处的小结石更加需要。

D. 边冲洗边进行 ESWL 治疗，有报道称可提高碎石率。

E. 阴性结石用 X 线定位看不到，可通过导管注入造影剂以辨认结石部位。

⑤并发症：除轻度血尿外无其他严重并发症。

（4）输尿管切开取石术：绝大多数输尿管结石可经以上方法治愈，但也有少数病人 ESWL 或输尿管镜取石失败，缺乏有关设施的基层单位仍需采用开放的输尿管切开取石术治疗。

①适应证：结石较大，合并肾输尿管积水、肾功能受损，经保守治疗不能排石者；合并其他梗阻性病变，如输尿管狭窄、息肉、输尿管膨出需施行手术治疗者；输尿管结石合并急性肾盂肾炎或肾积脓，无法用药物控制者，ESWL 或输尿管镜治疗失败者。

②手术途径

A. 经腰部输尿管切开取石。选用腰部切口，适用于上、中段输尿管结石，暴露良好，操作方便，但手术损伤较大。

B. 经腹切口腹膜外途径切开取石，适用于下段输尿管结石。

C. 经阴道输尿管下段切开取石。女性病人若结石位于输尿管下段近膀胱处，阴道指诊能触及结石，术前若能确定结石下方的输尿管通畅，可采用经阴道途径。

D. 经膀胱、输尿管切开取石。适用于输尿管近膀胱壁间段结石，距输尿管开口5cm以内的结石。

③术后并发症及处理

A. 最主要的并发症是尿瘘，由于结石嵌顿部位输尿管水肿，尿流不畅，缝合口愈合不良所致。结石下方输尿管有梗阻或术后肾盏内结石排入输尿管亦可发生尿瘘。在施行取石术时，输尿管切口不应向下超过结石下缘。取石后用8号尿管探查切口上、下输尿管是否通畅。如切口附近管壁脆弱或肾盏内尚有小结石时，最好留输尿管支架管7日，急性梗阻性无尿或慢性肾功能不全患者的组织愈合能力较差，支架管应延迟拔除。

尿瘘如为非梗阻因素引起，一般术后10日左右愈合，很少超过4周。在此期间除应加强抗感染治疗，还应通过漏尿的皮肤切口在输尿管旁留置多孔橡皮引流管，彻底引流，有助于控制感染和瘘孔愈合。经膀胱镜插管引流肾盂，亦有助于瘘孔的愈合。总之，发生尿瘘后保证尿液引流通畅，一般瘘口均能愈合。

B. 输尿管瘢痕狭窄。操作中输尿管切口缝合不当，术后会造成输尿管狭窄。关键是缝合切口时断端应对合良好，避免黏膜内翻或外翻，缝合时边距不能过大，最好用引起组织反应较轻的Dexon线缝合，5~0或6~0铬制肠线也可。发生狭窄后可采用输尿管扩张、经尿道输尿管镜内切开，保守治疗无效时应行狭窄段切除、输尿管吻合术。

（四）名医治疗特色

刘猷枋认为，输尿管结石属于中医“石淋”的范畴，其病机主要是：①湿热蕴结下焦，煎熬浊液形成沙石，沙石阻塞尿道；②气滞郁结，津液气化失常，聚成沙石，阻塞尿道；③血行不畅，瘀血停滞，沙石形成，阻塞尿道。

针对病因、病机，结合临床经验制订了相应的排石汤。排石1号（车前子5g，泽泻5g，冬葵子5g，石韦5g，滑石5g，金钱草5g，牛膝5g，王不留行5g，莱菔子5g，枳壳5g），治疗发病时间短，结石较小，形状规则，伴有尿路感染、绞痛发作者，以清热利湿为主，行气散结为辅。排石2号（木香5g，青皮5g，川楝子3g，乌药3g，白芷3g，牛膝5g，滑石10g，车前子10g，金钱草5g，冬葵子5g，泽泻5g），治疗结石有移动、近期绞痛频繁发作者，以行气散结为主，排石通淋为辅。排石3号（厚朴2g，青皮3g，枳壳3g，白芷2g，穿山甲片3g，皂角刺3g，桃仁3g，川牛膝3g，制乳香3g，制没药3g，赤芍5g，三棱5g，莪术5g，车前子5g，薏苡仁5g，金钱草10g），治疗结石停留时间较长，结石不移动、近期无绞痛发作者，以活血化瘀为主，行气散结为辅。以上各方均为 1 剂药量。均研碎成绿豆大小的粗末（在 2～4mm 之间），装包备用。每包药加凉水或温水 300～450mL，先浸泡半小时，然后水煎至沸后，再文火煎煮 20 分钟，共 2 次，合并两煎药液，分 3 次服，一般每日服1～2 包，疗程长者可隔日服 1 包。对结石较大而体质壮者，可给 1、2 号合用。对结石不移动、停留时间较长、近日绞痛发作较重者，给予 2、3 号合用。[刘猷枋．排石散治疗输尿管结石 68 例临床观察．中医杂志．1980，(3)：19]

(五) 中医专方选介

1. 尿路排石汤

1 号：金钱草 30～60g，海金沙 9g，车前子 24g，木通 9g，滑石 15g，白芍 12g，乌药 9g，川楝子 9g，鸡内金 9g，甘草 3g。此方适用于气结型输尿管结石。2 号：金钱草 45g，石韦 30g，栀子 18g，大黄 12g（后下），滑石 14g，甘草梢 9g，牛膝 5g，枳实 9g。此方适用于湿热型输尿管结石伴感染者。以上二方随症选用，并根据具体情况加减。服法：每剂加水 500mL，煎取 200mL，日 1 剂，分 2 次服。41 例患者中，最少服 11 剂，最多服 65 剂。41 例经过治疗，临床症状、体征全部消失，1 年内无复发者 25 例，占 61%。症状、体征全部消失，见到排出之结石，并留有标本者 16 例，占 39%。总有效率为 100%。[刘月萌，等．中药治疗输尿管结石 41 例．河北中医．1991，13 (3)：14]

2. 排石汤 1 号

急性子 9g，王不留行 9g，茯苓 15g，赤芍 9g，滑石 9g，泽泻 9g，延胡索 9g，玄明粉 9g，沉香 3g，当归尾 9g，地龙 9g，牛膝 9g，甘草 3g。每日 1 剂，水煎服。治疗 192 例，痊愈 188 例（疼痛消失，尿液中可见沙石，B 超检查肾及输尿管未见异常，半年内未复发），好转 4 例（疼痛消失，尿液中未见沙石）。总有效率为 100%。治疗时间：最短 5 天，最长 15 天，平均 7 天。[王万霞，等．排石汤 1 号治疗输尿管结石 192 例．辽宁中医杂志．1993，(5)：36]

3. 三金排石汤

金钱草 30g，海金沙 30g，鸡内金 30g，牛膝 15g，石韦 20g，木香 10g。疼痛明显加延胡索、香附；腰痛加杜仲；沙石日久不下加桃仁、红花、丹参；

体质虚加黄芪、茯苓。尿频、尿急、尿痛加金银花、蒲公英、白茅根；大便秘结加大黄。水煎服，每日1剂，每剂煎2次，每次40~50分钟。早晚各服1次，服药后40分钟开始活动，活动以跳跃为主，并且多饮水，1日后应做快速跳跃运动，小便应足量排出，2周为1疗程。治疗200例。痊愈：自小便查得结石90例，占本组45%。有效患者有排石样感觉而未查到结石，X光片示结石阴影消失70例，占本组35%。好转：结石下移8例，占本组4%。总有效率为84%。[李虎臣，等．三金排石汤治疗泌尿系结石200例．河北中医．1993，15（6）：19]

4. 1号排石汤

金钱草20g，夏枯草15g，石韦15g，白茅根30g，牛膝15g，滑石20g，海金沙10g，车前子30g，冬葵子15g。肝肾阴虚型，上方加女贞子20g，旱莲草15g；脾肾气虚型，上方加黄芪30g，白术15g，怀山药15g，薏苡仁15g，茯苓15g，补骨脂15g；湿热瘀阻，肾虚血瘀型，上方加蒲公英30g，栀子10g，蒲黄炭6g，地榆炭15g，田七粉3g（冲服），猪苓10g，木通6g，泽泻6g。水煎服，每日1剂，日3次。15天为1疗程，每服药1个疗程后复查B超1次。本组106例，临床治愈72例，占67.9%；有效30例，占28.3%；无效4例，占3.8%。临床治愈的72例中，用药1个疗程的23例，占21.7%；用药2个疗程的49例，占46.2%；用药3个疗程的34例，占32.1%。总有效率达96.2%。[潘洪平，等．1号排石汤治疗尿路结石106例．中医药信息．1993，(3)：25]

5. 活血石通汤

当归15~20g，赤芍15~30g，牛膝10~15g，桃仁10~15g，生地黄15~20g，木通15~20g，车前子10~15g，鸡内金6~10g，瞿麦10~15g，甘草梢6~10g。气虚者加黄芪、党参；阴虚者加麦冬，重用生地黄；湿热甚者加滑石、栀子；感染者加金银花、半枝莲；血尿者加小蓟（炒）、蒲黄（炒）；肾绞痛者加延胡索、乌药。每日1剂，加水1000mL，先浸泡15~20分钟，后用文火煎沸30分钟，滤药汁500mL。再复煎，亦取药汁500mL。每日服2~3次，每次不少于500mL，同时配合做跳跃运动，但应防止过度疲劳。以2周为1疗程。服药期间应避免辛辣等刺激性食物，并注意小便的排石情况，治疗前后均应做X线摄片或B超检查对比。治疗36例。总有效率为100%。[黄德容．活血石通汤治疗输尿管结石36例．湖南中医杂志．1993，9（3）：35]

6. 益气活血汤

黄芪60g，续断60g，丹参30g，益母草30g，桑寄生15g，地龙15g，三棱10g，莪术10g，乌药10g，桃仁10g，红花10g，川牛膝10g。下焦湿热加黄柏、薏苡仁、金钱草等；脾虚气滞加陈皮、半夏、木香、厚朴；心气不足加酸枣仁、桂枝、五味子；血尿甚者重用黄芪、党参、白术；肾气虚加补骨脂、金樱子、菟丝子；结石位置较高者重用黄芪（最多用120g）、牛膝、丹参、益母草；结石位置较低者加金钱草、车前子、木通等。治疗203例。治愈133例，显效率20例；有效15例；无效35例。总有效率为83%。平均服药40～45剂。[王育群．益气活血汤治疗输尿管结石203例．云南中医杂志．1984，(2)：9]

7. 磁化中药法

金钱草30～60g，海金沙10g，鸡内金10g，滑石20g，冬葵子12g，乌药15g，牛膝15g，甘草12g，芒硝10g（冲服）。每日1剂。上药加水煎成200mL，滤去药渣，加入芒硝，溶化后放入磁化杯中15分钟（磁感应强度为1500GS），每日分2次服用。在服药期间，常用温开水放入磁化杯中磁化后饮用，每日量为1000mL。服药及饮用磁化水后1小时可做适当的跳跃运动，以促尿石下降。连续服用30日为1疗程，一般用1～2个疗程。治疗306例。治愈231例，有效54例，无效21例，总有效率为93.1%。[潘文昭，等．磁化中药降石排石汤治疗输尿管结石306例．广西中医药．1988，(5)：20]

8. 加味石韦汤

石韦30g，金钱草30g，海金沙30g，木通10g，瞿麦15g，冬葵子15g，车前子15g，鸡内金15g，滑石15g，牛膝10g，琥珀10g（冲服），大黄10g。每日1剂，水煎服。肾气虚加肾气丸；肾阴虚加六味地黄丸，每次服10g，每日2次。治疗116例，39岁以下治愈率为90.3%，好转率为6.9%，无效率为2.8%，有效率为97.2%。40岁以上治愈率为88.6%，好转率为6.8%，无效率为4.6%，有效率为95.4%，总有效率为93.6%。[王声明．排石益肾法治疗泌尿系结石116例疗效分析．实用中医内科杂志．1995，9(2)：61]

9. 金石葵膝汤

海金沙30g，鸡内金10g，石韦15～20g，冬葵子15～29g，滑石20～30g，牛膝15～20g，芍药15～60g，茯苓15～30g，枳壳5～10g。适用于输尿管结石。每日1剂，早晚共2煎，各服药汁300mL，空腹温服。剧痛加酒制延胡索、沉香；血尿加白茅根、大蓟、小蓟；便秘加大黄、玄明粉；尿道涩痛加木通、车前子；湿热重加瞿麦、金钱草；瘀血甚加王不留行、失笑散；偏气虚加黄芪、党参；偏阴虚加猪苓、石斛。60 例中，治愈 39 例，好转 17 例，无效 4 例，总有效率为 93.3%。［黄朝龙，等．金石葵膝汤治疗泌尿系结石 60 例．吉林中医药．1995，(3)：11］

10. 二金石韦汤

金钱草 30g，海金沙 20g，石韦 15g，川牛膝 15g，赤芍 15g，白芍 15g，冬葵子 15g，车前子 30g，萹蓄 15g，泽泻 15g，王不留行 15g，枳壳 15g，生甘草 10g。腰酸痛重者加延胡索、乌药；气虚者加黄芪、白术；腹胀便秘者加川厚朴、大黄；偏阴虚者加何首乌、麦冬；偏阳虚者加仙茅、仙灵脾；结石较大，日久不移，且体质壮实者加芒硝 6g。每日 1 剂，水煎，分 2 次温服。适用于输尿管结石。治疗 37 例，治愈 25 例，有效 10 例，无效 2 例。［刘应柯，等．中药治疗泌尿系结石的临床体会．全国首届医药新技术新成果新经验学术会议论文汇编．中医学会．1994：117］

11. 尿石通

柴胡 9g，川牛膝 9g，石韦 9g，瞿麦 10g，炒枳壳 10g，虎杖 10g，海金沙 15g，佛手 15g，赤芍 15g，鸡内金 15g，金钱草 20g，车前子 20g，滑石 20g，甘草 3g。体虚者加黄芪；腹胀者加厚朴；腹痛者加延胡索、郁金；血尿者加地榆、槐花、马齿苋；尿痛者加琥珀、通草；小便淋沥者加白茅根、木通；肾虚者加杜仲，女贞子。取上方 100 剂，水煎，滤过，去渣，浓缩为 10000mL，装瓶，每瓶 250mL，封口，高压处理，每次口服 50mL，日服 2 次，早晚分服。适用于湿热型输尿管结石。治疗 145 例，治愈 108 例，占 74.5%；有效 27 例，占 18.6%；无效 10 例，占 6.9%。总有效率为 93.1%。［李中．尿石通治疗尿路结石 145 例．陕西中医．1994，15 (4)：156］

12. 二子化瘀汤

王不留行 15g，冬葵子 15g，穿山甲 15g，川牛膝 10g，枳壳 15g，制乳香 9g，制没药 9g，鸡内金 10g，金钱草 50g，白茅根 30g，鳖甲 20g。兼阴虚者加麦冬、石斛；兼阳虚者用上方煎汁，吞服金匮肾气丸 10g，日 2 次；兼痰湿者加清半夏；兼气虚者加黄芪；兼血虚者加当归；湿热明显者合八正散。加水适量，文火浓煎，每日 1 剂，代茶饮，20 日为 1 疗程。适用于血瘀型输尿管结石。治疗 143 例，痊愈 89 例，有效 48 例，无效 6 例。总有效率为

95.81%。[易继兰．自拟二子化瘀汤治疗尿路结石 143 例．河北中医．1994，16（5）：35]

13. 结石灵

金钱草 30g，石韦 20g，巴戟天 15g，大黄 10g，生甘草 10g。每日 1 剂，水煎服。绞痛重者加延胡索、琥珀以缓急止痛；血尿重者加白茅根、田三七凉血止血；肾阳虚者加枸杞子、肉苁蓉以补肾壮阳；肾阴虚者将清利药物减量，加熟地黄、山萸肉、黄精以滋阴补肾；结石较大，停留在一处不移动者加桃仁、三棱、莪术活血化瘀，以促结石移动；有尿道灼痛，尿化验见脓球、白细胞、蛋白者加蚤休、金银花以清热解毒。治疗输尿管结石 223 例，排石率达 65.02%，有效率达 92.38%。[阮国志．结石灵治疗输尿管结石 223 例．河南中医．1988，（5）：18]

14. 补肾调气汤

川牛膝 18g，肉苁蓉 18g，枳壳 8g，乌药 8g，桂枝 12g，鸡内金 12g（研末冲服），黄芪 30g，山萸肉 15g，砂仁 2g（研末冲服）。气滞血瘀或病程长者加三棱、莪术、炮山甲；便秘加大黄（后下）、芒硝（冲）；血尿加大蓟、白茅根、琥珀粉（冲）；气虚加党参；阴虚去桂枝，加生地黄、白芍；腰痛加川续断、杜仲；绞痛加延胡索、炒川楝子。日 1 剂，水煎服。20 日为 1 疗程，疗程间隔 5～7 日。结果：治愈 58 例，好转 8 例，无效 6 例，总有效率为 91.7%。[潘杰如．补肾调气汤加味治疗尿路结石 72 例．实用医学杂志．1994，10（6）：573]

15. 海马逐石汤

海金沙 20g，马鞭草 20g，牛膝 20g，益母草 30g，石韦 15g，冬葵子 15g，白茅根 15g，乌药 10g，鸡内金 10g，琥珀 6g，甘草 5g。血尿重者加小蓟、三七粉；少腹痛甚者加延胡索、乳香。嘱患者服药后多饮水，多活动。结果全部病例均排出结石（最长者 1.5cm，最宽者 0.8cm），一般服药 25～40 剂即可收效。[周克振．海马逐石汤治疗输尿管结石 32 例．湖北中医杂志．1986，（5）：32]

16. 排石汤

金钱草 40g，郁金、鸡内金、海金沙各 15g，石韦、牛膝、三棱、皂角刺、赤芍、丹参、车前草各 15～20g，枳壳 10g。本方活血化瘀，清利软坚，通淋排石。适用于泌尿系结石。日 1 剂，水煎服。加减：湿热型加金银花、冬葵子、六一散；血尿加白茅根、大蓟、小蓟；气结型偏重于气虚、气滞者加黄芪、党参、乌药、香附，偏重于血瘀者加路路通、益母草、王不留行、莪术；有血尿者加田七末冲服；肝肾阴虚型加熟地黄、女贞子、山萸肉；脾肾阳虚型加小茴香、巴戟天、肉苁蓉；血尿者加姜炭、血余炭；肾绞痛有血尿者加延胡索、白茅根、田七末（冲服）。治疗结果：本组 74 例中，治愈（症状、体征消失，结石排出，摄片证实结石消失）45 例；有效（症状、体征消失，排出部分结石或经 B 超、X 线检查证实部分结石消失，体积明显缩小，或结石下移 2cm 以上）18 例；无效（症状、体征无明显改善，治疗 3 个月后结石大小、位置不变）11 例。总有效率为 85%。［罗玉娟，等. 排石汤治疗泌尿系结石 74 例. 陕西中医. 1998；20（6）：243.］

17. 自拟化瘀排石汤

鸡内金 15g，薏苡仁 20g，石韦 12g，金钱草 30g，丹参 10g，海金沙 20g，地龙 10g，桃仁 10g，牛膝 10g，芒硝（冲）10g，滑石 30g，荠菜 30g，车前子 10g，泽泻 10g。加减：气虚加党参、黄芪；腰膝酸软、寒冷，加巴戟天、肉桂；血尿加大蓟、小蓟、蒲黄、阿胶；绞痛加白茅根、木通；便秘加大黄。每日 1 剂，10 天为 1 疗程。服药后 2 小时做跳跃运动或小跑 10 分钟。治疗结果：显效（治疗 1 疗程，症状及体征消失，B 超复查结石声影消失，肾积水消失，尿检正常）8 例，占 25%；有效（治疗 2 疗程，症状及体征减轻，B 超复查结石声影缩小或位置下移，尿检正常或有红细胞少许）23 例，占 71.9%；无效（治疗 3 疗程，症状及体征如旧）1 例，占 3%。总有效率为 96.9%。［陈志成. 化瘀排石汤治疗泌尿系结石 32 例. 福建中医药. 1998；29（3）：54.］

18. 化瘀二金汤

三棱、莪术、金钱草、海金沙（剂量根据具体病情而定）。本方破血行气、清热利尿、通淋化石。适用于泌尿系结石。如肾和输尿管上、中段结石，采用缓攻法，药用三棱、莪术各 30g，金钱草 60g，海金沙 30g，黄芪 30g；输尿管下段结石及膀胱结石宜用峻攻法，药用三棱、莪术各 40g，金钱草 120g，海金沙 60g，加大黄 10～20g。水煎服，日 1 剂，早晚 2 次分服。同时嘱病人多饮开水，每日做 10～30 分钟的跳跃运动。30 天为 1 个疗程，3 个疗程结束时评定疗效。治疗结果：治愈（结石排出或临床症状消失，X 线、腹部平片、B 超复查或静脉肾盂造影示结石阴影消失）28 例；有效（结石下移 3cm 以上，结石裂解或缩小程度超过原来的30%）8例；无效（治疗3个疗程后，无结石排出或结石大小无变化，下移小于3cm）6例。总有效率为85.71%。在治愈的28例中，服药1个疗程16例，2个疗程7例，3个疗程5例。［张宗圣，等．化瘀二金汤治疗泌尿系结石．山东中医杂志．1998；17（1）：496～497.］

19. 解痉排石汤

川芎、葛根、白芍各30g，金钱草60g，海金沙、石韦、滑石、冬葵子各30g，鸡内金、郁金各15g。本方在利水通淋排石的基础上，注重解除肾、输尿管痉挛。随症加减，日1剂，水煎，取汁500～1000mL，顿服，0.5小时后做跳跃运动。10剂为1疗程，一般用1～4个疗程。治疗结果：治愈（临床症状及B超检查结石均消失）66例，好转（临床症状基本消失，结石下移或梗阻解除）23例，无效11例。总有效率为89%。［郭玉宝，等．山东中医杂志．1998，17（12）：571.］

第三节　膀胱结石

膀胱结石是指发生于膀胱内的结石，分为原发性膀胱结石与继发性膀胱结石。一般认为，在膀胱内生成且不伴梗阻、感染等因素的称为原发性膀胱结石，其余种类包括从上尿路排下的结石、继发于感染、梗阻、异物等的结石均统称为继发性结石。一般而言，非感染性结石以尿酸、尿酸盐和草酸钙为主，感染结石则以磷酸镁铵、磷酸钙和碳酸磷灰石为主。单发结石多为卵圆形，常略扁，其他形状有圆形、多角形、马蹄形和珊瑚形等，憩室内和部分嵌入尿道的结石，可呈哑铃形。

膀胱结石主要症状为排尿困难、尿路刺激症状及继发感染症状，也有部分患者，尤其是下尿路梗阻且已有残余尿者，结石有时虽然较大，却无明显症状。本病属中医学“淋证”“石淋”“癃闭”等范畴。

一、临床诊断

（一）辨病诊断

1. 症状

大多数膀胱结石，由于对膀胱局部的刺激创伤、梗阻和继发感染，可产生各种症状，但也有少数病例，尤其是下尿路梗阻且已有残余尿者，结石有时虽然较大，却无明显症状，仅在做X线检查或B超时被发现。

（1）尿痛：疼痛可为下腹部和会阴部钝痛，亦可为明显或剧烈疼痛，常因活动和强烈运动而诱发或加剧。如疼痛系结石刺激膀胱底部黏膜而引起，常伴有尿频、尿急。排尿终末时疼痛加剧，患者常欲卧位以求疼痛缓解。疼痛可放射至阴茎、阴茎头和会阴部，小儿患者常疼痛难忍，大汗淋漓，大声哭叫，用手牵拉或搓揉阴茎或手抓会阴部，并变换各种体位以减轻痛苦。疼痛有时放射至膝部或髋部，甚至可放射至足跟、足底。

（2）排尿障碍：结石嵌于膀胱颈口，出现明显的排尿困难，排尿时常呈滴沥状，亦可发生尿流中断或急性尿潴留。此时患者改变体位或摇晃身体后才能继续排尿。患者因排尿困难，用力排尿时，可使尿、粪同时排出，甚至可引起直肠脱垂或疝。

（3）血尿：由于结石对膀胱黏膜的刺激和损伤引起血尿，常为终末数滴。

（4）其他：膀胱结石合并感染时，出现膀胱刺激症状、血尿和脓尿。

2. 体征

（1）排空膀胱后，行直肠或阴道和耻骨上双合诊检查可触及结石。

（2）发生尿潴留时膀胱区隆起，耻骨上叩诊呈浊音。

3. 辅助检查

（1）实验室检查：尿液检查：尿中有红、白细胞。

（2）影像学检查

①B超检查：在超声波探测时结石有强烈的回声，产生强光团，在强光团的远侧有明显的声影。当体位改变时，可见到结石在膀胱内滚动。

②X线检查：大多数结石不透X线，平片不仅可知有无结石，且可显示出结石大小、数目、位置。尿酸结石在平片上看不清时，可用气化或淡的造影剂行膀胱造影而有助于诊断。X线平片上，膀胱憩室中的结石出现在异常部位，且较固定，不易引起注意，必要时行尿路造影。

③膀胱镜检查：是诊断膀胱结石最可靠的方法，不论结石是否透X线均可查知，且可看清结石的具体特征，并可发现有无其他病变，如前列腺增生、膀胱憩室、炎症改变及癌变等。

（3）其他检查：金属尿道探子检查：探杆可碰到结石，有摩擦感，甚至有碰撞声。

（二）辨证诊断

膀胱结石临床主要以尿痛、排尿困难、尿血或排尿突然中断为主要症状。亦可出现尿急、尿频、尿滴沥等结石刺激征。一般分膀胱湿热、瘀血阻滞、脾肾两虚、肾精亏损四型。临床要根据症状、体征详加辨证诊断。

1. 望诊

痛苦面容，或面色㿠白，或精神萎靡，舌质淡或红或紫暗，舌苔黄或少苔。小便黄赤或带血丝、血块。

2. 闻诊

疼痛时有呻吟声，属湿热者多有口臭。

3. 问诊

问疼痛、问睡眠、问小便。小便黄赤或红赤，淋漓涩痛多为膀胱湿热；小便涩赤刺痛，尿后有血丝、血块者，多属瘀血阻滞；小便频数，遇劳则甚，或便血鲜红或淡红多为脾肾两虚；小便不利，甚或滴沥，夜尿增多，伴头晕、耳鸣多为肾精亏损。

4. 切诊

小腹疼痛拒按，或按之痛甚，或肌肤灼热。脉弦数或弦紧，或沉缓，或细弱无力。

5. 辨证分型

（1）膀胱湿热型

①临床表现：尿急、尿频、尿痛或突然中断、尿血或夹带血块，或有少腹疼痛，或绞痛，连及外阴，或时有腹胀满、恶心、呕吐、纳差，或有高热或午后低热。舌质红，苔黄腻，脉滑数或弦数。

②辨证要点：尿急，尿痛，或突然中断，尿血，尿色黄赤，排尿时灼热疼痛，常连及外阴，少腹疼痛常连及外阴。舌红，苔黄，脉弦数。

（2）瘀血阻滞型

①临床表现：腹部隐痛或刺痛，排尿困难，或排尿突然中断，疼痛剧烈，连及阴部，沙石排出后疼痛缓解，或伴尿中有血或尿后有条状血块，或小便涩赤、刺痛。舌质暗红或有瘀点、斑点，脉弦紧或缓涩。

②辨证要点：小便赤涩刺痛，或排尿突然中断，疼痛剧烈，连及阴部。沙石排出后疼痛缓解，尿后伴有条状血块。舌质紫暗，脉弦紧。

（3）脾肾两虚，毒邪内扰型

①临床表现：小便频数，遇劳则甚，小便带血鲜红或淡无血块，或突然中断，或有尿急、尿痛，时有少腹胀痛，神疲乏力，食欲不振。舌体胖大，有齿痕，脉沉缓。

②辨证要点：小便频数，遇劳则甚，小便突然中断，或有尿急、尿痛，尿血鲜红或淡无血块，少腹胀痛或钝痛，神疲乏力。脉沉缓。

（4）肾精亏损型

①临床表现：腰膝酸软，头昏耳鸣，失眠多梦，精神萎靡不振，小便淋漓不爽，或尿频、夜尿多，或排尿困难或滴沥。舌淡红，少苔或无苔，脉沉细或细弱。

②辨证要点：腰膝酸软，头晕，耳鸣，精神萎靡不振，小便淋漓，排尿困难。舌淡红，少苔，脉细弱。

二、鉴别诊断

（一）与膀胱异物的鉴别

膀胱异物可引起排尿困难、尿频、尿急、尿痛和血尿，有膀胱异物置入的病史，但多掩盖病史，需仔细询问。膀胱镜是主要的鉴别手段，可以直接看到异物的性质、形状和大小。膀胱区平片对不透光的异物，有鉴别诊断的价值。

（二）与前列腺增生的鉴别

前列腺增生有排尿困难、尿痛、血尿等。不同的是发生于老年人，排尿困难的病史很长，逐渐加重，开始时尿线细、无力，渐成尿滴沥而发生潴留。不似膀胱结石为突然排尿中断伴剧痛。X线平片见膀胱区无不透光阴影。直肠指诊可触及增生的腺体。膀胱镜检查可明确诊断。

（三）与后尿道瓣膜的鉴别

常见于小儿，可有排尿困难。膀胱区平片无不透光阴影，但排尿期尿道造影见瓣膜以上尿道扩张、增长，瓣膜以下尿道正常。尿道镜检查，可在后尿道看到瓣膜，呈活瓣样，多位于前壁。膀胱镜检查示膀胱内无结石。

（四）与尿道结石的鉴别

尿道结石主要来源于上尿路，下行嵌顿于后尿道，可有排尿困难、尿痛、排尿中断等。尿道结石常嵌顿于后尿道和舟状窝，后者可以摸到。用金属尿道杆子在尿道中可碰到结石。尿道前后位斜位片，可以看到不透光阴影，呈圆形或卵圆形，一般如花生米大小。

三、治疗

（一）提高临床疗效的思路提示

分虚实，辨缓急，灵活施治。

膀胱结石多因湿热下注或下焦湿热所致。其症状多为尿急、尿痛、尿血或尿中夹带血块，少腹绞痛，牵引外阴，多为实证；也有肾结石或输尿管结石经尿液冲击至膀胱的，多表现为小便频数，神疲乏力，或有尿急、尿痛、尿血淡红、少腹胀痛或钝痛之虚证者。前者一般发病较急，急则治其标，临床多予清热利湿，化石通淋之剂；后者病情多缓慢，病程较长，或结石经肾、输尿管排入膀胱，已损伤正气，此型排石不可操之过急，若清利攻伐太过可致正气更虚，气虚无力排石，则事与愿违。《诸病源候论》说："诸淋者，由肾虚而膀胱热故也。"所以肾虚是结石形成的主要因素。肾阳虚，膀胱气化无权而清浊不分；肾阴虚则水亏火浮，无水舟停，沙石因之而滞留不下。治疗时应详细辨证，益气活血，化石通淋，气足则推结石外出。所以膀胱结石的治疗，要审证求因，辨明虚实寒热，分清轻重缓急，灵活加减，随症用药，才能取得较好的疗效。

（二）中医治疗

1. 内治法

（1）膀胱湿热型

治法：清热解毒，排石通淋。

方药：导赤散和八正散加减。

金钱草30g，海金沙20g，鸡内金15g，木通6g，竹叶6g，生地黄10g，赤芍15g，王不留行15g，瞿麦10g，萹蓄12g，车前子10g，石韦10g，延胡索9g，琥珀15g。

气虚加党参、黄芪；血虚加川芎、当归、阿胶；尿血加小蓟。

（2）瘀血阻滞型

治法：活血化瘀，利尿通淋。

方药：桃红饮合小蓟饮子。

桃仁10g，红花6g，川芎15g，当归15g，威灵仙20g，滑石30g，竹叶6g，通草6g，小蓟10g，金钱草30g，海金沙15g，炒蒲黄9g，鸡内金10g，萹蓄10g，甘草6g。

尿血较轻者去炒蒲黄、小蓟；气虚加党参、黄芪；疼痛加延胡索、川楝子。

（3）脾肾两虚，毒邪内扰型

治法：益肾健脾，清热排石。

方药：七味都气丸加减。

生地黄10g，山萸肉15g，茯苓20g，丹皮12g，山药15g，泽泻10g，党参10g，陈皮10g，当归15g，车前子10g，金钱草30g，鸡内金20g，海金沙20g，石韦15g，琥珀15g。

血尿加三七。

（4）肾精亏损型

治法：益肾补精，通淋排石。

方药：强肾排石汤。

熟地黄15g，巴戟天10g，山萸肉15g，肉苁蓉10g，菟丝子15g，金钱草30g，海金沙15g，核桃肉10g，茯苓15g，泽泻10g，牛膝10g，三七粉3g（冲服）。

肾阳虚者加熟附子、桂枝；肾阴虚者加何首乌、阿胶；气虚者加黄芪、党参。

2. 外治法

（1）针刺疗法

①体针：主穴：肾俞、次髎、膀胱俞、水道、中极。膀胱湿热加三阴交、阳陵泉、委阳（泻法）；脾肾两虚加太溪、关元（补法）；血尿加血海。每日1次，留针20分钟，发作时每日1~2次，强刺激，留针20~40分钟。

②耳穴针刺：膀胱、尿道、皮质下、交感。每次选2~4穴，留针30分钟。

（2）耳穴压豆疗法

取耳穴膀胱、肾、小肠、肛门、督$_4$、督$_5$，或肾、膀胱、三焦、交感、皮质下。用王不留行籽贴压其中一组，每穴1籽，每日按压5次，每次按压20分钟，并大量饮水，适当增加活动量。

（3）药物外敷疗法

①生川乌10g，生草乌100g，肉桂50g，南星100g，细辛15g，白芷50g。将上述药物共研成细末备用。取大葱1000g，生姜150g，切成小块放入锅内炒热后放入中药粉，同炒至烫手为度，再拌入150g烫热的白酒，混匀后装入36cm×24cm的布袋。热敷少腹膀胱区2小时，每日2次。

②生葱白3~5根，白盐少许，将两味共捣如膏，取药膏如枣大（每穴1块），敷于神阙、小肠俞、膀胱俞，再用胶布固定。每日换药1次。贴敷15天为1个疗程，连续用3~6个疗程。

（4）气功疗法：两足与肩同宽，两手自然下垂，舌抵上腭，两目微闭，排除杂念，吸气时意念静，呼气时意念输尿管部位放松，同时双足趾上跷。每日早、中、晚各1次，每次30~60分钟。

（5）其他疗法：运动疗法，平时多饮水，在用中药、针灸、耳压、西药等治疗的同时，尽可能地大量饮水，并加大运动量，做跳跃运动，自己做膀胱区按摩。

按摩疗法：在服中药或饮水后0.5小时，双手重叠按摩膀胱区，顺时针按摩10圈，再逆时针按摩10圈，每天数次。

足底按摩法：膀胱反射区位于内踝下方，横卧于足跟、舟状骨和第一楔状骨构成的足弓之上，每天按压数次。

3. 中西医结合治疗

金钱草40g，萹蓄20g，瞿麦10g，木通10g，沉香6g，滑石10g，连翘20g，泽泻20g，桑白皮10g，海金沙6g，牛膝20g，王不留行10g。每日1剂。同时加服呋喃妥因，每日3次，每次20mg；黄体酮注射，每日注射1次，每次20mg。适用于膀胱湿热型膀胱结石。

金钱草100g，滑石30g，海金沙20g，牛膝30g，鳖甲15g，威灵仙20g，地龙10g，黄芪20g，熟地黄10g，芒硝6g，三七3g（分三次冲服），大黄10g，车前子20g（布包），萹蓄20g，核桃仁20g。水煎服，每日1剂。同时配合硝苯地平，口服，每日2次，每次10mg；氢氯噻嗪，口服，每日2次，每次20mg。

总攻疗法：枳壳9g，厚朴9g，金钱草30g，车前子30g，泽泻9g，川牛膝9g，冬葵子15g，三棱15g，莪术15g，石韦15g，大黄9g，青皮9g，白芷15g。煎汤300mL，顿服。稍停片刻，口服氢氯噻嗪25~50mg，饮水1500mL。

1小时后再饮水1500mL，少顷，皮下注射盐酸吗啡10mg。2小时后针刺：三阴交、肾俞、膀胱俞、曲骨、中极、关元、阿是穴，捻转至得气。皮下注射新斯的明0.5mg，过0.5小时后，皮下注射阿托品0.5mg，同时做肛门腹壁双合诊推挤结石。肥皂水灌肠，适当运动（跑步、跳台阶等）10～20分钟，用力排尿。

也可用灌药于膀胱的方法排石，车前子20g，冬葵子20g，滑石20g。煎汤20mL，掺入蓖麻油200mL，混匀后从尿道口用导尿管灌入膀胱。

（三）西医治疗

膀胱结石的治疗必须遵循两个原则，一是去除结石，二是纠正形成结石的致病因素。有的致病原因在取石时可一并处理，如前列腺增生、异生和憩室等。有的原因则需另行处理，如尿道狭窄。有些因素应在结石治疗后继续处理，如感染、代谢紊乱和营养失调等。

1. 体外冲击波碎石

膀胱结石也可行俯卧位冲击波碎石治疗，但因价格昂贵且其他取石方法效果良好，一般不予采用。

2. 经尿道机械碎石

（1）适应证：机械碎石应用范围较广，可与其他手术方法结合使用，如在碎石术后接着做经尿道前列腺电切术以解除膀胱颈梗阻。单纯机械碎石应排除下列情况：年龄小，不能放入碎石器械；结石坚硬而且直径超过2.5～3cm；膀胱容量太小；膀胱憩室内结石；膀胱出口有梗阻性病变，如前列腺增生症、膀胱颈纤维化等；严重的泌尿系感染或一般情况极差不能耐受手术操作者。

机械碎石术有两种：非窥视下碎石和窥视下碎石。前者适用于较大的结石，但需使用正确的操作方法才能成功。后者的碎石过程在窥视下进行，只适用于较小的结石。

（2）方法：合并泌尿系统感染者应使用抗生素，感染控制后行手术治疗。

大部分病例仅尿道黏膜表面麻醉即能完成手术，如结石较大且估计结石坚硬及操作过程较复杂者也可用腰麻或骶管麻醉。

窥视下碎石法：此法的碎石过程始终在直视下进行，不易损伤膀胱。置入膀胱镜观察膀胱情况及结石大小、位置、数目后置入碎石器，常用有钳嘴状和筒状碎石器，看清结石后用碎石器逐渐将结石咬碎，冲洗出碎石块，并再次用膀胱镜观察，证实结石已取净。

非窥视下碎石法：术前须经 X 线和膀胱镜查知结石大小和前列腺突入膀胱的情况（前列腺后隐窝过深者，很难抓住结石）。膀胱镜拔出前向膀胱内灌注 200mL 液体，碎石器呈闭合状态置入膀胱，探触膀胱底部及结石后，将钳背向下，贴在膀胱后壁，张开双抓，使宽度能容纳结石，不断轻轻振动碎石钳，使结石自然滑入钳中，夹牢后钳碎。如此反复耐心操作，直至钳夹不到较大的结石为止，最后将碎石冲洗排出。

（3）术中并发症及处理

①结石坚硬不能压碎时应停止操作，以免损坏碎石器。可改用其他方法碎石或耻骨上膀胱切开取石。

②膀胱损伤：是危险的并发症，应注意避免。

预防方法：非窥视下碎石时膀胱内注水不应过少；病人有疼痛、膀胱收缩时应停止操作；试夹住结石后向两侧转碎石器，证实未夹住膀胱黏膜后才能碎石。

膀胱损伤的表现：碎石器夹住结石后不能自由活动；取出碎石器时发现钳齿间有组织碎块；冲洗、吸出碎石过程中注入液体多而吸出量少；下腹部出现皮下气肿；吸出的液体呈鲜红色。

处理：置入电切镜，低压灌注下观察局部损伤情况，如有明显出血给予电凝止血，如损伤位于后壁，未与腹腔相通，且无明显出血者，可置三腔气囊尿管做持续冲洗并密切观察，如无出现腹部症状、引流液清亮则可停止冲洗，留置尿管 1 周；如膀胱损伤破入腹腔，可经膀胱检查和膀胱造影证实，此时应立即做膀胱修补术。

（4）术中处理：留置尿管 1～2 天，如结石小、操作顺利，可不留尿管；用抗生素预防感染；碎石后有轻度血尿，不必特殊处理，可自动消失。

3. 经尿道液电碎石术

是利用电极在水中瞬时放电产生的冲击波击碎结石。其适应证、术前准备、麻醉均同经尿道机械碎石，不同点是置入膀胱镜后，通过操作孔道插入碎石电极，电极超出物镜 1cm，膀胱内注无菌蒸馏水 200mL，电极不能紧贴结石，而应有 1mm 的间距，然后放电击碎结石。结石表面越粗糙越容易被击碎，而光滑的结石由于表面液压波发生反射，可降低其效能。

术中应该注意碎石电极始终超过接物镜 1cm，以防止物镜破损，碎石过程中应尽量使电极方向与膀胱底平行，因结石粉末或出血使视野模糊不清时，应及时换水，再通电击碎结石。

4. 经尿道超声碎石术

基本原理和设备同肾结石超声碎石，只是膀胱结石的碎石探头及传感器材是经膀胱镜插入，并在直视下碎石，其能量不直接损伤膀胱壁，但应注意探头不能直接接触膀胱壁，这样可减少其水肿和瘀血。碎石结束后须仔细检查膀胱内有无结石残余碎块，尤其是小梁间和憩室中的结石碎块，以免术后复发。

超声碎石术简便易行，安全可靠，不需特殊设备，且能同时处理膀胱内的其他病变，因而对广大基层医院仍不失为一治疗良法。

（1）适应证：儿童；结石过大过硬者；有前列腺增生或尿道梗阻者；膀胱憩室内结石；围绕膀胱异物的结石；膀胱内有严重炎症或肿瘤者；有严重肾脏并发症者；有输尿管反流者；全身情况差，不宜做长时间手术操作者。

（2）术前准备：合并感染者应用抗生素；合并梗阻性病变，术中出血较多者备血200～400mL；麻醉后经尿道注入1%新洁尔灭液200mL冲洗尿道、膀胱，并使膀胱充盈，利于术中操作。

（3）术中注意事项：切开膀胱取石后注意探查有无残留结石，膀胱有无憩室、肿瘤，膀胱出口有无梗阻（如前列腺增生、膀胱颈硬化等），如有以上病变应给予处理，包括憩室切除、前列腺摘除、膀胱颈成形等。一般不放置造瘘管，只留置尿管。但当膀胱壁炎症反应严重、儿童或需术后冲洗膀胱时可置耻骨上膀胱造瘘管。造瘘管应从膀胱壁另戳孔引出，不应从取石切口引出，以避免拔造瘘管后膀胱瘘口长期不愈。缝合膀胱壁应先用肠线全层缝合，后用丝线把浆、肌层缝合加固，避免膀胱黏膜外翻。术毕耻骨后间隙应留烟卷引流。

（4）术后处理：应用抗生素预防感染，耻骨后烟卷留至无渗出物流出后拔除。如有膀胱造瘘管，则术后1周闭管试排尿，观察排尿通畅后拔除。

（5）术后并发症

①出血：钝性撕开膀胱戳孔的方法，由于不切断血管，很少并发术后出血。感染引起的出血多于术后5天发生，血块堵塞尿管致尿潴留，膀胱壁静脉受压而回流障碍，以致出血难以控制。此时需用少量生理盐水反复冲洗膀胱，将血块吸出，必要时在200mL冲洗液内加入肾上腺素1mg，以帮助止血。

当膀胱排空后，出血常可自行停止。如用上述方法无法排空膀胱及仍有出血，须立即手术探查，清除血块，缝扎出血点，膀胱黏膜的广泛渗血则用热盐水纱布压迫以止血。留导尿管及膀胱造瘘管，术后用生理盐水持续冲洗膀胱，并使用两种抗生素联合控制感染。

②尿瘘：术后膀胱切口裂开形成尿瘘，可由下述因素引起：施行取石手术时，未处理膀胱颈或尿道的梗阻性病变，于拔除导尿管后发生排尿困难，继而切开裂口形成瘘；膀胱壁愈合不良，炎症明显及采用锁边缝合时更易出现；术后导尿管引流不畅，膀胱尿潴留致切口裂开成瘘。一些患者，尤其是巨大膀胱结石患者，因长期排尿困难使膀胱壁高度肥厚，膀胱容量缩小，取石时容易将切口向膀胱颈部撕裂，术后导尿管引流不通畅时，一旦出现尿瘘，往往不易自行愈合。瘘孔隐蔽在耻骨后方，修补亦十分困难，对于此类患者，须于膀胱顶部做切口钳取结石。

并发尿瘘后，应留置导尿管持续引流膀胱，瘘孔一般于2~4周后愈合。如长期不愈，可施行手术修补瘘孔，若有其他梗阻性病变存在时，亦应一并矫治。靠近膀胱颈部的瘘孔，若因膀胱壁纤维化增厚，缝合有张力，耻骨后有无效腔形成，可切取一块带血管蒂的腹直肌瓣填塞耻骨后间隙，以加强“屏障”。

③急性肾功能不全：患巨大膀胱结石的患者，尤其是结石嵌顿于膀胱三角区，长期堵塞膀胱颈并压迫输尿管口，有可能引起上行性肾积水、感染及肾功能损害。此种患者在施行取石术后，输尿管口及壁段输尿管可能会出现充血、水肿，甚至发生梗阻性无尿，对于此类患者，术中应将输尿管导管插至双侧肾盂引流尿液。此外，由于解除了尿路梗阻，可能出现多尿现象，如处理不当，在术后3~5日，水、电解质大量损失，可致血容量不足，随之发生少尿、酸中毒、尿毒症。因膀胱输尿管反流致上行性急性尿路感染，常危及生命。对于此类患者，术前需了解肾功能情况，使用抗生素控制感染，术毕插置导尿管及膀胱造瘘管，确保引流通畅，术后密切维持水和电解质平衡，尤其应适当补充氯化钠及碱性药物，使用两种抗生素，一般术后7~10日，病情才告稳定。

（四）中医专方选介

1. 排石汤

冬葵子30g，石韦30g，金钱草30g，海金沙15g，萹蓄10g，瞿麦10g，鸡内金10g，川牛膝10g，炒枳壳10g，广木香10g，郁金10g，制大黄8g（后下），生甘草30g。临床可随症加减：湿热伤络兼见尿血者，加白茅根30g，琥珀6g（研末分冲）；小便涩痛不利者，酌加滑石1.5g，车前草30g，以增利水通淋之功效，或加桂枝5g通阳利水；脘胀便溏者，去大黄，加砂仁5g（后下），陈皮10g，茯苓12g；舌质紫暗有瘀斑者，加赤芍、当归各10g；肾虚、腰酸痛者，加狗脊、川续断、桑寄生各15g。［施能含．排石汤治疗尿路结石的体会．福建中医药．1990，21（3）：42.］

2. 排石饮1号

金钱草45g，王不留行20g，穿山甲15g，石韦24g，瞿麦24g，赤芍12g，枳壳9g，木香12g，玄胡6g，甘草6g。每日1剂，每剂煎汁500mL，分早晚服。10日为1个疗程。一般服用2个疗程。治疗膀胱结石13例。总有效率达100%。［于之章，等．排石饮1号治疗泌尿系结石381例报告．河北中医．1997，19（3）：28.］

3. 理肝通淋活血汤

柴胡10g，延胡索10g，乌药10g，川楝子10g，生地黄10g，麦冬10g，车前子30g，石韦30g，冬葵子30g，瞿麦20g，益母草20g，泽兰15g。血尿加炒小蓟、炒蒲黄各10g；有感染加蒲公英15g；积水用瞿麦、益母草各25g；恶心，呕吐加半夏、生姜各10g。同时配合做跳跃运动。治疗6～26日后，痊愈（结石排出，症状消失，X线、B超示结石阴影消失）49例，好转9例，无效2例，总有效率为96.7%。［芦先树．理肝通淋活血汤治疗尿路结石60例．实用中医内科杂志．1991，5（1）：39.］

4. 四金消石汤

金钱草30～40g，海金沙15g，瞿麦15g，石韦15g，车前子15g，鸡内金12g，冬葵子12g，金银花20～30g，川牛膝10g。血尿加白茅根、小蓟、藕节；腰腹绞痛加延胡索、乌药；便秘加生大黄；恶心欲吐加竹茹、姜半夏；肾虚腰痛加川续断；结石经久不愈加黄芪、泽兰、桃仁。日1剂，水煎服。10日为1疗程。结果：治愈36例，好转25例，无效1例，总有效率为98%。［朱洪毅．四金消石汤治疗尿路结石62例．北京中医．1994，（3）：25.］

5. 调肝排石汤

治疗膀胱结石14例，有效率为97.6%。川楝子10g，炒橘核10g，黄柏10g，茯苓10g，牡丹皮10g，海金沙10g，白芍10g，鸡内金10g，海藻10g，车前子30g（包），滑石30g，金钱草15g，莪术6g。剧烈肾绞痛加炙乳香、炙没药各6g，延胡索12g；尿血加三七粉3g（冲服），益母草12g；发热，恶寒加连翘、金银花各15g；脾虚去黄柏，加党参12g，白术15g；经1个疗程结石未见移动者加丹参20g，昆布15g。日1剂，水煎2次，每次200mL。服后3分钟服温开水250mL，服药后跳跃10分钟。30剂为1疗程，疗程间相隔3日。[张宽智．调肝行气排石法治疗尿石症32例．新疆中医药．1988，(3)：20．]

6. 通淋汤

金钱草、蒲公英各30g，海浮石、车前草、滑石、石韦各20g，急性子、王不留行、牛膝、地龙各12g，枳实10g，生鸡内金、海金沙各6g（冲服）。下腹部及尿道剧痛加延胡索、木香；血尿加白茅根、大蓟、小蓟、茜草；气虚加黄芪、太子参；脾虚，大便溏加怀山药、茯苓；结石不移加穿山甲、三棱、莪术；大便干结加大黄。日1剂，水煎服。药后2分钟饮茶水600mL，0.5小时后做跳跃运动，反复多次。治疗46例，总有效率为89.1%。[王冬菊．通淋汤治疗尿路结石46例．四川中医．1993，11（5）：24]

7. 溶石汤

夏枯草50g，满天星50g，金钱草50g，石韦30g，萹蓄30g，川牛膝15g，生鸡内金末10g，枳壳10g（小儿及体弱者量酌减）。上药除鸡内金外，水煎取汁500mL，空腹送服生鸡内金末，每次服药2小时后饮冷茶水700mL。加减：剧痛加木香、延胡索各10g；血尿加白茅根30g；大便秘结加大黄15g（后下）；孕妇减川牛膝；体弱加太子参、黄精、茯苓各15g。辅助治疗：①针刺穴位：肾俞、三阴交；②阵发性绞痛者肌注安腹痛1支。③大量饮茶水，每天2500mL，其中睡前饮500mL。[江淑安，等．中国农村中医药优秀论文荟萃．北京：中国中医药出版社，1991：224]

8. 黄金排石汤

黄芪60g，金钱草30g，党参15g，枳壳10g，鸡内金10g，香附10g，冬葵子10g，牛膝12g，乌药12g，甘草6g。水煎服，日1剂。疼痛甚者加延胡索；血尿者加小蓟；尿路感染者加金银花；大便秘结加大黄。治疗41例，治愈21例，好转16例，无效4例。总有效率90.2%。[陈维初．中药治疗泌尿结石41例．陕西中医．1994，15（4）：155]

9. 失笑八正散

生蒲黄20～30g，五灵脂10～15g，当归10g，海金沙30g，萹蓄15g，瞿麦10~15g，滑石30g，车前子10g，木通10g，甘草10g。面色紫暗，舌边尖有瘀斑、瘀点者，加桃仁、红花各10~15g，生蒲黄可用至5g；气虚乏力，加黄芪50~60g；湿热明显，小便灼热涩痛加栀子10g，连翘20g。上方每日1剂。煎取药汁1000mL，分早、晚2次顿服，并嘱多饮水。治疗33例，24例排出结石。[李华忠．失笑八正散治疗尿路结石33例．山东中医杂志．1995，14（8）：346]

10. 通络缓急排石汤

地龙20g，木瓜20g，冬葵子20g，琥珀末50g（另包冲），威灵仙30g，白芍30g，金钱草30g，炙甘草10g，白茅根15g，石韦15g，泽泻15g。每日1剂，水煎，分2次服。32例中，痊愈（结石消失）20例；好转（结石部分排出或碎裂、缩小）7例；无效（症状无改善）5例。[关德永．通络缓急排石汤治疗尿石症32例．新中医．1995，（6）：55]

11. 温阳利石汤

金钱草30g，滑石30g，牛膝30g，海金沙15g，车前子15g，桃仁15g，熟地黄15g，冬葵子15g，枸杞子12g，木通9g，木香9g，桂枝9g，附子9g，鸡内金9g。每日1剂，水煎2次，上、下午分服。加减法：有血尿者加白茅根、大蓟各15g；小腹胀痛者加青皮9g，川楝子12g；尿频涩痛者加石韦、瞿麦、萹蓄各15g；体虚者加黄芪、党参各15g。服药期间，每日用金钱草60g，王不留行叶30g，煎汁代茶饮。[吴光烈，等．中药治疗泌尿系结石32例．福建中医药．1990，21（4）：15]

12. 金沙地龙汤

金银花90g，栀子30g，海金沙30g，琥珀20g，地龙20g，金钱草90g，生地黄90g，萹蓄60g，朱砂30g，鲜茅根90g，车前草90g，生甘草10g。水煎服，每日1剂，分3次服，每次药量250~300mL。加减法：腹痛重者加延胡索、川楝子、香附、天台乌药；湿热重者加黄柏、滑石、土茯苓、瞿麦；瘀滞重者加蒲黄、五灵脂、牛膝、茜草；血尿重者加大蓟、三七、仙鹤草、百草霜；肾阳虚者加肉桂、附片、补骨脂、仙茅；肾阴虚者加枸杞子、女贞子、旱莲草、龟板；结石不动者加乳香、没药、穿山甲。疗效标准：符合以下两项之一者为治愈，①治疗后由尿路排出大小不等的结石，并无反复发病者；②有结石排出或X线检查原有结石阴影消失。临床对200名患者进行疗效观察，结果痊愈198例，无效2例（因年龄大、体弱，没有坚持服药），总

有效率为100%，治愈率为99%。[张崇发. 临床专病治验辑要. 北京：中国中医药出版社. 1994：180]

第四节 尿道结石

尿道结石是指尿道内发生的结石，临床较为少见。尿道结石可分为原发性和继发性，大多数发生在男性。

多数尿道结石是膀胱结石或上尿道结石排出过程中经过尿道时被阻或停留于尿道前列腺部、球部、阴茎部以及舟状窝或尿道外口处，此为继发性尿道结石。原发性尿道结石则是因尿道狭窄、憩室、囊肿、异物、损伤、感染等因素存在的情况下，在尿道内逐渐形成并逐渐增大的结石。在膀胱结石高发、多发地区尿道结石也相对多见。尿道结石的主要症状是排尿困难，尿痛和感染症状，其诊断和治疗均不困难。

一、临床诊断

（一）辨病诊断

1. 症状

主要症状为排尿困难且费力，可呈滴沥状，有时出现尿流中断及尿潴留。排尿时有明显的尿痛，且放射至阴茎头部。后尿道结石有会阴和阴囊部疼痛。阴茎部结石在疼痛部位可触及硬结，用力排尿时可将结石排出。结石完全梗阻则发生急性尿潴留。并发感染者尿道有脓性分泌物。女性尿道憩室结石则主要为下尿路感染症状，有尿频、尿痛、夜尿多、脓尿及血尿，性交痛为突出症状，有时尿道排脓。男性尿道憩室结石除尿道有分泌物及尿痛外，在阴茎下方可出现一个逐渐增大且较硬的肿块，有明显压痛但无排尿梗阻症状。

2. 体征

位于尿道口及舟状窝的结石常用肉眼即能见到，前尿道结石可于体表扪及，后尿道结石可在直肠指检时扪到。

3. 辅助检查

（1）影像学检查

①X线检查：能显示出尿道部位的结石阴影，并能了解有无膀胱及上

尿路结石。尿道造影检查能显示出结石的具体部位，以及是否合并憩室、狭窄等病变。

②B 超：可发现尿道内有强回声光团并伴声影。

③尿道镜检查：能直接见到结石，并了解尿道有无异常，但它是一种创伤性的检查手段，一般不采用。

（2）其他检查：用尿道金属探子探查尿道时，触及结石时有特殊的摩擦感。

（二）辨证诊断

诊断尿道结石并不困难，主要症状为排尿困难，尿流变细或尿血；排尿疼痛，向会阴或直肠放射，或会阴部突然剧烈疼痛。

1. 望诊

属下焦湿热者，舌质多红，苔黄腻或厚腻；脾肾两虚者，舌质多淡红或胖大，有齿痕，舌苔多薄白或少苔；属气滞血瘀者，舌质多紫暗，舌边多有瘀斑、瘀点。

2. 闻诊

会阴部剧烈疼痛时可闻及呻吟声。

3. 问诊

问小便，滴沥不下或涩赤疼痛多为下焦湿热蕴结型；尿流变细或尿血，排尿时疼痛多为气滞血瘀型；排尿困难，小便淋漓，或小便清或夜尿增多，多为脾肾两虚型。问疼痛，排尿时茎中刺痛或平时会阴部胀痛多为气滞血瘀型；会阴部隐痛或排尿时有坠痛多为脾肾两虚型。

4. 切诊

湿热蕴结多有肌肤发热，触摸阴茎可扪及硬块，触摸时茎中疼痛。切脉时多出现弦数或弦紧或沉细的脉象。

5. 辨证分型

（1）下焦湿热型

①临床表现：会阴部钝痛或剧痛，恶寒发热，尿频，尿急，尿痛，或排尿困难，或排尿时茎中或阴部涩赤灼痛，尿流变细，小便黄赤或红赤。舌质红，苔厚腻或黄腻，脉弦滑或弦数。

②辨证要点：会阴部钝痛，有恶寒发热，排尿困难，排尿时茎中或阴部

涩赤灼痛，小便黄赤或红赤。舌红，苔黄腻，脉弦数。

（2）气滞血瘀型

①临床表现：会阴部胀痛或刺痛，病程中阴部会突然出现剧烈疼痛，尿流变细，排尿困难，排尿时茎中胀痛或刺痛，常与情志波动有关，常见尿中带血或血色紫暗。舌质紫暗，舌边有瘀斑、瘀点，苔薄白，脉弦数紧或沉涩。

②辨证要点：排尿时茎中或会阴部胀痛或刺痛，小便带血，尿流变细，常与情志波动有关。舌质紫暗，有瘀斑、瘀点，脉弦等。

（3）脾肾两虚型

①临床表现：会阴部有重坠感，时有隐痛，尿流清细，或排尿困难，滴沥不尽，排尿时茎部或阴部有重坠隐痛感，常伴有面色无华、纳差、便溏、畏寒、肢冷。舌质淡，舌体胖大，舌边有齿痕，苔白，脉沉细或细弱无力。

②辨证要点：会阴部有坠感，尿流清细或滴沥不尽，排尿时茎中有坠痛感。舌质淡，舌边有齿痕，苔白，脉沉细。

二、鉴别诊断

尿道结石形成急性尿路梗阻时，临床表现较为典型，其诊断并不困难。原发性尿道结石往往与某些疾病易混淆，须与之鉴别的疾病有：

（一）与尿道狭窄的鉴别

尿道狭窄的主要症状为排尿困难、尿流变细、无力、中断或滴沥，并发感染时亦可有尿急、尿频、尿痛及尿道分泌物。某些外伤性尿道狭窄亦可扪及尿道硬结。

尿道狭窄往往无肾绞痛及排石史，而有其他原发的原因，如损伤、炎症或先天性、医源性因素；其排尿困难非突发性；尿道金属探子探查时可于狭窄部位受阻；X 线平片无结石阴影；尿道造影可显示狭窄段。

（二）与非特异性尿道炎的鉴别

非特异性尿道炎时，可有尿痛、尿频、尿急及尿道分泌物，慢性非特异性尿道炎可并发尿道狭窄而出现排尿困难。

非特异性尿道炎一般无肾绞痛及排石史，无急性排尿困难，尿道扪诊不能触及硬结，X 线检查无结石阴影。

（三）与尿道损伤的鉴别

尿道损伤可有尿道外口出血、尿道内疼痛、排尿困难、尿潴留，并发感染时可有尿道分泌物。

一般有明确的外伤史，常伴尿外渗、局部皮肤肿胀、皮下瘀血，试插导尿管不易入膀胱，并可由导尿管流出数滴鲜血，X 线平片可见骨盆骨折等征象，无结石阴影。

（四）与尿道痉挛的鉴别

尿道括约肌痉挛可有尿痛及排尿困难等症状，往往由精神紧张、局部刺激等因素引起。

尿道痉挛无排石史及尿频、尿急等症状，不能扪及尿道硬线，尿道探查时可正常通过，X 线检查无异常，用镇静剂后症状可缓解。

（五）与尿道异物的鉴别

尿道异物引起梗阻时，可出现排尿困难，甚至尿潴留。异物刺激或继发感染时，可有尿频、尿急、尿痛及血尿，但有病因可循，X 线检查可见尿道内充盈缺损，尿道镜检查可见异物。

三、治疗

（一）提高临床疗效的思路提示

1. 以排为主，内外结合

尿道结石一般引起排尿困难，尿流变细，膀胱排空障碍，极易引发尿潴留。所以在临床确诊后，要尽早将尿道结石取出或用利尿排石之剂将其排出。不可运用溶石剂，这时应用溶石剂，则是鞭长莫及，势必增加疗程，延误病机。尿道结石能取出者要尽早取出，不能取出者，视体质而定，重用利尿排石剂，使结石随尿液而出，以免引起由结石阻塞而致的尿潴留并发症，使病情加重。

2. 补中气、益命门、气化有权

尿道结石大部分由肾、输尿管、膀胱结石下移至尿道所致。多由结石日久，久病体虚，或在溶石排石之时，过用寒凉之品，伤及脾胃；或劳伤过度，致使脾肾两虚，脾虚不能运化水谷，精华不能输布于五脏六腑，膀胱不得精微则气化无权，无力排石；肾主水，与膀胱相表里，其经脉络膀胱，肾气亏虚则不能气化，致使膀胱气化无权，无力排石外出。由此可见，尿道结石多存在脾肾两虚，致使膀胱无力排石。所以尿道结石的治疗中，应抓住久病必虚这一关键，补脾益气，强肾补精，使运化正常，气化有度，则结石得以

排出。

（二）中医治疗

1. 内治法

（1）下焦湿热型

治法：清热利湿，排石通闭。

方药：八正散加减。

木通 6g，车前子 12g，萹蓄 10g，瞿麦 10g，滑石 30g，甘草 5g，大黄 5g，金钱草 30g，海金沙 15g，竹叶 6g。湿重加薏苡仁、陈皮、茯苓；尿血加小蓟、三七；热重加金银花。

（2）气滞血瘀型

治法：行气活血，排石通淋。

方药：沉香散加减。

沉香 6g，石韦 10g，滑石 30g，甘草 5g，当归 15g，川芎 15g，橘皮 9g，赤芍 15g，冬葵子 15g，王不留行 15g，琥珀 20g，金钱草 30g，海金沙 20g。偏气滞加香附、枳壳；偏血瘀加桃仁、红花、牛膝；尿血加三七；疼痛重加延胡索、川楝子。

（3）脾肾两虚型

治法：补脾益肾，排石通淋。

方药：左归饮合八正散加减。

熟地黄 15g，山萸肉 15g，枸杞子 10g，山药 20g，茯苓 20g，党参 15g，黄芪 20g，金钱草 30g，萹蓄 10g，滑石 30g，牛膝 15g，瞿麦 10g，川续断 10g，车前子 10g，甘草 5g。

偏肾阳虚者加菟丝子、韭子。

2. 外治法

（1）耳穴压豆法

①用耳穴探测仪探准耳穴敏感点，将王不留行籽用 7mm×7mm 的医用胶布膏固定在耳穴上。嘱患者用拇、食指按压所贴耳穴，每日 3～4 次，每次 5～8 分钟。隔 2 日换药 1 次，两耳交替使用，10 次为 1 疗程。

适用于各型尿路结石。

②取耳穴：肾、输尿管、膀胱、神门、交感、外尿道、肾上腺。

方法：外尿道、神门每次均用。输尿管、膀胱、交感、肾上腺每次取两穴交替配合主穴。用0.5cm×0.5cm的胶布膏将王不留籽固定在所选穴位上。每日按压6～10次，每次按压10分钟。2日换药1次，两耳交替使用。12日为1疗程。

适用于各型尿道结石。

（2）耳针疗法

①取耳穴：尿道、皮质下、交感、肾。常规消毒后，针刺所选穴位。每日1次，用平补平泻法，每次留针20分钟。适用于脾肾两虚型尿道结石。

②取耳穴：尿道、膀胱、肾、三焦。常规消毒后，针刺所选穴位。每日1次，用平补平泻法，每次留针15分钟。适用于下焦湿热型尿道结石。

（3）敷贴法

①生葱白3～5根，盐少许。上方共捣烂如膏备用。取药膏如枣大一块，放于4cm×5cm的胶布中间，贴敷神阙、膀胱俞，每穴1张，1日换药1次。适用于尿道结石各型。

②芒硝10g，琥珀2g，滑石15g，生葱白3根。上方共捣如泥，敷于阴茎之结石处，用白布包裹固定。每日换药1次。适用于尿道结石的下焦湿热、气滞血瘀型。

（4）熏洗疗法

①滑石60g，甘草10g，金钱草120g。上方煎汁500mL，盛于广口瓶中，趁热熏阴茎。待温度合适时，将阴茎放入药液浸泡20分钟，每日2次。适用于湿热型尿道结石。

②滑石30g，甘草5g，金钱草60g，王不留行10g，琥珀5g。上方煎2次，取汁500mL。盛于器具中，热熏龟头，然后再浸泡阴茎30分钟，每日3次。适用于尿道结石气滞血瘀型。

③地榆240g。煎汁200mL。熏洗会阴部。每日1～3次，每次30分钟。适用尿道结石气滞血瘀型。

④金钱草120g，牛膝20g，威灵仙5g，滑石60g，芒硝60g，甘草10g。上方煎汁200mL。熏洗会阴部。每日3次，每次30分钟。适用于各型尿道结石。

（5）热烘疗法：白豆蔻3g，砂仁3g，胡椒3g，川椒3g。上药共研细末，过200目筛，装入小布袋内，以好烧酒熬至滚热，冲入布袋内，即套上龟头熏之。适用于尿道结石气滞血瘀型和脾肾两虚型。

（6）气功疗法：气功自控疗法的排石功法，用泻法。根据《性命圭旨》

的行禅，再以频率不同的短促逆呼吸法组成。分快、慢二式。

①慢式：采用逍遥自在的走法，尽量放松，开始先出左脚（左为泻，右为补），脚跟落地时1吸，脚掌落平时2吸。共4步，即吸—吸—吸—呼—呼—呼，每分钟走40~60步。行走时，头要摆动，眼观左、中、右三面，平视，不低头，转腰不转胯。双手臂随着行走向胸前左右摆动，行功20分钟。收功时两手抱肚脐想一下，便可收功，以上为1轮。病人可根据自己的身体情况休息5分钟再练，循环2~3轮。每日早晨练功，直至排出结石为止。呼吸的要领：呼时、吸时小腹要收一下，但不要用力，似有力似无力最好，这样可以避免胸闷、头痛等副作用的发生。

②快式：每分钟走80~120步。先出左脚，吸，略收小腹，出右脚，呼。这样一步吸一步呼，行功20分钟为1轮。收功时放慢步法，两手抱肚挤想一下，便可收功。慢式和快式可交替进行，如慢—快—慢—快—慢—快，反复3轮，即可成功。

（三）西医治疗

男性尿道结石视其大小、位置和尿道有无病变而采取不同的治疗方法，原则上前尿道结石可经尿道取出；后尿道结石则将其推入膀胱后按膀胱结石处理；继发于尿道病变的结石在去除结石的同时应治疗尿道原发病变；对结石急性梗阻引起的急性尿潴留、尿外渗、会阴脓肿及尿道瘘，应先做耻骨上膀胱穿刺造瘘引流尿液，待一般情况改善和局部炎症消退后再根据具体情况处理。

1. 舟状窝处结石取石法

自尿道口滴入少许灭菌液状石蜡，用止血钳或镊子夹住结石后取出，取出时用手指在尿道结石近端轻轻挤压，以防结石向近端移动。如尿道口狭窄，阻碍结石排出时，则可在局麻下做尿道口切开术后取出结石。

2. 液状石蜡尿道扩张法治疗前尿道结石

治疗前嘱病人多饮水，膀胱内有一定尿量后，病人取直立位，用1%新洁尔灭消毒尿道外口，再用2%利多卡因或0.5%丁卡因10mL经尿道口缓慢注入尿道，夹持阴茎10~15分钟，去阴茎夹后由助手用手指将尿道球部推压向耻骨联合，以防止结石移向近端和液状石蜡进入膀胱，术者将15mL灭菌液状石蜡（小儿酌减）注入尿道，使尿道扩张，紧捏尿道外口，令患者增加腹压，用力排尿，尿液和液状石蜡充满整个尿道，这时突然松手，结石可随尿排出或移至舟状窝处取出。必要时此法可重复。赵氏（1990）用此法治疗阴茎悬垂部结石 24 例，球部结石 12 例，36 例中治疗成功 35 例。

3. 经尿道套石治疗前尿道结石

套石器械有多种，可采用白内障匙取石，或用金属探针，末端变成钩状取石，或用大小不同的金属环取石。方法如下：成人尿道黏膜表面麻醉，小儿静脉麻醉。术者左手提起阴茎头，尿道内注入适量液状石蜡，右手持取石环或将钩插入尿道近端结石处，然后左手食指移至结石近端压迫尿道，以防结石向近端移动，此时取石器械滑过结石到结石近端，套住或钩住结石后慢慢拉出，左手可沿尿道走行协助推送。取石后嘱患者多饮水，口服抗生素。梁氏（1984 年）认为除前列腺段尿道结石外，其余各部位尿道结石均可用取石环套出。

4. 经尿道超声波碎石

其方法同经尿道超声波膀胱结石碎石术，在膀胱镜直视下用超声波探头接触结石，然后将其击碎。适用于前尿道结石用上述方法取石失败者。

5. 尿道切开取石术

前尿道结石应尽量避免尿道切开取石，但若经尿道取石失败或无碎石设备时，则不得不行尿道切开取石。此时应尽量将结石推入尿道球部，切开部位选择在球部。因为球部尿道宽敞，缝合后不易发生狭窄，另外球部尿道表面有球海绵体肌、浅会阴筋膜及皮下软组织覆盖，不易发生尿瘘。后尿道结石一般均能推入膀胱处理，无尿道切开取石的必要。

6. 合并有原发尿道疾病的尿道结石处理

（1）尿道狭窄并尿道结石的处理：结石一般位于狭窄的近端，必须首先解除尿道狭窄才能处理尿道结石。随着冷刀尿道内切开技术的推广及应用，以往开放手术治疗尿道狭窄的比例已大大下降。对于合并有尿道狭窄的病例，先用冷刀经尿道切开瘢痕，再套石、碎石或推入膀胱后处理。

方法是将尿道镜插至狭窄远端，从操作孔道将 F6 号输尿管导管插入尿道，并通过狭窄段直至膀胱，然后以导管为标志，尿道内冷刀切开狭窄段，结石即可显露，一般结石在冲洗液推动及尿道镜推动下进入膀胱，按膀胱结石取石、碎石处理。

（2）尿道憩室合并结石处理：原则是取石的同时切除憩室，避免结石复发。采用会阴部切口，切开憩室壁取出结石后，切除多余的憩室室壁，肠线缝合，重建尿道。术后留膀胱造瘘管，尿流暂时改道以利伤口愈合。术后 10

日闭管，试排尿，若通畅，拔去造瘘管。

（四）中医专方选介

单独尿道结石的中医治疗的报道较为少见。一般多与输尿管下段、膀胱结石同时报道。故较少登载临床专方。

1. 许氏用通排汤加芒硝、大黄、白茅根治疗尿道结石4例。一般4～10天结石全部排出。通排汤：金钱草100g，滑石30g，车前子30g，海金沙30g，牛膝30g，威灵仙50g，石韦20g，木通20g，鸡内金20g，鳖甲15g，地龙12g，甘草10g，芒硝10g，大黄10g，白茅根30g，硝石3g，硼砂3g。水煎服，每日1剂，早晚分服。［许永顺，等. 中西医结合治疗泌尿系结石82例. 山东中医杂志. 1994，13（3）：121］

2. 朱氏用生鳖甲15g，鸡内金15g，海金沙15g，滑石30g，冬葵子30g，石韦30g，金钱草30g，白茅根30g，薏苡仁30g，芦根30g，琥珀10g。水煎服，每日1剂。治疗尿道结石4例，均获痊愈。［朱俊琛，等. 自拟鳖甲琥珀排石汤为主治疗泌尿系结石80例. 安徽中医临床杂志. 1997，9（4）：186］

第五节　包皮结石

包皮结石又叫包皮腔内结石，是指在包皮腔内、阴茎龟头外的结石。包皮结石主要继发于包茎炎，是由于包皮外口狭小所引起的。根据结石的发生可分为三种类型：①包皮腔内的积垢被尿盐晶体沉淀而形成结石。这种结石质软、棕色，可能是单个或多个。②包皮腔内尿液潴留，导致尿盐晶体沉淀而形成结石，这种结石是圆形并有小光面，其成分常是磷酸镁铵和磷酸钙，可单发或多发。③尿道、膀胱或上尿路结石经尿道外口排入包皮腔内或由尿道舟状窝溃烂入包皮腔内，这些结石可由任何尿盐晶体组成而其外表常沉积有灰色磷酸盐。可以长期无症状，常见的临床表现是由继发于结石的龟头包皮炎引起，如结石长期受刺激可导致恶性变。

一、临床诊断

包皮结石患者多长期无任何症状，但自觉包皮腔内有物块存在。症状多是由继发于结石的龟头包皮炎引起。如包皮外口有脓性分泌物流出、包皮水肿等，也可能有包皮溃烂，尤其是邻近外口处。腹股沟淋巴结常有炎症现象。结石长期引起的刺激可导致恶性病变。局部检查和扪诊常可做出诊断。

二、鉴别诊断

（一）与阴茎癌的鉴别

初起时为阴茎头部、包皮内板及冠状沟等部位的小丘疹或似湿疹样病变逐渐长大，最终突破覆盖的包皮，晚期呈菜花样，伴感染者有奇臭。必要时可行活组织病理检查以明确诊断。

（二）与龟头包皮炎的鉴别

易在包皮结石的基础上诱发，但包皮囊内不能触及可活动的结石。

三、治疗

主要方法是包皮环切并同时摘除结石。

如并发有急性感染，则应先做包皮背侧切开术，摘除结石和引流，待急性感染消退后再行包皮环切术。

第六节　前列腺结石

前列腺结石分为真性结石与假性结石两类。真性结石是由前列腺本身形成的，是在前列腺腺泡内发生的，即原发性结石，临床上较少见。假性结石并非来自前列腺本身，而是来源于泌尿道的结石逗留在前列腺尿道段，或进入与后尿道相通的因感染而扩张的前列腺管内。前列腺结石多数较小，呈圆形或椭圆形，表面光滑，分散或聚集在腺体实质内。绝大多数前列腺结石均伴有前列腺增生或慢性前列腺炎，偶可有前列腺癌和结核病变。本病多发生在50岁以上的老年人，常常伴发前腺增生及前列腺炎。属中医学的“石淋”“砂淋”“癃闭”等范畴。

一、临床诊断

（一）辨病诊断

1. 病史

有前列腺疾病史，如前列腺增生、炎症、结核、肿瘤等。

2. 症状

有尿频、尿急、排尿困难等泌尿系症状，亦可有性功能紊乱的表现，如性欲减退、阳痿、早泄等。

3. 辅助检查

（1）影像学检查

①尿道镜检查：可见到结石自前列腺管口向尿道内突出或见结石阻塞尿道。

②X 线检查：通常可见到三种前列腺结石的 X 线表现：

A. 弥散型：多发性小前列腺结石，弥散地分布于前列腺内。

B. 环型：结石圆形，并可清楚地辨认出结石的中心部分。

C. 马蹄型：结石存在于前列腺两侧，形状酷似马蹄。

总之，X 线平片可观察到结石的存在、数量、大小与部位等情况。

（2）其他检查：直肠指诊：前列腺结石较大时可触及结石或结节；如有多个结石占据腺腔大部，触摸时可有结石摩擦音或捻发音。

根据上述要点，诊断前列腺结石一般并不困难。

（二）辨证诊断

前列腺结石多属中医“石淋”“砂淋”的范畴，根据其症状特点，可明确诊断。

1. 望诊

面色少华，倦怠乏力，或五心烦热。舌淡，有齿痕，或舌红少苔。

2. 闻诊

语气及气味多无明显异常。

3. 问诊

少腹拘急，痛连前阴，或小便难出，或尿中带血等。

4. 切诊

小腹及前阴疼痛拒按，脉弦或弦数。

5. 辨证分型

（1）湿热下注型

①临床表现：小便艰涩，常有余沥，欲尽不尽，尿频，尿急，或血尿，血精；或尿中夹有沙石，排尿时突然中断，尿道窘迫疼痛，少腹拘急；或有

会阴、阴茎、后背钝痛。舌质红，舌苔黄，脉象弦数。

②辨证要点：血尿、血精、尿中夹有沙石，排尿突然中断，尿道窘迫疼痛。舌质红，脉弦数。

（2）气滞血瘀型

①临床表现：情志抑郁，或急躁善怒，小便涩滞不通，痛沥不爽，小腹疼痛，隐隐坠胀。舌质暗，舌苔薄白，脉沉弦。

②辨证要点：情志抑郁，急躁善怒，小便涩滞不通。舌质暗，脉沉弦。

（3）脾虚痰凝型

①临床表现：小腹坠胀，时欲小便而不出，或点滴而出，小便频急，精神疲乏，食欲欠佳。舌质淡暗，舌苔白腻，脉象弦细。

②辨证要点：小腹坠胀，时欲小便而不出。舌质淡暗，脉弦细。

（4）肾气亏虚型

①临床表现：小便不通或点滴不爽，排尿无力，尿频，甚至点滴不出，面色㿠白，神气怯弱，腰膝冷，酸软无力。舌质淡，舌苔白，脉沉细而弱。

②辨证要点：小便不通，排尿无力，甚至点滴不出，腰膝冷而酸软无力。舌质淡，脉沉细而弱。

（5）肾阴不足型

①临床表现：小便不畅，少腹隐痛，口干渴欲饮，面色无华，精神萎靡，少气无力，或小腹隐痛，腰膝酸软，手足心热。舌红少津，脉象细数。

②辨证要点：小便不畅，口干渴欲饮，手足心热。舌红少津，脉细数。

二、鉴别诊断

大部分前列腺结石并不引起临床症状，故有“静石”之称，本病的发现往往是检查其他泌尿系疾病时才被发现的，如前列腺增生，慢性前列腺炎，尿道狭窄等。临床症状亦很不一致，可见尿频、尿急、血尿、排尿困难等。亦可出现排尿滴沥、尿潴留、灼热样尿痛或腰部、会阴部、阴茎部放射性疼痛，或射精疼痛、血精、阴茎异常勃起等。这些症状许多泌尿系疾病均可出现，故做出明确诊断并非轻而易举。本病往往应与以下疾病相鉴别。

（一）与前列腺结核的鉴别

当结核钙化时，X线片上亦可出现不透光的阴影，但它常合并有泌尿系结核及附睾结核的症状，如尿频、尿急等膀胱刺激征，附睾肿大变硬，呈不规则结节状，输精管呈串珠状硬结改变，前列腺液或精液做结核杆菌涂片或培养可以阳性，前列腺活体组织检查可发现结核病变。

（二）与前列腺增生症的鉴别

本病常合并有前列腺结石，单纯前列腺增生的症状多发生于老年男性。直肠指检可扪及增生的前列腺，表面光滑，质地中等，有韧性，中央沟消失。X 线平片检查无结石阴影，B 超检查亦可显示增生的前列腺。

（三）与前列腺癌的鉴别

直肠指诊时可发现前列腺有坚硬的小结节，X 线检查可发现骨性变化或骨质破坏的转移征象，但无结石阴影。前列腺活体组织检查可找到癌细胞。

（四）与前列腺炎的鉴别

直肠检查，部分前列腺有小的硬结，无结石摩擦感。局部 X 线摄片无结石阴影。

三、治疗

（一）提高临床疗效的思路提示

1. 控制感染，注重清热解毒

前列腺结石常有一个有机物核心，由脂肪、核蛋白、晶体、嘌呤、胆固醇、柠檬酸等包绕脱屑的上皮，组成一个小的圆形或椭圆形的有放射状结构的淀粉样体，有人发现淀粉样体可阻塞前列腺管，使腺泡变为闭合腔，腺泡内液体淤滞而诱发感染，腺泡黏膜仍呈炎性改变，受刺激的黏膜释放出磷酸钙、磷酸镁、碳酸钙等无机盐，包绕沉积于淀粉样物的核心上，便形成结石。前列腺结石可引起腺管阻塞、感染而并发慢性前列腺炎。当结石伴有炎症及化脓时，感染加重，以致前列腺周围反复感染。一旦感染严重时，可形成脓肿，甚至穿破，造成会阴、直肠、膀胱、尿道瘘管。当前列腺腺泡和排泄管长期伴有慢性感染时，则腺泡扩张、前列腺管狭窄，从而加速了结石的形成。由此可知，前列腺结石与感染关系密切，互为因果。

此外，前列腺结石病人容易发生尿路感染，又可与尿路结石同时存在，而临床上往往同时存在前列腺增生、膀胱结石、前列腺炎等，这些疾病均可增加尿路感染的机会。

有人对前列腺结石和前列腺组织分别进行培养：将前列腺结石压碎后做

培养，发现有大量细菌生长，而将压碎的前列腺组织做培养，却无生长。其原因是结石常作为感染核心，储存细菌，使抑菌的抗生素不易进入核心，于是尿路感染形成，细菌尿反复发生。

因此，在治疗前列腺结石时，控制感染尤其重要，而清热解毒的中药对控制感染有良好效果。

2. 把握病机，权衡治法

对大多数小而多的无明显症状的结石，仅在常规X线检查时发现者，可无须治疗。对有症状而感染不严重的结石，可采用保守治疗。如施行前列腺按摩及其他对症治疗，并定期X线复查以观察结石大小的改变。对有并发症如慢性炎症者，应积极处理并发症。对有严重症状而需手术治疗者，可依据结石的数目、大小、位置、病人年龄和全身情况及并发症，选择适合病情的手术方法进行治疗。

（二）中医治疗

1. 内治法

（1）膀胱湿热型

治法：清热利湿，通利膀胱。

方药：大分清饮加减。

山栀、茯苓、猪苓、泽泻、木通、枳壳、车前子、大黄、玉竹，皆常规用量。

（2）肺热壅盛型

治法：清泻肺热，肃降利水。

方药：清肺饮加减。

黄芩、桑白皮、麦冬、山栀、车前子、木通、茯苓、杏仁、大黄、瓜蒌仁、沙参、百合，皆常规用量。

（3）肝郁气滞型

治法：疏肝理气，通利水道。

方药：沉香散加减。

沉香、橘皮、当归、王不留行、石韦、冬葵子、滑石、香附、郁金、乌药，皆常规用量。

（4）尿路阻塞型

治法：祛瘀散结，通利小便。

方药：桃仁承气汤加味。

桃仁、大黄、芒硝、桂枝、甘草、石韦、牛膝、沉香，皆常规用量。

（5）肾阳虚衰型

治法：温补肾阳，化气利水。

方药：香茸丸加减。

鹿茸、肉苁蓉、熟地黄、麝香、沉香、茯苓、泽泻、车前子、怀牛膝，皆常规用量。

（6）中气下陷型

治法：补气升阳，健脾利水。

方药：升陷汤加减。

黄芪、升麻、柴胡、桔梗、白术、肉桂、茯苓、泽泻、木通，皆常规用量。

2. 外治法

（1）针刺治疗

①取穴：主穴：膀胱俞、三阴交、阴陵泉、中极；配穴：水道、委阳、三焦俞、足三里、合谷。交替取穴，刺用泻法。每日 2 次，每次留针 30 分钟。适用于膀胱湿热型前列腺结石。

②取穴：主穴：肺俞、尺泽、中极、三阴交。配穴：阴陵泉、太渊、三焦俞、膀胱俞。交替取穴，刺用泻法。每日 2 次，每次留针 20 ~ 30 分钟。适用于肺热壅盛型前列腺结石。

③取穴：主穴：期门、中极、阴陵泉；配穴：阳陵泉、三阴交、太冲。交替取穴，刺用泻法。每日 2 次，每次留针 30 分钟。适用于肝郁气滞型前列腺结石。

④取穴：主穴：血海、中极、气海、三阴交；配穴：委阳、合谷、曲泉、三焦俞。交替取穴，刺用泻法。每日 2 次，每次留针 30 分钟。适用于瘀血阻窍型前列腺结石。

⑤取穴：主穴：命门、关元、中极、肾俞；配穴：委阳、气海、中极、三阴交、复溜、涌泉、阳谷。交替取穴，刺用平补平泻法，可用艾条灸治。每日 2 次，每次留针 30 分钟。适用于肾阳虚衰型前列腺结石。

⑥取穴：主穴：脾俞、关元、气海、中极；配穴：小肠俞、三焦俞、膀胱俞、三阴交。交替取穴，刺用平补平泻法，针后加艾灸。每日 2 次，每次

留针30分钟。适用于中气不足型前列腺结石。

（2）敷脐法

①取活田螺1个，连壳捣烂为泥，入麝香少许，放置脐上，撒蛤蜊粉覆盖，外用消毒纱布包扎。

②白矾、生白盐各4.5g，共研匀，以纸圈围脐，填上药末，滴冷水于药上，外用消毒纱布包扎。

③独头蒜1个，山栀3枚，盐少许，捣烂，摊在纸上贴脐部。大蒜头刺激皮肤可引起水疱，可先用凡士林涂皮肤以预防。

（3）推拿法

①患者先取坐位，两手放于桌上，掌心向上，推拿者在患者尺泽、太渊两穴用平推法按摩约10分钟；再嘱患者俯卧，继续在背部肺俞、三焦俞、膀胱俞等穴，采用推、按、摩3种手法约10分钟，每日1次。适用于肺热壅盛型前列腺结石。

②患者取仰卧位，屈膝，腹部放松。推拿者在患者一侧，用双手指腹在患者少腹部行环形揉摩法，使少腹部皮肤微红发热；继用拇指按压气海、石门、关元、中极、曲骨等穴，按压时勿用力过猛，以免膀胱破裂，应以轻柔的手法为主，然后让患者取俯卧位，用双手拇指同时按压三焦俞、膀胱俞、阴谷、委阳、阳陵泉、三阴交等穴，每穴按压约1分钟，每日1次。适用于膀胱湿热型前列腺结石。

③用手掌平贴于患者少腹部，轻轻施加压力，从上向下挤压膀胱底部，以助排尿，可起到良好效果。勿用暴力按压，以免发生膀胱破裂。

④患者取仰卧位，屈膝，腹部放松。推拿者用一手的四指放在患者的腹部，揉摩10～20分钟，然后用拇指按气海、石门、中极、关元、曲骨、会阴等穴；再嘱患者取俯卧位，用双手的拇指同时按三焦俞、膀胱俞、三阴交、阴陵泉等穴，每穴按1分钟，每日1次。适用于尿路阻塞型前列腺结石。

⑤患者取卧位，推拿者用双手指放在患者的少腹部，行环形揉摩法，再用拇指按压三阴交、石门、关元、中极、曲骨等穴，然后按压三阴交、阴陵泉，每日1次，每次30分钟。适用于肾阳虚衰型前列腺结石。

⑥推拿将手掌平贴于患者少腹部，轻轻按揉膀胱，从上至下约20分钟，再按压利尿穴，逐渐加压，至一定程度则小便通畅，直到小便排净后，按压停止，切勿中途停止。适用于中气不足型前列腺结石。

注：利尿穴取穴：由左眉峰上界，向右眉峰上界划一水平线，再由百会

穴向鼻尖拉一垂直线，量取由鼻尖到两线交叉的长度，按此长度做一标尺，然后将标尺的一端放于肚脐中心，标尺沿少腹正中线垂直而下，标尺的另一端尽处即是利尿穴。

（4）气功疗法

①先取坐式，自然盘膝，体位端正，坐稳，头略向前低，胸部微俯，双肩下垂，臀部略向后突，以一手轻握另一手四指，自然贴于小腹之前。调整呼吸时，先轻闭口，鼻自然轻微地呼吸，吸气时舌尖顶上腭，少腹部缓慢隆起；闭气时腹部隆起不动；呼气时舌尖放下，腹部缓慢收缩，气随之呼出。呼吸要细、缓、柔、匀，逐步达到细、缓、深、长，在呼吸的中间不需停闭，精神要集中，意守丹田。每次 30 分钟，每日 1 次。

②取仰卧式，头部枕于枕头上，下肢自然伸直靠拢，足尖朝上，双上肢放于身体两侧，全身放松，精神集中，意守丹田。用深呼吸法，闭口，做深长呼吸，舌尖轻顶上腭。呼吸保持静细、深长、均匀。每日 1 次，每次20～30 分钟。

③取仰卧式，逆呼吸法。吸气时，胸部扩大，腹部往里缩；吐气时相反，腹往外鼓，胸部收缩。要精神集中，意守丹田。每次 30 分钟，每日 1 次。

④取坐式，自然盘膝，体位端正坐稳，病重者可盘腿坐于床上，两手互叠，置于耻骨联合处，松静自然。常用腹式呼吸法，吸气时轻轻用力，使腹肌收缩，腹壁凹进；呼气比吸气长（约 3:2），吸气时不可憋气，要求自然柔和，缓慢均匀，精神集中，意守丹田。每次 30 分钟，每日 1 次。

⑤取仰卧位，全身放松，入静。患者下肢垫 2 个枕头。思想集中于膻中穴，将上肢平展，做 3～6 次深呼吸，接着两手重叠，捂在膻中穴上，以此作为起止点，沿两侧乳房做横 8 字形运转，每转一个 8 字，呼吸 1 次，顺、逆时针各转 50 个 8 字，手掌始终距皮肤 2～3cm，静息时两臂仍展平，再做 3～6 次深呼吸。

⑥采用坐式，坐于高低适宜、宽平的凳子上，头略向前低，垂肩合胸，膝关节呈 90°屈曲，两足分开，其宽度与两肩的宽度相等。足底平放于地上，两手掌朝下平放于大腿上，坐稳。

采用默念字名法，常用“思想静”3 字，默念第一字行吸气法，舌尖顶住上腭；默念第二字行闭气法，舌尖放松，位于口中；默念第三字行呼气法，舌尖放松，抵下腭。采取吸气重复默念“思”字 2 次以上，闭气重复默念“想”字 2 次以上，呼气重复默念“静”字 2 次以上。

随着字数的增多，吸、闭、呼吸的时间也随之延长，一般字数不超过9个。在呼吸时，思想要集中在膻中穴。

（三）西医治疗

临床上主要采用手术治疗。

1. 经尿道的前列腺切除术（经尿道做前列腺切除，尽量同时刮除结石）。

2. 前列腺切开摘除术（单行前列腺切开取石，常可在腺体空腔内重新形成结石）。

3. 前列腺和结石一并切除术。

4. 全前列腺切除术。

对未并发前列腺增生的前列腺结石病例，一般可采用经尿道的前列腺和结石切除术。此术方法较简单，危险性小，对年轻需要保存性功能者和老年体弱者尤为适用。

合并有轻度前列腺增生的病例亦可采用此方法，将增生的前列腺和结石一并切除，此种手术方法一般可缓解症状，但难以保证将全部结石摘除。因此在手术后，应做X线复查，看是否有结石遗留。若前列腺并发感染和纤维组织增生，使前列腺包膜和腺体牢固粘连，不易分离，则采用全前列腺切除术为宜。

一般的前列腺结石，特别是大的单个结石，可采用会阴或耻骨后切口行前列腺切开摘石术，但术后的复发率较高，结石易在腺体的空腔内重新形成，结石合并前列腺增生则可经尿道做前列腺切除，但很难保证将全部结石取尽，因此，在切除前列腺时尽量同时刮除结石，否则会重新形成新的结石。

大多数前列腺结石的病人，结石可能位于前列腺包膜的邻近处，故而单纯的前列腺切除术不能将全部结石清除，切除范围要达到真包膜层，才能将结石全部除净。

第七节　精囊结石

精囊结石是指精囊腺腔内出现的结石。本病的发病机理目前还不十分清楚。可能是各种原因引起精囊液潴留，致使其中的一些无机盐、脱落的上皮细胞等沉积于精囊腺腔而形成结石。精囊结石一般呈圆形，质硬，光滑。直径多为 1 ~ 2mm。可单个或多个发生，很少出现症状。偶见血精、射精疼痛，或会阴部不适等症状。属中医学的“血证”“血精”等范畴。

一、临床诊断

（一）辨病诊断

1. 症状

精囊结石很少出现临床症状，偶可出现血精，或伴射精疼痛，疼痛有时向腹股沟、会阴部或阴茎放射，或疼痛剧烈，或出现暂时性射精抑制、性欲减退、精神不振、性情烦躁等。

2. 体征

肛门指诊检查，有时可扪及肿大的精囊腺，或扪及结石，推动时有摩擦感。

3. 辅助检查

（1）实验室检查

精液镜检，无血精的情况下，可见红细胞。

（2）影像学检查

X 线平片、B 超、CT 均可发现精囊结石，但首选方法是 X 线平片，其次是 B 超，必要时可做 CT 检查。

（二）辨证诊断

1. 湿热下注型

（1）临床表现：平时小便艰涩，尿频，尿急，尿浊，尿痛，射精时少腹、阴茎疼痛。舌质红，苔黄腻，脉弦滑数。

（2）辨证要点：尿频，尿急，尿痛。舌质红，苔黄腻，脉滑数。

2. 肝肾阴虚型

（1）临床表现：平时头晕，耳鸣，腰酸痛，五心烦热，失眠，多梦，射精时出现血精，或少腹不适。舌质红，少苔或薄白，脉细数。

（2）辨证要点：头晕，耳鸣，失眠。舌质红，苔薄白，脉细数。

3. 脾肾气虚型

（1）临床表现：平时脘腹胀闷或疼痛，纳差，便溏，乏力，畏寒怕冷，腰膝酸软，疼痛，小便余沥不尽，性生活减少，或出现暂时性射精抑制。舌淡，苔白厚或厚腻，脉沉弱。

（2）辨证要点：脘腹胀满，纳差，便溏，畏寒怕冷，腰膝酸软，性生活减少。舌质淡，苔白，脉沉弱。

4. 石阻气机型

（1）临床表现：血精，或射精疼痛，疼痛有时向腹股沟、会阴部、阴茎放射，疼痛剧烈，或出现暂时性的射精抑制、性生活减少，还可有精神不振、烦躁等。舌脉正常。

（2）辨证要点：射精疼痛剧烈，或出现暂时性的射精抑制、性生活减少。

二、鉴别诊断

（一）与前列腺结石的鉴别

本病有前列腺病史，如前列腺增生、炎症等。常出现尿频、尿急、排尿困难等泌尿系症状，亦可出现性功能紊乱的表现，如性欲减退、阳痿、早泄等。尿道镜检查：可见到结石自前列腺管口向尿道内突出，或见结石阻塞于尿道。X 线前列腺摄片，可观察到结石的数量、大小与存在部位等情况，有助于与精囊结石做鉴别。

（二）与急性前列腺炎的鉴别

临床多见发热，尿频，尿急，尿痛，排尿困难，前列腺肿大，有压痛及灼热感，会阴部坠胀不适，或伴尿道分泌物溢出，但 X 线摄片未发现结石，可与精囊结石相鉴别。

（三）与慢性前列腺炎的鉴别

主要表现为会阴部、肛门、后尿道疼痛不适，尿频、尿急、尿痛，尿道有烧灼感，或排尿困难，排尿终末或大便时，尿道口常有乳白色分泌物。X 线摄片可与精囊结石相鉴别。

（四）与前列腺及精囊结核的鉴别

前列腺及精囊结核的初期多无明显症状。当前列腺及精囊组织、黏膜受到破坏时可出现以下症状：

1. 血精或射精疼痛，但精液量少（这与前列腺及精囊因被结核破坏而分泌减少，或导致前列腺导管、射精管排泄不畅有关）。

2. 泌尿系症状：前列腺及精囊因结核感染而肿，可压迫前列腺道而出现排尿困难或尿潴留，若结核感染影响膀胱、尿道，可出现尿频、尿急、尿痛、尿浊、排尿痛或终末血尿等症状。

3. 窦道形成：前列腺结核形成冷脓肿可向会阴部或阴囊溃破，形成结核性窦道，经久不愈者，可排出黄绿色脓液。

4. 性功能障碍：前列腺及精囊结核可出现性欲减退、阳痿、早泄、痛性异常勃起等性功能障碍的表现，X线摄片可做出明确诊断。

三、治疗

（一）中医治疗

1. 内治法

（1）湿热下注型

治法：清热祛湿，凉血止血。

方药：五味消毒饮加减。

紫花地丁30g，蒲公英30g，金银花20g，野菊花20g，紫背天葵15g，红藤15g，虎杖15g，败酱草30g，赤芍18g，丹皮18g，蒲黄15g，滑石30g，苦参20g。

（2）肝肾阴虚型

治法：补肾养肝，活血止血。

方药：知柏地黄丸合二至丸加减。

生地黄30g，山药30g，山萸肉18g，泽泻12g，丹皮12g，茯苓20g，黄柏12g，知母12g，女贞子24g，旱莲草24g。

（3）脾肾气虚型

治法：补脾益肾，凉血止血。

方药：实脾饮加减。

党参20g，炮附子10g，白术12g，茯苓20g，山药30g，大腹皮15g，厚朴12g，木瓜12g，木香10g，阿胶10g（冲），丹皮12g，白芍12g，藕节18g，旱莲草18g，生龙骨30g，生牡蛎30g。

（4）石阻气机型

治法：解痉止痛，活血止血。

方药：芍药甘草汤加减。

白芍30g，甘草12g，延胡索18g，蒲黄15g，五灵脂12g，旱莲草15g，女贞子15g，乌药10g。

2. 外治法

（1）坐浴疗法

方药：补骨脂20g，山萸肉20g，女贞子20g，赤芍20g，丹参20g，桃仁12g，红花12g，何首乌15g，木香10g，败酱草30g，紫花地丁30g，蒲公英30g，金银花20g，天葵20g，虎杖20g。

用法：将上方水煎，滤汁，趁热熏洗阴部，当能耐受时，坐浴20~30分钟。

（2）膏药疗法

方药：炮附子20g，生地黄30g，熟地黄30g，丹皮15g，山萸肉15g，黄精20g，乳香20g，没药20g，延胡索12g，白芍12g，赤芍12g，桃仁12g，红花12g，木香12g，乌药12g，黄丹532g，麻油1500g。

制作方法：将上方按传统黑膏药制法制成膏药，每贴重15g，贴肾俞穴、中极穴各1贴。3~5日换1次，半个月为1疗程。

（二）西医治疗

精囊结石不出现症状者无须治疗；若出现症状可对症治疗，如解痉止痛；若伴发感染者，可给予抗感染治疗。

第六章 呼吸系统结石

第一节 支气管结石

支气管结石是指支气管周围的钙化物落入支气管；或荚膜组织胞浆菌病以及儿童支气管异物等在支气管内钙化所形成的结石。支气管结石的成分大部分为磷酸盐，小部分为磷酸钙。结石有黑色、褐色、黄白色或灰白色、质地极硬、表面粗糙。周围有肉芽组织包裹，大多表面光滑。支气管结石较为少见，偶有临床报道。

支气管结石临床以咳嗽、咳痰、咯血、咯石、胸痛、发热为主要症状。中医学虽无支气管结石的病名，但以其临床表现当属中医学的“咳嗽”“咯血”“咯石”“胸痛”等范畴。

一、临床诊断

（一）辨病诊断

1. 症状

（1）咳嗽：反复发作，个别患者以顽固性咳嗽为唯一症状。当结石穿入支气管内时，常有突然发作的剧烈咳嗽，或阵发性痉挛性咳嗽，为支气管结石的典型特征。

（2）咳痰：也是支气管结石的典型症状，继发感染时，常出现咯脓痰，伴发热及咳嗽加剧。

（3）咯血：可有反复咯血或痰中带血，或出现突然大咯血。

（4）咯石：部分患者可在咳嗽、咳痰、咯血时，伴有咯出黑色或褐色，或灰白色，或黄白色的结石。

（5）常伴发胸闷、胸痛、呼吸困难，或伴发热、高血压等。

（6）有肺炎、肺结核、肺霉菌、矽肺等病史，又符合上述指征者，要考虑支气管结石的可能性，并做其他辅助检查，以免漏诊、误诊。

2. 体征

患侧可闻及细的湿性罗音或干性罗音，或双肺呼吸音粗糙，或闻及哮鸣音。查有无肺结核空洞时可通过叩诊。个别患者有桶状胸或杵状指。

3. 辅助检查

（1）实验室检查：继发感染时常有白细胞升高、中性粒细胞升高，反复咯血者可有血色素降低。

（2）影像学检查

①X 线检查：多数患者可见肺野内有高密度钙化阴影。主要位于肺门区，常与支气管腔所在位置相一致。部分患者可能由结石阻塞引起继发性感染或肺不张，出现炎症、肿块、肺不张、肺气肿等 X 线征象。有的胸部高压片可出现病变部位密度不均匀、中央密度减低、边缘不整齐的“筛孔症”和“中空症”，这是支气管结石 X 线的重要征象，可能系碳酸钙在结石内沉积不均匀，或者由于“结石核心”所形成的 X 线征象。支气管分层片：支气管倾斜分层对发现结石的存在和确定结石发生的部位及支气管的情况有较理想的诊断价值。临床上对不明原因的顽固性咳嗽伴阵发性咯血者，胸片示肺门、纵隔区及沿支气管分布有钙化阴影时应考虑有本病的可能，可进一步行胸部断层摄片和纤维支气管镜检查。

②支气管碘油造影：可显示支气管结石的位置和支气管阻塞的情况。

③CT 检查：胸部 CT 可见支气管腔与结石的关系。对可疑的结石，加薄层 CT 扫描可使诊断的准确性大为提高。支气管结石在 CT 片上的表现可分为三型：A. 管内型：结石至少有一部分已侵入管腔内；B. 嵌壁型：结石嵌于支气管壁而未进入管腔；C. 管外型：结石位于支气管管腔外，且对相邻管腔形成压迫。

④支气管镜检查：纤维支气管镜可直接对病变部位进行检查，可见支气管结石多呈灰白色、褐色、黑色和黄白色，不同程度地阻塞支气管开口或管腔，结石周围均有肉芽组织包绕，质地极硬，表面大多光滑，与周围支气管壁黏着牢固，不易脱落，局部炎症明显，其上覆盖脓性或炎性分泌物。局部冲洗可见结石。对于无明显诱因出现咯血的病人，胸片仅示肺门区钙化阴影而未见其他病变，若有肺不张、肺部感染、肺门区有钙化阴影者应及时进行

纤维支气管镜检查，可直观反映支气管内病变及支气管结石的情况，有重要的诊断价值。纤维支气管镜检查时易引起大咯血，操作时要小心。有文献报道，纤维支气管镜对支气管结石的检出率为34.8%～44%。纤维支气管镜虽能直接窥及结石，但对于某些支气管外结石尚未进入管腔者，或纤维支气管镜达不到的支气管结石，一般窥不到结石，没有诊断意义。在CT片显示钙化灶部位，配合纤维支气管镜检查，若见病变部位有黏膜炎性肿胀、肥厚、管腔狭窄、变形等，即使未见结石也有诊断意义。

（二）辨证诊断

支气管结石属中医学之“咳嗽”“咯血”“咯石”“咳痰”等范畴。临床要根据个体差异、症状、体征详细辨证，明确诊断。

支气管结石临床特征与“肺癌”“咳嗽”“咳血”“咯石”等类似，但依据症状进行中医诊断，在没有咯石的情况下，诊断较为困难。借助于现代医学的纤维支气管镜、胸部X线平片、CT等检查，诊断较为容易。

1. 望诊

两颧潮红，午后明显，或痰少且黏，或痰中带血，或血多痰少，咯血鲜红，或干咳咯血，反复发作等，多为肺肾阴虚，阴虚火旺；面色青灰，口唇青紫，或咳痰带血丝，或咯血成块，色暗，伴胸部刺痛，舌质紫暗，舌有瘀斑、瘀点等，多为气滞血瘀；若面色黄，或㿠白，痰多色白，或咯痰黄稠，或咯血色红量多，舌红，苔白或黄腻，多为痰邪凝滞。

2. 闻诊

咳吐黄稠脓痰，可闻及腥臭气味，或咳声重浊、咯痰有力者，多属实证、热证；声音低微气怯、咳声低微、咯痰无力者，多属虚证。

3. 问诊

口中黏腻，且有甜味，多为痰湿。口苦，咽干，口渴不欲饮，多为湿热。口苦咽干、口渴欲饮、五心烦热，多为阴虚火旺。问咯石：问咳嗽、咳痰时有无结石咯出，咯出结石色白者为寒证、虚证；咯出结石色黄褐或黑色者多为热证。

4. 切诊

脉濡滑或弦滑多为痰邪阻肺；脉沉弦涩或弦迟多为气滞血瘀；脉细数多为阴虚火旺；脉沉细无力，多为肺肾两虚；若见芤脉则为咯血、失血过多。

5. 辨证分型

（1）痰邪凝聚型

①临床表现：咳嗽、咳痰反复发作，遇寒冷、刺激加重，痰多而白，偶可见痰中带血，或咯出灰白色、黄白色沙石，或伴见胸闷、气短、乏力。舌苔白，脉沉细。

②辨证要点：咳嗽反复发作，痰多，遇冷咳嗽加重，或咯出白色沙石。苔白，脉沉细。

（2）气滞血瘀型

①临床表现：咳嗽，咳痰，咯血色紫或痰中带血，或咯出黑色或褐色沙石，常伴胸闷，胸痛，呼吸困难。舌质紫暗，或有瘀斑、瘀点，脉弦细。

②辨证要点：咯血色紫，或咯出黑褐色沙石，胸闷，胸痛。舌质紫暗，脉弦细。

（3）阴虚火旺型

①临床表现：咳嗽，咳痰，痰少且黏或痰中带血，或见咯血，或突然咯出盈口鲜血，或沙石随血咯出，形体消瘦，五心烦热，或长期低热，口干咽燥。舌红，苔黄或剥，脉细数。

②辨证要点：咳嗽，咳痰，痰少且黏，咯血多为盈口鲜血，形体消瘦。舌红，苔黄，脉细数。

二、鉴别诊断

支气管结石在临床上须与肺结核、肺炎、肺癌相鉴别。

（一）与肺结核的鉴别

肺结核与支气管结石都可出现咳嗽、咳痰、咯血等，肺结核钙化点与支气管结石的X线影像又极为相似。所以在临床鉴别方面，首先要结合临床症状全面分析鉴别。其次再用X线高压片、分层片、支气管倾斜分层等手段，仔细观察每一个病灶的特征进行鉴别。一般来说：肺结核钙化点多表现为密度均匀、边缘规则、光滑之阴影，在胸部高压片上不出现“筛孔症”和“中空症”，支气管结石则可能出现。支气管倾斜分层片及纤维支气管镜检查可获得鉴别依据。

（二）与肺炎的鉴别

两者都有咳嗽、咳脓痰或咳痰带血，均出现胸闷、气促、咯血、呼吸粗糙、发热等。X 线拍片支气管结石为点状、大小不等、形状不规则的阴影，部分患者可出现“筛孔症”和“中空症”阴影。肺炎 X 线片多呈圆斑状，或大片致密阴影。必要时做分层拍片进行鉴别。肺炎经抗炎及对症处理后阴影消失，而支气管结石阴影仍存在。

（三）与肺癌的鉴别

由于支气管结石阻塞，或长期大量咯血，加之引流不畅，造成支气管瘀血，日久血块机化，X 线影像与肿块相似，易误诊为肺癌，应引起重视。肺癌与支气管结石都有咳嗽或咳痰带血，支气管结石一般有间断性剧咳。肺癌常为刺激性、阵发性干咳，可有声嘶症状。纤维支气管镜检查、X 线分层拍片、痰细胞学检查、CT 检查等可予以鉴别。

三、治疗

（一）提高临床疗效的思路提示

支气管结石在支气管内常引起气管黏膜炎性肿胀、肥厚，或引起黏膜出血等，出现咳嗽、咳痰、胸痛、发热、咯石、咯血，甚则咳血不止或盈口鲜血。根据中医“急则治其标，缓则治其本”的治疗原则，当支气管结石引起大咯血时，应先对咯血急症进行处理，止血为第一要务。在用中药止咳、止血的同时，要配合西医的补液、补血，争取尽快止血，稳定病情。待病情稳定后，针对结石以治本，服中药以化痰止咳，软坚溶石。对于反复咳嗽、咳脓痰和咯血者，或因结石阻塞所致的肺炎、肺脓肿、肺不张，或纤维支气管镜镜下取石失败者，应尽快手术治疗，消除病因。

（二）中医治疗

1. 内治法

（1）痰邪凝聚型

治法：燥湿化痰，止咳排石。

方药：二陈排石汤。

金钱草 20g，鸡内金 20g，半夏 9g，陈皮 10g，茯苓 15g，紫菀 15g，浙贝母 15g，砂仁壳 6g，黄芪 10g，白芍 10g，桔梗 9g，甘草 10g。

咯血较多者加荆芥炭、三七粉，同时口服阿胶浆；咳嗽反复发作者加川贝母。

（2）气滞血瘀型

治法：行气活血，软坚排石。

方药：桃仁红花煎加减。

浙贝母 15g，鸡内金 15g，金钱草 20g，丹参 10g，赤芍 10g，桃仁 10g，红花 6g，青皮 10g，川芎 15g，枳壳 10g，白芍 15g，甘草 10g。

咯血较严重者，去桃仁、红花，加地榆炭、荆芥炭；胸痛加郁金；咳嗽较重加款冬花、紫苑、川贝母。

（3）阴虚火旺型

治法：清热止血，化石排石。

方药：丹栀逍遥散加减。

丹皮 15g，炒栀子 10g，当归 15g，地榆炭 10g，柴胡 9g，百合 15g。

2. 外治法

（1）体针疗法

取穴：肺俞、列缺、太渊、尺泽、大椎、丰隆、三阴交。用平补平泻法，每日 1 次，得气后留针 20 ~ 30 分钟。10 次为 1 疗程。适用于支气管结石痰邪凝滞型。

（2）耳针疗法

取穴：支气管、肺、内分泌、神门。毫针针刺、埋针，两耳交替使用。10 次为 1 疗程。适用于各型支气管结石。

（3）耳穴压豆疗法

取耳穴：肺、脾、肾、内分泌、神门、皮质下、交感、支气管。用 0.5cm × 0.5cm 的胶布将王不留行籽贴于所选穴位上。每日按压 5 ~ 8 次，按压至有酸、胀、微痛感为止。3 天换药 1 次，两耳交替使用。1 月为 1 疗程。适用于各型支气管结石。

（4）贴敷疗法

①大蓟 15g，小蓟 15g，柏叶 9g，白茅根 30g，茜草根 9g，丹皮 9g，棕皮 9g，大黄 15g，栀子 9g，藕汁 90g，莱菔汁 90g。前 10 味药烧灰，再用藕汁和莱菔汁调和，外贴膻中穴。每日 1 次，3 日为 1 疗程。适用于支气管结石肺热咳血者。

②五灵脂 30g，白芥子 30g，白鸽粪 30g，大蒜（去皮）30g，甘草 12g，白凤仙草 1 株，猪脊髓 60g，麝香 1g，醋适量。先将醋倒入锅内加热，入麝香溶化，再将五灵脂、白芥子、鸽粪、甘草共研为细末，过 100 目筛，同猪脊

髓、凤仙花全草、大蒜一起放入醋内，捣成膏，纱布裹之，敷于肺俞、脾俞、膏肓穴。2 日换药 1 次，14 日为 1 疗程。疗程之间休息 3 日。适用于支气管结石阴虚火旺者。

③金钱草 60g，鸡内金 30g，白芥子 20g，紫菀 60g、冰片 10g。上药共研细末，用醋调成膏状，分别敷于肺俞、肾俞、脾俞（双侧），用胶布固定。每 2 日换药 1 次，14 日为 1 疗程。适用于支气管结石咳嗽较重者。

④五味子 10g，地骨皮 15g，海金沙 10g，金钱草 15g，鸡内金 10g，甘草 10g。咯血多者加血余炭、三七粉，若反复出血可加服阿胶浆、玫瑰茄等。

（三）西医治疗

1. 一般治疗

对于结石小、数量少、症状轻或无症状者，可不予特殊处理，但要严密观察。对于结石大，或数量多、症状重，或有并发症者，如继发感染、咳嗽、咳脓痰或咯血者，要予抗生素、止血、止咳治疗。

2. 其他治疗

（1）纤维支气管镜取石

①操作方法：先插入纤维支气管镜至病灶处，经负压抽吸清除周围痰液及分泌物，再钳去周围及覆盖之软组织，然后用活检钳夹取结石后，连同纤维支气管镜一并退出。结石较多者，可重复多次进行，直至取净结石。

②适应证：主要适用于支气管腔内结石。

③注意事项：因纤维支气管镜夹取结石的作用有限，有时难于夹取较大的结石，或夹取后易损伤支气管，或结石位于血管周围等，取石时极易引起出血。操作时要小心，必要时改为手术治疗。

（2）手术治疗

①手术适应证

A. 反复咳嗽、咳脓痰和咯血者，尤其是大咯血者。

B. 支气管结石阻塞继发肺不张、肺炎、肺脓肿者。

C. CT 片提示支气管结石，纤维支气管镜未见结石者。

D. 纤维支气管镜无法夹取或夹取结石失败者。

②手术要点

A. 麻醉：全麻，气管内插管麻醉，可用双腔管。

B. 体位：侧卧位，患侧胸部向上。

C. 切口：因术中多需探查，故多用标准后外侧剖胸切口，多经第5肋床或第5肋间进胸。

D. 根据术前CT及纤维支气管镜检查的结果，术中探查结石的位置，明确结石的部位。分离叶间裂，注意保护肺动脉分支，暴露中间段支气管，切开中间段支气管膜部，置入冷光源，探明结石的形状及相应支气管壁的病变情况，利用器械取出结石，或利用器械将结石夹碎并取出，注意取净结石碎屑。若支气管结石阻塞，继发肺不张、肺脓肿，术中探查肺组织出现不可逆改变，已不能复张者，应施相应肺段或肺叶切除；若为支气管结石管外型，气管壁已被破坏，应施支气管袖状切除术。缝合支气管切口后，做冲水试验，检查切口是否漏气，肺是否完全张开。胸内置入抗生素，放置胸管，逐层关胸。

③术后处理：术后用抗生素及止血药。吸氧24～36小时。注意保持胸腔引流管通畅，胸管一般保留36～48小时，24小时引流量小于60mL，呼吸音好，胸片示肺膨胀良好、无胸腔积液时即可拔除胸管。

④术后常见并发症

A. 术后胸内出血：术后胸腔引流管中有持续多量的血液流出，血色素及红细胞计数逐渐下降。临床上出现口干、心慌、胸闷、烦躁等症状，胸片提示有胸腔积液，多为术后胸内活动性出血，需做二次开胸手术。

B. 支气管残端瘘：多发生于术后7～13天，表现为随体位变化而出现刺激性咳嗽，并可咳出多量淡红色泡沫水样稀痰，可有咸腥味。胸片示：气液胸。胸内注入美兰或甲紫液1mL，即可有蓝紫色痰液咳出，可诊为支气管残端瘘，需再次手术修补。

C. 胸膜腔感染：术后出现高热、胸痛及呼吸急促。胸片示有胸腔积液、肺不张及纵隔向健侧移位，化验白细胞及分类中性粒细胞增高，胸穿可抽出混浊脓液，即可诊为胸腔感染。术后若出现急性胸腔感染，可向胸腔内注入粘连剂，多次胸穿抽脓；如脓液黏稠，可再次放置低位胸腔闭式引流，足量应用有效抗生素，少量、多次输血；若形成慢性脓胸，宜考虑择期施胸膜剥脱术，或胸廓改形术。

第二节　肺泡微结石症

肺泡微结石症是一种少见的，以肺泡内有多颗微小结石为特征的疾病。

肺泡微结石症的临床症状常不明显，可见轻度的咳嗽，咳少量黏痰，偶见咳血。常因活动而气急，或出现其他并发症。中医学虽无肺泡微结石症之病名，但以其临床表现当属中医学的“咳嗽”“咯血”“咯石”“胸痛”“虚劳”等范畴。

一、临床诊断

（一）辨病诊断

1. 症状与体征

本病多数患者症状轻微，主要表现为咳嗽，间或干咳，咳少量黏液痰，气短，胸闷，胸痛。个别病例经常感冒，70%的患者确诊时无症状。动后气急、胸闷、呼吸困难。本病病程长，有的长达数十年，随年龄的增长病情加重。个别患者，后期可见右上肺大泡伴自发性气胸；有的反复大咯血，晚期因慢性缺氧和肺部反复感染，常并发肺源性心脏病及（或）呼吸衰竭。本病初期体征大多无异常，或呼吸音略低，两肺偶闻及啰音，后期少数病人出现杵状指、桶状胸或鸡胸。

2. 辅助检查

（1）实验室检查

①血常规：无合并感染时正常；合并感染时，可见不同程度的增高。

②血钙：多数患者正常。

③肺功能：初期肺功能（66.6%）正常，进展期约半数出现弥散功能低下，末期发生明显的限制性气道功能障碍、弥散障碍，以低氧血症为主。中老年病例及儿时发现后经30年以上的病例，多有呼吸衰竭，也有因呼吸衰竭而死亡的病例。当结石充满于肺泡中，肺顺应性减低，肺活量和肺总量减低，FEV_1正常或略减低，FEV_1/FVC正常（80%），提示为典型的限制性气道障碍。吸入的气体在肺脏各区域分布不均，通气/血液比例减低，导致动脉氧分压降低。病变严重时，弥散功能可减退。

（2）影像学检查

①X线检查：是诊断本病的首选方法，一般根据本病的特征性X线表现与临床表现间的分离现象即可做出诊断。X线表现为两肺布满弥漫性细小的细沙样结石，数量极多，在两侧下肺野及内侧带密集，肺尖部较少。单个结石呈不规则形态，密度坚实，边缘锐利。深度曝光片及局部放大片观察更为

清晰。心脏边缘、肺门血管和膈等受结石的掩盖致轮廓不清。早期仅有双肺弥漫性极细小的颗粒状阴影。进展期可见极细微（有些病例亦稍粗大）的弥漫性肺阴影。全肺野密度增加，可分为点状影和线状影两型，多为混合型，特别是以线状影为主型，被称为“沙暴”或“雪暴”。弥漫性肺微结石阴影以下肺野为多，密度普遍增加，有的病例可使中央阴影消失（心影消失现象），此时用 FCR 可使阴影清晰。在肺外侧及心影沿膈肌处可见到线状影（薄壳影），在肺尖，肺外侧下部肺阴影和肋骨间的线状影被称为黑胸膜线。晚期除上述特征外还有肺尖的囊泡、气胸等，部分病例可出现部分融合，成为块状影。X 线表现可多年不变。病变进展时，结石更为粗密，且可互相融合。

②CT 检查：肺窗均显示肺实质内有无数散在细小的粟粒结节，直径多在 1mm 左右，其总体分布较均匀，但下肺野及肺后部相对偏多。在紧邻纵隔（心包）或背侧的胸膜上区，粟粒结节可出现密集融合，形成大小不一的薄层致密带，融合微结石的 CT 值为 200 ~ 400HU。当出现不同程度的肺气肿或肺大泡改变时，可呈广泛的胸膜下复发性微小囊泡，即肺边缘与肺壁之间有薄层气泡样透亮带，内有多个细条状间隔，从肺尖延续到肺底。部分病人因肺野密度普遍增高，衬托对比而形成支气管充气征。纵隔窗示肺实质内绝大多数单个未融合的结节因局部容积效应及窗位的改变而未能显示，而上述紧邻胸膜外的密集融合结节影，则显示为沿胸膜的线带状及散在的点簇状钙化影，与肋骨皮质密度近似。带状影的外侧缘沿脏层胸膜锐利连续，内侧缘模糊不规则，向肺内逐渐延伸，色泽变淡，呈“火焰征”。若单独观察沿脏层胸膜的线样薄层集聚钙化影，颇似胸膜上涂布了一层钡剂，有人称之为“白猫征”。同时支气管血管囊周围亦可见零星的点状钙化影，上述完全实变的舌叶此时也显示为肺段型大片钙化密度。X 线所述的“薄壳影”“黑胸膜线”在 CT 上出现在肺底背侧、胸膜下及胸部肺外侧胸膜下。

HRCT 比常规 CT 更能进一步显示肺内微细结构的改变，除可确定细粒状病灶有钙化密度外，还可精确显示肺内的细微结构。HRCT 表现为沿胸膜下、肺底背侧、心缘及支气管系统、小叶间隔可见直径 1mm 以下及 0.1mm ~ 0.5mm 的微石，直径再小者无法清晰显示，微石沿支气管囊分布者偏多，并伴部分小间隔增厚，同时合并肺气肿及间质纤维化。HRCT 还可见到肺实质的微小囊泡。上述“薄壳影”“黑胸膜线”在 HRCT 上相当于“黑胸膜线”的部位可见到胸膜下多发性微小囊泡。

③核医学检查：骨闪烁摄影、镓闪烁摄影时肺病变部位可见明显摄取，以帮助诊断。

④支气管镜活检（TBLB）及开胸活检：支气管镜检查病人痛苦大，且损伤大，一般临床较少使用，尤其是开胸活检临床更为少用，但少数患者微结石分布及表现不典型，常需做此种检查。Sears 等曾指出：在出现钙化微结节前可能存在一个非钙化阶段，此时 X 线表现呈粟粒型，凡此种呈不典型 X 线表现者常需做进一步的检查。

⑤支气管肺泡灌洗：支气管肺泡灌洗（BAL）液中除细胞数增加外，细胞成分的分类、CD_4/CD_8 之比等未见异常。BAL 液中可发现微结石，此种方法可明确诊断。

（二）辨证诊断

肺泡微结石属中医学之“咳嗽”“咯石”“胸痛”“虚劳”等范畴。以其临床表现，应责之于肺、脾、肾三脏。临床上还应根据个体差异、症状、体征详细辨证。

1. 肺肾阴虚型

（1）临床表现：症状轻微，干咳少痰，气短，活动后气喘，或胸闷，口燥咽干，午后潮热，两颧红赤，手足心热，失眠，盗汗，神疲乏力。舌红少苔，脉沉细或细数。

（2）辨证要点：干咳少痰，口燥咽干，潮热盗汗，活动后气喘或胸闷。舌红少苔，脉沉细。

2. 脾肺气虚型

（1）临床表现：平时易于感冒，气短，自汗，声音低怯，或兼咳嗽，饮食减少，食后胃脘不舒，大便溏薄，面色萎黄。舌淡，苔薄，脉濡弱。

（2）辨证要点：平时易于感冒，气短，自汗，纳差，乏力，大便溏薄。舌淡，苔薄，脉濡弱。

3. 虚热伤络型

（1）临床表现：咳嗽少痰，或痰中带血，或大量咯血，血色鲜红，潮热盗汗，口干咽燥。舌质红，脉细数。

（2）辨证要点：痰中带血，或大量咯血，潮热盗汗。舌质红，脉细数。

4. 痰浊阻肺型

（1）临床表现：喘咳痰多，或呼吸急促，或胸闷不安，胸闷，胸痛，动则喘息，或恶寒发热，痰稠黄黏，或面色晦滞带青。舌质红，苔黄腻，脉滑数或结代。

(2) 辨证要点：呼吸急促，喘咳痰多，胸闷，胸痛，动则咳喘更甚。舌红，苔黄腻，脉滑数或结代。

二、鉴别诊断

依据X线的特殊表现，临床症状与X线不相称和家族中有相同的病人，可做出诊断。然而许多肺部疾病X线呈弥漫性斑点状阴影，易与肺泡微结石症混淆，但只要根据临床表现及各项检查结果综合分析，不难鉴别。

(一) 与粟粒性肺结核的鉴别

本病临床症状较为明显，如午后高热，或午后低热，盗汗，面色苍白和形体消瘦等均很明显。X线片示两肺粟粒状阴影的大小、密度和分布较均匀。单个结节不如肺泡微结石那样明显。抗结核治疗后，粟粒状病灶常在短期内吸收。

(二) 与各种转移性肿瘤的鉴别

表现为弥漫性粟粒影，如甲状腺癌、肝癌、肾癌肺转移等。临床上有以上疾病的特殊症状、体征，曾有现代仪器的明确诊断，肺活检可明确诊断。

(三) 与转移性肺钙化症的鉴别

若有慢性肾功能衰竭长期透析、复发性骨髓瘤、恶性淋巴瘤、白血病和肺癌以外的恶性肿瘤等基础疾病，可在肺内有弥漫性钙盐沉着的转移性钙化症。但有高钙血症、继发性甲状旁腺功能亢进等病者，钙盐多沉积在肺泡壁，肺泡内很少出现。另外做骨闪烁摄影可与本病相鉴别。

(四) 与矽肺的鉴别

本病有硅尘接触史。肺部X线示结节大小不等，夹杂纤维网状阴影。病变分布与支气管的走向相一致。Ⅱ期或Ⅲ期矽肺，两肺上部常出现融合性的矽结节，可与肺泡微石症相鉴别。

(五) 与肺真菌病的鉴别

组织胞质病愈合时，两肺可出现弥漫性钙化点，且较粗大，数量较少，与肺微结石症不难鉴别。

三、治疗

（一）中医治疗

1. 内治法

（1）肺肾阴虚型

治法：养阴润肺，滋补肾阴。

方药：补肺益肾汤。

百合20g，麦冬15g，生地黄20g，熟地黄20g，山萸肉15g，鹿角胶15g，龟板胶15g，鸡内金15g，桔梗12g，川贝母12g，地骨皮12g，甘草10g。

气喘、胸闷重者，加麻黄6g，苏子10g，白芥子10g；失眠、盗汗较重者，加牡蛎30g，酸枣仁30g；骨蒸潮热、手足心热者加银柴胡12g，胡黄连12g，加大地骨皮用量至20g。

（2）脾肺气虚型

治法：健脾益气，滋阴润燥。

方药：生脉散加减。

人参10g（或党参30g），麦冬45g，五味子10g，玉竹12g，川贝母10g，白术10g，茯苓20g，鸡内金15g，甘草10g，砂仁10g，青皮10g，陈皮10g。

食后胃脘不舒者，加枳壳10g，川厚朴10g；大便溏薄者，加肉豆蔻12g，减麦冬用量至15g；气短、自汗重者，加黄芪30g，浮小麦30g。

（3）虚热伤络型

治法：滋阴润肺，凉血止血。

方药：百合固金汤加减。

百合20g，麦冬30g，川贝母15g，玄参15g，白芍12g，三七粉6g（冲服），白及10g，藕节20g，白茅根20g，山栀子10g，甘草10g。

反复咳血量多者，加阿胶20g，旱莲草15g，丹皮10g；潮热盗汗者，加青蒿20g，地骨皮15g，白薇12g，牡蛎30g，糯稻根20g。

（4）痰浊阻肺型

治法：清热化痰，降气平喘。

方药：三子养亲汤合麻杏石甘汤。

苏子15g，白芥子15g，莱菔子15g，麻黄10g，杏仁12g，半夏12g，陈皮12g，茯苓12g，石膏30g，瓜蒌仁12g，五味子6g，沉香10g，马兜铃12g，甘草10g。

热象明显者，加桑白皮15g，黄芩12g；如痰涌量多，喘而不得卧者，加葶苈子5～30g，大黄10g；动则喘甚，呼多吸少者，加补骨脂10g，胡桃肉20g，冲服参蚧散9g；咳血者，加大黄炭15g，三七粉6g（冲），茜草10g，白及12g，旱莲草12g；面色晦滞带青或脉结代者，加人参15g，附子10g。

2. 外治法

（1）体针疗法

①肺肾阴虚型：主穴：太溪、三阴交、肾俞、复溜、肺俞。咳甚者加太渊、列缺、风池；盗汗、潮热者加足三里、关元、阴郄；失眠者加神门，安眠穴；痛者加内关、心俞。每日2次，每次留针20～30分钟。

②脾肺气虚型：主穴：脾俞、肺俞、肝俞、足三里。易于感冒者，加阴陵泉、关元、阴郄；胃脘不舒或胀痛者，加中脘、内关、公孙；腹泻或大便溏薄者，加天枢、大肠俞。每日2次，每次留针20～30分钟。

③虚热伤络型：主穴：肺俞、中府、太溪、大椎。潮热盗汗者，加肾俞、太白、三阴交、阴郄；若有实热之象而咳嗽胸闷、血色鲜红量多者，加孔最、鱼际、太冲、涌泉。每日2次，每次留针20～30分钟。

④痰浊阻肺型：主穴：定喘穴、肺俞、膻中、天突、膈俞。痰多黄稠者，加丰隆、尺泽；恶寒发热者加大椎；动则喘甚者，加心俞、关元；心悸、胸闷者加心俞、巨阙、内关。每日2次，每次留针20～30分钟。

（2）耳针疗法

①肺肾阴虚型：主穴：肾、神门、交感、肾上腺。咳甚者加内鼻、支气管、肺、咽；失眠者加脑干；胸痛者加心。方法：根据临床症状在主穴中选1～3穴、兼证可选1～2穴，两耳交替针疗，先用毫针针刺穴位，使病人感酸、胀、痛即可，然后将王不留行籽置0.5cm×0.5cm的胶布中间贴在选穴上。每日按压2～3次，使耳部有发热感为度。3～5日换治1次。注意针前常规消毒。

②脾肺气虚型：主穴：肾、神门、交感、肾上腺、脾。易于感冒者加风溪；胃脘不舒者加胃、十二指肠；大便溏薄者加小肠、大肠。方法：根据临床症状，在主穴中选1～3穴，兼证可选1～2穴。两耳穴位可交替使用。针前常规消毒。

（3）埋线疗法

①常规取穴：太溪、三阴交、肾俞、肺俞。咳喘甚者，加膻中、定喘（双）、天突；伴有肺气肿、肺心病者，加心俞（双）、风门、胸腔区。

②埋线的主要器械及准备：医用埋线针5支，镊子2把，事先高压消毒。将0、1、2、3号线，从密封管内取出，浸泡在80%左右的温盐水（或温开水）内2分钟左右，使线变软后，剪成4～5cm长的小段，装入小瓶内，用75%酒精浸泡，备用（从小瓶内取出，直接埋线，不需用盐水冲洗）。

③埋线操作方法：首先选准穴位，每次选2～3穴，做好标记，穴位下0.6寸处作为埋线的进针点，在进针点做常规消毒。用1%～2%盐酸普鲁卡因局麻，每穴注入1～2mL，首先打出皮丘，然后向穴位中心边注药边进针，拔针后再用酒精棉球消毒1次。埋线时左手持镊及备用羊肠线，将线中央置于皮丘上，右手持埋线针，缺口向下压线，以15°角向穴位中心进针，直到线头全部埋入皮下后再进0.5～1cm。快速拔针，压迫针眼，用酒精棉球及胶布保护针眼1～2日即可。每月埋线1次，以上穴位交替使用。

④辅助治疗：取胎盘组织液4mL，每天肌注1次，半月为1疗程，停5日进行下一疗程。

（4）贴药疗法

①咳喘膏：白芥子21g，细辛21g，甘遂15g，生地黄60g，丁香6g，山萸肉21g，补骨脂21g，冰片3g。将上方研为细末，调适量淀粉，用麝香风油精及凉开水等做成直径为15cm的药饼，敷贴在穴位（肺俞、肾俞、心俞、大椎、定喘、膻中、天突交替运用）上，覆以胶布。每次贴4～6个穴位，每周1次，每次儿童4～6小时，成人6～10小时，连续4次为1疗程，一般3～6个月内重复1疗程。

②固肾保肺膏：吉林参30g，紫河车30g，沉香10g，川贝母10g，百合30g，枸杞子30g，山萸肉30g，补骨脂30g，黄芪60g，丹参30g，红花20g，鸡内金30g，金钱草30g，当归15g，仙灵脾30g，桑白皮30g，葶苈子20g，莪术20g，桃仁15g，杏仁20g，麻黄15g，青皮20g，陈皮20g，麦冬20g。将上方诸药浸麻油2000g中一周，文火煎至药枯，过滤，取药油下丹，制成传统的黑膏药，每贴药重14g。贴于膻中、风府、肺俞、肾俞、脾俞、关元等穴。每次2个穴位，交替使用。5天换药1次，3次为1疗程。

3. 气功疗法

大调手疗法是一套以上肢运动为主的自我保健疗法，具有疏通经络、舒筋活血之功，从而调整脏腑功能，以防治疾病。适用于多种慢性病的防治，尤适用于面部疾病及胸腹内脏虚损的疾病，无病者亦可以此保健养生。

操练方法：站式，两足分开、略与肩同宽，两膝微屈，两臂下垂于体侧，手掌向内，十指舒伸，头微前倾，眼微闭，唇微合，舌轻抵上腭，凝神调息后，左右旋转眼球数圈，叩齿，漱津适度，然后按如下顺序操练。

①两手按下指相连：两手从体侧向腹部合拢，掌心向上，指端相对，如端物状，由胸部移至膻中穴，覆手下按，如按弹物般向下推至丹田，上下反复3次后，两手置于胸前。

②撒手抛开两肋边：接上式，两手掌向上，下落至体侧，掌心向内，上移至胁肋，形如按摩。

③两手上托擎天柱：接上式，两手掌向内，从两肋向头部耳际上移至头顶，手掌向上，指端相对，如托重物上举，头微后仰，眼视手托之物。

④翻掌如推太行山：接上式，两手下落于胸前，手掌向外，伸臂前推，上身微向前倾，然后缩臂，双手仍置于胸前。

⑤两手握拳出小腹：接上式，直身，双手握拳从胸前向两侧环绕至腹前，以拳心轻击小腹3次。

⑥背后圈前挂胸间：接上式，两拳自腹部下移，分向两侧舒伸，由拳渐展成掌，自下上绕，再握至胸前，肘向上，拳下垂。

⑦两手携石叩肩井：接上式，肘向下，拳上举，两臂直伸，臂渐下落，拳叩两肩。

⑧虎背熊腰面朝天：接上式，两拳自两肩下降至腰部，向两下方伸展，向外环绕至背后腰际，顶住腰眼，身躯尽量后倾，颜面向上视天，略停后，身直立，屈肘于两胁，两拳伸开。

⑨两手提闸似放水：接上式，两手从胸前随上身前俯而垂臂下伸至足前，手渐握，如抓重物上提，身随之舒直，两目下视或意守涌泉。

⑩摇肩晃膀自然舒：接上式，两拳伸开，两手对搓，浴面，揉目；转动两肩胛，扭腰晃膀，两手在胸前，手指向下，松软欲坠；两足原地轻轻弹跳，肌肉上紧下松，3~5分钟后收功。

以上各式在操练过程中须鼻吸口呼，力求深、长、匀、慢，气随意行，手随气动；意、气、力三者协调若一，每日可操练1~3次。

注意事项：

①本法操练时动作要轻松自然。

②本疗法不宜饱食后即练，至少须在食后半小时以上。

③严重高血压、心脏病者慎用本法。

（二）西医治疗

目前现代医学尚无去除肺泡微结石或阻止结石形成的有效疗法。在治疗肺泡蛋白沉着症上，有效的支气管肺泡灌洗方法对肺泡微结石症的诊断有用，但尚无有效治疗的报道。患者平日应避免过度劳累和剧烈运动，应预防上呼吸道感染。一旦发生或伴并发症，应积极对症治疗。若反复感染或感染后不易控制，或出现大咯血者，应予支气管镜取石或用其他（如手术）方法尽早治疗。

第三节　涎结石

涎结石也叫涎石病，是指发生在颌下腺和腮腺及其导管内的结石。涎结石临床一般分阳性结石和阴性结石两种。多见于颌下腺导管及腺体，其次为腮腺，舌下腺及小黏液腺极少见。多因腺体内的剥脱上皮团、涎液沉渣、细菌及磷酸钙、碳酸钙碎屑等沉淀而成。导管阻塞时常引起涎液潴留、进食疼痛等症状。属中医学之“痰核”“痄腮”等范畴。

一、临床诊断

（一）辨病诊断

涎结石发病时间较长，发病年龄常在20～50岁，并且男性多于女性，多发生在涎腺导管，在腺体者一般较少见；颌下腺导管及腺体多见，腮腺次之，舌下腺及小黏液腺极少见；通常多为单侧、单个结石，双侧同时受累及多个大小不一的泥沙样结石极少见。

1. 症状

结石较小、未阻塞导管时，可无症状。当结石较大且阻塞导管后，常引起涎液潴留，当进食时，尤其是进食酸性食物时，腺体肿大、胀痛。停食后，腺体肿胀可自行消退。

2. 体征

腺体可有不同程度的变硬，结石位于导管时，口内外联合触诊，有硬结感和压痛。继发急性涎腺炎症时，可出现局部淋巴结肿大。

3. 影像学检查

（1）X线检查：做下颌横断咬合片。X线咬合片能显示结石的部位、大小、形状、数量等。对于微结石、结石密度小、钙盐沉积少、X线不显影的结石，应结合临床症状和体征，触诊阳性，则可确诊。

（2）B超检查：方法简便、无痛苦，结石多显示强光团，伴声影。结合临床症状与体征，对涎结石的诊断有一定的参考价值。

（3）涎腺造影：对诊断涎腺结石有一定帮助，但一般不用。在X线拍片或B超、触诊检查确诊为导管内结石者，以及合并急性炎症期时，应禁止做涎腺导管造影，以免造影时将结石向导管后方推移。

（4）CT检查：对涎腺结石的诊断亦有一定的参考价值，但不及B超方便。与涎腺肿瘤鉴别时可做CT检查。

4. 并发症

涎结石与涎腺炎多同时存在，炎症可使结石进一步增大，结石阻塞可使炎症进一步发展，使病情加重。

（1）颌下腺结石并发颌下腺炎时，颌下区多有胀感，或出现胀痛和刺痛，口内有咸味分泌物流出。导管口及舌下皱襞有轻度水肿、充血。急性炎症发作时，颌下口底区明显肿胀、导管口溢脓、疼痛明显，可伴发吞咽困难、舌运动障碍、体温上升、血象增高。

（2）腮腺结石并发腮腺炎时，腮腺区可有胀感，常感口干、口中黏滞或有咸味液体。当结石阻塞腮腺导管，进食时腮腺迅速肿大、疼痛，停食后肿胀可逐渐缓解。腮腺导管口乳头红肿，若引起腮腺急性炎症时，常引起腮腺区肿胀、疼痛、腮腺导管口红肿、充血、溢脓，伴高热、白细胞增高、局部淋巴结肿大等全身症状。

（二）辨证诊断

1. 痰湿凝聚型

（1）临床表现：多由痰湿互结，郁阻络脉，停滞凝聚日久而成。症见：口腔底部或面颊、颌下有肿大的硬结，扪之较硬，或微痛、推之稍有移动，吞咽食物时肿胀、疼痛，停食后自行缓解，伴口中黏腻，口干不欲饮，大便黏滞不爽。舌质红，苔白腻或黄腻，脉濡数或滑数。

（2）辨证要点：颌下肿块，触之较硬，稍有移动，进食时肿胀、疼痛，食后缓解，口中黏腻，口干不欲饮。舌红，苔腻，脉濡数或滑数。

2. 热毒瘀结型

（1）临床表现：多由过食辛辣、肥甘厚味，或饮酒过度，使湿热郁结化火，复感湿热毒邪，热毒壅遏所致。症见：面颊或口腔底部红肿、胀痛，颌下有硬结，张口或进食时疼痛加重，吞咽困难，口中有咸味，甚则溢脓，口干，口苦，口渴欲饮，发热，或见大便秘结，小便短赤。舌质红，苔黄燥，脉弦数。

（2）辨证要点：面颊或颌面部肿胀、疼痛，颌下有硬结，伴吞咽困难，口干，口苦，口渴欲饮，发热，大便秘结。舌红，苔黄，脉弦数。

二、鉴别诊断

（一）与腮腺炎的鉴别

腮腺炎和腮腺结石可同时出现。腮腺结石并发腮腺炎时，二者症状基本相同，但腮膜炎起病较急，肿胀面积大，多发于儿童，常伴高烧，疼痛为持续性。腮腺结石多发于20～50岁之成年人，且进食时肿胀、疼痛明显，停食后可自行消退。X线可做鉴别诊断。

（二）与涎腺肿瘤的鉴别

涎腺肿瘤多发生在腮腺，其次是颌下腺，初起也无症状，与涎结石一样，可以触到硬结。涎腺肿瘤增大时可以引起吞咽困难，但增大迅速。涎腺肿瘤造影X线表现为肿瘤周围导管受压、移位、弯曲。CT检查有助于鉴别诊断。

此外涎结石还应与导管狭窄、米库利奇病等相鉴别。

三、治疗

（一）中医治疗

1. 内治法

（1）痰湿凝聚型

治法：化痰利湿，软坚排石。

方药：消核化石汤。

浙贝母20g，鸡内金15g，半夏6g，陈皮10g，白术10g，茯苓15g，生牡蛎15g，枳壳10g，王不留行20g，谷芽6g，板蓝根15g，甘草10g。

热重加金钱草、金银花；有瘀血者加丹参、赤芍；疼痛加白芷；郁滞加青皮、麦芽、柴胡。

（2）热毒瘀结型

治法：清热解毒，化瘀排石。

方药：化瘀解毒排石汤。

浙贝母 10g，金银花 10g，连翘 15g，丹皮 10g，鸡内金 10g，金钱草 20g，桃仁 10g，红花 6g，琥珀 10g，枳壳 10g，板蓝根 10g，玄参 6g，甘草 10g。

偏瘀血者加王不留行、赤芍、当归；肿消后去玄参、连翘，加生牡蛎、半夏、谷芽、麦芽。

2. 外治法

（1）敷贴疗法

①栀子 10g，白芷 10g，黄连 10g，青黛 6g，大黄 3g，葱白适量。前 5 味药研细，过 100 目筛，再与葱白共捣如泥，敷于腮腺部。适用于涎结石并发腮腺炎者。

②浙贝母 50g，鸡内金 100g，王不留行 50g，金钱草 200g，硼砂 20g。共研细末，过 100 目筛，备用。每次取药粉 30g，用陈醋调成稠糊，敷于患侧腮腺处。每日晚上敷至次日早晨。每日 1 次，每 7 日为 1 疗程。间隔 3 日继续下 1 疗程。适用于颌下腺结石、腮腺结石及泥沙样结石。

③金钱草 250g，鸡内金 150g，血竭 20g，砂仁 20g，白芷 20g。上药共研细末，过 100 目筛，装瓶密封。每日取生药粉 20g，用凡士林调硬膏。贴敷于患处，再用橡皮膏固定。每日贴敷 12 小时，隔日 1 次。适用于涎结石痰湿凝聚型。

④金钱草 200g，浙贝母 100g，六神丸 90g，冰片 6g。先将金钱草、浙贝母研细，过 200 目筛，再将六神丸在研钵中与冰片一起研极细末，再与药粉混匀，装瓶密封。每次取药粉 30g，用消炎止痛膏调成糊状（以贴上不流为度），摊于橡皮膏上，贴患处。每日换药 1 次。适用于涎结石并发急性炎症或慢性炎症的急性发作期。肿消后改用②方贴敷。

（2）磁穴疗法：取 9000 ~ 10000 高斯的锶铁氧体永磁片适量，先使用旋磁治疗机，对准腮腺肿胀处治疗，旋转时平均开路磁场 400 高斯，每次治疗 20 分钟，每日 1 ~ 2 次。旋磁治疗后，随即贴敷锶铁氧体永磁片，根据肿胀大小，按对侧异名极对置，每次 4 ~ 8 片，胀消为止，一般 2 ~ 4 日炎症可控制。适用于涎结石有急性并发症或慢性炎症急性发作期腮腺肿胀者。肿消后改用②方贴敷。

（二）西医治疗

涎结石一般多采用手术治疗，但急性炎症时，应先控制感染，再行手术。

1. 一般治疗

位于导管口附近，而且结石较小者，可用手指将结石从导管口挤出；对于泥沙样结石应口服中药或磁化水、针灸、热敷等治疗；对合并感染者，先抗感染治疗以控制感染。

2. 手术治疗

（1）颌下腺导管结石取石术

①适应证：用手指扪诊能触及者，位于颌下腺导管前部口底的结石，腺体未发生纤维化者。

②术前准备：摄口底咬合片或B超检查确定结石部位，合并急性颌下腺炎者，先控制感染，再行取石术。

③注意事项：采用坐位，行舌神经阻滞麻醉。手术前先在结石的后方用粗针线从导管深面穿过，作为牵引，防止术中结石滑向深部。然后顺导管方向切开黏膜、导管，即可将结石取出，以等渗盐水冲洗遗留创面的碎石粒，导管切口不需缝合，黏膜切口可间断缝合。

④术后处理：术后予酸性漱口剂漱口，口服抗生素预防感染。1周拆线。

（2）颌下腺摘除取石术

①适应证：结石位于颌下腺腺体内者；结石位于腺体与导管交界处者；腺体发生纤维化，颌下腺硬化者。

②术前准备：首先X线摄片确定结石位置；急性颌下腺炎或慢性颌下腺炎急性发作期，先控制感染，再择期手术。

③注意事项

A. 手术体位取仰卧位，垫高肩部，头稍向后仰，偏向健侧，使颌下区获得良好的暴露。

B. 切口与下颌骨下缘平行，并相距1.5~2cm，向上翻瓣时应在颈深筋膜面与颌下腺包膜之间进行，因面神经走行于颈阔肌和深筋膜之间，分离、结扎颌外动脉远心端及面前静脉时，应靠近颌下腺上缘。以上术式可避免损伤面神经下颌缘支。

C. 在二腹肌后腹前缘分离显露颌外动脉近心端后，应先结扎，后剪断近心端，再行结扎并缝扎，以防术中及术后发生大出血。

D. 仔细辨认舌神经和颌下腺导管的关系，在结扎、切断舌神经分支到颌下腺以及舌神经袢时，要避免损伤舌神经。结扎、切断颌下腺导管时，要防止穿通口腔黏膜。

E. 清扫颌下三角区，冲洗伤口，仔细检查、结扎出血点。缝合颈阔肌、皮下组织、皮肤，留置半管橡皮条引流。

④术后处理

A. 予抗生素口服或肌注，预防感染，同时给 2 ~ 3 日止血药。术后 24 ~ 48 小时拔除引流条。

B. 创口加压包扎 3 ~ 5 日，严密观察口底肿胀及呼吸道通畅情况，如有异常及时处理，6 ~ 7 日拆线。

C. 术后给予流质或半流质饮食。

（3）腮腺切除取石术

①适应证：腮腺腺体结石，长期并发慢性化脓性炎症者。

②术前准备

A. 摄 X 线片确定结石在腮腺腺体的位置，抗生素消炎控制感染，然后择期手术。

B. 应向患者家属说明，术后可能会发生面神经不全麻痹，属于暂时性，不要紧张。

C. 一般采用局麻。

③注意事项

A. 手术切口沿颧弓根部耳屏前做纵形切口，向下绕过耳垂，达下颌后凹，平行于下颌升支后缘，在下颌角下 2cm 转向前方至颌下，呈 S 形切口。

B. 在腮腺咬肌筋膜浅面翻开前后皮瓣，翻瓣时，不宜翻起过多，以防损伤腮腺前缘、上缘和下缘的面神经分支。

C. 结石发生在腮腺浅叶者，做腺体浅叶切除取石术，对残留腺体要给予妥善结扎，以免术后发生创口内积液或涎瘘。结石发生在腮腺深叶者，需做腮腺全切取石术。全切时要注意颈外动脉自深叶穿过，应进行结扎、切断。

D. 术中应尽量对面神经进行妥善保护。

④术后处理

A. 术后半流质饮食，避免进食辛辣、刺激性食物。

B. 术后给予抗生素预防感染。

C. 术后加压包扎 10 ~ 14 日，以防形成腮瘘。

D. 术后 24～48 小时抽去引流条，1 周拆线。

E. 出现面神经暂时性麻痹者，可给予维生素等药物调节神经。

（三）中医专方选介

朱小燕等单纯用中药治疗 1 例腮腺结石。结石大小如花生米，为 2.1cm×1.1cm×0.8cm，呈浅黄色，表面光滑，形状不整，质硬，不易碎。腮腺结石并发急性炎症时，用清热通络、化痰散结之剂：蒲公英 15g，浙贝母 15g，白芍 15g，丹皮 15g，丹参 10g，牛膝 10g，茯苓 15g，泽泻 10g，麦芽 15g。每日 1 剂，水煎服。待肿消，疼痛减轻后用养阴、清热、散结之剂：山萸肉 10g，茯苓 15g，泽泻 10g，麦芽 15g，天花粉 20g，浙贝母 10g，丹皮 20g，赤芍 10g，牛膝 20g。每日 1 剂，水煎服。前后共服 20 余剂，结石排出。[朱小燕. 中药排腮腺结石 1 例报告. 新中医. 1995，(6)：28]

第七章　五官相关结石

第一节　牙结石

牙结石又称牙石，是指牙齿表面附着的食物残渣及唾液中的矿物质、坏死脱落的上皮细胞、白细胞等与黏液素以及涎蛋白和脂类混合，形成钙化了的牙菌斑。附着在牙冠的矿物质称为牙冠结石，又称龈上结石；附着在龈袋内及牙根、牙颈部的矿物质称为龈下结石。结石的形成主要受唾液成分、饮食习惯、口腔卫生习惯等影响，形成速度最快的可在洁齿后 48 小时成石，慢者形成可达数年之久。

一、临床诊断

牙结石是附着在牙面上钙化的牙菌斑，容易存积在不易刷到的牙面上，或以唾液腺开口附近的牙面上沉积最多。牙结石的多少可以用牙结石的指数来表示。即：

$$牙结石指数=\frac{各牙结石度数之和}{被检查总牙数}$$

牙结石的度数可分为：

0 度：无软垢及牙结石。

1 度：少许软垢或结石，但未超过牙面的 1/3。

2 度：有牙结石，未超过冠面的 1/3，有少量的龈下结石。

3 度：牙结石不超过冠面的 2/3，有较多的龈下结石。

牙结石引起牙龈和牙周组织病变，引起牙龈组织出血及口腔异味等。如果牙周组织发炎，又有大量的牙结石，可加重牙周组织的炎症。所以及时去除牙结石，有利于牙周组织炎症的消退。

二、鉴别诊断

牙结石与牙垢的鉴别。牙垢又称软垢，它能在牙龈清洁后数小时内即沉积于牙面上，主要是由食物碎屑、微生物、脱落上皮细胞和白细胞、唾液中的黏液素以及涎蛋白和脂类的混合物组成，软垢中的细菌及其产物对口腔软组织具有一定的刺激作用。牙结石是附着在牙面上钙化的牙菌斑，轻者附着在牙颈部，重者布满整个牙面，最易沉积在不易刷到的牙面上或唾液腺开口附近的牙面上。牙结石外观呈黄白色、棕色或黑色，可因饮茶、吸烟、食物、药物等使颜色加深。牙结石的组成有无机物和有机物之分，无机物为磷酸钙、磷酸镁、碳酸钙，还有蛋白质、脂肪和水，有机物是蛋白质—多糖复合物、脱落上皮细胞和白细胞及各种微生物。牙垢在刷牙时容易刷去；牙结石不易去除，尤其是龈下结石，附着紧密，难以去除，这也是二者的不同之处。

三、治疗

牙结石的存在是牙龈病变和牙周病变的原因之一，及时去除牙结石是预防牙周病和牙龈病的重要措施。现在去除牙结石多采用超声波治法。

（一）中医治疗

1. 漱口方1

金钱草60g，海金沙60g，鸡内金10g，煎汁500mL，频频含漱。每日1剂。

2. 漱口方2

金钱草260g，浓煎500mL。每次口含3mL，然后再漱口，每天数次。

3. 刷牙法1

鸡内金60g，研末备用，每日早晚两次刷牙时，取鸡内金粉0.5g，放于牙膏上，刷牙5~10分钟。

4. 刷牙法2

鸡内金10g，金钱草30g，硼砂3g。共研细末备用。每次刷牙时将药粉少许与牙膏混合刷牙。早晚各1次，每次刷10分钟。

5. 外擦方

鸡内金20g，砂仁10g，硼砂3g，白酒500mL。将上药浸泡于白酒中14

天，用消毒棉球蘸药液涂擦牙面。

（二）西医治疗

1. 龈上洁治法

（1）器械

①镰形器：有直形、弯形各 2 根。直形适用于刮除前牙邻面牙石和前、后唇（颊）、舌（腭）面的大牙石，弯形适用于后牙间隙中牙石的刮除。

②锄形器：有 2 根，左右成对，用以刮除唇（颊）、舌（腭）面上的菌斑、牙石。

③磨光器：杯状刷和橡皮磨杯磨光牙面。

（2）洁治方法

①调节体位和光源，使术区视野清晰。

②用 1% 碘酊消毒牙面和龈缘。

③分区洁治：A. 手持器械，多用握笔法，以无名指为支点，越接近工作区越稳固，刮除上颌后牙和下颌前牙牙石时，可将支点置于口外。B. 洁治时将洁治器刀刃置于牙石根处，并与牙面成 80° 角，紧贴牙面，应用手指和手腕的拉力或推力刮除。C. 按顺序使用每根器械，刮除相应部位的牙石，一般先用镰形器，后用锄形器，每根器械充分使用后再予更换，以提高效率。

④洁治完毕后应仔细检查有无遗漏，直至全部刮净。

⑤磨光：先在牙面上涂磨光剂，后用橡皮杯或杯状刷磨光，使牙面光洁。

⑥用药：擦干龈缘，将 10% 碘合剂以镊子送入龈隙或牙周袋中。

（3）注意事项

①支点应稳固有力，避免滑脱而损伤牙跟和黏膜，操作应准确、细致而轻巧。

②握持器械紧而不僵，用腕部和手指的力量，不能用肘、肩部力量。

③遇有松动的牙齿，应用左手指夹持固定，以减少创伤。

④若牙龈炎症较重、出血或牙石较多时，可分次刮除。

2. 龈下刮治疗法

（1）器械准备

①刻度探针：用以探测牙周袋的部位和深度。

②探针：用以探查龈下牙石的部位和分布。

③镰形器：前牙 1 根，后牙 2 根，用以刮除邻面牙周袋内的龈下菌斑、

牙石。

④锄形器：前、后牙各1对，共4根。用以刮除唇（颊）、舌（腭）面的龈下菌斑和牙石。

⑤匙形器：前、后牙各1对，共4根。用以刮除袋内剩余菌斑、牙石、感染牙骨质、部分炎性肉芽组织，并刮光根面。

⑥根面锉：前、后牙各1对，共4根。用以锉光根面。

（2）步骤

①刮治前准备：同龈上洁治术。

②本手术应在龈上洁治术的基础上进行。

③探查：用刻度探针探测牙周袋深度和部位后，用尖探针探查龈下牙石的位置和数量。

④刮治：先用镰形器按牙的排列顺序刮除邻面龈上菌斑和牙石，然后用锄形器将唇（颊）、舌（腭）面的龈下牙石、菌斑依次刮除，再使用刮匙，将牙根各面的剩余菌斑、牙石、感染牙骨质以及袋壁部分肉芽组织加以刮除，并使根面光洁和平整，最后用锉锉平，这种治疗方法叫根面平整术（root planing）。术后将10%碘合剂送入袋内。

（3）注意事项

①反复检查：龈下刮治是在袋内进行，不能直视，因此必须反复检查，以防遗漏牙石。

②操作细致：在牙周袋内操作，必须细致、耐心，器械使用应准确、轻巧，避免损伤软组织，尽量减少出血。

③按顺序合理使用器械，使工作有条不紊，提高效率。

④对有高血压、心血管疾患、血液病等患者手术应慎重。

第二节　鼻腔结石

鼻腔结石也叫鼻石，是指鼻腔或鼻窦所发生的结石，多发于单侧鼻腔，呈缓慢增大，可扩伸至同侧上颌窦腔。多由内生性霉菌、菌落等或外源性异物长期置留，引起矿物质盐沉积日久而成。临床一般较为少见，可发于任何年龄。亦有将鼻石分真性鼻石和假性鼻石两种。真性鼻石是以血、黏液、细菌菌落及脱落的细胞等为核心，矿物质盐类沉积其上形成的内源性鼻石，一般较小，形成时间较长；假性鼻石是以外源性异物，如枣核、沙石、瓜子、豆类、金属等为核心，长期置留于鼻腔，矿物质盐类沉积于异物上，日久形成外源性鼻石，假性鼻石一般较大，形成时间也较短。

鼻石形状多不规则，表面不光滑，长条状，灰白色或棕褐色，质地坚硬或坚脆。

一、临床诊断

（一）症状

1. 因鼻石矿物质沉积逐渐增大，初起均无症状，多在引起完全阻塞或副鼻窦炎时才被发现。

2. 患侧渐进性鼻塞，遇冷刺激等即发鼻塞，或鼻腔完全阻塞，嗅觉减退。

3. 鼻腔分泌物增多，间断性流脓性鼻涕，有臭味，或有血性分泌物，可伴有同侧溢泪、头胀、头痛，或继发慢性鼻窦炎。

（二）检查

1. 一般检查

（1）前鼻孔镜检查见患侧总鼻道内有形状不规则、表面不平、灰白色或黑褐色块状物。触之质地坚硬，嚓嚓有声，阻塞鼻道。鼻道有脓性分泌物或血性分泌物。

（2）鼻石较大者，可扩伸至鼻窦腔，或见鼻中隔被穿破而进入到对侧鼻腔，或形成上腭正中处瘘管。

2. 影像学检查

（1）X线检查：可诊断鼻石的形状、大小以及侵犯的范围。

（2）CT检查：可见高密度肿块与周围骨壁有明显界限，或提示鼻腔、上颌窦腔、筛窦内均为高CT值块影。

二、鉴别诊断

鼻腔结石应与鼻腔牙、鼻息肉相鉴别。

（一）与鼻腔牙的鉴别

两者均有患侧鼻腔持续性阻塞及分泌物增多。但经前鼻腔镜检查，清除鼻内分泌物后，鼻腔牙可见白色或褐色、表面光滑、形状规则之突起物，质地坚硬、不活动。与鼻腔牙不同的是，鼻石灰白色或棕褐色，为形状不规则、表面不平的块状物，质地多坚脆，止血钳或咬骨钳能将其钳碎。临床应注意鉴别。

（二）与鼻息肉的鉴别

两者均有患侧鼻腔渐进性鼻塞、嗅觉减退或伴头痛，色泽同为灰白。但鼻息肉经前鼻镜检查，可见鼻腔有 1 个或多个赘生物，其表面光滑、触之柔软、可移动。鼻石则表面高低不平、质坚硬、触之不移。

三、治疗

鼻石确诊后，可直接经前鼻孔将鼻石取出，或在局麻下用咬骨钳咬碎结石后分块取出，必要时手术处理。

鼻石的治疗一般分为鼻腔取石和上颌窦柯陆氏取石两种方法。

1. 鼻腔取石法

选用 1% 盐酸丁卡因局部表面麻醉，再用咬骨钳将较大的鼻石咬碎，分块取出，以免整块取出困难，损伤鼻腔黏膜。本法适用于鼻腔结石。

2. 上颌窦柯陆氏取石法

经上颌窦将结石分块取出。此法适用于较大的鼻石扩伸至窦腔及上颌窦内侧壁缺损者，或鼻腔、筛窦、上颌窦腔多处泥沙样结石者。

经取石后鼻腔黏膜充血，或有片状溃疡者，给予口服消炎药抗感染治疗，局部可涂鼻通软膏。若有少量渗血或出血者，用凡士林纱布局部填塞止血，并给以预防感染及止血药物等。

第三节　眼结膜结石

眼结膜结石是指脱落的上皮细胞和退行性细胞等凝固于结膜上皮凹陷和深部的管状隐窝内的结膜凝集物。发病原因不同于身体其他部位的结石，结膜结石极少有钙盐沉积，多呈黄白色或灰白色小颗粒，质地坚硬，多突出于结膜表面。继发感染或被挤压时，结石周围可出现充血、红肿。多见于中、老年或长期患慢性结膜炎、沙眼的患者。属中医学“目中结骨症”的范畴。

一、临床诊断

（一）辨病诊断

1. 睑结膜出现境界清楚的质硬、灰白色或黄色小颗粒，可单发或密集成群，主要以睑结膜为多见。

2. 结膜结石不突出于结膜表面时，可无任何症状，或微有不适感。结石突出于结膜表面时，眼内可有异物感，结石周围继发感染时，可出现疼痛感。

3. 查眼睑结膜，可见有黄白色或灰白色小颗粒高出结膜表面，触之较硬。结石周围可见充血。眼外可触到较硬的小颗粒。继发感染时可出现患侧眼睑肿大、局部疼痛等。结石周围充血、红肿。

（二）辨证诊断

1. 肺经风热型

（1）临床表现：自觉眼中有异物感，患眼时有胀痛，眼中干涩，异物揉之不出，或遇辛辣刺激而发，眼睑内有片状充血，可见高出结膜的灰白色点状物。舌质红，苔白，脉弦数。

（2）辨证要点：眼中有异物感，且干涩磨痛。眼睑内可见高出眼结膜表面的灰白色点状物。舌红，苔白，脉弦数。

2. 脾胃湿热型

（1）临床表现：自觉眼中有异物感，眼睑内有高出结膜的黄白色点状物。遇辛辣刺激后，可见眼睑内片状充血，甚或结膜红肿、疼痛，目眵增多，或出现患眼胀痛。舌质红，苔黄腻，脉滑数。

（2）辨证要点：眼中有异物，眼睑内有高出结膜的黄白色点状物，眼睑红肿，目眵增多。舌质红，苔黄腻，脉滑数。

二、治疗

（一）中医治疗

结膜结石一般多用外治法剔除结石，一般较少用中药治疗。

1. 肺经风热型

治法：祛风清热，泻肺排石。

方药：桑白皮汤加减。

桑白皮10g，黄芩10g，玄参6g，桔梗10g，菊花15g，地骨皮15g，泽泻15g，栀子10g，连翘15g，麦冬15g，茯苓15g，薄荷3g，甘草10g。

热甚加金银花，加大玄参用量；干涩重者加大桑白皮用量，加密蒙花、防风、赤芍。

2. 脾胃湿热型

治法：清泻湿热，解毒排石。

方药：内疏黄连汤加减。

黄连3g，黄芩10g，栀子6g，金银花10g，连翘10g，菊花15g，桔梗6g，陈皮9g，半夏6g，茯苓15g，薄荷3g，甘草10g。

大便干加槟榔、大黄；目赤肿痛者，加青葙子、夏枯草。

（二）西医治疗

1. 对结膜结石不高出眼结膜表面、结石周围稍红、微感疼痛者，可予抗生素类眼药消炎治疗。

2. 对结膜结石高出结膜表面，有异物感或红肿疼痛者，在局部表面麻醉下，用消毒针头或手术刀背将结石剔除。

3. 剔除后局部用抗生素类眼药水或眼膏消炎止痛。

第四节　扁桃体结石

扁桃体结石是指发生在扁桃体隐窝的结石，是扁桃体隐窝细胞聚集所致的灰白色钙化团。结石多呈灰白色，表面粗糙，质地坚硬。扁桃体结石临床较少见。目前成石原因尚不清楚，可能因扁桃体长期受炎症刺激、隐窝引流不畅，使上皮细胞落在隐窝内，长期聚集钙化而成。

中医学没有扁桃体结石一词，根据其并发扁桃体炎症时的临床表现，当属中医学“乳蛾”之范畴。

一、临床诊断

（一）辨病诊断

扁桃体结石较小，不并发扁桃体炎症时，可无任何症状和不适，一般不易被发现。

1. 症状

（1）患者可有慢性扁桃体炎反复发作史。

（2）患者自觉咽部有异物，个别患者可长达十几年而未确诊。结石较大者，进食可出现阻挡感。

（3）并发扁桃体炎症时，可出现患侧扁桃体肿大、咽痒、刺激性咳嗽等症状，甚则可出现咽喉肿痛、吞咽困难、发热、恶寒、血象增高等全身症状。

2. 体征

（1）用抓钳分离可发现灰白色、质地较硬的细小沙石，或可在肿大的扁桃体内触及较硬的肿块，触时有微痛感。

（2）并发扁桃体炎症时，舌腭弓可出现慢性充血，患侧舌腭弓向前隆起，扁桃体肿大，表面及黏膜可有脓性渗出物。

（3）挤压患侧扁桃体时，扁桃体隐窝口可有少量白色豆渣样分泌物溢出。并发慢性扁桃体炎时，可见扁桃体充血、红肿。

（二）辨证诊断

1. 湿热上蒸型

（1）临床表现：咽部不适，有阻挡感，或咽部发痒，或出现轻微疼痛，口苦，口干不欲饮，或有口臭。每因进辛辣刺激食品而发作。舌红，苔黄，脉滑数。

（2）辨证要点：咽部发痒不适，有阻挡感，口干，口苦，或有口臭。舌红，苔黄，脉滑数。

2. 热毒上壅型

（1）临床表现：咽部有阻挡感，患侧咽痛，咽痒，咳嗽，吞咽或说话时疼痛加重，或伴恶寒，发热，口苦，口臭，大便秘结。舌质红，苔黄燥，脉弦数。

（2）辨证要点：咽痛，咽部有阻挡感，吞咽或说话时疼痛加重，口苦，大便干。苔黄燥，脉弦数。

二、鉴别诊断

扁桃体结石应与扁桃体肿瘤相鉴别。扁桃体结石与扁桃体肿瘤患侧都可触及肿块，但扁桃体结石块较小，不易增大。扁桃体肿瘤患侧扁桃体可迅速增大，继而扁桃体肿大或溃疡，必要时做病理切片相鉴别。

三、治疗

（一）中医治疗

1. 内治法

（1）湿热上蒸型

治法：清热利湿，软坚排石。

方药：消坚汤加减。

柴胡6g，青皮9g，赤芍10g，川芎10g，浙贝母10g，牡蛎10g，黄荼15g，板蓝根15，桔梗6g，夏枯草10g，鸡内金10g，王不留行15g，硼砂3g，甘草10g。

热重加金银花、连翘；湿重加茯苓、薏苡仁；有瘀血加乳香、没药、郁金。

（2）热毒上壅型

治法：清热解毒，消肿排石。

方药：清咽利膈汤加减。

连翘15g，黄芩15g，栀子6g，玄参6g，金银花10g，桔梗10g，薄荷6g，大黄6g，鸡内金5g，浙贝母20g，牡蛎10g，金钱草30g，琥珀10g，甘草10g。

毒热不重者去玄参、栀子，加半夏、陈皮；兼血瘀者加赤芍、川芎、王不留行。

2. 外治法

（1）体针疗法

①取穴：三阴交、足三里、太溪、鱼际、合谷、内庭。每次2～4穴，每日1～2次。平补平泻。每次留针15～20分钟。适用于扁桃体结石湿热上蒸型。

②取穴：合谷、少商、内庭、少泽、天容、曲池、鱼际、天突。每次3～5穴，每日2次，用泻法。适用于扁桃体结石热毒上壅型。

（2）耳针疗法

①取穴：耳尖。常规消毒耳尖穴后，用三棱针点刺放血，出血量为1mL。每2日1次，两耳交替使用。适用于热毒上壅型扁桃体结石。

②取穴：扁桃体、咽喉、胃、肾上腺。强刺激，每日 1 次，每次留针 10 分钟。两耳交替使用。每日按压 3 ~5 次。适用于扁桃体结石各型。

（二）西医治疗

1. 一般治疗

（1）漱口：用生理盐水或 2% 硼酸液，或雷夫奴尔溶液反复漱口。结石较小及在隐窝黏膜上的结石可随漱口液消除。

（2）冲洗或吸引扁桃体隐窝，清除隐窝内较小的结石。

（3）合并扁桃体炎症时，可给以抗生素控制感染。

2. 手术取石疗法

（1）钳取法

①适应证：结石在扁桃腺表面或咽隐窝黏膜上，较易发现且易分离。

②手术方法：采用局部麻醉或选用针麻；用复方硼砂溶液或雷夫奴尔溶液反复漱口消毒；患者取坐位或半卧位，以拉钩牵开舌腭弓，充分暴露结石部位；用抓钳夹持扁桃体，然后用消毒镊子快速夹取结石。

③注意事项：用镊子夹取时动作要轻快，尽量不损伤黏膜组织，要减少出血；术后 24 小时内用雷夫奴尔液反复漱口，以防感染。

（2）扁桃体剥离取石

①适应证：结石在黏膜下，不易钳取者；结石较大者；结石并发扁桃体炎反复发作者。

②禁忌证：扁桃体急性炎症发作时，一般不施行手术，要给以抗生素控制感染后2 ~3周再行手术；全身性疾病，如肺结核、风湿性心脏病、肾炎、高血压、再生障碍性贫血及急性传染病等，不宜手术；妇女月经期间或月经前期，不宜手术。

③手术方法：采用局麻或针麻；用扁桃体钳牵拉扁桃体，以弯刀切开舌腭弓的游离缘及腭咽弓部分黏膜，用剥离器分出扁桃体包膜，然后自上而下游离扁桃体，最后用圈套器绞断其根蒂，将扁桃体完整切除，剥离结石病检。

④注意事项

A. 注意有无出血。若有出血，要仔细检查出血处，用止血钳夹住后结扎或缝扎止血。

B. 弥漫性渗血，纱球压迫不能制止时，可用消毒纱球填压在扁桃体窝内，将舌腭弓及腭咽弓缝合 3 ~4 针，纱球留置 1 ~2 日。

C. 失血过多者，应立即采取补液、输血。

D. 术后卧床休息。术后6小时或第2日用复方硼砂液漱口。

E. 术后4小时进流质饮食，第2日创面白膜生长良好者，改用半流质饮食。

F. 术后嘱患者将口内唾液吐出，不要咽下。唾液中有少量血丝属于正常，不做特殊处理。

G. 术后1~2日可有轻度发热。次日创面出现一层白膜，5~7日后开始脱落，10日左右创口逐渐愈合。

下　篇

诊疗参考

- 开拓建科思路
- 把握中药新药用药原则
- 规范临床诊疗方案

第八章 开办结石病专科基本思路与建科指南

第一节 了解病人来源，决定专科取舍

病人是医院的“上帝”，医院的成败盛衰无不取决于病人的多少。因此，了解结石病的发病动态、发病率、患病率、死亡率等是开设或办好结石病专科、专病科室的首要任务，也是开设或办好结石病专科、专病科室的关键所在。古代著名医学家扁鹊到卫国看妇科病，到赵国看儿科病，乃是根据病人的多少而开设专科的典范。在科学技术迅猛发展和医学日新月异的今天，要想开设和办好结石病专科、专病科室，必须从结石病的流行与发病情况着手。更重要的是：不但要了解本地区结石病的发病情况，还要了解世界和全国的流行与发病情况，从而因地制宜，量力而行，办好结石病的专科、专病科室。

结石病包括胆石症、尿石症、胃石症、胰腺结石、支气管结石、结膜结石等20多种疾病。而胆石症又是胆囊结石、胆总管结石、肝内胆管结石的统称；尿石症又包括肾结石、输尿管结石、膀胱结石、尿道结石。在这些结石病中，发病人数以胆石症和尿石症为首，故以此两种结石症而述。

一、结石病的流行与发病情况

（一）发病情况

1. 胆石症

胆石症是外科常见的急腹症，在急腹症中，该病的发病率仅次于急性阑尾炎，居第二位。目前在一些大城市中有增加的趋势。在东南亚以外的国家，肝胆管结石一向被认为较少见，但近年来有关这方面的资料报道比往常增多。Beit收集尸检材料456例，共得肝胆管结石35例，占8%。Gramp在1000例

成人的尸检中，发现78例的胆管结石中，有肝胆管结石22例。第三军医大学病理解剖教研室在重庆地区所进行的2390例尸检中，胆石症50例，其中有肝内胆管结石19例，占38%。我国1960～1979年有1293例胆石症手术病例，1983～1985年有11307例胆石症手术病例，由此可见，在我国，胆石症的发病人数有逐年增加的趋势。增加的主要原因可能与下列几方面有关：①生活水平提高，长期高蛋白、高脂肪饮食的人增多，就诊率也增加。②诊断设备、技术的提高，诊断方法的改进。③医学知识的普及和医疗水平的提高。④人群平均寿命的延长。统计数据表明，胆石症的总发生率为8.2%，其中胆囊结石为6.6%，胆管结石为0.6%，胆囊结石并发胆管结石为1%。美国每年新发患者100万左右，英国每年有4万例胆囊切除术，美国每年有8000人死于胆石症。

2. 尿石症

尿石症是最常见的泌尿外科疾病之一。我国肾结石的发病率逐年升高，1949～1960年只占尿石症的32%，1960～1970年已占84%，至1983年已达86%。肾结石逐年增高的原因与下列几方面有关：①诊断设备和技术的提高，诊断方法的改进。②医疗普及，药物引起结石。③人们生活水平提高，过多食用高蛋白、精制粮食、精制糖。另外，从世界范围看，自19世纪以来，膀胱结石的发病率明显降低，其原因与下列几方面有关：①人们生活水平提高，重视饮食与营养。②膀胱结石多来自肾脏，由于诊断技术及设备更新，对肾结石做了早发现、早治疗。

（二）分布规律

结石病发病率随地区的不同而异，男女发病率在各国各地区分布亦不相等，其原因可能与饮食和环境有关。

1. 胆石症

（1）地区分布：我国南方、东南、西南、长江流域、沿海等地区，肝胆管结石的发病率较高。分析重庆市西南医院的110例原发性胆管结石，其中30%含有肝胆管结石。国内其他地区的情况基本相同，如广州中山医院附属第一医院自1960～1979年，1293例胆石症病人中，手术者388例，30%有肝胆管结石，16.2%并发有蛔虫，仅有0.77%合并中华分枝睾吸虫感染。胆色素结石多为原发于胆管及肝内胆管的结石，在不同地区其发生率有明显的差别。北京地区胆色素结石占全部胆石症的31.87%，西北占23.23%，华东则为63.85%，病理解剖的材料亦支持临床上的看法。1983～1985年间中华外科学组对全国各地肝胆结石患者的调查分析显示：京、津、沪的胆囊结石分别占肝胆结石的69%、77.5%和69.5%。其他各区如华南地区占28.9%，华北地区占34.8%，华中地区占40.3%，西南地区占46.6%，西北地区占22%。这说明我国胆囊结石的发病率在城市和城镇明显高于农村，西北地区发病率最高，可能与新疆、内蒙古等地长期以肉食为主有关。

（2）人群分布

①年龄：美国大都市成年人中约12%有胆石症，而60岁以上者占30%。我国胆石症病人的年龄范围较宽，且原发性胆管结石较国外为高。据统计分析发现：小于20岁和大于60岁胆管结石发病率增多，而胆囊结石发病率减小。再将60岁以上组中的80岁以上的病例列出，胆囊结石减少更为显著。临床调查结果显示胆石症的发病高峰年龄在50～60岁之间。

②性别：1983～1985年，我国胆石症调查中，经手术治疗者11307例，男性与女性的比例平均为1∶2，胆囊与胆管结石的比例为1.5∶1，而胆色素结石与胆固醇结石的比例平均为1∶1.4。我国胆囊结石的发病率成年女性高于男性2～4倍，肝管结石则男性高于女性。

③婚姻：妇女妊娠时孕激素分泌较高，胆固醇分泌增加；再者随胎儿的增大，子宫体积增大压迫，使胆囊排空缓慢，因此，妇女长期服用避孕药或流产过多易患胆石症。

④职业：1983～1985年，对全国11342例胆石症手术病例临床的调查结果显示，胆石症的多发人群为职员，占发病人数的40.99%。

⑤种族：美国印第安人的胆囊结石发病率最高，约占成人的20%左右。我国还没有这方面的报道。

2. 尿石症

（1）地区分布：流行病学调查发现沿地球赤道两侧，相当于北纬35°至南纬25°范围内的国家与地区，尿路结石的发病率特别高，尤其是东南亚各国、埃及北部、印度西北部、非洲北部、智利中半部、巴西东北部等地区有"结石多发区"之称。尿路结石在泌尿科住院病人中几乎占首位。在我国多见于长江以南，以广州珠江三角洲地带最高，北方少见。

（2）人群分布

①年龄：肾石症在任何年龄都可发病，多见于21～50岁，10岁以

下和60岁以上者少见。输尿管结石多从肾结石而来，其发病年龄与肾结石相同。据有关资料表明：以20～50岁为尿路结石发病的最高时期。

②性别：尿石症患者男性明显多于女性，其比例各家报道不甚一致。有时继发性结石形成于上尿路或膀胱及前列腺，移行于尿道内停留长大，尿道结石占尿石症总数的3%左右，绝大多数为男性，女性尿道结石则多半由尿道憩室继发而成，结石多为单发，偶有多发性结石。

③职业：从事高温、少动和室内工作人员的发病率较高。

④种族：尿结石发病率与人种有关，文献报道黑色人种发病率较低，南非黑人与白种人尿石症人数比为1∶460。

二、当地专科开设情况

常言说："物稀为贵，货多则贱。"开设结石病专科专病科室，也必须依照"市场经济调节"的规律而设。若在结石病专科林立的情况下，盲目开设结石病专科专病科室，势必造成医疗资源的巨大浪费，亦不能获得社会效益和经济效益。如某省会城市的省级医院，引进了成套的进口设备；省医科大学附属第一附院也有成套的设备，并设了一幢楼的专科病房；两个市级医院都有结石病专科，也有进口的体外碎石机；某空军医院设有肾结石专科；市级其他6所医院分别也设有结石病专科。然而某区级医院却贷款购置了体外冲击波碎石机一部，结果只能使碎石机成费铁一块，毫无效益。其失败的原因正是没有深入了解当地专科开设的情况，起码没有将当地专科开设的情况作为是否开设专科的依据。因此，要想开设和办好结石病专科专病科室，必须深入、细致地了解当地专科开设的情况。笔者认为：了解专科开设情况，应做到"五统计""找空白"。所谓五统计，即：①统计本地区已开设结石病专科专病科室的数量。②统计各结石专科专病科室每月的就诊数和饱和度。③统计散布在非专科就诊病人的数量。④统计已开设结石病专科专病科室的特色。⑤统计已开设结石病专科专病科室的治疗方法、设备和临床疗效。所谓找空白，就是从五统计中找出各结石病专科专病科室的不足和缺陷。以此作为分析论证的依据，同时又可据此策划、组建自己将开设专科的业务项目、特色、设备和规模。

第二节　分析论证，扬长避短，发挥优势

一、了解国内外诊疗动态，找出开设专科的优势

当今时代，是个信息的时代，信息就是效益。各行各业都离不开信息，有人说："资金是企业的血液，信息是企业的神经。"失去信息就能使企业"偏瘫或瘫痪"。我们开设结石病专科，同样不可轻视信息这根生命攸关的神经。如果只了解本地区专科的开设情况，只能是井底窥天，应跳出井口，饱览大江大海波澜壮阔、赏心悦目的景色，抢占更多的信息。抢到了信息的先机，也就抢到了效益。1988 年某市区级医院的某人与第四军医大学刚从美国视察回国不久的陈教授相遇，畅谈中得知陈教授将研制"量子血疗"，事后该院三天两头去信联系陈教授，最后干脆派人长住西安，最终买到了陈教授研制的第一台和第一批"量子血疗机"，随后立即和几个省级医学院和几个地区的市级医院联营，获得了可观的社会效益和经济效益。因此，了解国内外诊疗动态，吸取诸家之长，避开诸家之短，抢占信息的先机，弥补诸家之空白，才能使自己所开设的结石病专科专病科室具有旺盛的生命活力且长兴不衰。

如何了解国内外诊疗动态，抢占信息的先机呢？我们认为：必须将此项工作视为一种经济投入，肯花费一定的人力和物力，注意做好以下几项工作：①经常派人参加各种学术经验交流会。②经常派人参加全国医疗器械交流会。③广泛交往全国著名教授，经常派人与结石病或其他各科教授畅谈，尤其是要和出国而回的教授、留学生接触并畅谈，虚心征求他们的意见和建议。④定购各类医学杂志，指定专人整理、归纳。⑤组建结石病信息档案室，建立情报网络。将以上 5 条所获信息归类、存档，从而找出开设专科的优势。

二、同周围已设专科比较，明确自身结石病专科的优势

当了解到当地病人来源的数据，又取得了国内外诊疗动态的资料，并找到了周围已设专科的空白，就应明确自己将开设的结石病专科的优势，制订结石病专科专病科室的筹备规划。在进行这项工作时，可按下列步骤进行：①综合分析国内外诊疗动态，归纳出全国所有结石病专科的特色、有效的疗法、先进的诊疗器械、专病专方等。②综合分析周围或当地专科的开设情况，归纳出已开设专科的特色、有效疗法、先进的诊疗器械、专病专方等。③前

两者相比较，根据自己的经济实力选择自己将要开展的项目和规模。在确定开展项目时应以填补空白为出发点，以“别人有，我也有，别人没有，我却有”为目的，量力而行，选择具有优势的项目，或根据自己的经济实力开设单项业务。④选择多种疗法。目前治疗结石病的方法有很多，如西药的溶石，中医的针灸、耳针、穴位注射、耳穴压迫、外敷、中药离子透入、气功。还有以先进设备治疗结石的，如纤胆镜取石、超声导向经皮经肝纤胆镜取石、液压射流振荡碎石、微爆碎石、超声波取石、体外冲击波碎石、激光碎石、电子胆道振荡排石、强磁脉冲排石、推按运经排石、旋磁排石等等。但是世界上没有完美无缺的事物，再先进的设备，都或多或少地有其不足之处。实践证明任何一种疗法都不可能百分之百地治好疾病；任何一种疗法，都有一定的疗效。因此，在制订结石病专科开设规划和选择开展业务项目时，要注意中西医结合，并选择多种治疗方法；再者先进的设备需要巨大的资金，而中医治疗却设备简单，占用资金小，而且有些疗法的治疗效果确切，这是不可忽视的一个问题。

在分析论证的基础上制订详细的结石病专科专病科室的开设规划书，其内容主要包括：①专科专病科室的面积。②科室人员的配备。③资金投入的最小预计值和最大预计值。④业务开展的项目。⑤明确特色和优势。⑥引进先进医疗设备的数量。⑦有效的治疗方法和方药。⑧建成结石病专科专病科室的占用时间和开业时间等等。在制订计划时，不管是私人或是大集团医院，都要博采众议，广泛征求意见，尤其要征求专家、学者的意见。因为“智者千虑，必有一失；愚者千虑，必有一得”，任何人的见解，总会有他的独到之处，只有博采众议，综合判断，才能制订出切实可行的计划。

在制订规划时要注意以下三个问题：①决策者主持，统筹兼顾。专科的规划是涉及专科成败的大事，因此，必须由决策者或领导亲自动手制订，不能简单地委托给不明白上级意图、不掌握全面情况的助手去制订。制订时要突出重点，分清主次缓急，同时要统筹专科与其他科室的相互关系，按照其必然联系，统一筹划，合理布局，综合平衡。还要协调专科同社会大系统和国民经济发展的关系，从全局着眼权衡利弊。②要调查研究，瞻前顾后，制订专科规划，一定要经过细致的调查研究，尤其要检索一下所收集到的材料（如病人的来源、国内外诊疗动态、当地开设情况等）是否充分和确切。更重要的是对已开设结石病专科的医院总结出的经验、教训要加以分析，从而趋利避害，扬长避短，确保规划的可行性。③实事求是、量力而行：规划要从实际出发，量力而行。如果确定了所要开展的项目，就要考虑自己有没有完成这个项目的物质基础，包括人力、物力、财力、设备、时间和管理能力等条件。要把想法与现实结合起来，保证规划经过努力可以实现。④规划论证：规划制订后要进行综合评价，评价的重点是学术价值、技术和经济价值、社会价值三个方面。⑤对规划的各项数据指标，都要有明确的规定，不能含糊、笼统。

第三节 正确评估医院现有的条件，做好开设专科的专门投资

常言道："知己知彼，百战不殆。"正确评估自己现有的条件，剖析自我，审时度势，方可避免行动上的盲目性和不切实际的决策，从而使自己立于不败之地。大医院、小医院、私人门诊都应如此。其关键在于量力而行，遵循经济发展的客观规律，合理地使用人力、物力和财力，力求以小的投入，取得尽可能大的社会效益和经济效益。开设结石病专科的计划制订后，就应调配现有的人、财、物，做好人才的事先培养、资金的多渠道储集、设备的合理购进。

一、人、财、物的投入

1. 人才的选择和培养

人是第一生产力，人的能动性是无穷的。知人善任，善用人才是办好结石病专科的前提。如何选拔和培养人才呢？首先是善于发现人才、识别人才，识别人才并不是轻而易举的事。"千里马常有而伯乐不常有"说的就是识别人才的困难。但是，识别人才也并非完全无规律可循。笔者认为可从以下两方面着手：

（1）纵向考察判定，所谓纵向，是专业人员在本专业范围内的专业知识、学识和智能以及运用这些知识的能力。这可从各类人员的专业学历和经历中有所了解。

（2）横向考察判定：所谓横向，是指本专业之外的有关学识及人的素质（智力、气质、创造性等）、思想道德修养（政治品质、责任心等）和体质、年龄。这方面的识别较困难，可以请教有关专家。

识别和选拔人才要注意以下几个问题：

①正确对待学历和资历。过去否认学历和资历的意义是错误的，但片面强调学历和资历也是不对的，学历和资历对一个人的成才有着重要作用，应该重视，但是，资历和学历本身并不是才能，单凭学历和资历取人，是形而上学的做法。

②要重视并鼓励自学成才。历史上没有受过正规教育而成为有用之才的人不胜枚举。在医院，一些专业训练不充分或没进过正规学校的人只要自己勤奋好学，同样可以成才，同样可以得到重用。

③必须出以公心，以专科的前途为重。绝对不可以个人恩怨、好恶、亲疏决定取舍。

④识别和选拔人才，要一分为二，不能求全责备，因为人无完人，金无足赤，关键是用人之长。

培养人才更要遵循以下原则：

①基本功训练与专科技术训练相结合。搞好基本功训练是提高专科医疗质量和进行科学研究的先决条件，是培养实事求是科学态度的有效措施，也是搞好专科技术建设的基本要求。通过医疗实践加深对理论的理解并熟练掌握操作技术，不断学习新的理论和技术，这都属于基本功训练。

②普遍培养与择优重点培养相结合。要在普遍培训的基础上，搞好拔尖人才的选拔和培养。应提倡人才选拔和培养优秀人才，反对培训工作中的平均主义。要因人而异，因材施教，有计划地选择重点培养对象进行专科进修，以便尽快培养出一批具有结石病专科特长的技术骨干。

③当前需要与长远需要相结合。在急需结石病专科人才时，可引进人才或聘用外单位或已退休人员为顾问，从而逐步培养自己的人才。还要根据国外医学科学的发展动态，结合本专科长远规划，制订培养专科人才的计划，把当前需要和长远需要统一起来，全面安排。

④阶段性教育的内容与医务人员智能结构的不同层次相结合。对医务专科人员的在职教育，应当弄清不同职称的医务人员及同一职称，但年资不同的医务人员的智能结构，有针对性地进行阶段性教育，以使教育内容和方法符合实际需要，收到应有的效果。

2. 筹集资金

虽然金钱不是万能的，但没有资金，开设有特色和有生命活力的结石病专科便是一句空话。因此，应从以下几方面着手。

①明确扩大再生产和投资的关系：在不增加投资的情况下，加强原有科室的管理，充分调动在职员工的积极性，搞好劳动协作，提高劳动熟练程度，有效地利用生产资料，加速资金周转，杜绝损失浪费，从而集储资金。另外，实行经济核算和成本核算，合理地使用人力、物力、财力，讲求经济效益，努力降低消耗，少花钱，多办事，从而集储资金。

②勇于开拓，股份办医。可将专科预计投资金额的49%以股份的形式向本院职工或社会各界人士发放，以股分成。

③敢于负债经营，向银行贷款。过去人们对负债经营忧心忡忡，实际上这是最好的“借鸡下蛋”的赢利办法。据有关资料显示，美国绝大部分的企业均负债经营，只要负债值不超过该企业固定资产的50%即可。但医院经济回收较慢，尤其是大型医疗器械回收更慢，可使负债值控制在固定资产的30%左右，应坚信只要科学管理，不难还本得利。

④联姻办医，可小联大，也可大联小。小联大即小医院和大医院联姻，因为有些大医院机构庞大，灵活性不高，病员多而床位少，技术高，能动性低，此时小联大便可双方得利。大联小，因为有些小医院没有特色，长期亏损，若大联小也可使双方得利。总之，联姻办医是开设结石病专科专病科室解决资金不足的有效方法之一。

⑤合理使用人才，要人尽其才。首先要抓好人员配备，使专科中的人才形成合理的、系统的智力结构，要精干，切忌臃肿。10个人能完成的事，可以让9个人来完成，可以挖掘潜力来解决少一个人的问题（过少了当然也不行）。但是，10个人完成的事，切不可安排11个人来做，多一个人实际上多了一个障碍，使人松散懒惰。要分工明确，各尽其责。

⑥按能级原理配备人才：精干的专科人才，结构要按能级层次形成金字塔形梯队，低层次的人数多，高层次的人数减少，这样不但使结构比较稳定，而且容易建立权威。多人领导，能人过剩，层次不清或混淆，会阻碍人才成长，难以做到人尽其才，给工作带来不良后果。此外，人才的年龄结构也以正三角形或金字塔形的结构为好。

3. 搞好专科的基础建设工作

要开设结石病专科专病科室，场所的建设和调配是一项很耗资的投入，必须量力而行，或“借鸡下蛋”，规模小者可租赁场地或改建其他效益不好的科室。若有一定的经济实力，可营造一所适用于结石病专科的建筑。目前医院的建设已成为一门独立的科学——医院建筑学。医院建筑工程学是和医学、医院管理学相结合而发展起来的。医院建筑计划的管理的任务是：新建医院根据医院的任务特点和医疗技术发展的需要，提出合理的计划和设计要求，对已建成的医院合理地使用，对旧有医院的改造和扩建进行合理的规划。因此，在开设结石病专科专病科室时，应根据自己的规划，结合专科业务的项目、分科的数量以及与各科室的工作联系密度等情况，请有关专家进行设计。

二、先进诊疗技术设备的引进

1. 先进设备的引进

医疗服务不但依赖医务人员的知识、经验和思维判断，在很大程度上还要靠实验手段和设备条件；结石病专科专病科室对先进诊疗技术与设备的依赖性较其他学科更为突出，所以，引进先进的仪器设备，是提高专科医疗质量和办好结石病专科的先决条件。从发展医学科学的角度来讲，一个先进的科学技术成果，很快地被应用到医学上面来，对于促进医学科学技术水平的不断提高起着决定性作用。例如，体外冲击波碎石机的诞生到应用于临床，使结石病在治疗技术上跨了一个新台阶，因其有安全、有效、痛苦小、恢复快、费用低等特点，被誉为“上尿路结石治疗上的革命”，配合腔内技术，已使90%左右的尿石症患者免受外科手术之苦。可以说专科设备是专科现代化的物质基础，也是专科现代化程度的一个重要标志。然而现代化仪器设备的特点是：精密度高、价格昂贵、使用及维修复杂、更新周期短，对仪器安装和工作环境要求也高。因此，我们在引进先进治疗设备的过程中，必须要有精明的头脑，笔者认为应注意以下几个问题：

①量力取舍，不可贪大，不可媚外。

②以填补当地空白为先，以“别人有，我也有，别人没有，我却有”为宗旨。

③预计设备的更新周期，避免血本无归的现象发生。

④预计设备的经济效益和成本回收年限，也就是预计设备报废前总的经济效益，权衡利弊，以避免经济亏本。

⑤深入了解所引进设备的性能、质量、疗效、病人接受程度和病人的经济承受能力。

2. 新技术、新疗法的引进

科学技术是生产力，这是不言而喻的。新技术、新疗法对提高专科的医疗质量和知名度起着决定性的作用。现代专科是以先进的医疗技术及其在医疗实际工作中的应用作为基础的。新技术、新疗法的成功不知花费了多少人力、财力和物力，而引进新技术、新疗法可以廉价取得专科的经济效益和社会效益，也可以说引进新技术、新疗法是以捷径和廉价取得科研成果和提高专科疾病诊治效果的好方法。因此，在引进先进设备的同时，绝不可忽略新技术、新疗法的引进。应该注意的是：先进的设备可以花钱一下子买到，而新技术、新疗法则需要技术人员经过一段时间的学习和实践方可取得。再者新技术、新疗法的开展，不是一个人或单独一个科室所能完成的，其具有鲜明的社会性和群体性。因为医学科学的发展、学科的专业分工越来越细，边缘学科不断形成。医疗技术活动中跨学科、跨部门的技术问题越来越多，对技术协作的要求无疑也越来越高。所以在引进新技术、新业务的过程中，应合理地调配人员。另外，新技术和新疗法需要必要的先进设备相匹配。

关于结石病方面的新技术和新疗法现报道得很多，有的易，有的难，有的以设备为主导，有的技术性强，也有的设备简单而疗效确切。可根据所开设的专科规模和实力有机地选择。

3. 先进诊疗技术和设备简介

（1）新技术、新疗法简介

①体外碎石疗法：详见各论的胆囊结石、肾结石，总论的治疗法则中的新疗法与新动态等章节。

②体针、耳针、穴位注射、耳穴压迫疗法：详见各论的胆囊结石、原发性胆管结石、肾结石、膀胱结石等章节。

③贴敷疗法：详见各论的胆囊结石、原发性胆管结石、肾结石、膀胱结石等章节。

④纤维胆道镜取石术，详见各论的原发性胆管结石、胆囊结石等有关章节。

⑤纤维内镜下 Oddi 括约肌切开取石术：详见各论的原发性胆管结石等章节。

⑥经鼻－胆道置管技术：详见各论的原发性胆管结石等章节。

⑦超声导向经皮经肝纤维胆道镜取石术：详见各论的原发性胆管结石等

章节。

⑧经T形引流管瘘管或V形引流管瘘管取石术：详见各论的原发性胆管结石等章节。

⑨激光碎石术：详见各论的原发性胆管结石等章节。

⑩液压射流振荡碎石术：详见各论的原发性胆管结石等章节。

⑪微爆破肝胆管结石碎石术：详见各论的原发性胆管结石等章节。

⑫灌注溶石新药物：胆色素结石局部溶石剂；钙离子溶石剂；有EDTA、DTPA、偏磷酸钠、复方三乙醇胺等；溶解胆色素结石的，如二甲亚枫；溶解糖蛋白网架的药物，如胰蛋白酶、蛇毒抗栓酶。

⑬超声碎石术：详见各论的胆囊结石、原发性胆管结石等章节。

⑭中药离子透入法：详见各论的胆囊结石等章节。

⑮强磁脉冲排石仪疗法：详见各论的胆囊结石等章节。

⑯推按运经仪疗法：详见各论的胆囊结石等章节。

⑰旋磁排石仪疗法：详见各论的肾结石、胆囊结石、原发性胆管结石等章节。

（2）先进的诊疗设备：①CT；②B超；③纤维胆道镜；④体外冲击波碎石机；⑤激光碎石机；⑥电子胆道振荡排石仪；⑦QCT－B强磁脉冲排石仪；⑧HD－98－VA型推按运经仪；⑨TDC－IVH型旋磁排石仪。

第四节　注重专科专病工程的系统性

医院是个系统，专科也是个系统。开设结石病专科专病科室，从一开始就要有系统观念。在组建和管理中，更应系统化。所谓系统，一般说就是由相互作用和相互依赖的若干组成部分相结合而成为具有特定功能的有机整体。结石病专科的医疗过程中，更需要医务人员群体的相互配合和协作，因此结石病专科系统的管理就显得更重要。结石病专科系统和其他系统一样，按功能可划分为若干子系统和下面更小的子系统，形成层次结构。划分子系统的目的在于：①在筹建中能使各个项目的任务条理化，便于分清先后、轻重、缓急。②在开业后便于分析、研究各类子系统之间的关系，从而达到管理与控制的局部化、简单化。

贯彻系统的原理应抓住以下几个环节：

①整体性：管理必须有全局观念，把系统作为一个整体看待，从整体上

协调局部，形成一个管理体系。

②目的性：不同系统有不同的功能和目的，专科管理必须按专科的不同功能、特点来办事。

③层次性：系统各层次之间应职责分明，各层做各层的事，才能达到有效的管理。

④最佳化运行：就是研究专科系统中物质、能量和信息的合理流通。

结石病专科专病科室作为一个系统，其基本要素应有以下组成部分：

①人员：包括业务知识、医疗技术、思想作风。

②设备：包括建筑设备、医疗设备、后勤设备。

③物资：包括药品材料、消耗品、能源（电、燃料）。

④经费：包括工资、资金。

⑤信息：包括医疗信息、管理信息。

结石病专科应根据各系统的职能，制订切实可行的计划。计划工作的好坏直接影响专科各项活动的开展，影响着专科总目标的实践和各项任务的完成。制订的计划要详细，并且各项工作都应该有详细的部署。如医疗工作计划、人员编制计划、医技工作计划、后勤工作计划等。在制订计划时应注意以下几个问题：

①要考虑专科计划的特殊性。如结石病中的肾结石，由于病情严重程度和病种不同，因而住院周期、治疗方法、治愈率等也各不相同。因此，对各种结石病要制订不同的指标。

②全面规划，抓住重点。如当地没有推按运经仪和旋磁排石仪，那么就要在全面规划的同时，以购买这两种仪器为重点。

③群众路线，切实可行。计划、要求交给群众评审、讨论，发扬民主作风，使计划的执行有可靠的群众基础。重大计划要经上级审批。但是计划得以实现还需付出艰辛的劳动和不懈的努力。

一、制订计划重在落实

制订计划，是在一项工作开始之前不可缺少的环节。但是，最重要的是计划的实现。实现计划要从两方面去做，一是计划的执行，二是计划的检查与总结。

1. 计划的执行

计划具有严肃性，一旦批准执行，就要严格按照计划实实在在地干。有些计划的目标，要层层分解，落实到各个部门甚至个人，这些小指令是对部门及个人进行检查、考核的标准，这样形成上下有机联系的目标体系，以保证总计划的实现。执行过程中，要重视发挥信息系统的作用，注意运行控制和质量控制，发现目标偏差，做出及时反馈，调整不正常的运行。要做好指导、支援工作和思想政治工作，调动积极因素，进行人力、物力、财力、时间等条件的安排。

2. 计划的检查和总结

对计划的实际执行情况要进行检查，做出评价和判断。检查有各种方式方法，如日常检查、定期检查、全面检查和专题检查，还可以听汇报、深入现场检查，以及分析统计报表等，可以根据不同情况加以运用。通过检查，对实际执行情况与计划的差异进行具体分析，找出影响计划实现的原因。当计划不符合实际时，就需要根据实际情况修改，使计划真正起到指导实际工作的作用。

二、科室应系统化

一个结石病专科或专病科室能否取得较好的社会效益和经济效益，能否自我完善和发展壮大以及有关科研课题能否突破，关键在于“策划”，其次是专科的科学管理。所谓策划，不只是筹划、计划、规划，还有谋略、策略、智谋的内涵。策划不单单存在于事物的开始，还应贯穿于事物的始终，不但包涵审时度势的随机应变，还包涵着高瞻远瞩的战略思想。因此，在结石病专科的科室配备上，必须精心策划，并且要有系统观点和发展观点。系统观点前已论述，至于发展观点，它是辩证唯物主义的一个基本观点，是指一切事物都处在不断运动变化和发展之中。结合开设结石病专科来讲，系统观点，是把结石病专科看作一个具体的系统，并分成若干子系统和下面更小的子系统，以便更好地控制、协调各系统的关系，从而争取最大的效益。发展观点，是指不要只看到眼前的利益，还要预测今后的变化，并且把眼光的着重点放到长远利益上，把结石病专科看作不断变化的事物，以便使所开设的专科在社会不利因素突发和医学科学技术突飞猛进的时刻不至于被淘汰，并紧跟医学科技发展的新步伐。所以，在专科的科室配备上要门诊—病房—信息情况—实践基地—辅助科室配套。在这里应该说明的是，开设结石病专科必须大而全，或必须有一定的规模是错误的论调。世界上任何事物只要有向心力和凝聚力，都会由小变大。在开设专科的问题上，不论是私人门诊，还是大集团医院；不管是雕梁画栋，还是茅屋一间，只要立志向上，有凝聚力和发展力，一定会从无到有，从小变大。地球是宇宙微粒的集结而成；生物的生长是细胞分裂增殖的结果；美国肉饼大王洛克原是个打工仔；上海傻子瓜子的创始者是曾被人瞧不起的摊贩子。因此，结石病专科能否在激烈竞争中日益壮大，并且长盛不衰，关键要看有没有发展壮大的意识。简单地说就是有没有阿信（日本电影中的人物）精神。另外，专科能否壮大，科学的管理也是个很重要的因素。下面仅以管理的角度将门诊、病房、信息情报、实验基地、辅助科室的有关注意问题简述如下：

1. 门诊建设和管理中应注意的问题

门诊是直接给求医者进行诊断、治疗的场所，是专科的重要组成部分，是专科和病人接触最早，人数最为广泛的场所，是对大量病人进行早期诊断、及时治疗的第一线，绝大多数病人，是在门诊治疗，只有少数病情较重或检查、治疗复杂的病人才需要住院。因此，门诊工作的好坏，直接影响着结石病专科的效益和信誉。

门诊医疗服务质量的高低，主要看早期能否正确诊断、及时妥当地处理并取得较好的医疗效果。完善的门诊工作程序和良好的就诊秩序是保证工作顺利进行的前提，是发挥医务人员作用和医疗设备效能的必要条件。要为门诊病人创造良好的就诊环境，这包括工作人员热情、耐心的服务态度，严肃、认真的工作作风，要讲究工作质量，也要讲求工作效率。就诊过程力求简化，各部门工作相互之间要保持连续性。在建立制度时，要注意到病人的方便，力争使病人不因非医疗原因在门诊停留时间过长，不因工作差错而增加病人痛苦，患者不因就医而感染其他疾病。因此，要注意以下几个问题：

（1）及时分诊：病人中的病情有急、缓、轻、重之别，十分复杂，各不相同。日本为此设立医疗指导部或集合预诊部指导病人选科。美国某些医院在门诊没有类似的服务人员。这种对病人初步了解、分类指导，既有利于分科，避免浪费病人时间，也提高了工作效率。

（2）医疗科室的检查和治疗要有事先预约。因为一般检查或治疗可以马上进行，但复杂的项目，除病情紧急的病例以外，往往需要有检查、治疗前的准备，如空腹、控制感染等要求。通常只有采取事先预约，并且预约时向病人说明注意事项。

（3）避免“三长一短”（即挂号、候诊和等候取药及检查、治疗的时间长，就诊时间短）。日本学者三藤宽规定每个门诊病人的初诊时间为 15 分钟，复诊时间 7 分钟，编制门诊诊疗时间表，并提出等候取药时间在 30 分钟以内。但也有人主张门诊全程不宜超过 1 小时。目前，很多的专科或医院，病人停留时间需要 2 小时左右，甚至更多，需改进。

（4）专科门诊要有一定水平的学术带头人，并有由各级医师组成的技术队伍。

（5）要有专科的病历要求、检查、治疗常规和明确的诊断、治疗、转归标准。

（6）要有协调性良好的急诊抢救组织形式和指挥系统。胆结石、肾结石等结石病都可能随时急性发作，所以建立急诊抢救组织和指挥系统是非常必要的。并且要使急诊诊疗工作标准化、程序化，以使工作井然有序、忙而不乱。必要的急救药品和设备必须备齐，要定品种、定数量、定位置，随时处于完好的备用状态。

（7）建立护送转院制度，对危急而超出本专科功能的疾病，应及时转院。

2. 病房建设和管理应注意的问题

结石病房要根据结石发病的治疗特点而设。病房的病人病情复杂、诊疗较为系统、工作的协作性强，并且也是医疗、护理、医技、后勤等各项工作的综合体现，是保证医院质量的中心环节，也可说它集中体现了整个专科医疗效果的高低、优劣。因此，要注意以下几个问题：

（1）病房要制度化：为保证医疗、护理工作及生活服务的质量，专科要制订查房、处方、病历书写、病例讨论、会诊、手术管理、查对、交接班、危重病人的抢救、隔离消毒、探视陪住等制度。

（2）医疗护理规范化：制订各种专科多发病的诊断、治疗、护理规范。

（3）技术操作常规化：制订穿刺、造影、麻醉、无菌操作常规。

（4）病房设备规格化：就是专科病房内的设备、室内物品和床位等，均应按照统一规格、统一陈设进行安排，使病房显得整齐、美观、大方、井然有序。

（5）加强对病情复杂、疑难病人的诊治工作，尤其是危重病人的抢救工作。配备必要的监护设备。

（6）注重专科病房监护及护理人员的培训工作。

3. 信息情报工作注意的问题

随着医学科学的日益发展，在现代化医院里，医学情报工作越来越占有重要的地位。大凡有成就的医学家，没有不重视情报储存和利用的，这体现了情报工作对出成果、出人才的重要作用。作为结石病专科，更应重视医学情报工作，离开情报工作是不行的。情报是知识财富，它与物质财富一样重要。物质财富是国家的第一资源，知识财富是国家的第二资源。情报传播使新技术、新方法、新设备、新仪器和新药迅速为临床应用，这是以捷径和廉价取得科研成果和提高疾病诊治效果的好方法。结石病专科建立信息情报系统应注意以下几个问题：

（1）成立情报专管部门，实现情报管理一体化，统管病案、统计、图书期刊、声像、技术档案等，选拔具有医学知识，情报学知识和中外文基础的负责人管理这项工作，定期向结石病专科的领导汇报最新情报。

（2）组织专科技术人员进行全民性情报工作：医务人员是医学情报工作的一支重要力量，他们经常阅读书报杂志，并制有卡片或收集、编制资料，了解国内外有关医学科技的发展和动向，他们是最佳的情报来源。组织他们交流有关结石病有效的新方法、新技术、新设备、新试剂和新药物以及新动向的情况，为科研和临床服务。

（3）注意情报资源的收集、整理、保存和利用，这里着重提一下利用问题。情报的利用正是科学技术转化成经济效益和社会效益的过程。如体外冲击碎石机，1980 年 Chaussy 等应用到肾结石，可我国体外碎石机的出现是 1986 年前后。假若我们及时取得这一最新情报，提前 3 ~ 5 年购买，那么所取得的经济效益和社会效益是不可估量的。因此，结石病专科只有把情报工作当成发展壮大的主要措施来看待，才能使专科长盛不衰。

4. 实验基地建设中应注意的问题

实验基地的建设是提高专科技术水平、医疗质量和进行科学研究和培养医学人才的重要环节，是建设现代化结石病专科的基本任务。对此，必须要有足够的认识，并努力做到最优规划、最优决策、最优控制和最优管理。应该说明的是：一提到基地，似乎就要有庞大的设施和昂贵的先进设备，其实不然。所谓的实验基地指的是两方面，一是设施，二是人才和科学研究的组织与实施。设施及设备固然重要，但没有完整的设施，也可开展科学研究。专科本身就是一个不小的实验基地，只要重视医学研究并总结经验教训，就有可能出成果，如果有条件，当然可引进一些先进的专用设备。

在专科医学研究的组织和实施过程中，要注意以下几个问题：①选题要有目的性、先进性、实用性和可行性；②课题要分项设计；③抓好科研资料的整理和总结；④认真做好科研成果的鉴定和推广工作。

5. 辅助科室管理中应注意的问题

常言道："兵马未动，粮草先行。"可见辅助科室的保障供给，对专科各项工作的顺利开展起着极其重大的作用。因此要注意以下几个问题：

（1）制订切实可行的物资购进计划，尤其是针对"应急性"比较强的急需品，要有具体的保障措施。

（2）引进或培养对先进设备进行维修的专业人才，保证仪器设备的正常运行。

（3）物资保障要专职化、固定化、标准化。

（4）勤俭节约、杜绝损失和浪费。

（5）注意物品的回收和利用。

第五节　专科专病应突出"六专""一高"

一、专病

结石病有20余种。结石病专科能否在激烈的竞争中占有一席之地，关键在于从20多种结石病中选择和突出某一个专病，就是说要有自己的拳头产品，也就是要有自己的特色，这关系着结石病专科的兴衰成败。因此，必须注意以下几个问题：①因地制宜，从实际出发。通过了解病人来源和当地的发展情况以及现有的条件，选出自己的拳头产品。如1986年期间，一家儿科门诊以外敷疗法治疗小儿厌食症而出名，门诊量日益增加。又如1987年某空军医院率先引进了一台体外冲击波碎石机，使该院扭亏为盈。②对专病要集中人力、财力、物力进行建设。③收取国内外专病的新疗法、新技术，以使专病在治疗上达到国内的领先水平。④中西医结合，采取多种疗法同时治疗，以达到治愈的目的，从而赢得社会的认可和患者的信赖。

二、专地

所谓专地，是指开设结石病专科的诊疗地点和场所。专地本身就有宣传作用，能吸引病人，还能为诊断提供适当的诊疗空间，有利于业务的开展。在选择专地的问题上，可采用多种形式，如新建、改修或兼并效益不好、设备落后的医院。

三、专人

要想建好结石病专科，必须有学科带头人与专业梯队，并且要下力气培养专科专病所需要的专门人才，即高层次专业技术人才。对学科带头人培养和选拔，可引进、培养相结合。应注意的是，选拔和使用学科带头人，不但要考虑其专业知识、学识和智能，还要看其是否有运用这些知识的能力，还要考虑其专科之外的素质、气质、创造性及团结协作和组织能力。在培养专科带头人和专业梯队方面，要注意以下几个问题：①巩固基础，定向发展。在实践中提高和发挥专业特长，确定专业的发展方向。②能否撰写论文和文献综述。③能否熟练地运用一种外国语言进行阅读和笔译专业书刊。④注重基本理论的训练。⑤注重基本知识的训练。⑥注重基本技能的训练。⑦注重形成正三角技术梯队。

四、专长

在结石病专科中突出专长，就是要有自己一整套不同于其他医院和已开设专科医院的治疗方法。如某市一家私人门诊购买了一台推按运经仪，结合中药、针灸、耳针及自制的传统膏药等，在实践中摸索出一套中西医结合的新模式。肾结石排石率达90%～95%，胆结石排石率达87.5%，小小的门诊部每天都拥挤不堪。这个门诊的成功秘诀关键有两点：一是有独具特色的专长；二是疗效确切。这是一个值得借鉴的例子。

五、专药

在结石病专科专病科室的建设中，要突出专药，这也是办好结石病专科的一个重要环节。常言说："工欲善其事，必先利其器。"药物作为治疗疾病的重要手段，必须具有很强的针对性，才能保证确切的疗效。如何选择专药也是一个十分重要的问题。笔者认为，可着重从以下几方面着手：①从实践中探索，因为实践出真知。要在总结前人的基础上研究、开发疗效确切的方药。②通过情报系统，搜索疗效高的方药，再到临床中加以验证。③学习和使用科学的医学研究方法，从古今中外的书籍中筛选疗效确切的方药。

六、专械

专械，即专用医疗器械。专械大致分为二大类：诊断专用器械设备和治疗专用设备。要想使所开的结石病专科专病科室上一个新台阶，就必须结合当地和自己的实际情况，尽可能多地配备一些专用器械，如 X 光机、B 超、CT、推按运经仪、旋磁排石仪等。在配备专用检查、检验仪器和治疗设备的过程中，要突出新、快。新就是新颖先进，快就是一旦得知有新仪器，就要以最快的速度引进。

七、高效

“六专”是高效的前提，“高效”是专科专病科室建设中所刻意追求的目标，也是决定所开专科能否在竞争激烈的业内立于不败之地的决定因素。应该注意的是能否取得“高效”，除“六专”之外，还有诸多因素的影响。一是内部因素，如内部医务人员的积极性、相互协调性、工作效率和工作质量，都会时刻影响着“高效”。在这方面可以通过科学的管理方法，避免和除去不利于“高效”的影响因素。二是社会因素。世间的任何事物都是相互制约、相互依存、相互排斥的。专科受着社会因素的影响，如更大规模的同类专科在周围建立，或病人来源明显普遍减少等。这就需要专科的决策者及时进行内部的调整和改进。因此，专科要时刻追求高效，并且要不断检测和追访治疗效果。

第九章　卫生部颁发中药新药治疗结石病的临床研究指导原则

第一节　中药新药治疗胆石症的临床研究指导原则

胆石症是指胆囊、胆总管、肝内胆管的结石病变。本病相当于中医的“胁痛”“黄疸”等。

基本原则

一、病例选择标准

（一）诊断标准

1. 西医诊断标准

（1）胆囊结石：在未引起梗阻或继发感染时，可无明显症状，或表现为慢性胆囊炎的症状，如上腹不适、腹胀、嗳气等。当胆囊结石阻塞胆囊管时，可有右上腹疼痛，为阵发性绞痛，可向右肩胛放射，伴有恶心、呕吐。合并急性胆囊炎时腹痛为持续性，阵发加重，常有发热或发冷，少数病人可出现黄疸。查体：右上腹压痛，可有腹肌紧张，莫菲征阳性，有时触及肿大的胆囊。实验室检查：伴胆囊炎时，可有白细胞计数及中性白细胞的增加。X 线检查：腹部平片，可有结石影。B 超检查：可显示胆囊壁及结石数量、大小等。

（2）胆总管结石：慢性期症状不典型，可有轻微腹痛或消化不良的症状。急性期上腹剧痛，寒战，高热，黄疸，痛连肩背，恶心，呕吐，尿黄，大便可呈陶土色。查体：巩膜黄染，上腹压痛，可有轻度肌紧张，可触及肿大的胆囊，或有肝大。实验室检查：白细胞总数和中性粒细胞增加，粪便中尿胆素原减少，尿中尿胆素原增加，尿胆素增加，血清胆红素、碱性磷酸酶和胆固醇均有增加，凡登白试验示直接胆红素增加，血清转氨酶升高，絮状试验阳性。X线检查：腹部平片有结石显影。B超、PTC、ERCP检查可显示胆总管结石的大小、数量及胆管扩张。

（3）肝内胆管结石：慢性肝内胆管结石梗阻时，肝区不适，闷痛，有反复发作的不规则发热。急性梗阻时，上腹剧痛，呈持续性，可放射到右肩背部、剑突下或下腹部，发冷发热，晚期有轻度黄疸。查体：上腹压痛，可触及肝肿大。实验室检查：急性期血清谷丙转氨酶和胆红素可升高，白细胞数升高，血清碱性磷酸酶升高。

2. 中医诊断标准

（1）气滞证：右上腹疼痛或阵发性绞痛，痛引肩背，或伴胃脘部痞满，厌食油腻。舌质淡红，舌苔或微黄，脉弦细或弦紧。

（2）湿热证：右上腹疼痛，呈阵发性加剧，甚则绞痛难忍，痛引肩背，伴沉重感，高热寒战，口苦咽干，恶心，呕吐，或出现巩膜黄染，尿黄，大便秘结，右上腹压痛，重者肌紧张，拒按，有时触及肿大的胆囊。舌质红，舌苔黄腻，脉弦数或弦滑。

（3）脓毒症：右胁剧痛不已，腹胀而满，拒按，寒战高热，或寒热往来，口苦咽干，身目黄染，甚或神昏谵语，四肢厥冷。舌红绛，苔黄燥，脉滑数。

（二）试验病例标准

1. 纳入病例标准

符合胆石症西医诊断标准和中医诊断标准的患者，可纳入试验病例。

2. 排除病例标准（包括不适应证或剔除标准）

（1）经检查证实为急性坏疽性胆囊炎、急性梗阻性化脓性胆管炎、胆囊穿孔腹膜炎。

（2）经检查证实胆囊结石≥0.5cm，胆总管结石>1.0cm，肝内胆管结石>0.5cm，以及胆管、胆总管下端和肝内胆管的器质性病变而致狭窄者。

（3）年龄在18岁以上或65岁以上者，妊娠或哺乳期妇女，对本药过敏者。

（4）合并有心血管、肝、肾和造血系统等严重原发性疾病，精神病患者。

（5）凡不符合纳入标准，未按规定用药，无法判定疗效或资料不全等影响疗效或安全性判断者。

二、观测指标

（一）安全性观测

1. 一般体格检查。

2. 血、尿、便常规化验。

3. 心、肝、肾功能检查。

（二）疗效性观测

1. 胁痛、呕吐、黄疸、大便等变化。

2. 腹部体征。

3. 血常规、血清胆红素检查。

4. B 型超声波检查。

5. X 线检查。

6. 胆道内窥镜检查。

以上 1 ~4 项必做，其他 2 项根据研究单位的条件以及诊断、疗效判断的需要选择做。

三、疗效判定标准

1. 痊愈

用药 1 ~2 个疗程后，症状和体征消失。影像学检查（B 超、PTC、ERCP、胆道静脉或口服造影，必须有其中 2 种检查方法）示结石消失。

2. 显效

用药 1 ~2 个疗程后，症状和体征明显减轻。影像学检查示结石有明显减少，达 1/2 以上，或结石变小在 1/2 以上者。

3. 有效

用药 1 ~2 个疗程后，症状和体征减轻。影像学检查示结石较治疗前减少或变小者。

4. 无效

用药 1 ~2 个疗程后，症状和体征减轻或无变化。影像学检查示结石无改变者。

四、观察、记录、总结的有关要求

按设计要求，统一表格，做详细记录，认真写好病历。应注意观察不良反应或未预料到的毒副反应，并追踪观察。试验结束后，不能任意涂改病历，各种数据必须做统计学处理。

临床试验

一、Ⅰ期临床试验

目的在于观察人体对新药的反应和耐受性，探索安全有效的剂量，提出合理的给药方案和注意事项，有关试验设计（包括受试对象、初试剂量的确定）、结果的观察与记录、不良反应的判断与处理、试验总结等具体事项，按《新药审批办法》的有关规定执行。

二、Ⅱ期临床试验

本期的两个阶段，即对照治疗试验阶段与扩大对照治疗试验阶段，可以同时进行，试验设计的要求按《新药审批办法》执行。

1. 试验单位为 3～5 个，每个单位病例不少于 30 例。

2. 治疗组病例不少于 300 例，对照组另设。

3. 试验病例的选择，采用住院病例和门诊病例，住院病例不少于总例数的 2/3，门诊病例严格控制可变因素。

4. 对照组的设立要有科学性。对照组与治疗组病例之比不低于 1∶3，设立对照组的观察单位，对照组病例不少于 30 例。对照药物应择优选用公认治疗同类疾病的有效药物。尽量采用双盲法。

5. 药物剂量可根据Ⅰ期临床试验结果或中医药理论和临床经验而定，以 2～4 周为 1 疗程。

6. 由临床研究人员负责对各医院的试验结果汇总，进行统计学处理和评价，并写出正式的新药临床试验总结。

三、Ⅲ期临床试验

新药得到卫生部批准试生产或上市一段时间后应进行Ⅲ期临床试验，目的是对新药进行社会性考察和评价。观察项目同Ⅱ期临床试验，重点考察新药疗效的可靠性及使用后的不良反应。有关要求均按《新药审批办法》执行。

临 床 验 证

第四、五类新药需进行临床验证，主要观察其疗效、不良反应、禁忌和注意事项等。

一、观察方法应采取分组对照的方法。改变剂型的新药，其对照组应采用原剂型药物；增加适应证的新药，应选择公认的治疗同类疾病有效的药进行对照。

二、观察例数不少于100例，对照组例数根据统计学需要而定。

三、临床验证设计与总结的要求与Ⅱ期临床试验相同。

承担中药新药临床研究医院的条件

一、临床试验、临床验证的负责医院是卫生部临床药理基地；参加单位应以二甲以上医院为主。

二、临床研究的负责人应具备副主任医师（包括相当职称）以上的职称，并对本病的研究有一定造诣。

第二节　中药新药治疗尿路结石的临床研究指导原则

尿路结石是泌尿系较常见的一种疾病，是肾结石、输尿管结石、膀胱结石、尿道结石等的统称。本病属于中医淋病中“砂淋”“石淋”“血淋”等范畴。

基 本 原 则

一、病例选择标准

（一）诊断标准

1. 西医诊断标准

尿路结石包括肾结石、输尿管结石、膀胱结石及尿道结石。其诊断包括病史、症状、体格检查、尿液检查、血液化验、肾功能测定、X线检查、膀胱镜检查、超声波检查及同位素肾图检查等。

（1）病史和症状：有典型的突然发作的肾或输尿管绞痛，伴肉眼或镜下血尿，或仅有腰腹部钝痛、酸胀不适，或有排石史。膀胱、尿道结石则有排尿困难、尿流中断、尿潴留及终末血尿等症状。

（2）体征：急性发作时肾区或输尿管部位有叩痛或压痛；肾积水、肾脓肿病人可扪及包块；大的膀胱结石常可经直肠指诊触得；后尿道结石通过直肠指诊可摸到；阴茎检查可触得前尿道结石。

（3）X线检查：95%的尿路结石可在平片上显影，故平片可以显示结石的大小、形态、数目，并可初步估计结石的成分。平片阴性，尚不能完全排除尿路结石者，需做排泄性尿路造影或逆行性尿路造影术，以了解结石之有无及位置，并能进一步了解肾盂、肾盏、输尿管的解剖形态，有无肾积水及其程度，肾实质厚薄，肾功能好坏，上尿路有无先天性异常和其他器质性病变。

（4）尿液检查：尿液镜检红细胞常增多，尤其是绞痛发作或运动后，有时可出现盐类晶体，并发感染时可见较多的白细胞或脓细胞。

（5）同位素肾图检查：能反映肾功能情况和上尿路梗阻的存在及其程度。

（6）超声波检查：辅助诊断结石的存在及其大小、位置、肾积水的程度。

（7）其他：尚需做血液、尿液的有关生化检查，必要时需行膀胱镜检查，包括逆行造影。

2. 中医诊断标准

（1）气滞血瘀证：症见腰部隐痛、钝痛，脉正常或弦紧，舌正常；或溺时小便突然中断，疼痛剧烈，上连腰腹，沙石排出后疼痛即缓解；或腰、侧腹部疼痛如掣如绞，痛引少腹，频频发作，痛时面色苍白，冷汗，呕恶，伴尿血或尿色黄赤。舌质暗红或有瘀斑，脉弦紧或缓涩。

（2）湿热下注证：症见恶寒发热，腰痛，少腹急满，小便频数短赤，溺时涩痛难忍，淋漓不爽。舌苔黄腻，脉弦滑或滑数。

（3）肾阴虚证：头晕耳鸣，腰酸腿痛，小便淋沥或不爽，失眠多梦，时有低热，心悸气短，五心烦热，盗汗，眼干或涩，腹胀便秘，纳差。舌质红或少苔，脉细数。

（4）肾阳虚证：腰腿酸重，精神不振，全身怯冷，四肢欠温或下半身常有冷感，尿频或小便不利，夜尿多，面色㿠白。舌质淡，苔白，脉沉细弱。

（二）试验病例标准

1. 纳入病例标准

除符合西医诊断标准及中医诊断标准外，还应符合下列相应条件：

（1）难以自排的结石，要求横径 > 0.5cm 而 < 1.0cm，纵径 > 0.6cm 而 < 1.8cm。

（2）肾、输尿管结石经液电冲击体外碎石术后，粉碎之微小结石在肾、输尿管内集结，凝滞成团块状或条索状，不能自排者。

（3）肾、输尿管连接部，或结石远端输尿管无畸形、狭窄、梗阻及手术疤痕或粘连等。

（4）肾功能良好，尤其患侧肾功能良好，若患者有肾积水，则肾积水程度需中度以下。

（5）结石在某一部位滞留时间不能太长，一般要求在 1 年之内。

（6）全身一般情况尚好，生活能自理。

2. 排除病例标准（包括不适应证或剔除标准）

（1）年龄在 18 周岁以下或 65 岁以上，妊娠期或哺乳期妇女，对本药过敏者。

（2）合并有心血管、肝、肾和造血系统等严重原发性疾病，精神病患者。

（3）凡不符合纳入标准，未按规定用药，无法判断疗效或资料不全等影响疗效或安全性判断者。

二、观测指标

1. 安全性观测

（1）一般体检项目。

（2）血、便常规化验。

（3）心、肝、肾功能检查。

2. 疗效性观测

（1）临床症状、体征。

（2）结石属原发、继发、单发，还是多发，结石位置、大小、数目、形态、滞留时间及估计化学成分。

（3）尿液检查：尿常规，pH 值，24 小时尿 Ca、P、尿酸。

（4）血液检查：血常规、血钙、血磷、尿酸，BUN、肌酐、二氧化碳结合力、肝功。

（5）腹部平片、肾图、静脉肾盂造影（IVP）、B 超检查。

（6）膀胱镜检查、逆行泌尿系统造影检查。

（7）结石标本定性分析。

以上（1）~（5）必做外，其余根据疾病需要和医院条件选做。

三、疗效判定标准

1. 痊愈

结石排出，并收集到结石标本，复查腹部平片，结石阴影消失；或虽未收集到结石标本，却在某次排尿过程中有明显的结石排出感，复查平片结石阴影消失；或虽无明显的结石排出感，但长期无自觉症状，多次复查平片，结石阴影消失，造影检查结果阴性，肾图、B 超及 IVP 检查均显示梗阻解除、积水减轻或消失。

2. 有效

肾结石降入输尿管上段；或输尿管结石下降 1 个椎体以上；或多发结石部分排出；或液电冲击体外碎石术后，集结成团块状或条索状的密集小结石，松散并陆续排出；或结石虽无移动，但经治疗后患侧肾积水明显减轻或消失；或连续平片观察结石变小（排除因结石旋转、投照角度改变等所致平片所见结石大小的改变），或出现明显的结石裂解、溶碎现象；并发的泌尿系统感染得以控制或明显减轻。

3. 无效

结石无移动；继发之积水、梗阻，并发之泌尿系统感染不见减轻，甚至日趋加重；肾功能进一步受损；自觉症状无改善。

四、观察、记录、总结的有关要求

按设计要求，统一表格，做出详细记录，认真写好病历。应注意观察不良反应或未预料到的毒副反应，并追踪观察。试验结束后，不能任意涂改病历，各种数据必须做统计学处理。

临床试验

一、Ⅰ期临床试验

目的在于观察人体对新药的反应和耐受性，探索安全有效的剂量，提出合理的给药方案和注意事项。有关试验设计（包括受试对象、初试剂量的确定）、结果的观察与记录、不良反应的判断与处理、试验总结等具体事项，按《新药审批办法》的有关规定执行。

二、Ⅱ期临床试验

本期的两个阶段，即对照治疗试验阶段与扩大对照治疗试验阶段，可以同时进行。试验设计的要求按《新药审批办法》执行。

1. 试验单位应为3~5个，每个单位病例不少于30例。

2. 治疗组病例不少于300例，其中主要证候不少于100例。对照组另设。

3. 试验病例的选择，采用住院和门诊病例，住院病例不少于总例数的2/3。门诊病例应严格控制可变因素。

4. 对照组的设立要有科学性。对照组与治疗组病例之比不低于1:3，设立对照组的观察单位，对照组病例不少于30例。对照药物应择优选用公认治疗同类疾病的有效药物。尽量采用双盲法。

5. 药物剂量可根据Ⅰ期临床试验结果或根据中医药理论和临床经验而定。以1~3个月为1疗程。

6. 由临床研究人员负责对各医院的试验结果汇总，进行统计学处理和评价，并写出正式的新药临床试验总结。

三、Ⅲ期临床试验

新药得到卫生部批准试生产或上市一段时间后进行Ⅲ期临床试验，目的是对新药进行社会性考察和评价。观察项目同Ⅱ期临床试验，重点考察新药疗效的可靠性及使用后的不良反应。有关要求均按《新药审批办法》执行。

临床验证

第四、五类新药须进行临床验证，主要观察其疗效、不良反应、禁忌和注意事项等。

一、观察方法应采取分组对照法。改变剂型的新药，其对照组应采用原剂型药物；增加适应证的新药，应选择公认的治疗同类疾病有效的药物进行对照。

二、观察例数不少于100例，其中主要证候不少于50例。对照组例数根据统计学需要而定。

三、临床验证设计与总结的要求与Ⅱ期临床试验相同。

承担中药新药临床研究医院的条件

一、临床试验、临床验证的负责医院应是卫生部临床药理基地；参加单位以二甲以上医院为主。

二、临床研究的负责人应具备副主任医师（包括相当职称）以上职称，并对本病的研究有一定造诣。

附：最新临床常用实验检查正常值

一、血液学检查

组　　分	标本类型	参考区间
红细胞（RBC）：男	全血	4.0～5.5×10^{12}/L
女	全血	3.5～5.5×10^{12}/L
血红蛋白（Hb）		
初生儿	全血	180～190g/L
成人：男	全血	120～160g/L
女	全血	110～150g/L
红细胞平均体积（MCV）	全血	80～94fl
平均细胞血红蛋白含量（MCH）		26～32pg
平均血红蛋白浓度（MCHC）		316～354g/L
红细胞压积（Hct）：男	全血	0.4～0.5
女	全血	0.37～0.43
血沉（ESR）		
魏氏法：男	全血	0～15mm/h
女	全血	0～20mm/h
网织红细胞计数百分比（RET%）		
初生儿	全血	3%～6%
儿童及成人	全血	0.5%～1.5%
白细胞计数（WBC）		
初生儿	全血	20×10^9/L
2岁时	全血	11×10^9/L

续表

组　分	标本类型	参考区间
成人	全血	4×10^9 ~ 10×10^9/L
白细胞分类计数		
中性粒细胞计数（NEUT）	全血	50% ~70%
嗜酸粒细胞计数（EOS）	全血	0.5% ~5.0%
嗜碱性粒细胞计数（BASO）	全血	0 ~1%
淋巴细胞计数（LYMPH）	全血	20% ~40%
单核细胞计数（MONO）	全血	3% ~10%
血小板计数（PLT）	全血	（100 ~300）$\times10^9$/L

二、电解质

组　分	标本类型	参考区间
二氧化碳结合力（CO_2）		
儿童	血清	18 ~27mmol/L
成人	血清	22 ~29mmol/L
钾（K）		
成人	血清	3.5 ~5.3mmol/L
钠（Na）		
成人	血清	136 ~145mmol/L
氯（Cl）	血清	96 ~108mmol/L
钙（Ca）		
成人	血清	2.25 ~2.75mmol/L
磷（P）		
成人	血清	0.96 ~1.62mmol/L

三、血脂血糖

组　分	标本类型	参考区间
总胆固醇（CHO）		
成人	血清	<5.17mmol/L
低密度脂蛋白胆固醇（LDL－CHO）		

续表

组　　分	标本类型	参考区间
成人	血清	<3.3mmol/L
甘油三酯（TG）	血清	<2.3mmol/L
高密度脂蛋白胆固醇（HDL-C）		
男	血清	1.16~1.42mmol/L
女	血清	1.29~1.55mmol/L
血清磷脂	血清	41.98~71.04mmol/L
脂蛋白电泳		
β-脂蛋白	血清	<7g/L
α-脂蛋白	血清	0.30~0.40 mmol/L
β-脂蛋白（含前β）	血清	0.60~0.70 mmol/L
总脂	血清	4~7g/L
葡萄糖（GLU）（空腹）	血清	3.89~6.11 mmol/L
餐后两小时血糖	血清	<7.8 mmol/L

四、肝功能检查

组　　分	标本类型	参考区间
总脂酸	血清	1.9~4.2g/L
胆碱酯酶测定（CHE）	血清	5000~12000U/L
铜蓝蛋白（CP）（成人）	血清	180~440mg/L
丙酮酸（成人）	血清	0.06~0.1mmol/L
酸性磷酸酶（ACP）	血清	2.4~5.0μ/L
γ-谷氨酰转肽酶（γ-GT）	血清	4~50μ/L
蛋白质类		
蛋白组分		
白蛋白（ALB）	血清	35~55g/L
球蛋白（GLB）	血清	20~30g/L
A/G 比值	血清	（1.5~2.5）:1

续表

组　分	标本类型	参考区间
蛋白总量（TP）		
早产儿	血清	36.0～60.0g/L
新生儿	血清	46.0～70.0g/L
≥3 岁	血清	60.0～80.0g/L
成人：活动	血清	64.0～83.0g/L
卧床	血清	60.0～78.0g/L
蛋白电泳（含量）		
丽春红 S 染色		
α_1 球蛋白	血清	1.0～4.0g/L
α_2 球蛋白	血清	4.0～8.0g/L
β 球蛋白	血清	5.0～10.0g/L
γ 球蛋白	血清	6.0～13.0g/L
蛋白纸上电泳（%）		
白蛋白	血清	0.54～0.61
α_1 球蛋白（α_1－MG）	血清	0.04～0.06
α_2 球蛋白（α_2－MG）	血清	0.07～0.09
β 球蛋白（β－MG）	全血	0.10～0.13
γ 球蛋白（γ－MG）	血清	0.17～0.22
乳酸脱氢酶同工酶		
琼脂糖电泳法		
LDH_1	血清	0.284～0.053
LDH_2	血清	0.41±0.05
LDH_3	血清	0.19±0.04
LDH_4	血清	0.066±0.035
LDH_5	血清	0.046±0.03
肌酸激酶（CK）		
男	血清	38～174 U/L
女	血清	26～140 U/L

续表

组　　分	标本类型	参考区间
肌酸激酶同工酶		
CK－BB	血清	0
CK－MB	血清	0～3%
CK－MM	血清	97%～100%
CK－Mt	血清	0
CK－MM_1	血清	(57.7±4.7)%
CK－MM_2	血清	(26.5±5.3)%
CK－MM_3	血清	(15.8±2.5)%

五、血清学检查

组　　分	标本类型	参考区间
甲胎球蛋白（AFP）	血清	<20 ng/mL
妊娠0～2月	血清	25～1000ng/mL
妊娠2～6月	血清	25～100ng/mL
妊娠3个月	血清	18～113ng/mL
妊娠4～6个月	血清	160～550ng/mL
妊娠7～9个月	血清	100～400ng/mL
包囊虫病补体结合试验	血清	阴性
嗜异性凝集反应	血清	0～1:7
布鲁斯凝集试验	血清	0～1:40
冷凝集素试验	血清	0～1:10
梅毒补体结合反应	血清	阴性
补体		
总补体溶血活性试验（CH50）	血浆	75～160 kU/L或血浆CH50部分>0.033
总补体衰变率（功能性）	血浆	部分衰变率0.10～0.20 缺少>0.50

续表

组　分	标本类型	参考区间
经典途径成分		
C1q	血清	65±7 mg/L
C1r	血清	25~38 mg/L
C1s（C1 酯酶）	血清	25~38 mg/L
C2	血清	28±6 mg/L
C3（β1C－球蛋白）	血清	800~1550 mg/L
C4（β1E－球蛋白）	血清	130~370 mg/L
C5（β1F－球蛋白）	血清	64±13 mg/L
C6	血清	58±8 mg/L
C7	血清	49~70 mg/L
C8	血清	43~63 mg/L
C9	血清	47~69 mg/L
旁路途径成分		
C4 结合蛋白	血清	180~320 mg/L
因子 B（C3 前活化剂）	血清	200~450 mg/L
裂解素（ST2）	血清	28±4 mg/L
调节蛋白类		
β1H－球蛋白（C3b 灭活剂加速剂）	血清	561±78 mg/L
C1 抑制剂（酯酶抑制剂）	血浆	174~240 mg/L
C1 抑制剂，测补体衰变率（功能法）法	血浆	部分衰变率 0.10~0.02 缺少：>0.50
C3b 灭活剂（KAF）	血清	40±7 mg/L
免疫球蛋白（Ig）IgA		
脐带	血清	0~50 mg/L
新生儿	血清	0~22 mg/L
0.5~6 个月	血清	30~820 mg/L
6 个月~2 岁	血清	140~1080 mg/L

续表

组　　分	标本类型	参考区间
2～6 岁	血清	230～1900 mg/L
6～12 岁	血清	290～2700 mg/L
12～16 岁	血清	810～2320 mg/L
成人	血清	760～3900 mg/L
IgD		
新生儿	血清	阴性
成人	血清	1～4 mg/L
IgE	血清	0.1～0.9 mg/L
IgG		
脐带	血清	7.6～17g/L
新生儿	血清	7～14.8g/L
0.5～6 个月	血清	3～10g/L
6 个月～2 岁	血清	5～12 g/L
2～6 岁	血清	5～13g/L
6～12 岁	血清	7～16.5g/L
12～16 岁	血清	7～15.5g/L
成人	血清	6～16g/L
IgG/白蛋白比值	血清	0.3～0.7
IgG/合成率	血清	－9.9～＋3.3 mg/24h
IgM		
脐带	血清	40～240 mg/L
新生儿	血清	50～300 mg/L
0.5～6 个月	血清	150～1090 mg/L
6 个月～2 岁	血清	430～2390 mg/L
2～6 岁	血清	500～1990 mg/L
6～12 岁	血清	500～2600 mg/L

续表

组　分	标本类型	参考区间
12~16岁	血清	450~2400 mg/L
成人	血清	400~3450 mg/L
		因标准品制备而变化
E-玫瑰环形成率	淋巴细胞	0.40~0.70
EAC-玫瑰花环形生成率	淋巴细胞	0.15~0.03
红斑狼疮细胞（LEC）	全血	阴性
类风湿因子（RF）	血清	<20μ/mL
类风湿因子胶乳凝集试验	血清	阴性
外-斐氏反应		
OX19	血清	0~1:40
肥达氏反应		
O	血清	0~1:80
H	血清	0~1:160
A	血清	0~1:80
B	血清	0~1:80
C	血清	0~1:80
结核抗体（TB-G）	血清	阴性
抗Sm和RNP抗体	血清	阴性
抗SS-A（RO）和SS-B（La）抗体	血清	阴性
甲状腺胶体和微粒体抗原自身抗体	血清	阴性
骨骼肌自身抗体（ASA）	血清	阴性
乙型肝炎表面抗体（HbsAg）	血清	阴性
乙型肝炎表面抗原（HbsAb）	血清	阴性
乙型肝炎核心抗体（HbcAg）	血清	阴性

续表

组　　分	标本类型	参考区间
乙型肝炎 e 抗原（HbeAg）	血清	阴性
乙型肝炎 e 抗体免疫（HbeAb）	血清	阴性
免疫扩散法	血清	阴性
植物血凝素皮内试验（PHA）		阴性
平滑肌自身抗体（SMA）	血清	阴性
结核菌素皮内试验（PPD）		0.95 的成人阳性

六、骨髓细胞的正常值

组　　分	标本类型	参考区间
增生度	骨髓	有核细胞占成熟红细胞的 1% ~20%
粒细胞系统		
原血细胞	骨髓	0 ~0.7%
原粒细胞	骨髓	0.03% ~1.6%
早幼粒细胞	骨髓	0.18% ~3.22%
中性粒细胞		
中幼	骨髓	2.59% ~13.95%
晚幼	骨髓	5.93% ~19.59%
杆状核	骨髓	10.04% ~18.32%
分叶核	骨髓	5.69% ~28.56%
嗜酸粒细胞		
中幼	骨髓	0 ~1.4%
晚幼	骨髓	0 ~1.8%
杆状核	骨髓	0.2% ~3.9%
分叶核	骨髓	0 ~4.2%
嗜碱粒细胞		
中幼	骨髓	0 ~0.2%
晚幼	骨髓	0 ~0.3%

续表

组　分	标本类型	参考区间
杆状核	骨髓	0 ~ 0.4%
分叶核	骨髓	0 ~ 0.2%
红细胞系统		
原红	骨髓	0 ~ 1.2%
早幼红	骨髓	0 ~ 4.1%
中幼红	骨髓	3.81% ~ 18.77%
晚幼红	骨髓	3.0% ~ 19.0%
淋巴细胞系统		
原淋巴细胞	骨髓	0 ~ 0.4%
幼淋巴细胞	骨髓	0 ~ 2.1%
成熟淋巴细胞	骨髓	10.7% ~ 43.1%
单核细胞系统		
原单核细胞	骨髓	0 ~ 0.1%
幼单核细胞	骨髓	0 ~ 0.4%
成熟单核细胞	骨髓	0 ~ 2.1%
巨核细胞	骨髓	7 ~ 35 个/1.5 × 3cm
其他细胞		
网状细胞	骨髓	0 ~ 1.0%
内皮细胞	骨髓	0 ~ 1.4%
吞噬细胞	骨髓	0 ~ 0.4%
组织嗜碱	骨髓	0 ~ 0.5%
组织嗜酸	骨髓	0 ~ 0.2%
脂肪细胞	骨髓	0 ~ 0.1%
分类不明细胞	骨髓	0 ~ 0.1%
浆细胞系统		
原浆细胞	骨髓	0 ~ 0.1%
幼浆细胞	骨髓	0 ~ 0.7%
浆细胞	骨髓	0 ~ 2.1%

续表

组　　分	标本类型	参考区间（%）
粒细胞:有核红细胞	骨髓	(2～4):1

七、血小板功能检查

组　　分	标本类型	参考区间
血小板聚集实验（PAgT）		
连续稀释法	血浆	第五管及以上凝聚
简易法	血浆	10～15s 内出现大聚集颗粒
血小板黏附实验（PAdT）		
转动法	全血	58%～75%
玻璃珠法	全血	53.9%～71.1%
血小板因子3	血浆	33～57s

八、凝血机制检查

组　　分	标本类型	参考区间
凝血活酶生成试验	全血	9～14s
简易凝血活酶生成试验（STGT）	全血	10～14s
凝血酶时间延长的纠正试验	血浆	加甲苯胺蓝后，延长的凝血时间恢复正常或缩短5s以上
凝血酶原时间 Quick 一步法	全血	一般：11～15s 新生儿延长3s
凝血酶原时间（PT）Ware 和Seegers修改的二步法	全血	18～22s
凝血酶原消耗时间（PCT）		
儿童	全血	>35s
成人	全血	>20s
出血时间（BT）		

续表

组　　分	标本类型	参考区间
Duke	刺皮血	1～3min
lvy	刺皮血	2～7min
TBt		2.3～9.5min
凝血时间（CT）		
毛细管法（室温）	全血	3～7min
玻璃试管法（室温）	全血	4～12 min
玻璃试管法（37℃）	全血	5～8 min
硅试管法（37℃）	全血	约延长 30min
纤维蛋白原（FIB）	血浆	2～4g/L
纤维蛋白原降解产物（PDP）		
乳胶凝聚法	血浆	<5mg/L
活化部分凝血活酶时间（APTT）	血浆	35～45s

九、弥漫性血管内凝血（DIC）检查

组　　分	标本类型	参考区间
血浆鱼精蛋白副凝试验（PPP）	血浆	阴性
乙醇凝胶试验（EGT）	血浆	阴性
优球蛋白溶解时间（ELT）	全血	>90min
纤维蛋白原（FIB）	血浆	2～4g/L
纤维蛋白降解物（FDP）	血浆	<0.25mg/L
凝血酶时间	血浆	8～14s

十、溶血性贫血的检查

组　　分	标本类型	参考区间
酸溶血试验	全血	阴性
蔗糖水试验	全血	阴性
抗人球蛋白试验	血清	阴性

续表

组　　分	标本类型	参考区间
直接法	血清	阴性
间接法		
游离血红蛋白	血清	<40mg/L
红细胞脆性试验		
开始溶血	全血	0.0042～0.0046
完全溶血	全血	0.0032～0.0034
热变性试验（HIT）	Hb 液	<0.005
异丙醇沉淀试验	全血	30min 内不沉淀
自身溶血试验	全血	阴性
高铁血红蛋白（MetHb）	全血	0.3～1.3g/L
血红蛋白溶解度试验	全血	0.88～1.02

十一、其他检查

组　　分	标本类型	参考区间
溶菌酶	血清	5～15mg/L
铁（Fe）		
成人：男	血清	11～31.3μmol/L
女	血清	9～30.4 μmol/L
铁蛋白（FER）		
成人：男	血清	15～200μg/L
女	血清	12～150μg/L
淀粉酶（AMY）		
（碘－淀粉酶比色法）	血清	80～180U
	尿	100～1200U
尿卟啉	24h 尿	0～36nmol/24h
维生素 B_{12}（VitB_{12}）	血清	103～517pmol/L
叶酸（FOL）	血清	>7.5nmol/L

十二、尿液检查

组　分	标本类型	参考区间
比重（SG）	尿	1.002～1.030
蛋白定性		
磺基水杨酸	尿	阴性
加热乙酸法	尿	阴性
尿蛋白定量（PRO）		
儿童	24h 尿	<40mg/24h
成人	24h 尿	0～120 mg/24h
尿沉渣检查		
白细胞（LEU）	尿	<5 个/HP
红细胞（RBC）	尿	0－偶见/HP
上皮细胞（EC）	尿	0－少量/HP
管型（CAST）	尿	0－偶见透明管型/HP
尿沉渣 3 小时计数		
白细胞（WBC）：男	3h 尿	<7 万/h
女	3h 尿	<14 万/h
红细胞（RBC）：男	3h 尿	<3 万/h
女	3h 尿	<4 万/h
管型	3h 尿	0/h
尿沉渣 12h 计数		
白细胞及上皮细胞	12h 尿	<100 万个/12h
红细胞（RBC）	12h 尿	<50 万个/12h
管型（CAST）	12h 尿	<5000 个/12h
酸度（pH）	12h 尿	4.5～8.0
中段尿细菌培养计数	尿	$<1\times10^{6}$ 个菌落/L
尿胆红素定性	尿	阴性
尿胆素定性	尿	阴性

续表

组　　分	标本类型	参考区间
尿胆原定性（UBG）	尿	阴性或弱阳性
尿胆原定量	24h 尿	0～5.9μmol/L
肌酐（CREA）		
儿童	24h 尿	44～352μmol·kg^{-1}/24h
成人：男	24h 尿	7～18mmol/24h
女	24h 尿	5.3～16mmol/24h
肌酸		
儿童	24h 尿	0～456μmol·kg^{-1}/24h
成人：男	24h 尿	0～304μmol·kg^{-1}/24h
女	24h 尿	0～456μmol·kg^{-1}/24h
尿素氮（BUN）	24h 尿	357～535mmol/24h
尿酸（UA）	24h 尿	2.4～5.9 mmol/24h
氯化物		
儿童	24h 尿	<4mmol·kg^{-1}/24h
成人：以 Cl^- 计	24h 尿	170～255 mmol/24h
以 NaCl 计	24h 尿	170～255 mmol/24h
钾（K）：儿童	24h 尿	1.03±0.7mmol·kg^{-1}/24h
成人	24h 尿	51～102 mmol/24h
钠（Na）：儿童	24h 尿	<5mmol·kg^{-1}/24h
成人	24h 尿	130～261 mmol/24h
钙（Ca）：儿童	24h 尿	<0.2mmol·kg^{-1}/24h
成人	24h 尿	2.5～7.5 mmol/24h
磷（P）：儿童	24h 尿	16～48 mmol/24h
成人	24h 尿	22～48mmol·kg^{-1}/24h
氨氮	24h 尿	20～70mmol/24h
氨基酸氮	24h 尿	3.6～14.2mmol/24h
淀粉酶（AMY）	尿	0～640U/L

十三、肾功能检查

组　分	标本类型	参考区间
尿素（UREA）	血清	1.7～8.3mol/L
尿酸（UA）	血清	
儿童		119～327μmol/L
成人（男）		208～428 μmol/L
（女）		115～357 μmol/L
肌酐（CREA）	血清	
成人（男）		59～104 μmol/L
（女）		45～84 μmol/L
浓缩试验		
成人	尿	禁止饮水12h内每次尿量20～25mL，尿比重迅速增至1.026～1.030～1.035
儿童	尿	至少有一次比重在1.018或以上
稀释试验	尿	4h排出饮水量的0.8～1.0，而尿的比重降至1.003或以下
尿比重3小时试验	尿	最高尿比重应达1.025或以上，最低比重达1.003，白天尿量占24小时总尿量的2/3～3/4
昼夜尿比重试验	尿	最高比重>1.018，最高与最低比重差≥0.009，夜尿量<750mL，日尿量与夜尿量之比为（3～4）:1
酚磺肽（酚红）	尿	15min排出量>0.25
试验（FH试验）	尿	120min排出量>0.55
静脉注射法	尿	15min排出量>0.25

续表

组　　分	标本类型	参考区间
肌肉注射法	尿	120min 排出量 >0.05
内生肌酐清除率（Ccr）	24h 尿	成人：80～120mL/min
		新生儿：40～65mL/min

十四、妇产科妊娠检查

组　　分	标本类型	参考区间
绒毛膜促性腺激素（HCG）	尿或血清	阴性
男（成人）	血清，血浆	无发现
女：妊娠 7～10 天	血清，血浆	<5.0IU/L
妊娠 30 天	血清，血浆	>100IU/L
妊娠 40 天	血清，血浆	>2000IU/L
妊娠 10 周	血清，血浆	50～100kIU/L
妊娠 14 周	血清，血浆	10～20kIU/L
滋养细胞层病	血清，血浆	>100kIU/L

十五、粪便检查

组　　分	标本类型	参考区间
胆红素（IBL）	粪便	阴性
胆汁酸总量（BA）	粪便	294～511μmol/24h
氮总量	粪便	<1.7g/24h
蛋白质定量（PRO）	粪便	极少
粪胆素	粪便	阳性
粪胆原定量	粪便	68～473μmol/24h
粪卟啉	粪便	600～1800nmol/24h
粪重量	粪便	100～300g/24h
干量	粪便	23～32g/24h

续表

组　　分	标本类型	参考区间
水含量	粪便	0.65
脂肪总量	粪便	0.175
结合脂酸	粪便	0.046
游离脂酸	粪便	0.056
中性脂酸	粪便	0.073
钙（Ca）	粪便	平均16mmol/24h
尿卟啉	粪便	12～48nmol/24h
食物残渣	粪便	少量植物纤维、淀粉颗粒、肌纤维等
细胞	粪便	上皮细胞或白细胞0－偶见/HP
原卟啉	粪便	<2.67μmol/24h或≤107μmol/kg
胰蛋白酶活性	粪便	阳性（++～++++）
潜血	粪便	阴性

十六、胃液分析

组　　分	标本类型	参考区间
胃液总量（空腹）	胃液	0.01～0.1L
胃液酸度（pH）	胃液	0.9～1.8
胃液游离酸		
空腹时	胃液	0～30U
餐后	胃液	25～50U
注组胺后	胃液	30～120U
无管胃液分析		
美蓝树脂法	胃液	2h排出100～850μg
天青蓝甲树脂法	胃液	2h排出>0.6mg
五肽胃泌素胃液分析		

续表

组　分	标本类型	参考区间
空腹胃液总量	胃液	0.01～0.1L
空腹排酸量	胃液	0～5mmol/h
最大排酸量		
男	胃液	<45 mol/h
女	胃液	<30 mol/h
细胞	胃液	白细胞和上皮细胞少量
细菌	胃液	阴性
性状	胃液	清晰无色，有轻度酸味含少量黏液
潜血	胃液	阴性
乳酸（LACT）	胃液	阴性
维生素 B_{12}内因子	胃液	57Co－B_{12}增加0.5～4.0
胃液总酸度		
空腹时	胃液	10～50U
餐后	胃液	50～75U
注组胺后	胃液	40～140U

十七、尿N－苯甲酰－L酪氨酸对氨基苯甲酸试验（PABA）

正常值：60%以上

胰液总量2～4mg/kg

十八、小肠吸收功能

组　分	标本类型	参考区间
木糖吸收试验		
儿童	5h尿	摄取量的0.16～0.33
成人：摄取5g	5h尿	>8.0mmol/5h
摄取25g	5h尿	>26.8 mmol/5h
脂肪化测定	粪	<6g/24h

十九、脑脊液检查

组　　分	标本类型	参考区间
压力	脑脊液	0.69 ~ 1.76kPa
外观	脑脊液	无色透明
细胞数	脑脊液	0 ~ 8 × 10^{6}/L
葡萄糖（GLU）	脑脊液	2.5 ~ 4.5mmol/L
蛋白定性（PRO）	脑脊液	阴性
蛋白定量	脑脊液	0.15 ~ 0.25g/L
氯化物	脑脊液	119 ~ 129mmol/L
细菌	脑脊液	阴性

二十、神经生化检查

组　　分	标本类型	参考区间
丙酮定量	24h 尿	0.34 ~ 0.85mmol/24h
胶体金	脑脊液	0001111000

二十一、内分泌腺体功能检查

组　　分	标本类型	参考区间
促甲状腺激素（TSH）	血清	0.4 ~ 7.0mU/L
促甲状腺激素释放激素（TRH）	血清	30 ~ 300ng/L
TRH 兴奋试验（成人 500UTRHi 后 30 分钟内促甲状腺激素升值）		
<40 岁男	血清	升值 6mU/L
>40 岁男	血清	升值 2 mU/L
促卵泡成熟激素（FSH）		
男	血清	5 ~ 25IU/24h
女：卵泡期	24h 尿	5 ~ 20 IU/24h
排卵期	24h 尿	15 ~ 16 IU/24h

续表

组　　分	标本类型	参考区间
黄体期	24h 尿	5 ~ 15 IU/24h
月经期	24h 尿	50 ~ 100 IU/24h
女：卵泡期	血清	0.66 ~ 2.20μg/mL
排卵期	血清	1.38 ~ 3.8μg/mL
黄体期	血清	0.41 ~ 2.10μg/mL
月经期	血清	0.50 ~ 2.50μg/mL
促甲状腺激素对 TRH 的应答（刺激 30 分钟后）		
儿童	血清	11 ~ 35mU/L
成人：男	血清	15 ~ 30mU/L
女	血清	20 ~ 40mU/L
促肾上腺皮质激素（ACTH）		
上午 8：00	血浆	2.19 ~ 17.52pmol/L
下午 16：00	血浆	1.1 ~ 8.76 pmol/L
午夜 24：00	血浆	0 ~ 2.19pmol/L
促肾上腺皮质激素试验静脉滴注法	24h 尿	17 - 羟类固醇较对照日增多 8 ~ 16mg
	24h 尿	17 - 酮类固醇较对照日增多 4 ~ 8mg
	全血	嗜酸粒细胞减少 0.80 ~ 0.90
肌肉注射法	全血	4 小时后嗜酸性粒细胞减少 0.50 以上
催乳激素（PRL）		
男	血清	54 ~ 340ng/mL
女：卵泡期	血清	66 ~ 490 ng/mL
黄体期	血清	66 ~ 490 ng/mL

续表

组　分	标本类型	参考区间
催乳素-胰岛素兴奋试验	血清	1.4~19*基值
催产素	血清	<3.2mU/L
黄体生成素（LH）		
男	血清	1.1~1.2IU/L
女：卵泡期	血清	1.2~12.52 IU/L
排卵期	血清	12~82 IU/L
黄体期	血清	0.4~19 IU/L
绝经期	血清	14~48 IU/L
禁饮结合抗利尿激素试验（测清晨6：00血清和每小时尿的渗透量，禁饮后尿呈平高峰时再测血清渗透量，给ADH）	血清/尿液	给药前尿最高渗量>血清渗透量，试验结束时尿渗透量>500mmol/L，血清渗透量<300mmol/L，给药1小时后，尿渗透量比给药前上浮度不超过0.05
抗利尿激素（ADH）（放免）	血浆	1.0~1.5ng/L
生长激素（GH）（放免）		
男	血清	0.34±0.30μg/L
女	血清	0.83±0.98μg/L
生长激素-L-多巴胺兴奋试验	空腹血清	峰值>7μg/L，或较兴奋前上升5μg/L以上
生长激素-高血糖素兴奋试验	空腹血清	兴奋后上升7μg/L以上，或较兴奋前上升5μg/L以上
生长激素介质C		
青春前期	血浆	0.08~2.80kU/L
青春期	血浆	0.9~5.9 kU/L
成人：		
男	血浆	0.34~1.90 kU/L
女	血浆	0.45~2.20 kU/L

续表

组　　分	标本类型	参考区间
生长激素－精氨酸兴奋试验	血清	空腹值 5μg/L，试验 30～60min，上升 7μg/L 以上（峰值 8～35μg/L）
长效促甲状腺激素	血清	无发现
蛋白结合碘	血清	0.32～0.63μmol/L
^{125}碘－T_3 血浆结合比值（与正常值比）	血浆	0.99±0.10
^{125}碘－T_3 红细胞摄取率	血清	0.1305±0.0459
丁醇提取碘	血清	0.28～0.51μmol/L
反三碘甲状腺原氨酸（rT_3）	血清	2.77～10.25pmol/L
基础代谢率		－0.01～＋0.10
甲状旁腺激素（PTH）	血浆	氨基酸＜25ng/L
甲状腺^{99m}锝吸收率 24h 后		0.004～0.030
甲状腺 I^{131}吸收率		
2h　I^{131}吸收率		10%～30%
4h　I^{131}吸收率		15%～40%
24h　I^{131}吸收率		25%～60%
甲状腺球蛋白 Tg	血清	＜50μg/L
甲状腺素/甲状腺结核球蛋白比值	血清	2.6～6.5T3（nmol/L）/TBG（mg/L）
甲状腺结合球蛋白（TBG）	血清	0～40IU/L
甲状腺素总量		
新生儿	血清	130～273nmol/L
婴儿	血清	91～195 nmol/L
1～5 岁	血清	95～195 nmol/L
5～10 岁	血清	83～173 nmol/L
10 岁以后	血清	65～165 nmol/L
妊娠 5 个月	血清	79～229 nmol/L

续表

组　分	标本类型	参考区间
>60 岁　男	血清	65 ~ 130 nmol/L
女	血清	72 ~ 136 nmol/L
降钙素（CT）　成人	血清	5 ~ 30pmol/L
髓样癌	血清	>100ng/L
降钙素 - 钙 - 缓慢兴奋试验		
男	血清	<265 ng/mL
女	血清	<120 ng/mL
三碘甲状腺原氨酸（T_3）	血清	0. 23 ~ 0. 35nmol/L
总三碘甲状腺原氨酸（TT_3）	血清	1. 2 ~ 3. 2 nmol/L
总甲状腺素（TT_4）	血清	78. 4 ~ 157. 4nmol/l
游离甲状腺素（FT_4）	血清	8. 9 ~ 17. 2pg/mL
游离甲状腺指数（T_3U）核素法		
树脂摄取法	血清	23% ~ 34%
化学发光免疫法	血清	30% ~ 45%
游离三碘甲状腺原氨酸（FT_3）	血清	2. 77 ~ 10. 25pmol/L
游离三碘甲状腺原氨酸指数	血清	130 ~ 165
油酸^{131}碘摄取试验（服含 50μCi 油酸^{131}碘的乳汁）		
4 ~ 6 岁	血清	>服药量的 0. 017
2 小时	72h 粪	<0. 05 的服药量
有效甲状腺素比值		0. 93 ~ 1. 12
地塞米松抑制试验		
小剂量法（每 6 小时 服 0. 5mg，共 4 次）	24h 尿	甲亢患者服药后，尿17 - 羟皮质类固醇降低不如正常人显著 肾上腺素皮质功能亢进者，不论是增生性或肿瘤，其抑制一般 > EA 对照 50%

续表

组　分	标本类型	参考区间
大剂量法（每6小时服2mg，共4次）	24h尿	肾上腺增生所致的库欣患者，服药后尿17－羟皮质类固醇比用药前下降50%，肾上腺肿瘤者无明显变化
儿茶酚胺及其他代谢（儿茶酚胺苯二酚胺）组分多巴胺		
去甲肾上腺素（NE）	24尿	10～70μg/24h
肾上腺素（AD）	24尿	0～82nmol/24h
儿茶酚胺总量		
高效液相色谱法	24尿	<650nmol/L
荧光光分析法	24尿	<1655nmol/L
高香草酸		
儿童	24尿	1.9～9.9nmol/mol肌酐
成人	24尿	<82μmol/24h
游离儿茶酚胺		
多巴胺	血浆	<888pmol/L
去甲肾上腺素（NE）	血浆	125～310ng/L
肾上腺素（AD）	血浆	<480pmol/L
甲吡酮兴奋试验分次法（每4h 500～750mg，共6次）	24h尿	1～2天后17－羟类固醇为对照日的3～5倍，17－酮类固醇为2倍
午夜一次法	血清	次晨8：00测脱氧皮质醇>200nmol/L
立卧式水式法	尿	
磷清除率	血清、尿	0.11～0.26mL/s
皮质醇总量		
上午8：00～9：00	血浆	442±276nmol/L
下午3：00～4：00	血浆	221～166nmol/L

续表

组　分	标本类型	参考区间
皮质素水试验	尿	>0.17mL/s
皮质酮（COR）		
早上8：00	血清	25.5±8.4nmol/L
下午16：00	血清	17±4.6nmol/L
17－羟类固醇（17－OHCS）		
成人：男	24h尿	8.2～17.8μg/24h
女	24h尿	6.0～15μg/24h
成人：男	血浆	193～524nmol/L
女	血浆	248～580nmol/L
5－羟吲哚乙酸（5－HT）：定性	新鲜尿	阴性
定量	24h尿	10.5～42μmol/24h
醛固酮（ALD）（每日饮食10mEq钠，60～100mEq钾）	24h尿	普食1.5～10.5μg/24h 低钠8～31μg/24h
立位	血浆	151.3±88.3μg/L
卧位	血浆	86±27.5μg/L
肾小管磷重吸收率	血清、尿	0.84～0.96
肾素活性	血浆	0.82～2.0nmol·L^{-1}/h
17生酮类固醇		
成人：男	24h尿	17～80μmol/24h
女	24h尿	10～52μmol/24h
四氢皮质醇（THF）	24h尿	1.4～4.1μmol/24h
四氢脱氧皮质醇	24h尿	2.9μmol/24h
17－类固醇分数		
Beta/Alpha	24h尿	<0.2
Alpha /Beta	24h尿	>5
17－酮固醇总量（17－KS）		
成人　男	24h尿	8.2～17.8mg/24h
女	24h尿	6.0～15mg/24h

续表

组　分	标本类型	参考区间
11－脱氧皮质醇		
不用甲吡丙酮	血浆	<29nmol/L
用甲吡丙酮后	血浆	>200 nmol/L
11－脱氧皮质酮（饮食不限，晨8时）	血清/血浆	0.13～0.37 nmol/L
血管紧张素Ⅱ（立位）（Ang－Ⅱ）	血浆	50～120pg/mL
血管紧张素Ⅱ（Ang－Ⅱ）（卧位）	血浆	25～60pg/mL
血清素（5－羟色胺）（5－HT）	血清	0.22～2.06μmol/L
游离皮质醇	尿	28～276 nmol/24h
皮质醇结合球蛋白（CBC，CBG）		
男	血浆	15～20mg/L
女：卵泡期	血浆	17～20mg/L
黄体期	血浆	16～21mg/L
妊娠期（21～28周）	血浆	47～54mg/L
（33～40周）	血浆	55～70mg/L
绝经期	血浆	17～25mg/L
（肠）促胰液素	血清、血浆	37±8mg/L
高血糖素	血浆	99.2±42.3pmol/mL
甲磺丁脲试验（D860）		
静脉法		
空腹	血清	3.9～5.9nmol/L
20min	血清	2.4～3.4nmol/L
90～120min	血清	3.9～5.9nmol/L
口服法		
空腹	血清	3.9～5.9nmol/L
30min	血清	2.4～3.4nmol/L

续表

组　分	标本类型	参考区间
100 ~ 130min	血清	3. 9 ~ 5. 9nmol/L
葡萄糖耐量试验（OGTT）		
静脉法		
空腹	血清	<5. 9mmol/L
30min	血清	<14mmol/L
90min	血清	<5. 9mmol/L
口服法		
空腹	血清	4. 09 ~ 5. 90mmol/L
30min		
60min	血清	8. 8 ~ 10. 2mmol/L
120min	血清	≤7. 8mmol/L
180min	血清	4. 3 ~ 6. 0mmol/L
C 肽（C – P）		
空腹	血清	0. 32 ±0. 14nmol/L
餐后一小时（达峰值）	血清	2. 37 ±0. 88nmol/L
餐后两小时（渐降）	血清	1. 95 ±0. 65nmol/L
餐后三小时（渐降，但仍高于基础值）	血清	1. 06 ±0. 41 nmol/L
0 ~ 3h 总和	血清	5. 70 ±1. 58 nmol/L
胃泌素	血浆空腹	15 ~ 105ng/mL
胃泌素（肠）促胰液素兴奋试验	血清	无反应或少抑制
胃泌素钙缓慢兴奋试验	血清	胃泌素稍增多或不增多
肠血管活性多肽	血浆	20 ~ 53ng/L
胰岛素加口服葡萄糖		
耐量试验		
正常人		
空腹	血清	5 ~ 10 μU/L
口服葡萄糖 30 ~ 60min	血清	50 ~ 100μU/L

续表

组　　分	标本类型	参考区间
1 型糖尿病人		
空腹	血清	0 ~ 4μU/L
口服葡萄糖高峰不明显	血清	10 ~ 30μU/L
2 型肥胖型糖尿病		
空腹	血清	30 ~ 40μU/L
口服葡萄糖 120min	血清	220μU/L
2 型非肥胖型糖尿病		
空腹	血清	5 ~ 20μU/L
口服葡萄糖 120min	血清	50μU/L

二十二、前列腺液及前列腺素

组　　分	标本类型	参考区间
淀粉样体	前列腺液	可见，老人易见到
卵磷脂小体量	前列腺液	量多，或可布满视野
		数滴 ~ 1mL
前列腺素（PG）		
放射免疫法		
PGA 男		13. 3 ± 2. 8nmol/L
女		11. 5 ± 2. 1 nmol/L
PGE 男		4. 0 ± 0. 77 nmol/L
女		3. 3 ± 0. 38 nmol/L
PGF 男		0. 8 ± 0. 16 nmol/L
女		1. 6 ± 0. 36 nmol/L
外观		淡乳白色的清稀液体
细胞		
白细胞（WBC）		< 10 个/HP
红细胞（RBC）		< 5 个/HP
上皮细胞		少量

二十三、精液

组　分	标本类型	参考区间
白细胞	精液	<5/HP
活动精子百分率	精液	射精后30～60分钟>70%
精子数	精液	$>20\times10^9$/L
精子形态	精液	畸形者不超过20%
量	精液	2.5～5.0mL
黏稠度	精液	离体1个小时完全液化
颜色	精液	灰白色，久未排者可呈淡黄色
酸度（pH）	精液	7.2～8.2